科学出版社"十四五"普通高等教育研究生规划教材

中医基础理论专论

主 编 张光霁 朱爱松

科学出版社
北 京

内 容 简 介

本教材是科学出版社"十四五"普通高等教育研究生规划教材之一，是围绕中医基础理论的"重点""难点""疑点"和"热点"等设置主题，系统阐述中医学的基本理论及其内涵，科学阐明中医学的基本知识和基本思维方法，着重培养研究生的创新思维，力求体现中医基础理论传承与创新现状的一部教材。

本教材编写注重中医原创思维对中医基础理论的指导作用。每一专论分为概论、述评、名家思想、推荐文献及参考文献五个部分，将最新的中医基础理论研究成果纳入研究生教材，注重中医基础理论与临床实践的紧密结合，突出历届国医大师的学术思想与中医临床思维，体现中医基础理论学科的科学内涵与研究价值。

本教材适用于中医学、中西医结合医学以及其他中医药相关基础理论研究方向的研究生学生使用。

图书在版编目（CIP）数据

中医基础理论专论 / 张光霁，朱爱松主编 . -- 北京：科学出版社，2024. 11. --（科学出版社"十四五"普通高等教育研究生规划教材）. -- ISBN 978-7-03-080035-0

Ⅰ．R22

中国国家版本馆 CIP 数据核字第 2024XR5814 号

责任编辑：刘　亚 / 责任校对：刘　芳
责任印制：徐晓晨 / 封面设计：陈　敬

版权所有，违者必究。未经本社许可，数字图书馆不得使用

科学出版社 出版
北京东黄城根北街 16 号
邮政编码：100717
http://www.sciencep.com

固安县铭成印刷有限公司印刷
科学出版社发行　各地新华书店经销

*

2024 年 11 月第 一 版　开本：787×1092　1/16
2024 年 11 月第一次印刷　印张：20
字数：523 000
定价：118.00 元
（如有印装质量问题，我社负责调换）

编 委 会

主　　编　张光霁　朱爱松
副 主 编　张庆祥　纪立金　马淑然　曹继刚　黄建波　战丽彬
编　　委　（按姓氏笔画排序）

马淑然（北京中医药大学）　　田　甜（北京中医药大学）
史俊芳（山西中医药大学）　　冯新玲（湖北中医药大学）
朱爱松（浙江中医药大学）　　任红艳（甘肃中医药大学）
刘凌云（广州中医药大学）　　刘富林（湖南中医药大学）
纪立金（福建中医药大学）　　李姿慧（安徽中医药大学）
李翠娟（陕西中医药大学）　　杨　芳（辽宁中医药大学）
吴筱枫（贵州中医药大学）　　吴颢昕（南京中医药大学）
张　挺（上海中医药大学）　　张光霁（浙江中医药大学）
张庆祥（山东中医药大学）　　张明泉（河北中医药大学）
陈丽斌（福建中医药大学）　　尚晓玲（长春中医药大学）
周妍妍（黑龙江中医药大学）孟庆岩（山东中医药大学）
战丽彬（辽宁中医药大学）　　袁卫玲（天津中医药大学）
夏梦幻（浙江中医药大学）　　高小玲（河南中医药大学）
黄建波（浙江中医药大学）　　曹继刚（湖北中医药大学）
章　莹（江西中医药大学）　　谢　薇（云南中医药大学）

编写秘书　夏梦幻（浙江中医药大学）

编 写 说 明

《中医基础理论专论》是围绕中医基础理论的"重点""难点""疑点""热点"等设置主题，系统阐述中医学的基本理论及其内涵，科学阐明中医学的基本知识和基本思维方法，着重培养研究生的创新思维，力求体现中医基础理论传承与创新的现状，为保障和提升临床实践水平提供理论支撑，为发展中医学理论体系、提高中医基础理论研究水平做出努力和贡献。党的二十大报告提出，促进中医药传承创新发展。为适应全国高等院校教育教学改革和发展的需要，培养中医理论扎实、创新能力强的高素质中医药专业研究生，按照全国中医药行业研究生培养目标和规律，我们组织编写本部教材，旨在传承精华、守正创新，助力推动健康中国建设以及中医药事业蓬勃发展。

本教材编写注重中医原创思维对中医基础理论的指导作用，通过融会贯通，提高创新能力。同时，注重适应研究生培养特点，既考虑与本科教材的连续性，又考虑研究生教材的递进性，形成了30个专论。每一专论分为概论、述评、名家思想、推荐文献及参考文献五个部分，注重将最新的中医基础理论研究成果纳入研究生教材，注重中医基础理论与临床实践的紧密结合，突出历届国医大师的学术思想与中医临床思维、体现中医基础理论学科的科学内涵与研究价值。

本教材的绪论由张光霁编写，朱爱松审核；第1论至第3论分别由朱爱松、孟庆岩、马淑然编写，张光霁审核；第4论至第7论分别由田甜、纪立金、陈丽斌、张挺编写，朱爱松审核；第8论至第11论分别由冯新玲、曹继刚、战丽彬、杨芳编写，张庆祥审核；第12论至第15论分别由袁卫玲、李翠娟、尚晓玲、张庆祥编写，纪立金审核；第16论至第19论分别由史俊芳、刘富林、刘凌云、章莹编写，马淑然审核；第20论至第22论分别由李姿慧、谢薇、高小玲编写，曹继刚审核；第23论至第26论分别由张明泉、夏梦幻、张光霁、黄建波编写，战丽彬审核；第27论至第30论分别由吴筱枫、吴颢昕、周妍妍、任红艳编写，黄建波审核。全体编者本着认真负责、严谨求实的原则，集思广益、齐心协力完成了本教材的编写，但在内容方面难免有疏漏之处，诚恳希望各位教师和学生在使用本教材过程中提出宝贵意见，以便再版时修订完善。

本教材综合和汲取了同类各版教材及相关论著的精华，并注意到知识产权保护，在此，向多年来致力于《中医基础理论专论》教材建设的专家学者表示崇高的敬意和真诚的谢意！

《中医基础理论专论》编委会
2023 年 12 月

目 录

绪　论 …………………………………… 1

第1论　论中医临床思维 …………… 4
　　第一节　概论 ………………………… 4
　　第二节　述评 ………………………… 6
　　第三节　名家思想 ………………… 11
　　第四节　推荐文献 ………………… 12
　　第五节　参考文献 ………………… 13

第2论　论精气学说时空观 ………… 14
　　第一节　概论 ……………………… 14
　　第二节　述评 ……………………… 17
　　第三节　名家思想 ………………… 21
　　第四节　推荐文献 ………………… 23
　　第五节　参考文献 ………………… 23

第3论　论阴阳自和 ………………… 25
　　第一节　概论 ……………………… 25
　　第二节　述评 ……………………… 28
　　第三节　名家思想 ………………… 32
　　第四节　推荐文献 ………………… 35
　　第五节　参考文献 ………………… 35

第4论　论阴阳互根互用 …………… 37
　　第一节　概论 ……………………… 37
　　第二节　述评 ……………………… 40
　　第三节　名家思想 ………………… 42
　　第四节　推荐文献 ………………… 45
　　第五节　参考文献 ………………… 45

第5论　论五行制化 ………………… 47
　　第一节　概论 ……………………… 47
　　第二节　述评 ……………………… 50
　　第三节　名家思想 ………………… 53
　　第四节　推荐文献 ………………… 55
　　第五节　参考文献 ………………… 55

第6论　论五行治法 ………………… 57
　　第一节　概论 ……………………… 57
　　第二节　述评 ……………………… 60
　　第三节　名家思想 ………………… 62
　　第四节　推荐文献 ………………… 65
　　第五节　参考文献 ………………… 65

第7论　论心主血脉 ………………… 67
　　第一节　概论 ……………………… 67
　　第二节　述评 ……………………… 70
　　第三节　名家思想 ………………… 74
　　第四节　推荐文献 ………………… 76
　　第五节　参考文献 ………………… 76

第8论　论肺主气 …………………… 78
　　第一节　概论 ……………………… 78
　　第二节　述评 ……………………… 80
　　第三节　名家思想 ………………… 83
　　第四节　推荐文献 ………………… 85
　　第五节　参考文献 ………………… 86

第9论　论肺主通调水道 …………… 88
　　第一节　概论 ……………………… 88
　　第二节　述评 ……………………… 90
　　第三节　名家思想 ………………… 94
　　第四节　推荐文献 ………………… 96
　　第五节　参考文献 ………………… 97

第10论　论脾主运化 ………………… 98
　　第一节　概论 ……………………… 98
　　第二节　述评 ……………………… 99

第三节　名家思想 ……………… 103
　　第四节　推荐文献 ……………… 106
　　第五节　参考文献 ……………… 106
第11论　论脾主统血 ………………… 108
　　第一节　概论 …………………… 108
　　第二节　述评 …………………… 109
　　第三节　名家思想 ……………… 112
　　第四节　推荐文献 ……………… 114
　　第五节　参考文献 ……………… 114
第12论　论肝主疏泄 ………………… 116
　　第一节　概论 …………………… 116
　　第二节　述评 …………………… 119
　　第三节　名家思想 ……………… 121
　　第四节　推荐文献 ……………… 124
　　第五节　参考文献 ……………… 124
第13论　论肾主水 …………………… 126
　　第一节　概论 …………………… 126
　　第二节　述评 …………………… 129
　　第三节　名家思想 ……………… 132
　　第四节　推荐文献 ……………… 134
　　第五节　参考文献 ……………… 135
第14论　论心、脑、肠之间的关系 … 137
　　第一节　概论 …………………… 137
　　第二节　述评 …………………… 139
　　第三节　名家思想 ……………… 143
　　第四节　推荐文献 ……………… 145
　　第五节　参考文献 ……………… 145
第15论　论一气周流 ………………… 147
　　第一节　概论 …………………… 147
　　第二节　述评 …………………… 150
　　第三节　名家思想 ……………… 153
　　第四节　推荐文献 ……………… 155
　　第五节　参考文献 ……………… 155
第16论　论气机升降出入 …………… 157
　　第一节　概论 …………………… 157
　　第二节　述评 …………………… 159
　　第三节　名家思想 ……………… 162
　　第四节　推荐文献 ……………… 164
　　第五节　参考文献 ……………… 165
第17论　论血的生成 ………………… 167
　　第一节　概论 …………………… 167
　　第二节　述评 …………………… 169
　　第三节　名家思想 ……………… 171
　　第四节　推荐文献 ……………… 174
　　第五节　参考文献 ……………… 174
第18论　论津液代谢 ………………… 176
　　第一节　概论 …………………… 176
　　第二节　述评 …………………… 179
　　第三节　名家思想 ……………… 182
　　第四节　推荐文献 ……………… 184
　　第五节　参考文献 ……………… 185
第19论　论气为血之帅 ……………… 187
　　第一节　概论 …………………… 187
　　第二节　述评 …………………… 189
　　第三节　名家思想 ……………… 193
　　第四节　推荐文献 ……………… 195
　　第五节　参考文献 ……………… 195
第20论　论经脉 ……………………… 197
　　第一节　概论 …………………… 197
　　第二节　述评 …………………… 199
　　第三节　名家思想 ……………… 203
　　第四节　推荐文献 ……………… 206
　　第五节　参考文献 ……………… 206
第21论　论络病 ……………………… 208
　　第一节　概论 …………………… 208
　　第二节　述评 …………………… 210
　　第三节　名家思想 ……………… 213
　　第四节　推荐文献 ……………… 216

第五节　参考文献 ……………216
第22论　论体质的分类 ……………218
第一节　概论 ……………218
第二节　述评 ……………220
第三节　名家思想 ……………223
第四节　推荐文献 ……………226
第五节　参考文献 ……………226
第23论　论外感病因 ……………228
第一节　概论 ……………228
第二节　述评 ……………231
第三节　名家思想 ……………234
第四节　推荐文献 ……………237
第五节　参考文献 ……………237
第24论　论七情内伤 ……………239
第一节　概论 ……………239
第二节　述评 ……………242
第三节　名家思想 ……………245
第四节　推荐文献 ……………247
第五节　参考文献 ……………248
第25论　论瘀毒 ……………250
第一节　概论 ……………250
第二节　述评 ……………253
第三节　名家思想 ……………256
第四节　推荐文献 ……………258
第五节　参考文献 ……………259
第26论　论邪正相搏 ……………261
第一节　概论 ……………261
第二节　述评 ……………263

第三节　名家思想 ……………266
第四节　推荐文献 ……………268
第五节　参考文献 ……………269
第27论　论脾虚病机 ……………271
第一节　概论 ……………271
第二节　述评 ……………273
第三节　名家思想 ……………276
第四节　推荐文献 ……………279
第五节　参考文献 ……………279
第28论　论治未病 ……………281
第一节　概论 ……………281
第二节　述评 ……………283
第三节　名家思想 ……………286
第四节　推荐文献 ……………288
第五节　参考文献 ……………289
第29论　论同病异治与异病同治 ……………291
第一节　概论 ……………291
第二节　述评 ……………293
第三节　名家思想 ……………295
第四节　推荐文献 ……………298
第五节　参考文献 ……………299
第30论　论治病必求于本 ……………300
第一节　概论 ……………300
第二节　述评 ……………302
第三节　名家思想 ……………306
第四节　推荐文献 ……………307
第五节　参考文献 ……………308

绪 论

中医基础理论，是关于中医学的基本理论、基本知识和基本思维方法的知识体系。中医基础理论是以古代哲学思想为指导，以长期医疗经验的积累和总结为实践基础，主要阐述中医学思维模式、生理、病理、病因、发病及防治、养生等基本理论，是研究中医学各学科的基础。中医基础理论关键科学问题的研究与突破，将进一步推动中医学的传承创新与发展。

一、中医基础理论的传承与创新

中医基础理论的传承与创新，是国家医疗卫生保健事业、中医学术发展和中医药现代化、国际化的重大需求，是时代赋予的历史使命。传承中医学理论体系和实践是学术创新的根基，以"守正与创新并重，理论与实践协调发展，现代化与国际化相互促进，多学科结合"为基本原则，推动和促进中医药的传承与创新。

（一）中医基础理论研究的重大需求

1. 国家医疗卫生保健事业的需求

中医药学发源于中国，蕴含着中国传统文化的智慧，并有丰富的养生和防治疾病的经验，为中华民族繁衍生息做出了重大贡献。中医药学正在加快现代化步伐，被列入《国家中长期科学和技术发展规划纲要（2006—2020年）》的"人口与健康"部分。其中，中医药传承与创新发展作为优先主题。加强中医基础理论研究，阐明藏象、气血津液、经络、体质、病因病机、养生、治则治法等关键科学问题，对于维系人民健康，提高中医药防治重大、疑难病症及常见慢性疾病的疗效，提升中医学理论研究的学术水平具有重要意义。

2. 中医基础理论自身发展的需求

中医基础理论的传承和发展，需要对中医基础理论中的关键科学问题、热点问题展开深入挖掘和研究。守正创新是中医学术体系发展的必然要求。与时俱进，聚焦中医理论研究方向，依托国家重大、重点科技研究项目，开展中医基础理论关键科学问题的研究，实现中医基础理论的学术创新与升华。同时，紧密联系临床实践及国家、社会需求，促进中医基础理论的应用和推广，发挥中医基础理论对科教、医疗、文化宣传的指导、支持和保障作用。

3. 中医药国际化的需求

随着时代的发展，中医药国际化进程的步伐越来越快，越来越多的国家和地区认可中医药的科学价值。中医药国际化离不开中医基础理论的创新与传播。深入解析中医理论的话语体系与知识内涵，培育中医药国际化人才队伍，开展内容广泛、形式多样的国际合作与学术交流，建立对外中医理论研究平台，使中医药国际化取得突破。

（二）中医基础理论传承与创新的立足点

1. 中医经典和学术流派的传承

《黄帝内经》《伤寒论》《金匮要略》《神农本草经》等中医经典著作是中医理论的精髓，充分融合了中国传统文化的思想，集古代先进的天文、气象、物候、历算、数学、农学等精华，通过古代医家长期的医疗实践经验总结，形成了独具特色、兼容并蓄的医学理论体系，时至今日仍然熠熠生辉，值得深刻领悟和发掘。同时，又要与时俱进，勇于学习吸收先进科学技术与方法，揭示中医学的现代科学内涵，发展创新中医理论，道经千载更光辉。

2. 道术相承，临床实践是理论发展的源泉

中医学是古人在长期生产、生活、医疗实践中的经验总结，中医理论的生命力在于临床实践。中医基础理论的研究应基于临床实践，从中发现问题，以此作为理论研究的切入点，通过理论创新从而更好地指导临床实践，不断丰富完善理论。对中医基础理论的研究，就是在研究中医学的源头活水。中医本身是医道互通思想在医学中的充分渗透，道是规律、理念、思维方式，术是方法和技术。理论与实践的关系本质是道与术的体用关系，道与术不可偏废，相辅相成，共同发展。

二、中医基础理论的科学研究方法

中医基础理论根源于中国优秀传统文化，发展于临床医疗实践，又在与外来文明及现代科学的交流与多学科的碰撞中，不断延展、深化和表达自身的学术内涵，具体研究方法可概括为五种。

（一）理论研究方法

理论研究方法是指在理论研究工作中常使用的一种方法论，是按照科学的理论建构、观察、验证和分析的过程，将科学理论与实际问题相结合。全面收集古今文献资料，通过梳理、分析、归纳、概括、抽象等方法，将所研究的关键科学问题系统化、理论化、逻辑化，进而发掘新知识。理论研究方法有很多种类，常用的有比较分析法、历史研究法、文献阅读法和推理法等。中医基础理论研究可结合数据挖掘、调查分析、实验研究等多学科方法和技术，深入探讨中医基础理论的关键科学问题，包括概念内涵、基本原理、基本规律、临床应用等，有助于提高中医理论体系的学术水平，促进中医理论创新。

（二）文献研究方法

文献研究方法是搜集、鉴别、考核、整理文献，通过对文献的研究形成对事实的科学认识的方法。文献研究一般包括五个基本环节：提出课题或假设、研究设计、搜集文献、整理文献和文献综述。中医古籍文献研究还包括研究文字、音韵、训诂、目录、版本、校勘、考据、辑佚、辨伪、钩沉、辨章学术、考镜源流等多方面的工作。

（三）实验研究方法

实验研究方法是根据关键科学问题的本质、目标设计实验内容，通过对可重复的实验现象进行观察，从中发现规律的研究方法。中医基础理论相关的实验研究，必须立足于中医基础理论的基本概念、基本原理和基本规律，遵循中医学的原创思维，以中医学理论为指导，以临床实践为基础，从整体、系统、器官、细胞、分子和基因水平进行多层次的深入研究，同时融合医学科学前沿领域，以及其他现代科学的理论、方法与技术，如系统生物学、网络药理学、循证医学和转化医学等新兴学科的原理及研究方法，推动中医基础理论的发展和创新。

（四）临床研究方法

临床研究方法是指研究者通过对人群进行实验、观察、访谈和其他研究方法，利用统计学、流行病学和其他技术来研究临床上关于疾病、病因、临床疗效等问题的研究方法。临床研究是医学研究中的重要一环，主要包括病例报告、病例系列报道、生态学研究、横断面研究、队列研究、随机对照试验等。

（五）多学科交叉研究方法

中医药具有自然科学和人文科学的双重属性，多学科结合是中医基础理论研究传承创新的必经之路。如利用哲学、心理学、天文学、现代信息科学、系统科学、生物科学、数学智能等研究方法，建立面向未来医学，与中医基础理论和临床诊疗特色相适应的方法学体系，实现中医基础理论研究方法的完善与创新。

第1论 论中医临床思维

进入 21 世纪，知识、智力、智慧的重要性日益增长，思维对知识的产生、对智力和智慧的形成起着关键性的作用，人们对思维科学的关注也日益增强。在中医临床疾病诊疗过程中主要涉及象思维、系统思维、变易思维、顺势思维、中和思维等过程，而其真谛乃"因而和之，是谓圣度"。学习和掌握中医特有的临床思维内涵并在临床中实践应用，是提高中医临床疗效服务的有力保障，亦是每个中医人士的立身之本与济世之道。

第一节 概 论

一、理 论 内 涵

中医药学理论根植于道法自然的传统理念，属于中国古代自然科学和社会人文科学的交叉学科，已经在数千年的发展中形成综合、系统、完整的学科体系，是我国最具原创空间的科技优势领域之一。几千年来，"和"思想可谓渗透到中华文明的文、史、哲、医、政、宗教、教育等诸多领域，是中国传统文化的价值追求。如果说"贵和尚中"是中国传统文化的基本精神，"中正平和"则是万物化育的根本、道德修养的境界，也是社会稳定的保证。作为中国优秀传统文化中最具代表性的符号之一，中医"和"理论糅合了儒、释、道及诸子百家的哲学观点，博采众家之精华，在认识生命、维护健康、防治疾病过程中道尽了"和为圣度"的真谛。如《素问·生气通天论》曰："因而和之，是谓圣度。"《灵枢·本神》指出："故智者之养生也，必顺四时而适寒暑，和喜怒而安居处，节阴阳而调刚柔，如是则僻邪不至，长生久视。"其中的"顺、适、和、安、节、调"将"和"的思想体现得淋漓尽致。基于"和"的追求及目标指向，千百年来中医学卓有成效地指导了医疗实践，促进了中医临床水平的提高和实践领域的拓展。在历史的延续、实践经验的打磨、传承的积淀和凝练中，其理、法、方、药的临床巧思与精工炮制均蕴含着丰富的中医智慧思维，既是中医学中最为璀璨的瑰宝，亦是文化精粹和临床实践的基石，更是培育中医优秀传承人才的灵魂所在。

1. 中医临床思维的基本概念

临床思维是通过对疾病现象进行调查、分析、综合、判断、推理等一系列的思维活动，以认识疾病本质的过程。中医临床思维是指医生在临床诊疗过程中，依据望闻问切四诊收集疾病信息，审证求因，求因明机，辨疾病与证候，确立治则治法及处方用药过程中的决策思维活动，是中医学理论指导下的临床应用。中医临床思维以天人合一、形神一体、系统整体、恒动变易、中和平衡为指导原则，以象数类比、司外揣内、知常达变为主要思维方法，以辨证论治为主要体现形式，具体包括临床疾病诊疗过程中的象思维、系统思维、变异思维、顺势思维、中和思维等过程。

2. 中西医临床思维的差异

中西医临床思维分别在东西方哲学及科学的背景下发展起来，与东西方文化密切相关。东方思维的主要形式是直觉的、整体的、有机的、模糊的、混沌的、体悟的、形象的和模拟的；而西方思维的主要形式是逻辑的、分割的、精确的、确定的、抽象的和演绎的，两者"和而不同"。首先，中医从宏观整体认识生命现象，西医以还原分析为特征。中医临床思维注重整体观念，将人体视为一个有机的整体，强调天人合一、形神一体、系统整体；而西医临床思维注重疾病的部位及病变的特点，将疾病视为器官或系统的异常状态。其次，中医临床思维基于恒动变易，以时间为本体，注重功能与关系，强调辨证论治，即通过分析病情和辨别病机，三因制宜选取相应的治疗方法；而西医临床思维在以空间为本体的基础上，注重实体与结构，关注病因的探究和疾病的诊断，倾向于用药物或手术等方法针对病变部位进行干预治疗。此外，中医临床思维强调中和观念，即通过调整人体的阴阳五行、气血津液、脏腑经络、体质等达到健康的目标；而西医思维更加注重疾病的治疗和恢复，通过消除病变来使身体恢复正常状态。

二、学术源流

思维是人类认识现实世界的工具和途径，它作为一种主观的能力，使我们对客观事物进行能动、间接、概括的认知过程。纵观中医数千年的临床实践，探索中医临床思维的方法中，最重要的可总结为两种能力：一是"博求"，二是"领悟"。早在《素问·八正神明论》中就有"昭然独明""慧然独悟"等有关灵感的记载，而源于灵感的"领悟"是理性思维成分略多，而"顿悟"相对来说是更高的感性体验，是领悟的深化，并在实践中得以反馈。著名哲学家任继愈先生说过："中国哲学的出路在于中医学，中医学的出路在于中国哲学。"综上可见，中医学是吸收了古代诸子百家的哲学思想、融会贯通而形成的一门独特的医学科学，其思维模式的形成与哲学和社会密不可分。

春秋时期的医学思维方式与社会观念对中医临床思维的形成有着重要的启示意义。在春秋时期，医学思维方式主要以神秘主义为主，宗教信仰和社会礼仪对中医临床思维的形成产生了深远影响。此时，医疗行为也被赋予了更多的宗教仪式和礼制性质，医生在执行医疗任务时需要遵循特定的仪式和礼仪。

先秦时期是中医临床思维中一些基本观念开始产生和发展的时期。先民们通过观察自然界中的现象和规律，逐渐形成了以阴阳、五行为核心的中医学思维模式。与此同时，中医思维还受到了象数思维的启迪。如《周易》《老子》《庄子》及儒家"四书"、禅宗诸典籍的孕育和创造均离不开一种思维方式，那就是"象思维"。从发生学而论，《周易》以"象"为基本观念，观察各类事物的不同形象、征象，归纳为天下深邃之道。

在先秦时期的思想激荡中，系统思维、变易思维、中和思维也开始在中医学中产生影响。《周易》构建了最早的系统思维方法，对中医学的整体观念起到奠基作用。如《素问·天元纪大论》曰："太虚寥廓，肇基化元，万物资始，五运终天，布气真灵，摠统坤元……生生化化，品物咸章。"阐明整个宇宙是由太虚一元之气发生分化而来，世间万物存在普遍联系。系统思维（system thinking）这个术语最早出现于 20 世纪 60 年代，1969 年出版的 *Systems Thinking: Selected Readings* 认为系统思维作为一种思维方式，是一套概念框架或话语体系，强调把握对象的整体性与思维成果系统化。《易经》的思想将变易的观念引入到医学领域，认为疾病的发生和变化是阴阳的转化过程，通过观察这种变化获得治疗的启示。《黄帝内经》中提出"阴阳和合"观念，这种思维方式注重平衡与调和，强调顺应自然的变化，对于中医学的理论和实践有着重要意义。

中医临床思维的发生是一个渐进的过程，受到多种因素的综合作用。通过对中医学思维方式的发生进行研究，可以深化对中医思维的理解和认识，揭示中医思维方式的独特之处，并为中医学的理论和实践提供理论支持和启示。

第二节 述 评

一、当代研究

（一）理论研究

1. 象思维

象思维源自《周易》，在《黄帝内经》中用以构建病因、藏象、诊法、经络、辨证等中医基本理论。邢玉瑞将象思维界定为以客观事物自然整体显现于外的现象为依据，以物象或意象为工具，运用直觉、比喻、象征、联想、推类等方法，以表达对象世界的抽象意义，把握对象世界的普遍联系乃至本原之象的思维方式。主要包括形象思维、意象思维和应象思维三种思维方式。中国工程院院士、国医大师王琦教授用"取象运数、形神一体，气为一元"精准提炼象思维的思维内核，并概括了中医思维模式的基本内涵。

形象思维 是以事物的形象（表象）为思维路径，通过对客观事物的直接接触而获得的感性认识，常常是人们在实践中对客观事物的直接、生动的直觉反应。形象思维不仅仅是一种物质的思维、一种偶然的意识，也属于理性认识范畴，是事物的本质和事物之间规律性的关系，在人头脑中间接的、概括性的反映。具有形象性、概括性、运动性和创造性等特征。但形象思维不局限于对已有形象的观察和再现，更致力于对已有形象的类比推理，获得新的形象，体现了形象思维的创造性特点。

意象思维 是从众多不同事物的形象、现象、表象中"去粗取精、去伪存真、由此及彼、由表及里"进行提炼，抽取事物的本质，舍弃非本质的特征，以象为认识层面的思维，就是意象思维。如王琦教授继承了古代及现代体质分型方法的临床应用原则及现代以阴、阳、气、血、津液的盛、衰、虚、实变化为主的分类方法，提出了体质9分法，而9种体质分类的命名，采取的是以人体生命活动的物质基础——阴、阳、气、血、津液的偏颇失衡为主的分类方法，实属意象思维在中医体质理论中的应用。

应象思维 是以取象比类为基本方法，根据某类事物的特性，将与其相近、相似、相同特性的物象、现象归纳为同一类别，同气相求，同类相通，以此证彼的思维方式。中医学认为生命来源于自然界，人以天地之气生，四时之法成，人体的生理及病理方面也必将随着自然界的变化而发生改变。如《素问·阴阳应象大论》以天地之阴阳合于人身之阴阳，其象相应，故命为篇名，并以人的生命活动效法天地。现代络病学奠基人吴以岭院士将人体经络系统与自然界江河湖泊的两象相应，提出络脉结构基础来自于形态，物质基础来自于气血，发病特点为"易滞易瘀、易入难出、易积成形"，为临床治疗络病指明了方向。

2. 系统思维

系统思维也称整体思维，它以普遍联系、相互制约的观点看待世间万物运行方式。西方的"有机宇宙哲学""关联思维""关联宇宙论""有机主义宇宙观"及近现代提出的"系统思维"，均可归入"整体思维"范畴。中医学理论体系基本特点之一是整体观念，是整体思维的具体体现。整体思维认为万事万物由混沌一体的元气分化衍变而来，气分阴阳，阴阳生五行、五行延伸变化为万物。系统思维根植于整体原则，探讨天与人、人与自然、人与人、人与自我、主体与客体间的相互关系，着重强调事物间的内在联系和整体功能，追求天、地、人三者和谐统一、人体-自然-社会三者的有机统一。

中医学的系统思维主要包括"整体宏观思维""天人合一观""形神合一观"。全国名中医李灿东教授认为，中医辨证论治的方式是从整体而非局部的方式进行临床诊疗的，其特征是强调在诊疗过程中的系统性、整体性原则。疾病内在的病理转变和外在的临床征象的改变需要相互协调统一，纳入为一个有机的整体进行深入分析，同时还要结合患者所处的外在环境、时间等因素的变化加以综合，实现临床思维的最优化。这意味着中医在诊疗过程中注重整体性和系统性，从全面的角度出发分析患者的病理变化和外在征象，并考虑患者所处的环境、时间等因素的变化，以达到最优的临床思维。

3. 顺势思维

顺势思维指分析、解决问题的过程中需要遵循自然客观规律，顺应事物发展变化的趋势。胡希恕教授认为"势"即是某一具体病证形成的动因，是不同的"证"排列具有一定次序的原因。病态下人体固有的自我调控能力与邪气之间交争，使病证自然呈现一种趋势。在不同患者不同疾病之中，对"势"包含的位置，即表、里、半表半里；性质即寒、热、虚、实等；量，即各种体征指标的强弱；趋向，即身体状态的转变等众多属性进行综合揣摩，选用符合此时正邪交争之"势"下"证"的具体药物组成、剂量和制剂服法。

"天人合一"思想强调人与自然处在一个整体之中，是顺势思维的文化源头。中医借鉴吸收古代哲学之精髓，将顺势思维广泛用于中医药学领域，形成诸多顺势治疗原则。如医道相通、医易相通，是顺势思维在中医理论和临床应用中体现出的文化性。中医强调明天时变化、顺地理势因、洞人情世事，无论是治则治法，还是养生预防都强调顺应人体气机之势、顺应正气抗邪之势、顺应脏腑生理特性、顺应体质的偏颇、顺应情欲之势、顺应天时日月盈昃之势、顺应地理差异之势等，辨而治之。

4. 变易思维

变易思维强调在观察、分析、处理问题时，关注事物运动变化的内在规律，是中医学用来研究生命健康过程及防治疾病等的思维方式。《易纬·乾凿度》记载"易一名而含三义，所谓易也，变易也，不易也"，可见"变易"是恒动、变动不居的一种状态，是反映事物发生、发展、运动、变化与消亡的哲学范畴。"不易"说明宇宙万事万物运动变化规律本身恒定、不改变的状态。《易传·系辞上》曰："乾以易知，坤以简能。"所言之义为把握变化和简单，就把握了天地万物之道。古人以此研究天地、万物、社会、生命和健康等诸多事物。运动是物质的存在形式，宇宙的所有事物始终处于不断运动、变化之中，在变化中维持和谐的状态。

变易的本质就是循环往复、永无止息的运动状态，起源于《周易》的"变易"思想，经过先秦诸子，尤其是道家的阐发，使其内涵更加丰富，也因此而成为中国哲学的特征性思维方式之一。"变易"也广泛应用于中医学领域，构建了中医学生命观和思维方式的基本特征之一。中医学变易思维将事物视作有机整体，将生命、健康、疾病视作是恒动变化、普遍联系的消长过程，主张从事物各要素的联系及作用上理解事物本质及变化规律，主张事物的变化是一个"反复转化"的动态循环。《格致余论·相火论》曰："天主生物，故恒于动，人有此生，亦恒于动。"运动是物质的存在形式，人的"生、长、壮、老、已"充分体现了生命的动态过程。瞿双庆教授等强调了变易思维与动态生命观的相关性，从运动变化角度研究人的生命活动，"变易"不是表面的流动或单纯的机械变化，而指不断有新质的出现，同时"变易"强调天地万物的变换是源于自身的动力，此项周而复始的循环运动是万物遵循的客观规律。

5. 中和思维

中和思维指在认识、解决问题中采取的不偏不倚、执中适度、执两用中、恰到好处的思维方式。"中和"思想是中国传统文化中颇具特征性的哲学思想，它贯穿于对宇宙和人事的认识中，是包括中医学在内的中国传统文化的核心思想与共同支点。"中和"一词首出《周礼·大司乐》，后融入中庸之道普遍和谐观的丰富内涵，并成为儒家的核心思想。《素问·上古天真论》曰："上古之人，其知道者，法于阴阳，和于术数，食饮有节，起居有常，不妄作劳，故能形与神俱，而尽终其天年，度百岁乃去。"《素问·生气通天论》曰："凡阴阳之要，阳密乃固。两者不和，若春无秋，若冬无夏。因而和之，是为圣度。"更是将"和"提高到"圣度"的地位，同时也奠定了其对中医诊疗的指导作用。在中医阴阳学说中，健康即指人体阴阳动态的平衡，包括机体自身的阴阳平衡、机体与外界环境的阴阳平衡。

"和合"与"中和"既是"和法"的重要思想基础，更是中医临床治疗的目标导向。如国医大师孙光荣教授构建了"中和思想-中和辨证-中和组方"的诊疗模式，在临证时尤其重视"天人合一"的思想，提出"形神合一、脉证合一、方药合一"的"合一"思想，并将其贯穿于整个医疗实践的全过程。仝小林院士提出"态靶医学"理论体系，其中"态靶结合"的法则就是针对机体不同的"偏态"，采取相对应的纠偏方式，使机体恢复抗邪能力从而回归稳态，这种"调态"的思想通过调整人体的内环境来治疗各种疾病。由此可见，中和的思维模式渗透于每一位中医大家的诊疗思想中。

（二）临床研究

1. 象思维

现代中医思维模式结合了传统象思维及现代医学成果中的中西医结合诊疗方案，既遵循传统中医模式，又灵活适应变化。把提高临床疗效，切实解决临床患者实际问题作为中医思维真正的内核追求所在，而非将古今疾病简单地相对应。

形象思维　《素问·金匮真言论》依据取象思维方法，提出了"五脏应四时，各有收受"，详细阐述了五脏之象与万物之象相应。中医学认识疾病时也常"观物取象"，如自然之风具有轻扬向上、善动不居的特性，中医学就将其类比到人体的病理变化，临床上遇见肢体动摇的震颤、抽搐、病位游走不定等病象都归于六淫"风邪"，其治疗多采用祛风的方法。再如很多中药"以象名之"，也"以象使之"，如根之形象如人形者，名曰人参；形如乌鸦之头，名曰乌头。其治疗亦常从其形象考虑功用，如牛膝能治关节肿痛，因其形似膝关节，取节以治关节病。再如治疗"阳明温病，大便不通，若属津液枯竭，水不足以行舟而燥结不下者"应用经典方"增液承气汤"，是"增水行舟"的典型代表，现代也常用于治疗更年期综合征、干燥综合征、慢性咽炎等诸多疾病。

意象思维　中医在诊断疾病的过程中，辨病机是诊断的核心环节，涉及"司外揣内""立象尽意"的意象思维应用。通过观察和分析患者的各种症状和体征，医生可以推测出患者内部的病理变化，这就是所谓的"司外揣内"的过程。如肝主藏血，与筋相关联，而爪是肝的外在表现。如果患者的爪甲失去光泽，时有抽搐，可能提示肝血不足。同理，金元名医朱丹溪基于"滴水之器必上窍通而后下窍之水出焉"的意象，提出了"提壶揭盖"法治疗小便不通，还可以治疗水肿、便秘等症。在临床中对于一些疑难杂症往往束手无策，原因之一是太拘囿于逻辑思维的方式，缺乏创新性，而意象思维恰恰弥补了这一点不足，可以使思路更开阔，从而为解决疑难杂症注入新的活力。

应象思维　张志聪在《侣山堂类辩》中提及莲子的效用时说："莲茎色青味涩，中通外直，具风木之象，花红、房白、须黄、子老而黑，有五行相生之义，故能补五脏不足。五脏主藏精者也，肾为水脏，受藏五脏之精。石莲子色黑味涩，故用之以固精气。"这段描述运用了应象思维的方式将莲子的效用与五行相生之义联系起来，形象生动地解释了其药用原理。又如头发得肾气之精而能乌黑发亮，若肾气亏虚，就会出现头发斑白。中医治疗肾虚发白，多从补肾入手。常用四季常青的女贞子、侧柏叶等来乌发。从医理分析，这类中药经冬而不凋，其"肾"气旺盛，故可取类比象，以之入肾补肾。国医大师干祖望教授治疗鼻衄，依据时令气候不同施以各异的治则治法，如春分温肺驱寒、夏至清热脱敏、秋分补气固表或固肺滋阴、冬至温补肾阳，通过深入探索春分、夏至、秋分、冬至四个节气对鼻衄中医临床治疗的影响，为临床实践提供了依据。

综上所述，象思维是在形象思维的基础上，通过意象思维和应象思维的抽象与提炼，据象归类事物，整体分析，从而实现了中医学对自然、社会和人体动态之象相互关系和统一性的认识，是临床诊疗的一个重要突破口。

2. 系统思维

《素问·上古天真论》开篇谈到了"形神共调"在养生方面的重要性，主张内外同调，在外则"虚邪贼风，避之有时""起居有常，不妄作劳"；在内则"志闲而少欲，心安而不惧"，养形不忘御神。近代医家张锡纯在《医学衷中参西录·用麻黄汤之变通法》中指出："如大江以南之人，其地气候温暖，人之生于其地者，其肌肤浅薄，麻黄至一钱即可出汗，故南方所出医书有麻黄不过一钱之语；至黄河南北，用麻黄约可以三钱为率；至东三省人，因生长于严寒之地，其肌肤颇强浓，须于三钱之外再将麻黄加重，始能得汗。此因地也。"总之，在临床诊疗疾病过程中，根据不同的时间、地域及不同的个体特征，制订适宜的治法和方药。国医大师颜德馨教授提出了系统思维的一元化观点。在临床思维的演变过程中，基本上先有演绎推理，再有归纳总结。在这个过程中，相互贯穿着"一元论"的思想，即通过观察现象的不同组合来判断现象系统征候的独特性质。当病情复杂、隐蔽或多方面相互牵涉时，必然存在一个起决定性作用和影响的主症，而其他症状则随着主症的变化而变化。张光霁、黄建波教授指出诊治病和养生康复都要在中医系统思维的指导下，通过调和阴阳，达到人和自然的和谐。

综上所述，在临床论治疾病中，中医向来反对单纯的"头痛医头，脚痛医脚"，而是立足于整体观念，强调辨证论治，即《素问·阴阳应象大论》所说"治病必求于本"。

3. 顺势思维

中医学特别强调因势利导，《素问·阴阳应象大论》提出"其高者因而越之""因其轻而扬之""其下者引而竭之"的具体治法。张仲景根据因势利导的原则总结出汗、吐、下等经典治法，华佗将顺势思维充分融入导引术，编创著名的五禽戏。《备急千金要方·诊候第四》曰："五脏未虚，六腑未竭，血脉未乱，精神未散，服药必活。若病已成，可得半愈，病势已过，命将难全。"这种思想进一步提高了对疾病的转归及预后的认识和把握，有助于精准施药，立体防控。顺之则人和，逆之则人病。顺势思维的应用在临床中也直接影响了针灸的临床疗效，如中医针灸以"顺"为手段，其辨证施治乃至具体的操作都含有顺势的内在特性。此外，依据病因及病位所在，选择与患者阴阳气血相顺应的针刺手法和经脉，以"虚则补其母，实则泻其子"的治疗原则实施针灸取得了很好的疗效。

概而论之，中医的顺势思维源于"天人合一"理念，汲取"因循""道法自然"等道家思想，体现在中医学顺应自然、天人相应、四时养生等方面，也体现于顺脏腑气机、生理特性辨证论治、顺五运六气之势、体质之势论治等临床实践中，为中医学的发展做出了巨大的贡献。

4. 变易思维

东汉张仲景在《伤寒论》中提出了六经辨证，其实质是三阴三阳辨证，认知的核心是三阴三阳的传变，即指脏腑、经络、气血、津液及其气化功能发生病变的一种动态的、过程的综合性反应。《伤寒论》中所述的397种治法和113首方，无一不体现仲景"观其脉证，知犯何逆，随证治之"的治疗思路。六经病变均以本证为纲，涉及兼证、变证、类证等临床具体病情变化，体现出临床实践常中有变、变中有常的客观情况。《伤寒论》条文下所列的方药均根据辨证论治原则针对所述病证进行遣方用药，具体开方中或变化药味、或变化用量、或变化剂型、或变化煎法、或变化服法等都体现出仲景方随证变的变易思维。清代叶天士创新性总结、归纳了温病发展变化的路径与规律，指出温病初期温邪往往首先侵犯肺卫，内侵继而发展到气分、营分、血分；温病大家吴鞠通在此基础上将温热病传变定位至上、中、下三焦，由上焦传中焦最后达下焦，反映出温热病变由浅入深、由轻而重的纵向传变规律。

综上，在临床实践中适当运用变易思维，可以帮助医者认识、把握疾病的传变规律，据此"唯变所适"地调整治疗方法，既符合中医理论又能够充分深入发挥中医辨证论治的特色。

5. 中和思维

"中和"思想贯穿于中医的理、法、方、药的各个层面,如《素问·生气通天论》曰:"因而和之,是谓圣度。"中医学认为"阴平阳秘"是生命活动的最高境界,而阴阳失调则是最根本的病机,治疗不论攻补。"谨察阴阳所在而调之,以平为期"是中医治疗的总目标,其根本法则为调整阴阳、补偏救弊,促进阴平阳秘。张仲景在《黄帝内经》的基础上,结合临床实践,详细阐述了外感病的病机变化,提出"和解"与"调和"的方法,并创制了小柴胡汤、桂枝汤、半夏泻心汤、四逆散等方剂,为"和法"的理论与实践奠定了基础。清代高士宗在《黄帝素问直解》中提及:"圣人治病,循法守度,援物比类,从容中道。"由此可见"致中和"是中医治疗学的出发点,更是最终归宿。

(三)实验研究

中医发展的关键在于对思维模式的传承与创新,虽然思维科学研究的难度很大,但基于中医思维指导下的研究有助于中医学的传承精华,守正创新。中医的象具有丰富的内涵,而象思维是对于世界与人体、生命和医学的独特认知。有研究根据象思维发现肾衰饮可能通过激活磷脂酰肌醇 3 激酶/蛋白激酶 B(PI3K/Akt)信号通路来抑制慢性肾衰竭大鼠肾脏细胞凋亡。钱学森提出在研究人体这个复杂巨系统时不可简单化,应该用系统的观点看待。有研究通过多组学分析发现人参皂苷和多糖主要通过调节机体脂肪酸、胆汁酸等代谢物来发挥对气虚性糖尿病大鼠的作用。顺势思维强调因势利导以扶正祛邪,从而恢复机体的稳态,如许珊运用"顺势而治"思想发现预防性使用降脂效方可以改善高脂血症小鼠的血脂水平,从而发挥抗动脉粥样硬化、保护肝脏的作用。五行生克的动态变化维持着五行系统的平衡和稳定,而这种恒动变易的思想有利于指导对生命的认识,如从温病的动态认识论和恒动辨证角度发现"清营解表法"能够调控流感病毒感染小鼠 Th 类细胞因子的表达水平,促进免疫网络系统整体恢复。中和思维遵循了万物和合的固有规律,重视从多维度来阐释疾病的演变过程,如李博怿基于"阴阳和"的内涵揭示了黄精赞育胶囊通过调控自噬-凋亡相关关键蛋白来恢复生殖细胞稳态来治疗少弱精子症。

二、研究局限与未来展望

纵观古今,任何哲学和知识体系都不可能解释全部世界,中国传统文化和中医临床思维同样存在着自身的局限性。第一,现有的中医临床思维研究主要集中于理论层面,对于中医临床思维的实践运用的系统研究相对较少。第二,在中医临床思维的研究方法方面,目前依旧缺乏实证研究的支持,限制了中医临床思维研究的深度和广度,不利于中医临床思维的实际运用。第三,由于中医临床思维的复杂性和多元性,研究中常常难以准确把握中医临床思维的本质和特点,多种思维方式之间相互交织、相互联动,难以用简单的定义和分类进行划分。因此,需要进一步研究中医思维的内部结构和相互关系,以及其在中医学中的具体应用。

中医临床思维虽然存在一定的局限性,但对中医药的发展发挥着重要的作用,如中医的时间医学、青蒿素治疗疟疾、砒霜治疗白血病等都在中医思维指导下取得了突出成就。未来,中医临床思维研究可以从以下几个方面进行展望。首先,需要加强对中医思维的系统实践研究,深入探讨中医思维在中医诊疗中的应用效果和实际价值。其次,加强中医思维的实证研究,采用科学的研究设计和方法,通过实验和观察等手段,验证中医思维在临床实践中的有效性和可行性。最后,进一步明确中医临床思维的内涵和特点,研究其复杂性和多元性。

此外,观古今之名医大家,无不重视中医临床思维的培养和传承。如中国工程院院士王琦教授发表多篇文章强调中医临床思维对中医药发展的重要性。中国工程院院士王永炎教授指出:"中医药学的原创思维与原创优势可引领 21 世纪医学发展的方向。"因此,重视或构建中医临床思维的主体地位，充分认识到中医思维的先进性与合理性，在现代化进程中做到"转型不转基因"，走出"西化"的死胡同，对于发挥中医药特色和优势、提高辨证论治临床疗效、培养高水平的中医临床人才，具有十分重要的意义。

第三节 名家思想

一、国医大师朱良春基于变易思维调治溃疡性结肠炎

溃疡性结肠炎多为慢性非特异性肠病，归属中医学"大瘕泄"范畴，在临床上有急、慢性之别。在溃疡性结肠炎患者中，慢性者缠绵难愈，反复发作，甚至多年不愈，故亦称久泻。主要证候为腹泻，可伴黏液便甚至脓血便，呈现似痢非痢，似泻非泻的表现。有轻度里急后重、腹痛或无里急后重者，亦有久泻黏液无脓血者。其病位虽在肠，但与多脏密切相关，肝郁脾弱为其本，痰瘀滞留为其标。对此，国医大师朱良春教授指出，久泻咎于脾虚，久泻病在气机。其临床遣方用药需注重运枢机、制肝木、健脾胃、化痰瘀、涩滑脱，首创"仙桔汤"等方应用于临床，临床验效佳。

 验案举隅

郭某，男，38岁。起病2年，泄泻一天多则20余次，少则10余次，肠鸣不停，做乙状结肠镜检，确诊为"溃疡性结肠炎"，多次住院，中西药治疗罔效，诊见面色苍黄，神疲乏力，形体消瘦，纳呆肠鸣，腹泻有黏冻，无里急后重，时有失禁不固，舌尖红苔腻，脉细。证属脾虚湿热，投仙桔汤加减。处方：仙鹤草30g，桔梗8g，白槿花12g，炒白术12g，乌梅炭5g，诃子肉12g，炙黄芪15g，党参10g，升麻、柴胡各5g，每日1剂，水煎服。服4剂药后，大便好转，每日1~2次，黏冻消失，精神明显好转，原方再进10剂，诸症全除。

按语 临证治病须量体裁衣，各求其是。如久泻大便夹杂有黏冻，当有湿热留恋；脾失健运，气机阻滞，则纳呆肠鸣；脾胃虚弱，气化失常，清浊不分，水谷不化，则便次增多；如泄泻不爽，则内有积滞阻碍气机；肝强脾弱则弦脉独见于右关，按之细弱。"病同体异，难执成方"，基于变易思维的朱老的"仙桔汤"临证加减方，对后世学者颇有提示。

二、国医大师孙光荣基于中和思维论治不寐

国医大师孙光荣提出中医之精髓在于"中"，中者，不偏不倚之意，调和偏颇之阴阳，使之恢复阴平阳秘，乃中医治病之要。临证治病，立法要准确，用药要合理，无太过，也无不及，恰中病所，不偏不倚，不急不躁，不可强攻猛伐，要以"和"为贵。不能唯以克伐为用，应以调节脏腑功能、调动机体内在因素为务，不能因用药再伤正气，造成机体功能新的紊乱。倘若用药过猛，势必伤正气，而使用平和之药，既能驱邪又不伤或少伤正气。故处方看似平淡，却能治愈疑难病症，常有"四两拨千斤"之功效。

 验案举隅

黄某，女，55岁，干部。2009年3月5日就诊。望诊：面色萎黄，形瘦重装，肃然端坐，精神萎靡，抑郁寡欢，默默俯视，少气懒言，烦躁不安，发枯涩，唇苍白，舌质淡红，舌苔黄厚而腻。闻诊：气短声弱，偶有低声自语，呼气及言谈时口中有异味。问诊：约1年前，渐起不能入睡、失眠、惊梦、懒言、淡漠、自责、伤感、烦躁；小便微黄，大便数日一行；49岁绝经，无脏躁（更年期综合征）病史，患者及家族无精神病史；体检除收缩压偏高外（140/80mmHg），其

余理化检查一切正常，心、脑电图亦无明显异常改变。某三甲西医院诊断为"抑郁症"，以奥沙西泮片、女性激素补充疗法等治疗罔效，转至某三甲中医院，收治脑病科，以重剂安神定志类等方药治疗亦罔效。追询本病发病之初是否因进食糯米之类食品而致饱胀厌食？经患者及其亲属回忆，确认上年正月元宵节进食汤圆以后数日即发病，亦未引起重视，渐次少与家人交谈，亦厌倦开会发言，日渐病深。切诊：脉弦细且滑，掌心温热，手背发凉。审证：气血两虚，脾胃不和，心神失养。处方：生大黄15g，炒六曲15g，炒枳实6g，炒黄芩10g，炒黄连10g，炒白术10g，云茯苓12g，炒泽泻10g，佩兰叶6g，大腹皮10g，谷麦芽各15g，汤圆1枚，炒煳为引。生大黄，后下；炒六曲，包煎；枳实，麦麸炒；黄芩、黄连，酒炒；白术，土炒。3剂，每日1剂，水煎，温服。服上方1剂1次后，大便1次，量多秽重，患者感胃部、腹部轻松许多；服3剂后，食欲增进，黄腻舌苔已净，基本能按时入睡，但乏力，仍懒言，稍口渴，予更方。处方：西洋参10g，生黄芪12g，紫丹参7g，云茯神12g，炒枣仁12g，肥知母10g，炙远志6g，九节菖蒲6g，大红枣10g，杭白芍10g，乌贼骨10g，西砂仁4g，生甘草5g。西洋参蒸兑。7剂，每日1剂，水煎，温服。服上方1剂后，诸症明显缓解，7剂后，寐宁、神清、无自言自语，能赴会发言，感完全恢复，一切正常。

按语 国医大师孙光荣教授根据"两步走"的"主攻战略"，第一步"消食导滞、通调中焦"以治标，用李杲《内外伤辨惑论》的枳实导滞丸；第二步"调和脾胃、养心安神"，用《金匮要略》的黄芪建中汤加酸枣仁汤。临床中孙教授立方遣药基于"和为圣度"，提倡"中和组方"，即遵经方之旨，不泥经方用药，依据中药功能形成"三联药组"以发挥联合作用、辅助作用、制约作用，按照君臣佐使的结构组方，用药追求"清平轻灵"，力争燮理阴阳、扶正祛邪、标本兼治、达致中和，尽量避免无的放矢、狂轰滥炸、滥伐无过。依照药物功效区分君臣佐使，将"三联药组"构成"三型组合"方剂结构，进行辨证用药的新型处方模式，打破了传统的按照单味药物的功效进行君臣佐使布局的处方思想，用药圆机活法，灵动自然，做到"演经旨，衍新方"。

第四节　推　荐　文　献

王琦，2014. 从中医原创思维模式视角看中西医哲学思维的殊异[J]. 深圳大学学报（人文社会科学版），31（5）：6-10.

王琦，2013. 中医原创思维模式研究[J]. 世界中医药，8（1）：1-4.

王琦，2012. 中医原创思维十讲（十）中医原创思维的路向[J]. 中华中医药杂志，27（11）：2877-2879.

王永炎，2023. 中医药学原创思维是华夏哲理，原创优势是辨证论治临床经验重建[J]. 北京中医药大学学报，9（2）：294-296.

王永炎，张华敏，王燕平，2012. 中医临床思维模式与行为范式[J]. 北京中医药大学学报（中医临床版），19（2）：1-2.

王永炎，2016. 高概念时代的象思维[J]. 中国中西医结合杂志，36（8）：902-904.

王永炎，于智敏，2011. 象思维的路径[J]. 天津中医药，28（1）：1-4.

邢玉瑞，2020. 论中医象思维与逻辑思维的关系：兼与"象思维的思维特点探析"一文商榷[J]. 中国中医基础医学杂志，26（11）：1585-1586.

仝小林，郑玉娇，刘文科，等，2017. 浅谈现代中医思维模式及其临床应用[J]. 中医杂志，58（13）：1104-1107.

孙光荣，2017. 论中医临床的思维模式——中医辨治六步程式解析[J]. 中医药通报，16（4）：1-5.

第五节 参考文献

蔡明财,严雪梅,吕伟凤,等,2017. 对中医学"因地制宜"治疗原则的探讨和分析[J]. 世界中医药,12（2）: 272-276.

冯世纶,2021. 经方辨证依据症状反应[J]. 中华中医药杂志,36（1）: 22-26.

傅巧瑜,蔡华珠,黄亮亮,等,2023. 论肿瘤的"四重"防治思想[J]. 中华中医药杂志,38（4）: 1614-1617.

高士宗,1982. 黄帝素问直解[M]. 2版. 于天星按. 北京：科学技术文献出版社.

高洋,2022. 人参不同活性组分抗气虚型糖尿病的作用及潜在机制研究[D]. 长春：吉林大学.

弓雪峰,崔红生,陈秋仪,等,2023. 国医大师王琦院士"象数形神气"中医原创思维在肺间质纤维化诊治中的应用[J]. 中医学报,9（1）: 1-6.

宫庆秀,2019. "提壶揭盖"治法探微[J]. 湖南中医杂志,35（3）: 102-104.

黄建波,张光霁,2020. 中医整体观念的源流和创新发展[J]. 中华中医药杂志,35（1）: 35-38.

黎元元,雷燕,王永炎,2020. 新时代中医药学科技文明的研究方向[J]. 中国中西医结合杂志,6（9）: 1125-1128.

李博怿,2022. 基于自噬-凋亡交互作用探讨黄精赞育胶囊治疗少、弱精子症的分子机制[D]. 北京：北京中医药大学.

刘进,李国信,李丹,2008. 治未病学术思想探源及研究展望[J]. 中华中医药学刊,26（6）: 1309-1312.

刘文平,叶桦,2023. 体用哲学视域下中医理论创新发展研究思路[J]. 中华中医药杂志,9（2）: 488-492.

刘寨华,杜松,李钰蛟,等,2014. 三焦辨证源流考[J]. 中国中医基础医学杂志,20（7）: 872-873,875.

秘红英,李红蓉,赵齐飞,等,2020. 脉络学说指导下的吴以岭防治冠心病心绞痛学术观点[J]. 中医杂志,61（7）: 573-577.

宋素花,2011. 温病辨证论治动态思维及清营解表法干预流感病毒感染小鼠Th细胞因子动态表达的研究[D]. 济南：山东中医药大学.

孙光荣,2017. 论中医临床的思维模式：中医辨治六步程式解析[J]. 中医药通报,16（4）: 1-5.

仝小林,2021. 态靶医学——中医未来发展之路[J]. 中国中西医结合杂志,41（1）: 16-18.

屠燕捷,方肇勤,杨爱东,等,2016. 叶天士卫气营血辨证标准与理法方药[J]. 中华中医药杂志,31（3）: 788-793.

王琦,2023. 中医体质学运用复杂系统科学思维解码生命科学[J]. 北京中医药大学学报,46（7）: 889-896.

王琦,王睿林,李英帅,2007. 中医体质学学科发展述评[J]. 中华中医药杂志,22（9）: 627-630.

王庆国,李宇航,王震,1997. 《伤寒论》六经研究41说[J]. 北京中医药大学学报,20（4）: 23-30.

吴润秋,杨绍华,2007. 《黄帝内经》象思维之研究[J]. 湖南中医杂志,23（1）: 57-61.

邢玉瑞,2014. 中医象思维的概念[J]. 中医杂志,55（10）: 811-814.

徐安龙,史渊源,卢涛,等,2020. 中医生命科学的构思[J]. 北京中医药大学学报,43（8）: 623-629.

许珊,2017. 《内经》"顺势而治"思想及其应用于高脂血症效方的药效研究[D]. 成都：成都中医药大学.

严家凤,2021. 论现代系统思维与中医整体思维的差异[J]. 玉林师范学院学报,42（6）: 76-80.

颜德馨,2000. 中医辨证思维与临床诊疗决策之优化[J]. 上海中医药杂志,34（5）: 4-7.

俞婷婷,苏奔,罗毅,2020. 国医大师干祖望治疗鼻衄经验[J]. 云南中医中药杂志,41（10）: 1-3.

翟双庆,黎敬波,2016. 内经选读[M]. 4版. 北京：中国中医药出版社.

张亮,2021. 基于中医象思维探讨肾衰饮干预慢性肾功能衰竭大鼠的机制研究[D]. 沈阳：辽宁中医药大学.

钟玉梅,廖华君,文小敏,等,2020. 意象思维在中医养生中的运用研究[J]. 中华中医药杂志,35（3）: 1227-1229.

朱良春,陈淑媛,1979. 久泻治验二则[J]. 新医药学杂志,20（2）: 7-8.

第 2 论　论精气学说时空观

精气学说是中国哲学的本体论，其目的是用来解释宇宙万物的生成与发展，与中国古代时空观息息相关。精气学说作为本体论，构建了天人一体的整体观念，生命在道、气、象一体的时空之中发生演变。精气学说时空观作为对物质世界本原的解释及天地万物动态演变的框架，渗入到研究人体生命变化的中医学理论中，对《黄帝内经》的自然、人体、生理、病理、养生等方面均有不同程度的影响。当今医家也在精气学说时空观的框架中，对疾病进行诊断与治疗。

第一节　概　　论

一、理 论 内 涵

（一）精气学说与时空观的基本概念

精气学说，是研究精气的内涵及其运动变化规律，并用以阐释宇宙万物的构成本原及其发展变化的一种古代哲学思想。作为对中医学影响较大的古代哲学思想之一，它滥觞于先秦时期，两汉时被"元气说"同化。由于先秦至两汉正值中医理论体系的奠基时期，故此时盛行的精气学说必然对中医学理论体系的建立有着深刻的影响。

时空观是人们关于时间和空间的根本观点。中国古代的时空理论历史悠久，且不乏经典论述。战国时期的《尸子》中提出"四方上下曰宇，往古来今曰宙"，指出中国先哲眼中的宇宙即是时间与空间的统一体。中医学学术内容构建过程中渗透着当时诸多学科的先进研究成果，当时的时空观是人们眼中的世界观，中医学必然深受其影响。《素问·气交变大论》曰："夫道者，上知天文，下知地理，中知人事，可以长久。"即要求中医医生在治病过程中要对宇宙时空进行把握。精气学说是研究宇宙本体的哲学范畴，其与中国古代时空观息息相关。

（二）精气学说时空观的理论内涵

时空是时间与空间的合称，古代中国以农耕文明为主，对季节的动态把握是保证农业生产的根本前提，这使中国先民更加注重时间。伴随着时间的演进、季节变迁、日月轮转及物候的生长化收藏的变化，无不表现出一种循环的、恒动的周期性特点。这种时间物候变化的内在机制是精气的运动。

1. 形上之道的本源规律

从道的角度去看时空，老子认为道是凌驾于时空之上的，在空间上超越了天地之辽阔，在时间上超越了天地之久远。道视域下的时空观具有循环往复，永不停息，不随人的意志而改变的特点，故老子在《老子·二十五章》中论述道："独立而不改，周行而不殆，可以为天下母。"庄子进一步发展了"道为天下母"的哲学命题，提出了"物物者非物"的哲学观点（《庄子·知北游》），即说创生物质的存在一定是非物质性的，道虽然是宇宙中的客观存在，但是不具备物质的实在性，它的外延无限广泛，而内涵却无限稀薄。这不仅肯定了老子所说的"道"的虚无属性，同时更加强调了道的形而上的本体性。

《易经》在此基础上进一步对道和器进行了辨证，《易传·系辞》曰："形而上者谓之道，形而下者谓之器。"将道的范畴引申为法则、规律，与有形的"器"相对。汉代，伴随着观测技术的提升，人们对宇宙时空的探索更加活跃，不仅对行星的运行观测更加精确，人们对时空哲学的思辨也更加深邃。时空是事物得以存在的先决条件，时空有其固有的运行机制与规律，即道，万物生于时空之中，则必须遵守时空的法则，这也将道赋予了规律性质。道所代表的法则若要彰显，必须依赖于精气。道所产生的第一个具体物质即气，气又分为清轻的阳气与重浊的阴气，天地之气相互感应而交合，方才化生万物。这明确了万物化生依附于阴阳二气，将无法用肉眼观测的道具象出来，成为人们可以体察的客观规律，为人们探求时空的规律提供了方法论体系。

2. 机制之"气"的整体联系

精与气的概念融合为气一元论，气一元论是中国古代哲学的本体论，其阐明了事物具有共同的物质本源，奠定了整体观念的哲学基础。气是虚无之道所产生的第一存在物，该物质是一个没有间隙，没有形态，没有内在结构，具有整体性和无限联系性的物质存在。气的运动产生了世间的万千变化，根据运动形式的不同，气又分化出阴阳两种属性，气一元论和阴阳哲学的结合为解释时空运作机制提供了方法。万物皆秉阴阳之气的多少异用而成，又依赖阴阳之气的运动而变化，故气内部存在的对立统一是事物发生和变化的原动力，有了气的阴阳运动，时空才能运作。故《庄子·则阳》曰："阴阳者，气之大者也。"

基于时空的四方四季对应关系，气一元论进一步与中土五行哲学融合，用以阐释气机的运转。这进一步概括出生发、升已而降、收敛、降已而升的四种具体气运方式，并发现在升降出入之间存在着一个无形的气机枢纽。这是在阴阳哲学上的进一步延伸，先哲将气的这五种状态用木、火、土、金、水五行属性予以界定。事物的诞生与消亡、时空的更迭与转变均无外乎一气周流，故时空之内的所有事物和现象均蕴藏着阴阳五行的内在架构与气运方式。阴阳与五行哲学赋予了气本体论以辨证观和系统观，使时空成为具备广泛联系和自我调节能力的有机系统。

3. 形下之"象"的外在表现

时空观的核心是"道"，其运行机制是"气"，而外在体现是"象"。虽然中国古代的时空观注重时间，但时间是无形的，只能依附于肉眼可见，形体可察的空间物象进行观测，即物象是把握时空的量尺。《管子·乘马》借助阴阳之气的盛衰消长最先阐释了从"物象"把握时空的哲学理念，论述道："春秋冬夏，阴阳之推移也；时之短长，阴阳之利用也。"自春夏至秋冬，气温由热转冷，白昼由长变短，皆是因为阴阳之气的消长变化，通过物象阐释了时间的客观性。

先哲通过对"象"的观测，将时空这种哲学抽象落实到人们的生活起居。在农业生产过程中，人们发现当大地与太阳的距离和角度发生位移，日光照射的强度和时长就会发生改变，大地上进而出现了四季交替和气候变化。先哲将确立历法所依赖的黄道坐标系进行等分而形成了二十四节气，二十四节气虽然位于时空坐标系上，但反映的是大地上不同的物象特点。《素问·八正神明论》进一步通过二十四节气中的"八正之气"表示天地之气的分至启闭，指示着自然界的阴阳变化，其云："分春秋冬夏之气所在，以时调之。"即用太阳的空间位置与物候特点来表示时间，是时间、空间、物象的辩证统一。

二、学 术 源 流

（一）精学说源流

精概念的产生，源于"水地说"。古人在观察自然界万物的发生与成长过程中，认识到自然界万物由水中或土地中产生，并依靠水、地的滋养、培育而成长与变化，因而把水、地并列而视为万物生成之本原。如《管子·水地》曰:"地者,万物之本原,诸生之根菀也。"又说:"水者,何也?万物之本原也,诸生之宗室也。"自然界的水即天地之精,万物赖以生长发育之根源,因而在"水地说"的基础上引申出"精"的概念,嬗变为精为万物之源。

《老子·二十一章》曰:"道之为物……窈兮冥兮,其中有精;其精甚真,其中有信。"认为精是"道"的内核。《易传·系辞上》《管子》《吕氏春秋》《淮南子》《论衡》中也有精或精气的记叙。《周易·系辞上》曰:"精气为物。"认为宇宙万物由精气构成。《管子·心术下》曰:"一气能变曰精。"认为精即精微的、能够运动变化的气。《淮南子》称气为精,认为精是构成世界万物的原始精微物质,是宇宙万物生成的共同物质基础。上述各家,皆认为精是宇宙万物的本原,因而与气的内涵是同一的。《淮南子》又把精(或气)分为精气与烦(繁)气两类,如《淮南子·精神训》曰:"烦气为虫,精气为人。"人类禀受精气而生,动物类禀受烦气而成,故人与动物不仅形体有异,而且人的精神、情感、智慧也为动物所不及。《论衡》认为精气是元气的最精微的部分,是构成人体的精微之气。

中医学有关人类生命繁衍之精的认识,对哲学中精概念的形成亦有重要的启发作用。如《周易·系辞下》曰:"男女构精,万物化生。"把本为医学中男女两性生殖之精相结合形成胚胎之论,进一步推理为雌雄两性之精相结合而生成万物,进而引申为天地阴阳精气相合而万物化生。如此把具体的生殖之精抽象为无形可见的天地精气。

精的概念虽源于"水地说",但水、地皆为有形物质,人体内的精也属有形之物,故皆难成为宇宙万物的生成本原。《老子》《周易》《管子》把精的概念抽象为无形而动的极细微物质。《黄帝内经》亦认为精是充塞于太虚(宇宙)之中的极细微物质,如《素问·五运行大论》说:"虚者,所以列应天之精气也。"如此将精的概念规定为存在于宇宙之中无形而动的极其精微的客观实在,是宇宙万物的共同构成本原。

(二)气学说源流

气的概念源于"云气说"。云气是气的本始意义,如《说文解字》曰:"气,云气也。"古人对自然界的云气、风气及人体的呼吸之气、热气等进一步抽象,则产生了气的一般概念:气是无形而运行不息的极细微物质,是宇宙万物生成的本原。

在气概念的形成过程中,先秦时期的先哲抽象出冲气、天地之气、自然之气、精气等不同的概念。老子称气为冲气,"万物负阴而抱阳,冲气以为和"(《老子·四十二章》)。庄子继承和发展了老子的哲学,以阴阳论气,"阴阳者,气之大者也"(《庄子·则阳》)。《国语》称气为天地阴阳之气,"夫天地之气,不失其序……阳伏而不能出,阴迫而不能烝,于是有地震"(《国语·周语上》)。荀子认为,气是自然之气,天地万物的生灭变化,是阴阳二气的交感运动造就的,"天地合而万物生,阴阳接而变化起"(《荀子·礼论》)。以《管子·内业》为代表的宋钘、尹文学派认为"一气能变曰精",精即是气。可见当时的精、精气、气的概念基本相同,均指宇宙万物的生成本原。

先秦时期出现的各种气的概念被两汉时期的"元气说"所同化。元气是宇宙的本原,是构成宇宙万物最基本、最原始的物质。这就是后世所谓的"元气一元论"。

(三)精气学说融入时空观

中华先民认为宇宙生成是一个渐进演化的过程,从"虚无"到天地形成、六合建立、四时划分、九州奠定、历法形成,气的思想贯穿始终。《淮南子·天文训》传承了道家传统的宇宙观念,其认为万物乃由四时所生,四时乃由阴阳所生,阴阳乃由天地所生,天先成而地后定,都因"精气"所形成。先民对于宇宙与万物的认识,总是离不开历法与气的学说。

时空观是一种哲学抽象,而历法是时空观的具体表现形式。中国古代历法以星体的运行为制订依据，但它所反映的不仅仅是时间，更能反映阴阳之气的消长盛衰节律。《素问·六节藏象论》是《黄帝内经》明确使用历法为理论工具的代表篇章，其指出："天度者，所以制日月之行也；气数者，所以纪化生之用也。"干支历法以天干和地支表述日月在黄道上的位置，即天度，同时也反映大地上的物候变化，即气数。通过历法，先哲便将时间、空间及物候变化统一起来，如《汉书·律历志》记载："星纪，日至其初为大雪，至其中为冬至。"因此中国历法通过天干地支表述时空状态，反映的是一个整体的、多元的、辩证的时空观。

事物的产生与演化需要存在于时空之中，气内部存在的阴阳五行属性是事物发生运动变化的内在动力，表现于外则成象。干支便成为一个包含阴阳、五行、气数、物象等信息的高信息量时空哲学概念，并通过历法把不可直接推算的时空状态规范到可以预知的精气阴阳五行之中。在这种视野下，时间、空间、气象、物候等诸多元素的变化都是气的运动变化，而这种运动都被整合入历法，它也作为中介将自然与人体联系起来。可见，历法标度自然气数是紧扣时空观念的。正因如此，中医学才得以达到"天道可见，民病可调"的目的。

第二节 述 评

一、当代研究

（一）精气学说时空观对中医学整体观念的影响

精气学说作为研究宇宙本体的哲学范畴，对于中医学世界观和方法论具有指导作用。当代学者对精气学说时空观对中医基础理论的影响的看法基本一致，古代哲学的精气学说奠基于先秦至秦汉时期。这一时期正值中医学理论体系的形成阶段，故古代哲学的精气学说渗透到中医学中，对中医学理论体系的形成，尤其对中医学整体观念的构建，产生了深刻的影响。

中国古代时空观以"道"为核心，以气为贯穿，通过象具体表现出来，每一个方面都显示着中国先民眼中的时空不是一维无限的，而是循环往复的。从一方面来讲，循环性的时空观更利于对规律进行总结，自然界的物象变化始终以一个时间单位进行循环，表现出周期性，这也为规律总结提供了前提，如春生、夏长、秋收、冬藏，四季特点明显，但它们以一年为单位循环往复，使得总结出的客观规律能够被检验。另一方面，循环的时空观更需要对规律进行总结，规律不仅需要总结，更需要被利用，循环往复的时空观是运用客观规律的前提，若时空观是一维无限延伸的，出现的现象不会被重复，那么总结规律也就不存在意义，而循环的时空可以使现象年复一年地展现出来，面对这样的规律人们就可以能动地采取措施，面对不符合规律的现象，人们也能提出改进的办法，因此这种时空观十分符合中医学的需求。

同时，历法是时空表述的具体形式，受农耕文化的影响，人们是在生产过程中的日升日落、花开花谢中观测到时间空间事物变化的，所以中国先民对时间的认识最先源自昼夜的划分，进而体会到季节和年月的意义，最终产生了以客观观测为基础的历法。在这种时空观下诞生的历法并不像现行的公元纪年法用数字进行纪年，先民没有选用无限延伸的数字，而选择了周期性循环的干支，实则是中国先民对时空关系的辩证认识。

历法是根据人们生活生产实践的需要，根据天象标记时间的方式、天体的规律运动而制订的，尽管后汉四分历运用干支纪年，天象仍是检验历法的标准。中国先民始终认为人与天地并行一数，这一思想在《黄帝内经》中表现得尤为突出，《黄帝内经》将历法称为"气数"，《素问·六节藏象论》指出"天度者，所以制日月之行也；气数者，所以纪化生之用也"，说明历法以日月星辰的运行为制订依据，它的作用是反映天地阴阳之气消长的节律及生命运动的节律。因此掌握天文时令历法，对研究人体的生理病理、对疾病进行诊断治疗十分重要。从表面来看，时空和历法是什么样，就决定着中医学是什么样,而从本质来看,起决定作用的依旧是时空观。

道是万物演化的总规律,它不随人的意志为转移,在道的指导下,解释了一系列自然规律,故《素问·六微旨大论》曰:"天之道也,此因天之序,盛衰之时也。"道是规律,气是物质基础,气的概念在中医学中的应用最为广泛,一切变化莫不是由于气的运动而产生的,如《素问·五常政大论》指出:"气始而生化,气散而有形,气布而蕃育,气终而象变。"

探求时空本质,也促使人们更加注重时空在推移变迁过程中表现出来的客观规律,把握这种规律可以使先民更深刻地理解天地万物的变化,这对中医学的发生发展至关重要。天地本源于一气,根据气的动静可划分为阴阳二气,可以说阴阳为气之用,气为阴阳之体,万事万物因所含阴阳之气多少异同而具备千姿百态,这些理论说明万物都有共同的本源和内在结构,形成了万物同源、万物同质、万物同构、万物同性的整体特点,即整体观念。从殷商时期以四风指代四季,《灵枢·九宫八风》更将八方来风和季节与方位联系起来,可以看出,在中国古代有以风或气表述季节的习惯,并在文明早期就将季节方位和风气联系在一起。中医学也是用气表述季节变化的,它们同季节方位之间也存在直接关联,这也与"天人合一"的思想观念前后呼应,中国循环的、恒动的、整体的时空观,决定了中医学的面貌。

(二)精气时空观与律历合一

在古人的认识中,万物生成变化之象的背后都是时间和气在无形地推动,为了把握时间、气、象的规律,先哲创造了历法和律法。历法授时,律法主气,两者相辅相成,互相配合,被古代君王用来作为设立政教制度的依据。重视时间、气、象的时空观念深刻影响着中华文化,在该时空观背景下道家创造了宇宙论。现代学者对律历合一进行了细致研究。

音律属于中国古代音乐范畴,也是历法学不可或缺的元素,音律是标度阴阳气数的标志,而五运反映的就是阴阳气数变化,其理论构建可能与"律历合一"有关。音律分为五音、十二律,五音又称五声,分别为宫、商、角、徵、羽,十二律分别为黄钟、大吕、太簇、夹钟、姑洗、仲吕、蕤宾、林钟、夷则、南吕、无射、应钟,其中黄钟对应宫,林钟对应徵,太簇对应商,南吕对应羽,姑洗对应角。在探求音律之本时,古人发现了"吹灰候气"法,《后汉书·律历志》记载了其用法,即将尺寸各异的十二支竹管埋在封闭房间的地下,管口与地面水平,其中放入芦苇灰,并用薄膜封口,有专人记录。冬至气交之时,九寸律管则冲破薄膜,飞出芦苇灰,并发出声音,该音即是黄钟,对应的气为冬至,其余十一支律管依次在二十四节气之气出现飞灰现象,即"气至者灰动"。二十四节气是黄道的 24 个等分点,由于日地距离变化引起了引力和温度变化,从而出现了飞灰现象。但是中国先哲并没有引用这一概念,中国古代哲学认为阴阳之气的变化是自然界事物变化的根本,季节的更迭也是如此。二十四节气是自然界阴阳之气消长的特征,通过这种朴素的哲学认识,人们认为"吹灰候气"实际是自然界阴阳之气变化的结果,有果必有因,"吹灰候气"所测定的音高也就成了当下时刻阴阳之气的体现。故《汉书·律历志》曰:"阴阳之施化,万物之终始,既类旅于音律……"这使得音律具备了度量衡的作用,只是音律所度量的并非事物的重量和长短,而是自然界阴阳之气的盛衰变化。

音律是标度阴阳气数的度量衡,这种认识是至关重要的。先秦时期就已经开始通过音律认识宇宙,如《吕氏春秋·大乐》曰:"音乐之所由来者远矣,生于度量,本于太一。"其中的度量即标记时空的天度,太一即宇宙的本源,由此可见,中国先哲将音律、时空、历法视作一体,这是人们对音律和自然界相关联的高度抽象认识。受古代哲学的影响,人们用阴阳五行这一哲学概念对音律进行了属性概括。人们认为音律可以进一步被量化,音分太少,律分阴阳,如此则有太少五音和六律六吕。其中宫属喉音,声音低沉,五行为土,为五音之首;徵属舌音,其音较为高亢,五行为火;商属齿音,其音较为低沉,五行为金;羽属唇音,其音高亢,五行为水;角属牙音,其音在高下清浊之间,五行为木,明确道出了五音的五行属性不是主观臆造的,而是根据音乐学知识而定的。其中宫音最为重要，为五音之首。发现了音律这样的特点，人们自然而然地联系到标定时空的历法，出现了"律历合一"学说，与"吹灰候气"一脉相承。《汉书·律历志》曰："商之为言章也，物成孰可章度也。角，触也，物触地而出，戴芒角也……羽，宇也，物聚藏宇覆之也。"按照五行属性角为春，徵为夏，宫为长夏，商为秋，羽为冬。时至汉代，该学说已相当完善，音律超出了本身的音乐范畴，同历法象数建立起密切联系。故《后汉书·律历上》说："夫五音生于阴阳，分为十二律，转生六十，皆所以纪斗气，效物类也。"

气被量化之后，才能具体应用。在《灵枢·阴阳二十五人》将人的体质进行了木、火、土、金、水的分型，每一种体质又根据五音太少不同，进一步划分出 5 种类型，故为 25 种体质。正如体质的划分，运气历用来标度时空气数，自然也会受到这种思想的影响。体质中，五音先定一行为主体质，再细分为 5 个具体情况，运气历用音韵确定一年气候变化的方法几乎完全一样。先根据年干确立该年份的岁运，岁运是对全年气候变化和发病规律的总体把握，确立岁运主音的太少后，就可以进一步推导主运和客运，主运客运也用太少五音表示，因此运气历中的五音之中也有五音，气候变化的太过不及也是通过五音量化来决定的。

（三）精气时空观的现代解读

精气学说被广泛地应用于古代哲学和中医学之中，基于这样的哲学认识，中医学形成了自己独特的整体观念，将人体放于一个不断演变的，与人相互联系，又相互影响的宏观动态系统中来研究。在这个系统中，因气是物质本源，形成了万物同源、万物同质、万物同构、万物同性的特点。精气学说具有混沌性，王琦教授将混沌性概括为物由气化、象由气生、主客交融、物我一体的特点，故学者将这种整体观念称为"元整体观"，即由混沌未分的整体分化出其内部诸要素而形成的。

元整体观即现代科学的生成整体论，其有别于认为整体是由部分构成的合整体论，生成整体论认为整体与部分并非单纯的还原关系，其认为整体大于各部分之和，即整体自生成之始即是整体，部分是整体生成的，是整体的分形；整体与部分的关系即是大整体与小整体的关系，其认为世界在任何角度、任何层次中都表现为整体性，即先有整体后有部分。这正如中医学整体观念所认识的，作为大整体的自然同作为小整体的人，以及作为大整体的人与作为小整体的脏腑经络等都是相互联系，层层套叠的，大整体决定着小整体，小整体又促成着大整体，因此，在中医学元整体观中不存在绝对孤立、恒定不变的事物和现象。

精气学说是宇宙的本源学说，上下四方曰宇，古往今来曰宙，宇宙即时间空间系统，由精气学说所构建的元整体观不仅说明了空间上物质的联系性，也说明了时间上的延续性和事物动态性。正如生成整体论所认识的，生成是一个由生到成的过程，对于这个过程，信息和能量的传递要重要于物质的空间运动，在这样一个整体观中，任何事物都具备时间延续性和事物动态性，即事物一直处于运动变化中。气作为物质联系的中介，便以物质、信息和能量等多种形式作用于有形之体。

有学者在研究生成整体论时，提出了生成元的概念，生成元并非构成系统的最小单元，而是构成系统的最初单元，生成元本身即是一个整体，由生成元分化出的部分，实际是整体的缩影，具有整体性和分形性，分形理论将这种现象称为自相似性。这正如元整体观中的气，它充塞于宇宙之间，是一个无间隙的整体，其分化出天地万物，每一个小整体虽然有别于大整体，但都是大整体的缩影，正如《素问·宝命全形论》曰："人以天地之气生，四时之法成。"人和天地均由气构成，人是自然界这个大整体的一部分，虽然形体有异于自然界其他事物，但是人同样具备整体性，人的各脏腑生理功能都是效法自然界这个大整体的，从而使人与自然界产生联系，人体内部各组成部分亦是如此。因此中医学的元整体观是生成整体观，与还原理论的机械整体观，有着本质区别。

因为精气学说具有混沌性，即万事万物的本源是未分化的气，这些气经过升降聚散可以分化为有形实体，有形实体也可以再转化为气。这种混沌性类似于物理学的混沌理论，混沌理论认为一切事物的原始状态，都是一堆看似毫无关联的碎片，但是给定简单的初始条件和发展过程条件后，这些无机的碎片会有机地汇集成一个整体，即可创造出极其复杂的系统。换言之，自然界中看似无任何联系的事物之间，可能来自重复运用的某种简单而确定的非线性基本作用。正如气处于混沌状态时，它们之间看似无任何联系，但却包含了无限的可能性，通过升降出入或升降聚散这样的简单运行条件而分化成千姿百态的事物。因为在分化过程中具有无限可能性，形成的系统极其复杂，故在研究这种系统时应该多元素动态研究，而非专注于某一特定元素，故在中医研究和中医临床中应用整体观念进行科研及治疗时应该运用着眼于整体和联系的方法进行辨证论治，而混沌理论在研究动态系统某一元素时，并非运用单一的数据关系，而是必须用整体的、连续的数据关系才能加以分析，两者不谋而合。

由混沌的气所形成的中医学元整体观实际是一个耗散系统，所谓耗散系统就是指一个开放的远离平衡态系统，通过不断地与外界交换物质和能量，在外界条件的变化达到一定阈值时，就有可能从原有的混沌无序状态过渡到一种在时间上、空间上或功能上的有序结构，这种有序结构可以通过不断地与外界进行物质能量交换，保持自身的稳定性。生物个体本身即是一个高级耗散系统，在人体的生命过程中，不断地与自然界进行能量物质交换，以达到自身稳定，中医学将这种人与自然的物质能量交换称为"气化"，正如《素问·阴阳应象大论》曰："味归形，形归气，气归精，精归化。"有学者研究发现人是一个开放系统，自然界节律变化会引起生命体物质流和能量流的涨落，使人体新陈代谢产生相应的节律性改变，且自然界时空变化和社会因素的信息通过感官影响人体，使人体通过自身调节产生相应效应，使内在的脏腑组织功能产生相应变化，这一过程是人与自然界，人与社会之间交换信息能量的过程，中医学则称之为人与自然社会的统一性，是中医学整体观念的重要组成部分。

元整体观同生成整体论与耗散系统存在关联，他们研究的对象都是远离平衡态的稳定有序状态，中医学中所说的"阴阳平衡""阴平阳秘"并非是指平衡态，而指的是稳定态，因为平衡态意味着空间均匀，时间不变，事物同外界没有任何的能量物质交换，其内部处于混沌无序状态，系统只有远离平衡态，才能借助内部动力进行反馈调节，与外界进行物质能量交换，使自身处于最佳的稳定有序状态，即中医学的"阴平阳秘"理论，所以远离平衡态意味着稳定和有序。中医学认为人体与天地存在着物质能量交换，这便从侧面说明了人体是一个远离平衡态，如由精气学说演化出的三阴三阳学说，指出了人体脏腑形态结构和功能存在差异，这即是空间非均匀结构，人体虽然远离平衡态，但却处于稳定有序的状态，故能与外界进行物质能量交换。

二、研究局限与未来展望

由精气学说形成的时空认识决定着中医学面貌，对元整体观的构建至关重要。但是精气学说的普适性使得中医学很难证伪。精气时空观在实践过程中采用的是归纳法，通过归纳法从部分推导出整体，属于"证实"。精气学说展现出来的整体联系也不可试错。因为任何可能驳倒中医学某些理论的假说，都可以通过精气学说强大的解释力进行完美解决。因此在这种时空观下形成的中医理论不能被证伪，其理论也就趋于稳定而不会出现重大突破。

历史上，中医学不乏利用外来文化与技术以实现重大突破的先例，精气时空观视域下的中医学要做出改良、提升或重构，也需要吸收当代文化与技术。既然精气时空观中值得保留的理论或方法确有价值，这种价值不能仅仅存在于表象，也需要说明其内在客观机制，这也是精气哲学研究的当代任务。学习其他学科规范的科研方法和思路，在理性客观的基础上审视、检验医易思想，通过实验技术探索精气指导下的中医思想理论与证候、病机、疾病关系背后的生物学本质，形成一个从内隐到外显，从微观至宏观的逻辑过程，是精气时空观指导下的中医理论内在机制阐发的必经之路。

第三节 名家思想

一、国医大师孙光荣从时令论治咳喘

时令是时空的基本单元，即时令季节，有四季、二十四节气等，与人的生、长、壮、老、已及其疾病息息相关。如《周礼·天官冢宰第一》曰："四时皆有疠疾：春时有痟首疾，夏时有痒疥疾，秋时有疟寒疾，冬时有嗽上气疾。"《吕氏春秋》也有"孟春……行秋令，则民大疫""季春……行夏令，则民多疾疫""季夏行春令，则……国多风咳""孟秋……行夏令……民多疟疾"等记载。关于时令与人体生理、病理的关系，《黄帝内经》中已有深刻认识。《素问·宝命全形论》曰："人以天地之气生，四时之法成。"《灵枢·岁露》曰："人与天地相参也，与日月相应也。"人体脏腑、气血、阴阳的变化与自然界天地阴阳之气的运动变化密切相关，即天人合一、天人相应。季节、节气的气候特点不同，对人体的生理和病理都有较大的影响。

国医大师孙光荣教授在长期的临床实践过程中，基于"中和思想"，探索和总结了20个辨证元素：时令、男女、长幼、干湿、劳逸、鳏寡、生育、新旧、裕涩、旺晦10个一般元素和形神、盛衰、阴阳、寒热、表里、虚实、主从、标本、顺逆、生死10个重要元素。临床中辨析这些元素，即可辨明"失中失和"之所在，并主要从"思辨重点、临床意义、联系形神"等方面对每个元素进行辨析。孙光荣教授临床思辨中，首先要考虑疾病的发生与时令季节有无关系。根据时令季节的特点，可以辨识该病是否为时病，使之根据时令特点来分析，如春温、暑湿、秋燥、冬温等。

验案举隅

患者，女，39岁，2012年9月7日首诊。主诉：反复咳喘15年，加重1月余。患者近15年来，咳喘反复发作，每年立秋时开始发作，到10月底方可渐安。北京某三甲医院确诊为"过敏性哮喘"，服用氨茶碱及多种药物治疗（具体用法不详），效果不明显。近1个月来，症状加重。现咳喘频作，痰少而不易咳出、乏力、心悸、浮肿（服用氨茶碱所致）、鼻塞、咽痒、性情急躁。舌淡、有齿痕、苔灰腻，脉细。患者已婚，育1子。对花粉过敏，无哮喘家族史。辨证：气阴不足，风邪恋肺所致咳喘；治法当益气养阴、祛风利咽为主。

汤药口服方：生晒参10g，生黄芪10g，紫丹参10g，荆芥穗10g，炙款冬花10g，炙紫菀10g，冬桑叶10g，枇杷叶10g，木蝴蝶6g，麦冬10g，五味子3g，灵磁石7g，补骨脂10g，南杏仁10g。7剂，水煎服，每日1剂，早晚分服。食疗方：生鸡蛋1枚，破一小口，置入7粒白胡椒，用纸封住口，放米饭中煮熟后，吃鸡蛋，每日1次。

2012年9月14日二诊：服上方后，咳喘消失。患者同时自行停用西药，哮喘未发作，乏力、心悸亦好转，有入睡困难、多梦等症。脉细稍数，舌红、有齿痕、苔少。汤药口服方：生晒参10g，生黄芪10g，紫丹参10g，荆芥穗10g，炙款冬花10g，炙紫菀10g，麦冬10g，五味子3g，灵磁石7g，补骨脂10g，木蝴蝶10g，白鲜皮10g，云茯神10g，炒枣仁10g，生甘草5g。7剂，水煎服，每日1剂，早晚分服。服药后临床治愈。

按语 患者反复咳喘15年，病程较长，遇秋而作，提示疾患虚实夹杂，内有正气不足（心肺气阴不足）、风邪伏肺，外有时邪诱发。本有肺气不足、风邪恋肺，至秋季，时邪侵袭，外风引动内风，则咳喘遇秋而作。治疗当益气养阴、祛风利咽。首诊汤药方中，生晒参、生黄芪、紫丹参益

气活血,为君药。荆芥穗、炙款冬花、炙紫菀祛风止咳平喘,冬桑叶、枇杷叶、木蝴蝶利咽化痰止咳,共为臣药。麦冬、五味子、灵磁石,为佐药,一则镇心、益心阴以消心悸,灵磁石尚可纳气平喘;二则麦冬、五味子合生晒参,为生脉散之义,益心之气阴。孙光荣教授认为,患者至秋而喘,秋气通肺,属金;心通于夏气,属火,火克金,故通过补益心之气阴,制约过亢之肺气,使咳喘缓解,起到间接止咳平喘的作用。此外,麦冬养阴生津润肺,对咽痒、痰少而不易咳出均有对症治疗功效。南杏仁降肺化痰、止咳平喘,补骨脂补肾而纳气,两者肺肾同治,共为使药。食疗方中,白胡椒味辛,性温,归胃、大肠经,具下气、消痰功效;鸡蛋味甘,性平,归肺、脾、胃经,有滋阴润燥,止咳平喘消痰之功。药物配合食疗,起到益气养阴、祛风利咽、清肺化痰、止咳平喘的作用。方中所用药物,轻清上扬,以宣肺为主,兼以肃肺,切合患者秋喘之病机,故能起效迅速。二诊中,加入白鲜皮清解咽痒,云茯神、炒枣仁为失眠对症而设。

此患者反复咳喘,遇秋而作,是为"秋喘",孙光荣教授在方中加生脉散,益心之气阴,抑过亢之肺气,意取"火克金"之义,是为"点睛"之笔。

二、国医大师禤国维"三因制宜"辨治岭南地区痤疮经验

传统中医学认为痤疮主要由于肺胃血热所致,一般采用清泻肺胃、凉血解毒法治疗,常采用内服方药如枇杷清肺饮、泻白散、五味消毒饮、黄连解毒汤等。国医大师禤国维教授为国家中医药管理局确定的第二、三、五批全国老中医药专家学术经验继承工作指导老师。禤老根据岭南地区的特点,提出基于肾阴不足治疗痤疮观点,认为痤疮的发生与气候、地理、体质因素有关。通过多年在岭南行医的临床经验,禤老认为痤疮主要是由于先天素体肾之阴阳平衡失调,肾阴不足,相火天癸过旺,加之后天饮食生活失调,肺胃火热上蒸头面,血热郁滞而成。其致病因素与禀赋、地域、生活、情志及体质等有关。受岭南地域特点的影响,其致病因素亦表现出一定的特异性。

验案举隅

肖某,女,19岁,深圳人,因面部痤疮病史5年于2018年1月5日来诊。患者5年前因面部出现散在的丘疹、粉刺、脓疱曾于多家医院就诊,病情仍反复,特来求诊禤老。刻下症见:面部散在粉刺、丘疹、脓疱、结节,以额头、下颌部为多,伴面油增多,月经前加重,纳眠可,大便偏硬。舌红苔黄腻,脉弦细。辨证:肾阴不足,相火过旺;治法:滋阴降火;方用消痤汤加减,用药如下:蔓荆子15g,生地黄20g,昆布15g,女贞子20g,旱莲草15g,布渣叶15g,北沙参15g,桑叶15g,甘草10g,丹参(后下)30g,夏枯草15g,白花蛇舌草15g,薏苡仁20g,蒲公英20g,白芍15g。共21剂,每日1剂,水煎分两次温服。

2018年2月2日二诊:患者自觉稍好转,面部粉刺及脓疱较前稍减少,面部仍油腻,纳眠可,大便稍硬。烦躁易怒,舌红苔黄腻,脉弦细。方药:上方加柴胡15g。共21剂,每日1剂,水煎分两次温服。2018年3月9日三诊:面部粉刺及脓疱明显减少,经前少许新发,纳眠可,二便调。舌红苔薄黄,脉弦。方药:守方巩固。共14剂,每日1剂,水煎分两次温服。2018年7月27日四诊:面部丘疹、粉刺、结节有所反复,见面部遗留色素沉着。乏力少气,纳眠可,二便调。舌暗淡苔薄黄脉弦。方药:夏枯草易浙贝母,加太子参。共21剂,每日1剂,水煎分两次温服。患者2018年10月17日复诊,面部旧皮疹好转,遗留色素沉着,偶有少许粉刺、丘疹,守前方续服7剂,嘱患者注意饮食起居。

按语 本病案患者平素肝肾之阴不足,相火过旺,经期加重,烦躁易怒,为疏泄不畅的表现;面部散在粉刺、丘疹、脓疱、结节,面油增多为肾阴不足、相火过旺,上熏头面所致;大便偏硬为阴液不足、大肠干涩之征;舌红,苔黄腻,脉弦细为肾阴不足、相火过旺之象。辨证属肾阴不足、

相火过旺,故治以滋阴降火,方用禤老经验方消痤汤加减。用药以女贞子、旱莲草滋肾阴,调整肾之阴阳平衡;桑叶清泻肺热;生地黄、丹参凉血化瘀清热;蒲公英、白花蛇舌草加强清热解毒之力;薏苡仁、布渣叶、桑叶除湿解毒、祛油脂;蔓荆子祛头面之风;北沙参清肺生津,昆布、浙贝母散结,夏枯草、柴胡清泻肝火、疏肝解郁,白芍养阴柔肝,甘草解毒清热并调和诸药,共奏滋肾阴降相火以调整内环境,清血热祛油脂以解毒散结,从而达到标本兼治的目的。后期湿热之症已去,逐步减苦寒之品防伤阴,加太子参以益气扶正。本病案患者系岭南人,冬夏季病情较重,提示时间对于疾病的形成、转归和治疗有一定影响,处方用药体现了禤老"三因制宜"的临床经验。

第四节 推 荐 文 献

郭松伟,张庆祥,王禹清,等,2023. 律历时空观与气一元论[J]. 中华中医药杂志,9(2):544-547.

孟庆岩,刘圆圆,杨柳,等,2022. 干支历法的嬗变及其对运气理论构建的影响[J]. 中华中医药杂志,37(1):28-31.

秦亚莉,帅月圆,史俊芳,2019. 精气学说内涵探析[J]. 中医杂志,60(15):1348-1350.

邢玉瑞,2019. 现代科学语境下"气"的诠释思考[J]. 北京中医药大学学报,42(6):445-450.

孟庆岩,2018.《内经》运气学说的发生学研究[D]. 济南:山东中医药大学.

孟庆岩,相光鑫,颜培正,等,2017. 从气一元论分析中医元整体观及其科学性[J]. 中国中医基础医学杂志,23(4):445-446,452.

魏文迪,石固地,单宝龙,等,2013. 略论精气阴阳五行学说与微生态理论的统一性[J]. 山东中医杂志,32(8):523-524,530.

倪祥惠,2006. 中医学"气"理论之商榷[J]. 浙江中医药大学学报,30(4):343-344.

张光霁,张庆祥,2021. 中医基础理论[M]. 4版. 北京:人民卫生出版社.

第五节 参 考 文 献

曹峰,2017.《老子》生成论的两条序列[J]. 文史哲,(6):104-111,164-165.

陈鹏,2013."辰星正四时"暨辰星四仲躔宿分野考[J]. 自然科学史研究,32(1):1-12.

樊经洋,2019. 论运气七篇的思想史背景[J]. 中华中医药杂志,34(6):2367-2372.

冯时,2006. 中国古代的天文与人文[M]. 修订版. 北京:中国社会科学出版社.

谷杰,2010. 从古代阴阳五行宇宙观看先秦至汉初五音与十二律生律法的思想根源[J]. 黄钟(武汉音乐学院学报),(4):138-147.

黄玉燕,汤尔群,2016.《内经》运气学说中的象数思维[J]. 北京中医药大学学报,39(6):445-448.

康宇,2018. 天人之思与五经系统的建立——兼论先秦及两汉哲学的创造性转化与创新性发展[J]. 学术交流,(1):31-36.

赖海华,赖韦折仑,2019. 从古琴参透"阴阳二十五人"经脉左右择取的刺约[J]. 中华中医药杂志,34(7):3157-3161.

李锐,2020. 中国古代宇宙生成论的类型[J]. 江淮论坛,(1):54-59.

李裕,1997. 干支字义考原[J]. 武汉大学学报(哲学社会科学版),50(5):72-82.

李智慧,王小平,2021. 基于道生万物说探讨《黄帝内经》生命本源观[J]. 中华中医药杂志,7(8):4467-4469.

梁家芬,张靓,李红毅,等,2020. 国医大师禤国维"三因制宜"辨治岭南地区痤疮经验[J]. 广州中医药大学学报,37(6):1155-1158.

路漫漫，谷峰，2020. 五音在《黄帝内经》中的应用[J]. 中医学报，35（6）：1192-1195.
吕梦菲，张其成，2020. 从"清浊"的逻辑问题谈中医象数思维的描述性特征[J]. 中医杂志，61（8）：727-729.
马明芳，2020. 天文古今 反本开新——张汝舟古代天文历法体系的特色[J]. 北京科技大学学报（社会科学版），36（2）：68-74.
孟庆岩，相光鑫，颜培正，等，2017. 从气一元论分析中医元整体观及其科学性[J]. 中国中医基础医学杂志，23（4）：445-446，452.
孟庆岩，张其成，刘圆圆，等，2020.《黄帝内经》运气理论形成时代探讨及意义[J]. 天津中医药大学学报，39（1）：30-33.
孟庆岩，张其成，张庆祥，等，2019. 探讨古代天文坐标系对《内经》运气理论研究的意义[J]. 北京中医药大学学报，42（12）：983-987.
孟庆岩，张其成，张庆祥，等，2020. 运气理论发生学研究的思路及意义[J]. 长春中医药大学学报，36（5）：847-850.
孟庆岩，张庆祥，2018. 从月相解读"天干合化五运"的天文学背景[J]. 中华中医药杂志，33（5）：1691-1694.
孟庆岩，张庆祥，刘圆圆，2020. 从"律历合一"解读天干化五运的理论基础[J]. 中华中医药杂志，35（11）：5364-5367.
唐继凯，2017."以律起历"疑难："律历合一"学说之数理表述与哲学表述间的纠结[J]. 民族艺术，（1）：149-157.
田合禄，田蔚，2002. 中医运气学解秘：医易宝典[M]. 太原：山西科学技术出版社.
王德辰，纪峰，何广益，等，2019. 试论干支时空模型在中医学上的应用[J]. 中华中医药杂志，34（5）：2316-2320.
王雷，2020. 由阴阳、五行、六气管窥中医与古天文历法之渊源[J]. 中华中医药杂志，35（8）：4075-4077.
王文顺，李兰珍，2019. 浅析五运六气客运五步太少相生问题[J]. 中国民族民间医药，28（14）：11-12.
王中江，2013. 出土文献与先秦自然宇宙观重审[J]. 中国社会科学，（5）：67-85，205-206.
武峻艳，王杰，张俊龙，等，2015."元整体观"之探析[J]. 中华中医药杂志，30（7）：2275-2277.
武峻艳，张俊龙，王杰，等，2015.《黄帝内经》之"气"与中医学"元整体观"[J]. 中医杂志，56（2）：91-94.
薛武更，孙光荣，2021. 国医大师孙光荣运用"时令"辨证元素内涵解析[J]. 湖南中医药大学学报，41（12）：1821-1825.
杨石磊，2016."三分损益法"始发黄钟律的生成问题探究[J]. 南京艺术学院学报（音乐与表演），（3）：60-62.
邹学熹，邹成永，1989. 中国医易学[M]. 成都：四川科学技术出版社.

第 3 论　论阴阳自和

"阴阳自和"是中医学的一项重要理论，具有极高的理论价值和临床意义。历来对其探讨多局限于《伤寒论》研究范围，尚未作为阴阳学说的一项基本理论进行专门的理论探究，因此，有必要进一步深化研究，使对"阴阳自和"的理论认识和临床应用上升到新的时代高度。

第一节　概　　论

一、理论内涵

（一）阴阳自和的基本概念

"阴阳自和"是指阴阳双方自动维持和自动恢复其协调平衡状态的能力和趋势。对生命体来说，阴阳自和是生命体内的阴阳二气在生理状态下的自我协调和在病理状态下的自我恢复平衡的能力。

阴阳自和是阴阳的本性，是阴阳双方自动地向最佳目标的运动和发展，是维持事物或现象协调发展的内在机制。阴阳自和是阴阳运动的深层次规律，因而可以揭示人体疾病自愈的内在变化机制。具体而言，阴阳自和的内涵可分为三个层次：一是说明阴阳之间的基本关系是"和"，即"阴阳调和""阴平阳秘""阴阳平和"；二是"和"是"自和"而非"他和"，即在一定条件下，阴阳双方通过交互作用产生"自我发生""自我推动""自我维持"的趋势和状态，这是由阴阳相反相成的根本性质决定的；三是阴阳自和具有与自然相应的方向性。阴阳自和不但自发地趋向人身自我调和，还显示出人身阴阳生长化收藏的消长运动具有与自然四季变化和谐相应的方向性。

"自和"与自愈既有区别又有联系。"自和"更多地强调一个阴阳调节的过程，自愈则强调这种调节所得到的好结果。它们的共同点都是依靠机体自身，都体现了一种向愈的能力。

（二）阴阳自和的基本原理

在几千年的发展历程中，"阴阳自和"说实际上已从阴阳学说角度发现并掌握了人体的自组织机制和规律，关于阴阳自和的基本机制包括以下五个方面的基本内容。

1. 通过五行之间的生克制化达到阴阳自和

《四圣心源·天人解》曰："阴阳未判，一气混茫。气含阴阳，则有清浊，清则浮升，浊则沉降，自然之性也。"说明阴阳为一气所含、所化。《素问·六微旨大论》曰："相火之下，水气承之；水位之下，土气承之；土位之下，风气承之；风位之下，金气承之；金位之下，火气承之；君火之下，阴精承之……亢则害，承乃制，制则生化，外列盛衰，害则败乱，生化大病。"这说明一元之气包含和衍生的阴阳二气的自我调和需要五行之气的生克制化的不同反馈与调控，如果把太极图阴阳 S 曲线比作波浪运动，那么五行是阴阳波浪运动的不同波段。太极图恰好说明元气、阴阳和五行的关系。可以说阴阳自和的调节过程是通过五行生克制化的反馈控制而实现的，如王冰所说："益火之源，以消阴翳；壮水之主，以制阳光。"就是利用五行生克关系以调和阴阳的。

2. 通过阴阳交感互藏达到阴阳自和

中医学认为，阴阳的交感是指阴阳二气在运动中相互感应而交合，亦即相互发生作用。阴阳交感是宇宙万物赖以生存和变化的根源。阴阳的互藏是指相互对立的双方中的任何一方都蕴含着另一方，即阴中有阳，阳中有阴。天阳地阴之所以交感是因为天阳中含有阴，当阴阳消长达到一定条件下，则天阳下降，地阴之所以升是因为地阴中含有阳，同样当阴阳消长达到相似条件，则地阴上升。如《素问·阴阳应象大论》曰："清阳为天，浊阴为地。地气上为云，天气下为雨；雨出地气，云出天气。"说明阴阳处于不断的相对运动之中，并通过运动，相互交会、渗透，以便互济、互补、互生。因为阴中有阳，故下降之阴可上升；阳中有阴，故上升之阳亦可以下降，当两者达到"调和""和谐"状态时，才能阴阳氤氲交感而成为一个阴阳和合的统一体。正如北宋张君房所云"阴潜阳内，阳伏阴中。阴得阳蒸，故能上升，阳得阴制，故能下降"。

3. 通过阴阳互根互用达到阴阳自和

阴阳互根是指阴和阳相互依存、互为前提和根本的关系。阴阳互用是指阴阳双方在相互依存的基础上，相互资助、相互促进的关系。正如《素问·生气通天论》曰："阴者藏精而起亟也；阳者卫外而为固也。"说明阴阳之间通过藏精守持于内和卫外固护体表，互相帮助，自动、自主、自和地发挥抗御外邪的功能。当病邪侵袭阳气时，阴精可以化为阳气；当病邪侵袭阴精时，阳气则起而护卫阴精。两者不可脱离对方而存在，并且只有相互调和才能发挥其应有的作用。所以在一般情况下，阴与阳一旦一方失去在内"藏精起亟"和在外"卫外为固"的和谐，必然导致"阴阳失和"，产生疾病。

4. 通过阴阳对立制约达到阴阳自和

阴阳对立，在《春秋繁露》中称为阴阳相反，是指自然界相互关联的一切事物、现象都存在着属性相互对立的阴阳两个方面，如《天道无二》曰："天之常道，相反之物也……阴与阳，相反之物也，故或出或入，或右或左……天之道，有一出一入，一休一伏，其度一也。"阴阳属性在发生相互作用的时候，主要表现为阴阳制约，即阴阳之间相互对抗、相互抑制和相互排斥。如自然界及人体中的寒与热、水与火等。正是阴阳对立制约才能使阴阳自我维持在相对的动态平衡的有序稳态。阴阳双方的有序的运动变化，有利于事物之间的协调发展，在自然界则表现为气候的正常发展变化，在人体则表现为生命活动的正常进行；反之，则灾害丛生，人体发生疾病。

5. 通过阴阳消长平衡达到阴阳自和

阴阳消长平衡是指阴阳之间的平衡，不是静止的和绝对的平衡，而是在一定限度、一定时间内通过"彼此消长"维持着的相对的动态平衡。如四季气候变化的阴阳消长关系、人体的功能兴奋和抑制在一日中的阴阳消长转化等，这些消长变化是自然而然发生的，是"自组织的"，不是外力推动的"他组织的"，就一年四季的自然规律而言，春夏"阳生阴长"、秋冬"阳杀阴藏"，这种由于对立制约引起的"此长彼长""此消彼消"的自组织、自适应的自然变化，是亘古不变的自然规律；而春夏温热增、寒凉减，秋冬寒凉增、温热减，这种由对立制约引起的"此消彼长""此长彼消"的自组织、自适应的自然变化，也是亘古不变的自然规律，两者相辅相成，构成一年四季循环往复的阴阳自循环周期。只有阴阳消长的各个环节保持协调稳定、有序，才能维持自然生态有序稳定，人体才能健康无病；反之则为异常状态。

6. 通过阴阳相互转化达到阴阳自和

事物的阴阳两方面，在一定的条件下，可以相互转化，阴可以转化为阳，阳也可以转化为阴。如自然界冬至后"寒极生热"，夏至后"热极生寒"，人体疾病过程中，阴证可以转化为阳证，阳证也可以转化为阴证。这都是阴阳转化的例子，正是阴阳之间存在相互转化才有助于阴阳自和，维持有序稳态；如果阴阳之间转化失常，阴阳自和而不能，在自然界就会发生"冬行夏令"或"倒春寒"或"六月雪"等异常气候物候现象，人体也会出现疾病的寒热转化。因此，阴阳转化也是阴阳失和生理病理机制的关键环节。

总之,阴阳自和是阴阳关系的深层机制,其自和机制可以通过五行生克制化及阴阳关系(交感互藏、对立制约、互根互用、消长平衡及相互转化)而实现。阴阳自和理论重点应在"自"而不是"和",它所反映的阴阳变化的内在根据是深藏于内,不可直接观测,不可人为地更易,但可驾而驭之。它支配着阴阳变化的机制,制约着阴阳变化的方向和过程,决定着阴阳变化的征象和证候(表征和规律),是阴阳变化的最深层的本质。

二、学 术 源 流

阴阳自和学术思想基于中国古代哲学关于"和"的理论,学术思想源远流长,源于周易,经过秦汉、隋唐、宋金元及明清时期的历史演变而逐渐成熟,既是古代哲学概念,又是中医学的重要理论,在中医理论及临床实践中发挥重要的指导作用。

最早记录其思想的是《周易》,其后道家有着深刻的论述。如《周易》指出"阴阳交而生物";老子提倡"万物负阴而抱阳,冲气以为和",强调了"阴阳交和""阴阳冲气为和"的普遍意义;《庄子·田子方》曰:"两者交通成和,而物生焉。"《淮南子》曰"万物固以自然""是故天下之事,不可为也,因其自然而推之"。说明阴阳和关键在"自和"而非"他和","所谓无为者,不先物为也;所谓无不为者,因物之所为。所谓无治者,不易自然也;所谓无不治者,因物之相然也"。说明无为而无不为,关键在于"自然而然"的自组织、自发生。至汉代王充对阴阳自和的思想有了更系统的发挥。他指出"天地合气,万物自生""天地合气,人偶自生",说明天地阴阳交感,万物化生,人自发生。"天动不欲以生物而物自生,此则自然也;施气不欲为物而物自为此则无为也",则说明天地生物不是外力推动,而是自然而然化生的,强调宇宙万物演化和化生均是自组织、自发生、自演变的"自和"过程。王充《论衡·自然》曰:"正身共己而阴阳自和,无心于为而物自化,无意于生而物自成。"则更进一步明确了化生万物的阴阳是自和而生物的,在此明确提出"阴阳自和观点"。以上均反映了中国古代哲学的阴阳自和的不同层次的认识,其可概括为以下三个方面:①阴阳的自然本性是"自和"而不是"他和"。②阴阳自和源于阴阳之间的对立统一、相反相成的相互作用,使阴阳在交感互藏、对立制约、互根互用、消长平衡、相互转化等消长盛衰变化中自然而然地"和"起来,故阴阳之间的交互作用是实现"自和"的内在机制。③阴阳自和是自然界和人体中普遍存在的客观自然规律。它不以人的意志为转移,只有"道法自然"顺其"自和"之势,才能无为而无不为取得成功。

在《黄帝内经》中没有明确记载"阴阳自和"之名,但《黄帝内经》中有"和阴阳"的记载,如《素问·生气通天论》曰"天地合气,命之曰人""凡阴阳之要,阳密乃固。两者不和,若春无秋,若冬无夏,因而和之,是谓圣度",从人体阴阳的具体特性揭示出"和"的内在依据。张仲景首次提出"阴阳自和",认为"和"是自然而然的趋势和状态,他将"阴阳自和"思想运用于中医学,其《伤寒论·辨太阳病脉证并治》曰:"凡病,若发汗,若吐,若下,若亡津液,阴阳自和者,必自愈。"认为阴阳自和贯穿于健康和疾病的始终,是疾病能否自愈的内在机制。

唐代名医孙思邈论述"阴阳自和"是基于对《伤寒论》相关条文的理论发挥及临床应用,他说"夫心者火也,肾者水也,水火相济""善摄养者,须知调气方焉。调气方疗万病大患,百日生眉须,自余者不足言也"。他使用的方法是通过"受师教命"而"割弃尘累""绝其嗜欲""断其所好",通过"近求诸身""以任天真""至虚守静"兼以导引、吐纳,调自身阴阳冲和之气,配以控制饮食,辅以少量药物,经"性命双修",调动自身潜能,促其阴阳自和,百日即获显效,已脱落的眉毛重新长出,疾病痊愈。

成无己《注解伤寒论》、清代吴谦《医宗金鉴》等对"阴阳自和"都有一些独到的认识和体会。

如《注解伤寒论》曰："重亡津液则不能作汗，必待阴阳自和，乃自愈矣。"清代吴谦《医宗金鉴》曰："凡病，谓不论中风、伤寒一切病也，若发汗、若吐、若下、若亡血、若亡津液，施治得宜，自然愈矣。即或治未得宜，虽不见愈，亦不至变诸坏逆，则其邪正皆衰，可不必施治，惟当静以俟之，诊其阴阳自和，必能自愈也。"可见成无己和吴谦认为，应该采取"静"和"待"的方法，待机体阴阳自和，则病患自可痊愈。

至清代的柯琴对"阴阳自和"的认识有所展开和深化，他是历史上从"阴阳自和"讨论治疗和向愈最多的医家，其《伤寒来苏集》到处可见"阴阳自和故愈""阴阳自和而愈""阴阳自和则愈""阴阳自和而自愈""阴阳自和而病自愈"等论。据统计，仅在其《伤寒论注》中使用"阴阳自和"达15次之多，尤其是在《伤寒来苏集》中明确提出："其人亡血、亡津液，阴阳安能自和？欲其阴阳自和，必先调其阴阳之所自，阴自亡血，阳自亡津，益血生津，阴阳自和矣。"其中的"欲其阴阳自和，必先调其阴阳之所自"的观点，即是他创立的"调阴阳自和"的治法。

仲景以降，关于"阴阳自和"的理论和实践，概而言之包括三个方面内容：一是人身存在着"阴阳自和"的机制，它是祛病向愈的内在依据和客观基础；二是治疗不论得宜与否，均应诊察和依靠"阴阳自和"，只要"阴阳自和"者，病必自愈；三是不要仅着眼于症状的纠正，而要以"阴阳自和"为枢机，调理阴阳促其"自和"，病必自愈。

第二节 述 评

一、当代研究

（一）理论研究

1. 从现代自组织理论阐述阴阳自和与自组织理论

祝世讷研究认为，从系统自组织理论看"阴阳自和"，两者有内在一致性。系统自组织理论是现代系统科学的前沿学科，主要包括耗散结构理论、协同学、超循环理论等，其共同点是研究和揭示系统如何自己组织自己、从无序到有序，并在内外扰动中建立和保持有序稳定的机制与规律。根据现有的研究，"自组织系统"不同于"他组织系统"的主要特点可概括为自动性、方向性、自稳性、自主性，即系统对于来自外部的作用，不是被动适应，而是由自组织机制自主性地处理，可吸收、同化、缩小、放大、潴留、发散等，处理的结果表现为系统对外来作用的应答。如对于人身来说，"四时之化，万物之变，莫不为利，莫不为害"（《吕氏春秋·尽数》）。外来的各种作用都要通过机体的自组织机制的处理，才能呈现出致病或治病的效应。自组织是自然系统的普遍的本质特性，是事物的复杂性、有机性的实质性内容，是整个现代科学对世界进行新的探索的前沿领域。而正是在这里，中医学做出了具有深远意义的重要贡献，把这方面的研究进一步展开和深化，这是中医学跨世纪发展的一个重大课题。

张敬文认为，要准确把握"阴阳自和"的内涵，首先要弄清阴阳的概念。阴阳自和应该与"天人合应，形神统一，心肾相交，水火相济，气血调和"等概念密切相关。这其中"天人合应"是阴阳自和的动力学基础，"形神统一"是促成阴阳自和的关键，"心肾相交，水火相济，气血调和"是阴阳自和的征兆与结果。

阴阳之所以自和，可以从现代自组织理论进行阐明。自组织理论认为系统内部诸因素的相互作用是自组织形成的内在根据。耗散结构理论指出，自组织系统内部要素之间必须存在非线性的相互作用。这种相互作用能使系统要素间产生协调动作和相干效应，在非线性相互作用下，系统内部要素可以在一定条件下，进行自我组织、自我调整，重新组合，形成新的有序。"系统的有序性不是外部强加给它的，而是由内部固有的差异和不平衡发展起来的"。"阴阳自和"理论正是把主要注意力放在人体内部阴阳之间的交互作用上，从而正确地阐明了生命发生、发展的动力和机制。其主要原理有四：第一，阴阳交互作用是生命活动的动力源泉。第二，机体内外阴阳的交互作用是自组织的重要条件。第三，阴阳消长变化是机体自组织的动态过程。第四，"阴阳自和"自觉地掌握了机体自组织的特点，其中最主要的是自主性和方向性。

2. 从哲学角度阐释阴阳自和

美国高能物理学家卡泼勒博士在《物理学之道》中写道："中国的哲学思想提供了能够适应现代物理学新理论的一个哲学框架，中国哲学思想的'道'暗示着'场'的概念，'气'的概念与量子'场'的概念也有惊人的类似。"2500年前老子提出"有物混成，先天地生"，张伯端《悟真篇》指出"道自虚无生一气，便从一气产阴阳，阴阳再合成三体，三体重生万物昌"，中国古代先哲及医学养生家早已建立了自己的"统一场论"。道即统一场，统一场即道，永恒之"道"是宇宙间唯一的中和无极化场势，它"其大无外，其小无内"，其用无穷，它是天人合一条件下阴阳自和的原动力。

祝世讷认为，阴阳自和是人身阴阳的深层规律。"阴阳自和"思想的核心不在"和"而在"自"。"以和为贵"是中国哲学的一个基本观点，讲求阴阳之间的和合、协和是阴阳学说的一个重要思想，但在"阴阳自和"这里，思想更深入了一个层次，即着重于揭示阴阳之间的"和"是怎样实现的，世界上有多种多样的"和""合"，其形成的机制有两种截然不同的情况，一种是主要靠外力的控制而组合成的如搭积木、装配机器，是"他和"，另一种是主要靠内在力量自我实现的，如夫妻相爱、民族团结，是"自和"。那么，阴阳之间的"和"是怎样实现的呢？"阴阳自和"观非常明确地强调了是靠阴阳的内在力量自我实现的，是"自和"，而不是靠外力支配的"他和"。阴阳实现"自和"原理有三：第一，"自和"是阴阳的本性。第二，阴阳之间的交互作用是实现"自和"的内在机制。第三，"阴阳自和"是普遍的客观的自然规律。张玉清认为，道家"道即无为"就隐喻着阴阳自和这样一条根本性原理，道即阴阳，道法自然，"一阴一阳之谓道，继之者善也，成之者性也"（《易经·系辞上》）。

3. 从易经数术理论解读《伤寒论》阴阳自和理论

陈桥英等基于《易经》理论解读"阴阳自和必自愈"认为，"自愈"是通过阴阳的自和能力实现的，强调治病过程要整体审查，重视人体自身的自我调节机制。而人体自愈的表现，主要体现于脉和。自愈的机制体现"阴阳自和"。《伤寒论》曰"太阳病，头痛至七日以上自愈者，以行其经尽故也""发于阳，七日愈。发于阴，六日愈。以阳数七阴数六故也"。此处"六""七"之数正应了孔颖达疏《尚书正义》认为，七为火的成数，代表火；六为水的成数，代表水。《素问·阴阳应象大论》曰："水火者，阴阳之征兆也。"火属阳，故为"阳数七"。水属阴，故为阴数六。

刘渡舟教授认为七日节律与自然界月球绕地球运动及月相的变化周期有关，是一种"天人相应"理论的实际体现。中医学中《黄帝内经》里"五志七情"及"男八女七"的肾气盛衰规律，中药学中的"七情配伍"，都与七数息息相关。大千万物皆有阴阳二重属性，因此《易经》中阴阳以"七日"为周期数转化的规律也是一种普适于宇宙万物的自然规律，《伤寒论》七日节律的论述正应了"天人相应"的理论，可见张仲景对于自然阴阳消长与人体生理病理相联系的敏锐观察。

（二）临床研究

1. 辨证论治与阴阳自和

李培生指出："阴阳自和，是中医辨证施治之重要法门：如阳盛阴虚者，宜抑制亢阳，以填补真阴；阴盛阳虚者，宜祛除阴寒，以温养阳气。"

2. 治病求本与阴阳自和

薛军承等提出："阴阳自和是治病求本思想的继承发展，邪势衰退是阴阳自和的前提，保持阴阳自和是瘥后防复要务，阴阳自和是疾病痊愈关键。"

3. 治则治法与阴阳自和

八法或扶正，或祛邪，或和解，总是为机体阴阳自和之实现铺平道路，使阴阳恢复平衡协调，疾病痊愈关键在于阴阳自和。中医治病即是审其不和之故而施治，或"壮水之主，以制阳光"，或"益火之源，以消阴翳"，以促其自和，祝世讷指出"阴阳自和"是人身固有的内在的本质的特性，是人身阴阳运化的一条根本规律。

4. 调阴阳自和的关键是维护阳气未衰

根据《伤寒论》和《黄帝内经》研究指出，治疗疾病获得阴阳自和的关键是阳气未亡。《伤寒论》中所提汗、吐、下三法均可使津液外泄，而耗伤阴液。阴津既伤，"阴阳平衡失于调和"，又何以能"阴阳自和"？乃其阳气未亡故也。"阴阳自和"的发生，关键是有无亡阳之变。阳气未亡，则阴有所根，"阴得阳升而泉源不竭"，阴阳得以"自和"；阳气已亡，则阴失其根，"无阳则阴无以生"，阴阳亦不得"自和"。

5. 阴阳自和与系统自组织理论及因势利导关系的研究

薛雨芳研究认为，"阴阳自和"思想是阴阳学说的一个重要内容。"自和"，是机体阴阳的根本特性，是阴阳交互作用的自发趋势。"阴平阳秘"是"阴阳自和"的最佳状态，也是靠"阴阳自和"来建立与维持的。"阴阳失和"则是"阴阳自和"的失佳，是机体"阴阳自和而不能"的表现。防治疾病的根本措施就在于采取各种有效手段，固护、推动机体"阴阳自和"的顺利进行，促进"阴平阳秘"健康态的建立与维持是其内在机制。从现代系统自组织理论来看，确保"阴阳自和"是人的健康与疾病的深层规律，是防治疾病的关键所在。

傅文录发现"阴阳自和"强调因势利导的思想与欧美盛行顺势疗法中的相似法则不谋而合，提出："症状是机体在刺激下可能最好的反应……为了帮助机体重新建立秩序，医生应该帮助和强化这些反应，而不是抑制它们。"可见，"阴阳自和"是人体自身的机制，疾病即有自愈趋势，治疗就不单纯着眼于症状的纠正，而要以"阴阳自和"为枢机，调理阴阳促其"自和"，使机体恢复"阴平阳秘"的健康状态。

6. 中药调理阴阳自和的机制研究

张恩户等就阴阳自和与中药调整作用的关系、影响因素、物质基础、作用机制进行了探讨。提出中药调整作用与阴阳自和在物质基础与作用机制方面具有很多共性，重视中药调整作用与阴阳自和的研究，对进一步探讨中药理论作用机制具有重要意义。认为"阴平阳秘"是中医对机体稳态观的高度概括；"阴阳自和"是阴阳双方对立制约、互根互用、消长转化等交互作用所形成的，具有自稳趋势。中药通过促进阴阳自和，把"失和"调为"和"，把"偏"调为"平"，从而达到治疗疾病的目的，彰显中医治疗学的特色。

7. 阴阳自和与养生防病理论

贾万国认为，张仲景的阴阳自和观源于《黄帝内经》及道家的养生理论，阴阳自和应该是一源同出，但它是疾病状态下的阴阳自和，具有医学的特质，其外延也应限制在医学范畴内。在《伤寒论》中，仲景认为阴病与阳病各有其特定的性、态、势、度，阴阳自和是阴病与阳病各向生理稳态的恢复。"欲愈""欲解""瘥"等字样的条文均为阴阳和，正确理解阴阳自和更有利于医疗实践。

8. 阴阳自和临床意义研究

高荣林等就"阴阳失和"与失眠的发生、"阴阳自和"与失眠"自愈"、"阴阳自和"与失眠证治进行了探讨。提出卫气出阳入阴的运动睡眠说具有先进性。如果卫气运行受到影响，引起机体阴阳失和，就会产生失眠；治疗的目的就是采取各种手段增强"阴阳自和"的能力。在临床上，补虚泻实是调理阴阳的总则，但病情复杂多变，许多情况下直用补泻则犯虚虚实实之戒，而多用阴中求阳、阳中求阴、阴阳相济之法，其实就是推动"阴阳自和"之机枢。"壮水之主，以制阳光""益火之源，以消阴翳"是这种治疗原理的典型法则的经典体现。经方酸枣仁汤、黄连阿胶汤、栀子豉汤、猪苓汤等均含助"阴阳自和"之理，都是通过各种调节机制，推动"阴阳自和"这一中介而收"昼精夜瞑"之功。

薛雨芳研究认为"阴阳自和"说正确地反映了人体系统自组织的特点、机制和规律。在阴阳自和基础上认识疾病发生机制及确立防治原理，有利于深化对病因病机的理解，有助于发扬中医治疗学的特色，其中防治原理和方法进一步科学化，尤为重要。

还有学者指出，阴阳自和对现代临床的指导意义在于：有助于审时度势，选择最佳时机促其阴阳自和、有助于根据先天禀赋的阴阳自和力的强弱因势利导、有益于根据阴阳自和力强弱从心理因素进行调养。

总之，"阴阳自和"思想源远流长，它强调顺应机体自我组织能力，因势利导，达到病愈之目的。而且在汉代至今的两千余年中，无论对中医还是西医，随着人类疾病的种类与数量不断增加，仲景的"阴阳自和"观越来越为医学界所重视，值得进一步探讨研究，以期更广泛地指导临床。

（三）实验研究

1. 从阴阳自和角度论肝脏脂质代谢与细胞自噬的关系

王志丹等研究指出，阴阳自和与肝脏脂质代谢和肝细胞自噬存在密切关系。自噬是机体内利用溶酶体降解自身受损细胞组分的过程，有利于机体内物质平衡和内环境稳态，在肝脏脂质代谢过程中，一方面细胞自噬的上调促进脂滴的分解，另一方面自噬的下调促进脂质的积聚，同时肝脏细胞脂质积聚也会对自噬产生负向调节，自噬对于肝脏脂质代谢的正向或者负向调节，从微观调控着体内的脂质稳态，阴阳自和是阴阳两者生理状态下自动维持平衡的能力，细胞自噬也是微环境的动态平衡，自噬的这种对于机体变化的适应性反应是一种建立在局部的整体稳态调节，与阴阳自和这种自动维持平衡的中医观念相一致。

2. 调节阴阳自和的药物实验研究

邓中炎、黄泰康等研究指出，中药方剂作为中医临床重要的治疗手段，为阴阳自和服务是其重要任务之一。依靠推动机体的阴阳自和机制产生治疗效应是中药药效学作用的重要方面。而中药的调整作用则更接近于阴阳自和的本质，其在药物应用方面具有极为重要的特点和优势。所谓中药调整作用是指应用同一中药或方剂后产生的两种或多种不同方向的作用，从而纠正人体阴阳偏盛偏衰的病理现象，以恢复动态平衡，达到治愈疾病的作用。

张恩户等研究表明，中药调整作用的主要表现有三：一是不同病理状态下同一药物产生两种不同的作用。二是药物随剂量不同而产生不同的作用。三是炮制、配伍对中药作用的影响。指出中药的复方配伍绝非简单的药味堆砌，而具有更高层次的调节阴阳自和的治疗意义。阴阳自和与中药调整作用的物质基础与作用机制主要是：中药调整作用具有自身双向调节作用的物质基础；阴阳自和与中药调整作用具有机体物质基础，具体有：①环核苷酸是影响机体调节的关键物质之一，可反映机体阴阳的基本特性。②前列腺素是花生四烯酸代谢产生的一种局部激素，某些中药则作用于花生四烯酸（AA）代谢的各个环节，通过调节前列腺素 I2（PGI2）/血栓素 A2（TXA2）平衡而调整机体功能。③下丘脑-垂体-肾上腺（HPA）轴系统是应用中药调整阴阳平衡，调节脏腑功能"适应原"作用的生理基础之一。④影响组织细胞内外 Ca^{2+} 浓度而发挥调整阴阳自和体系的作用。中药的基本治疗作用是促进阴阳自和，加强对中药治疗作用与阴阳自和关系的研究，对于进一步探索中药作用机制具有重要意义。

二、研究局限与未来展望

纵观目前关于阴阳自和的理论研究，大多集中在从古代哲学、系统自组织理论，以及从哲学与系统科学结合角度进行研究和阐发，涉及内容包括阴阳自和的概念、内容、机制及意义等方面；临床研究主要表现在对阴阳自和的病理及诊疗机制的探索，以及运用阴阳自和理论指导临床证治研究等方面；实验研究主要集中在从阴阳自和角度论肝脏脂质代谢与细胞自噬的关系，以及从阴阳自和探讨中药调整作用等方面。存在的主要不足是研究尚缺乏高屋建瓴的顶层系统设计和规划，存在各自为政、散在、自发倾向，研究结论也存在不统一。特别是实验研究大多局限于西医生理病理药理学研究，缺乏符合原创中医理论的实验研究设计。历代医家对于"阴阳自和"都各有体会，在临床也能运用自如，但是在理论机制方面阐述却未能完备。现代微观医学的发展使人们了解到内分泌、神经等系统的功能和工作原理，进而机体的应激反应机制也得到认识，这些都为我们今天更加深入地理解"阴阳自和"提供了更为直观的工具。但这些是否能够全面解开"阴阳自和"的面纱还有待探讨。

阴阳自和理论是中医阴阳学说的深层机制，反映了人体复杂巨系统深层工作机制和原理，全面系统解开其奥旨，必须坚持两个原则：一是研究思路上，必须立足系统整体，基于天人关系、人与社会关系，把握作为系统质——整体的功能属性和行为的本质。二是研究技术上，新的技术和手段必须符合中医原创思维，单纯借用现代医学的神经-内分泌-免疫学知识是必要的，但不充分，还必须利用 21 世纪的新兴科学知识如量子场论、系统科学知识（一般系统论、耗散结构理论、协同学、系统自组织理论、超循环理论、超玄理论等）、声光电等仪器设备等，通过钱学森倡导的"从定性到定量综合集成法"一步步从人体各种"象"入手研究阴阳之象的规律性变化及其"关系实在"，才能突破从"实物实在"论在研究"阴阳自和"理论中遇到的瓶颈问题，从而取得重大突破。

第三节　名　家　思　想

一、国医大师禤国维教授用平调阴阳、解毒法治疗脂溢性脱发的经验

中医学对于脱发的见解最早见于《黄帝内经》，《素问·六节藏象论》云："血气盛则肾气强，故发黑；血气虚则肾气弱，故发白而脱落。"提出了头发的衰荣与肾精、肾气、血气有着密切的关系。历代医家对于本病的病因病机的认识，多认为是气血亏虚、血热、血燥、肺热、风燥、血瘀等。现代医家多将本病分为四型：湿热熏蒸型、血热风燥型、肝肾不足型、瘀阻毛窍型。

禤教授根据《黄帝内经》提出的头发衰荣与肾精、肾气、血气的密切关系，结合长期的临床实践和所处岭南之地的气候环境，认为该病的主要病机在于肾阴亏虚，肾中阴阳平衡失调，加之湿热毒邪内蕴，上蒸头部所致。治则治法上，禤教授认为人体是一个复杂的整体，随时处于变化之中，治疗本病时应立足整体，应以平调阴阳、解毒为治法，内服用以二至丸加减的禤氏脂溢性脱发经验方。外治法可分为四个方面，其一是药物外治法：用脂溢性外洗液 B（广东省中医院院内制剂）洗头，金粟兰酊搽头，或合用乌发生发酊搽头。其二是针灸、穴位注射、梅花针叩刺疗法。其三是双手指腹垂直轻轻敲击头皮保健疗法。另外是综合治疗法。这种强调内外合治，配合中医特色针灸、穴位注射、梅花针叩刺及心理疏导等的综合治疗，体现了中医整体观及阴阳自和观。

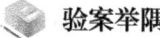
验案举隅

患者，男，33岁，2016年11月10日初诊。主诉：头发脱落伴头皮油腻4个月。现病史：患者自诉4个月前发现额角、头顶头发易脱落，洗头梳头时明显，头皮油腻、脱屑、瘙痒，需每日清洗，伴心烦，眩晕耳鸣，腰膝酸软，失眠多梦，大便偏烂，口干，舌质红、边有齿痕、苔少，脉细数。西医诊断为脂溢性脱发，中医诊断为发蛀脱发，证属肾阴亏虚，湿热内蕴。治以滋肾养阴，清热祛湿为法。用禤氏脂溢性脱发经验方加味。处方：女贞子20g，旱莲草20g，桑椹20g，松针15g，蒲公英20g，薏苡仁15g，丹参（后下）20g，桑叶15g，茯苓15g，侧柏叶15g，布渣叶15g，甘草5g。21剂，水煎服，每日1剂，复渣再煎，分2次服，外擦金粟兰酊，另脂溢性外洗液B外洗，口服七叶神安片，配合中医特色脱发治疗（梅花针叩刺结合TDP神灯）。

二诊（2016年12月1日）：整体情况较前改善，头发仍有脱落，但头皮油腻改善，睡眠稍好转，大便偏烂情况稍好转。改茯苓为茯神15g，薏苡仁加至20g。28剂，水煎服，每日1剂。加用祛脂生发口服液，继续联合外用药，配合丹参注射液穴位注射。

三诊（2017年1月12日）：脱发减少，头皮油腻、瘙痒减轻，无口干，睡眠明显好转，大便正常，查舌脉亦可见热象减轻，予去侧柏叶，加太子参15g，黄芪15g，以补气生血生发。21剂，水煎服，每日1剂。外用药改金粟兰酊为乌发生发酊。

四诊（2017年2月6日）：脱发明显减少，脱发区有少量新生毳毛，睡眠可，去桑叶，加薄树芝15g。14剂，水煎服，每日1剂。禤教授治疗脂溢性脱发，后期脱发改善时喜加用薄树芝，薄树芝性味甘平，以甘平补肾，巩固疗效。

按语 本例患者属于脂溢性脱发，证属肾阴亏虚，湿热内蕴。此脂溢性脱发病在头皮局部，但病根在于患者整体身心关系失常，是人整体阴阳自和自稳调节失常的局部表现。因此，治疗上必须整体综合治疗，调节形神气之间的阴阳协和关系。禤国维教授用平调阴阳、解毒法，内服用以二至丸加减的禤氏脂溢性脱发经验方调节肾中的阴阳之气，其中，女贞子味甘苦，性凉，补中有清，可滋肾阴，益精血，乌须发；旱莲草，味甘酸，性寒，既能滋补肝肾之阴，又可凉血止血。两药配合，滋阴补肾清热，平调阴阳，共为君药；桑椹性味甘寒，具有补益肾精、生津润燥、乌发明目等功效；桑叶、蒲公英疏风热毒邪，清湿热毒邪，且蒲公英为民间常用的生发药，《本草纲目》记载其"掺牙，乌须发，壮筋骨"；松针味苦涩，具有祛风活血、祛浊止痒的功效，另外，根据中医以形补形的理论，松针其形类似毛发，据《本草纲目》记载，能"治百病，安五脏，生毛发"，现代药理研究显示，松针所含有的原花青素可促进毛发上皮细胞生长，诱导休止期毛发再生；侧柏叶、丹参可凉血生发乌发，丹参所含成分丹参酮具有抗菌消炎祛脂，并有抗雄激素、调节免疫等作用，须后下以免丹参酮遭到破坏；茯苓、布渣叶清热利湿祛浊，可清湿热毒邪；甘草既可调和诸药，又有补益之功，可益气生发，全方以和为贵，补中有泻、清而又不至于太过，共奏平调肾中阴阳、解湿热毒邪之功。

二、国医大师刘嘉湘教授从滋补肾阴法论治卵巢癌的学术经验

卵巢癌是常见的恶性肿瘤之一。对于肿瘤的发病原因，古人早就认识到了正气亏虚是发病关键。金代张元素在《活法机要》中提出："壮人无积，虚人则有之。"明确指出正气不足是积聚发病的根本原因。刘教授对前人"正气虚则成岩"的学术观点十分推崇，认为肿瘤的发生，正虚是根本，阴阳失衡乃正虚之关键。刘教授根据前人的论述，将肿瘤的病机概括为阴阳失于平衡，脏腑功能失调，以致正虚不能御邪，外邪乘虚入侵，内邪自生，聚结成积，遂成癌瘤之患。由于对肿瘤发病关键病机的把握，刘教授认为无论癌瘤的临床表现如何错综复杂，都可以以阴阳为总纲加以分析、整理，进而指导临床施治。对于阴阳失调的病理变化，刘教授坚持调整阴阳、补偏救弊，使阴阳的相对平

衡得到维系，促进机体阴平阳秘，乃是肿瘤治疗的根本原则之一，更是运用扶正法治疗癌瘤的关键所在。

卵巢癌多因正气虚弱、阴阳失衡、外邪乘虚入侵、情志内伤、瘀血内停或饮食不节，从而导致血瘀、寒凝、气滞、痰湿、毒热蕴结，积于胞宫而成。刘教授对于卵巢癌的治疗，补益肝肾的扶正大法贯穿疾病治疗始终，重在补先天之肾阴，辅以消肿散结，同时注重患者的脾胃运化功能，共奏扶正祛邪，消除癌肿之效。其中以补肾阴来调节体内阴阳失衡，以期促进机体阴平阳秘，达到阴阳自和之功。刘教授治疗卵巢癌关键在于辨明患者体质虚损而论治，证属虚者临床常以滋补肾阴法为基本治疗法则，阴虚内热重在滋阴清热，重在肾肝脾三脏同调，"燮理阴阳，以平为期"。

验案举隅

金某，女，45岁，2011年7月3日初诊。卵巢癌术后1年。手术病理显示浆液性乳头状腺癌，Ⅲa期。2011年12月15日盆腔CT：卵巢癌术后改变。刻下症见夜寐难，烘热，腰膝酸痛，舌苔净、质暗红，脉细。证属肝肾阴虚，内热扰心。治以滋阴清热，补益肝肾，清心安神。方药：生地黄12g，熟地黄12g，山茱肉9g，山药15g，牡丹皮6g，茯苓15g，知母12g，黄柏9g，白英15g，龙葵15g，生薏苡仁30g，酸枣仁30g，合欢皮15g，肉桂4.5g，黄连6g，淫羊藿9g，仙茅9g，龙齿30g，浮小麦30g，甘草6g，大枣9g，怀牛膝9g。共14剂，每日1剂，水煎服，一日2次。

2011年8月5日二诊：用药后烘热明显改善，刻下症见口苦，夜寐欠安，舌苔薄、质暗红，脉细，药已见效。方药：生地黄12g，熟地黄12g，山茱肉9g，怀山药15g，牡丹皮6g，朱砂1g，茯神15g，土茯苓30g，大血藤15g，清风藤30g，白英15g，生薏苡仁30g，黄柏9g，知母12g，肉桂6g，黄连6g，淫羊藿9g，仙茅9g，薜荔果15g，珍珠母30g，半枝莲30g，鸡内金15g。共14剂，每日1剂，水煎服，一日2次。

2013年7月六诊：卵巢癌术后3年余，近见夜寐欠安，口干，胸闷心悸，舌苔薄、质暗红，脉细。前方加减：山茱肉12g，怀山药15g，牡丹皮9g，茯苓15g，土茯苓40g，大血藤15g，清风藤30g，白英15g，生薏苡仁30g，关黄柏9g，知母12g，淫羊藿9g，仙茅15g，预知子15g，淮小麦30g，甘草6g，麦冬30g，大枣15g，珍珠母30g，泽泻15g。水煎服，一日2次。

2014年1月九诊：夜寐欠酣，腹部跳痛，无定处，大便秘结、3日一行。原方加柴胡9g，白芍15g，枳实9g，瓜蒌子30g，柏子仁30g，远志6g。水煎服，一日2次。

2011～2017年，患者规律至门诊，辨证加减治疗，病情稳定，无特殊不适。

按语 该医案中，初诊寐差，烘热，腰膝酸痛，脉细，舌苔净、质暗红，证属肝肾阴虚，内热扰心。然其病机关键在于正气亏虚，阴阳失和。因此治疗上重在扶正祛邪，调和阴阳。在此刘教授以补益肝肾之法贯穿疾病治疗始终，以知柏地黄汤加二仙汤为基础方，滋阴清热，补益肝肾，清心安神；其中以知母、黄柏滋阴清热；淫羊藿、怀牛膝和薜荔果加强补益肝肾之效，并取牛膝引虚火下行为用，薜荔果尤能活血通经；黄连泻火坚阴；白英、龙葵、薏苡仁、半枝莲、清风藤、大血藤、土茯苓、预知子诸药清热解毒散肿、行气化积消坚，鸡内金、怀山药、大枣健脾和胃助运化；柏子仁、合欢皮、龙齿和珍珠母养心除烦、镇惊安神，常获良效。大便秘结者可加枳实、瓜蒌子以下气润肠通便；甘草、大枣调和诸药。纵观全方，扶正贯穿始终，祛邪散结，调和阴阳，使正气得复，癌毒得清，阴阳自和。通过扶正培本，可充分调动机体的能动性，使正气充沛，阴阳平和。刘教授治疗卵巢癌并不是一味攻逐肿瘤，体现了其创立的"扶正培本治癌"学术思想，实现带瘤生存，延年益寿。刘嘉湘教授扶正祛邪治癌法的优势就在于实现了扶正培元固本，阴阳互济，脏腑气血平和，从而实现"长生久治"。

第四节 推荐文献

邬远田，田飞，高明洁，等，2022. 补髓生血汤治疗肾阴阳两虚兼心气不足型再生障碍性贫血临床观察[J]. 湖北中医药大学学报，8（6）：65-67.

王乐鹏，孙一珂，张亚鹏，等，2022. 略论清御医韩一斋升降补泻学术思想及传承[J]. 环球中医药，8（7）：1205-1208.

戴跃龙，白慧颖，黄自冲，等，2019. 浅论《伤寒论》阴阳自和本义[J]. 中华中医药杂志，34（9）：4066-4069.

鲁军，黄棪，王霞，等，2019. 论损补自调在"神-阴阳自和-因势利导"理论中的核心作用[J]. 中华中医药杂志，34（6）：2573-2575.

王伟松，刘富林，夏旭婷，等，2019. 浅论中医"和"的哲学思想[J]. 中医药导报，25（2）：16-20.

张立平，汤尔群，2019. 从"阴阳逆顺""正邪进退"辨六经病之欲解[J]. 辽宁中医药大学学报，21（1）：94-97.

王波，王洪武，董明振，等，2018. 试论中医精气、阴阳五行对中医再生医学的启示[J]. 中国中医药信息杂志，25（7）：5-7.

周庆兵，吴立旗，张颖，等，2018. 中医阴阳学说指导下的 DNA 甲基化研究思路[J]. 中医杂志，59（7）：561-564.

雷萍，韩晓伟，徐铭，等，2019. 从阴阳自和角度探讨灰树花多糖对 CIF 模型线粒体自噬蛋白 PINK1 和 Parkin 的调节效应[J]. 中华中医药学刊，37（11）：2597-2600.

黄慈辉，李明慧，韦佳，等，2022. 调和阴阳针刀法治疗膝骨关节炎的临床研究[J]. 广州中医药大学学报，39（9）：2076-2083.

粟胜勇，张熙，覃美相，等，2022. 基于阴阳体用关系试述针灸治疗围绝经期失眠的临床思路[J]. 世界中医药，17（10）：1415-1418.

第五节 参考文献

陈桥英，陈建，2019. 基于《易经》理论解读"阴阳自和必自愈"[J]. 中医药通报，18（5）：31-33，48.
邓中炎，徐志伟，陈群，等，2002. 中医基础理论体系现代研究 基础与临床[M]. 广州：广州科技出版社.
傅文录，2000. "阴阳自和者必自愈"新解[J]. 陕西中医函授，20（3）：9.
高荣林，徐凌云，1995. 中医睡眠学说及其科学内涵[J]. 中国中医基础医学杂志，1（1）：16-17.
郝万山，2008. 郝万山伤寒论讲稿[M]. 王雅菊，郝巨辉协编. 北京：人民卫生出版社.
黄泰康，2002. 中医系统论与系统工程学[M]. 北京：中国医药科技出版社.
贾万国，2008. 张仲景的阴阳自和观[J]. 北京中医药，27（6）：434-436.
李培生，2009，李培生医书四种[M]. 北京：人民卫生出版社.
培真，1990. 道德经探玄[M]. 北京：北京体育学院出版社.
孙思邈，1999. 备急千金要方[M]. 魏启亮，郭瑞华点校. 北京：中医古籍出版社.
王志丹，贾连群，宋囡，等，2017. 从阴阳自和角度论肝脏脂质代谢与细胞自噬的关系[J]. 时珍国医国药，28（4）：924-925.
谢咚，孙明瑜，2023. 国医大师刘嘉湘滋补肾阴法治疗卵巢癌学术经验[J]. 光明中医，9（2）：339-341.
薛军承，李家庚，2016. 张仲景"阴阳自和"思想探析[J]. 湖北中医杂志，38（1）：54-56.

薛雨芳，祝世讷，1991. "阴阳自和"说的科学价值及临床意义[J]. 山东中医学院学报，15（5）：2-6，16，71.
尤杰，刘嘉湘，2011. 刘嘉湘扶正治癌学术思想初探[J]. 中华中医药学刊，29（8）：1829-1831.
臧守虎，王振国，2006.《周易》"七日"周期与中医疾病转归说探析[J]. 中医药学刊，24（2）：248-249.
张恩户，李有林，于克惠，等，2003. 从阴阳自和谈中药调整作用[J]. 现代中医药，23（5）：1-3.
张光霁，张庆祥，2021. 中医基础理论[M]. 4版. 北京：人民卫生出版社.
张敬文，2007. 从现代系统理论探讨张仲景"阴阳自和"观[J]. 辽宁中医药大学学报，9（5）：33-35.
张玉清，2019. 道家"道即无为"的隐喻与阴阳自和[J]. 中华中医药杂志，34（6）：2777.
钟程，张子圣，刘城鑫，等，2018. 国医大师禤国维教授治疗脂溢性脱发经验[J]. 中华中医药杂志，33（1）：133-135.
祝世讷，1996. 阴阳自和是人身阴阳的深层规律[J]. 山东中医学院学报，20（3）：147-151.

第 4 论　论阴阳互根互用

阴阳学说是中医理论的基石和源头，其中阴阳互根互用是阴阳学说的重要组成部分。阴阳互根互用理论不仅具有深刻的哲学内涵，同时对人体生理、病理阐释及疾病的治疗都具有重大的指导意义。然而迄今为止其科学内涵尚未阐述明确。国内外既往有关阴阳学说的研究中，关于阴阳对立制约关系的报道较多，但鲜有关于阴阳互根互用方面的现代研究。因此系统梳理此理论的学术源流、科学研究成果、临床应用经验具有重大的理论与临床意义。

第一节　概　　论

一、理　论　内　涵

（一）阴阳互根互用的基本概念

所谓阴阳互根互用是指阴阳之间互为根本、相互依存并互相资生、促进、助长。阴阳互根，即互为根本、相互依存，即是说阴和阳任何一方都不能脱离对方而单独存在，每一方都以另一方的存在作为自己存在的前提或条件。阴阳互用，即相互资生、促进、助长，是指阴阳在相互依存的基础上，还具有相互资生、相互为用的特点。

（二）阴阳互根互用的基本原理

中国古代哲学认为，万物本原为一气，而一气分阴阳为"二"，"二"存在于"一"之中。无论阴或者阳，其根本皆为气，阴阳是气的两种不同的象态。故阴阳在概念上可分，但实际不可离，阴中有阳，阳中有阴，相互依存，相互为用。如《素问·阴阳应象大论》曰："地气上为云，天气下为雨，雨出地气，云出天气。"云属阳，雨属阴，但是云和雨皆出于气，是气的两种不同的显象。

1. 阴阳相互依存

阴阳相互依存，是指阴阳双方各以其对立面的存在为自己存在的前提，即阳依阴而存，阴依阳而在，任何一方都不能脱离另一方而单独存在。

阴阳互根的概念来源于古代哲人对自然界的各种事物或现象及人体的生命现象的观察与体悟，脱胎于阴与阳"相对待"的概念。阴阳的概念以相对待而生，从日光的向背这一相对待的概念而来，古人在观察到阴与阳相对立的同时，也必然体悟到阴与阳是不可截然分开的，是相互依赖而存在的。既然阴阳是由一分为二相对待而来的，那么就必然具有能够统一的内在机制；阴阳既然具有相互对立的概念，就必然同时具有互根统一的关系。如《春秋繁露·基义》曰："凡物必有合，合必有上，必有下；必有左，必有右；必有前，必有后；必有表，必有里……有寒必有暑，有昼必有夜，此皆其合也。阴者，阳之合；妻者，夫之合；子者，父之合；臣者，君之合。物莫无合，而合各有阴阳。"上述的"凡物必有合"，指出了"相对待"是阴阳双方必然存在的关系。如上与下、动与静、升与降、左与右、寒与热、明与暗等，都以相对待而言，既是相互对立的，又是依存互根的，表达了阴阳的对立统一概念。

2. 阴阳互生互用

阴阳的互生互用，是指在阴阳相互依存的基础上，某些阴阳范畴还存在着相互资生、相互促进的关系。如《淮南子·天文训》曰："阳生于阴，阴生于阳。"阴阳互生互用关系在自然界和人体内均有普遍、广泛体现。

在自然界，春夏阳气逐渐旺盛，阴气也随之增长，天气热而雨水增多；秋冬阳气逐渐衰少，阴气随之潜藏，天气寒而降水较少。故《素问·阴阳应象大论》曰："阳生阴长，阳杀阴藏。"

在人体，以构成人体和维持人体的基本物质气与血而言，气为阳，血为阴。气为血之帅，能够生血、行血和摄血，故气的运行正常有序，有助于血的生成和运行；血为气之母，能够载气、养气，血的充沛可使气充分发挥其功能。

二、学术源流

从哲学角度来看，《易经》当中已经包含了阴阳互根思想，宋儒周敦颐、朱熹等又在《易经》基础上对其进一步发挥和阐释。从医学角度来看，《黄帝内经》中多处经文蕴含着阴阳互根之理，经唐代王冰注又增加了更为丰富的诠释；金元时期，刘完素提出"孤阴不长，独阳不成"；朱丹溪以阴阳互根之理为根基，提出了"阳有余阴不足"的理论和经验；滑寿从气血关系阐释阴阳互根之理；明代温补学派赵献可、张景岳又进一步阐发阴阳互根之精义，理论日趋丰富，且在临床上有了广泛的应用；清代张志聪、黄元御、石寿棠等医家又进一步对该理论进行了阐发，进一步丰富了其理论内涵。

（一）哲学源流

《易经·系辞上传》曰："一阴一阳之谓道。"说明世间万事万物的规律总是离不开阴阳的交互作用。在《易经》中已包含了明显的阴阳互根思想。《易传》曰："易有太极，是生两仪。"两仪便是阴阳，可见阴阳二气同出太极，原本互根。西汉时期的十二消息卦直观地表明了一年之中寒暑易节是阴阳二气消长转化的结果。究其阴阳始生之源，则阴生于阳，阳生于阴。"隆冬而一阳生，由坤变复；炎暑而一阴生，由乾转姤。此非物极必反，实寓阴阳互根互生之理。故坤非纯阴无阳，其盛阴之中孕育着阳生之机，乾非纯阳无阴，其亢阳之中包含着始生之阴"。北宋周敦颐在《太极图说》中曰："无极而太极，太极动而生阳，动极而静，静而生阴，静极复动，一动一静，互为其根，分阴分阳，两仪立焉。"从动静角度分阴阳推演太极分两仪的机制，深刻地揭示了阴阳互根互生的基本特性。南宋朱熹作过精辟解说，他在《朱子语类·卷第七十一》中指出"坤卦非是无阳，阳始生甚微""复之一阳不是顿然便生，乃是自坤卦中积来。且一月三十日，以复之一阳分作三十分，从小雪后便一日生一分……到十一月半，一阳始成也"。朱子此说通俗而深刻地阐明了阴阳互根互生的内涵。清代石寿棠在《医原》中专门列有一篇《阴阳互根论》，其指出"《易》：太极生两仪，两仪生四象，四象生八卦，八卦相错，万物生焉。太极，阴含阳也；仪象，阳分阴也。阳不能自立，必得阴而后立，故阳以阴为基，而阴为阳之母"，亦是从易学角度阐明阴阳互根之理。

（二）医学源流

《黄帝内经》中虽未找到"阴阳互根"及与之相近的用词，但多处经文蕴含着阴阳互根之理。《素问·阴阳应象大论》曰："阴在内，阳之守也；阳在外，阴之使也。"揭示阴阳之间相互对立又相互为用的关系。阴精是阳气生成的物质基础，阳气是阴精的功能表现。《素问·生气通天论》曰："凡阴阳之要，阳密乃固。两者不和，若春无秋，若冬无夏，因而和之，是谓圣度。故阳强不能密，阴气乃绝；阴平阳秘，精神乃治；阴阳离决，精气乃绝。"提出阳气与阴精为互根互用的关系，阴为阳之基，阳为阴之用。

唐代王冰《素问次注·四气调神大论》曰："阳气根于阴，阴气根于阳。无阴则阳无以生，无阳则阴无以化。"更直接地说明了阴阳双方互为其根，两者互相依存，互为因果，双方是对方存在的前提和条件。

金元时期，刘完素《素问玄机原病式》曰："万物皆以负阴抱阳而生，故孤阴不长，独阳不成。"朱丹溪以阴阳互根之理为根基，从阴阳互根互用的基本关系出发，提出了"阳有余阴不足"的理论和经验。朱丹溪创制的"滋阴降火"法体现了对真阴真阳双方互根互生的重视。滑寿《难经本义》曰："气中有血，血中有气，气与血不可须臾之相离，乃阴阳互根，自然之理也。"从气血关系说明阴阳互根互用之理。

到了明代，温补学派诸医家在宋儒易学思想的影响下对阴阳互根之理进行了深入探讨，并用以指导临床实践，首推赵献可、张景岳二家。赵献可接受了周敦颐的观点，对"无极而太极"进行解释，指出"无极者，未分之太极；太极者，已分之阴阳"。即阴阳源出太极，二气一根。在此基础上，赵氏在《医贯·阴阳论》中畅论阴阳互根之理，提出"阴阳之理，有根阴根阳之妙，不穷其根，阴阳或几乎息矣"。阴阳之根，其义有二：一者阴阳水火同出一根而不相离，阴阳水火在人体"朝朝禀行，夜夜复命，周流而不息，相偶而不离，惟其同出一根而不相离也"。二者，阴阳又各互为其根，"阳根于阴，阴根于阳，无阳则阴无以生，无阴则阳无以化"。人身阴阳之根在于先天水火，而"先天水火，原属同宫，火以水为主，水以火为原"。故治阴阳水火不足之证，便当"从阳而引阴，从阴而引阳，各求其属而穷其根"，立治疗阴阳水火虚损证大法"火中求水，其精不竭""水中寻火，其明不熄"，并立六味、八味为补益先天水火之要方。张景岳接受了北宋象数派易学家邵雍关于太极"一分为二"的思想，在《景岳全书·传忠录》中明确提出"阴阳者一分为二"，指出了阴阳一太极、太极分阴阳、太极分开是阴阳、阴气流行便是阳、阳气凝聚便为阴的道理。他认为"阳为阴之偶，阴为阳之基""道产阴阳，原同一气，火为水之主，水为火之原，水火原不相离也"。张景岳明确提出"阴阳之理，原自互根，彼此相须，缺一不可"。他认为，阴阳互根之奥妙，在于阴阳彼此相须相依，互生互化，不可分离。总之，"阴根于阳，阳根于阴，阴阳相合，万象乃生"，指出阴阳互根乃大千世界运动变化之根源，为阴阳之道之精髓。以阴阳互根之理分析阴阳虚损病机，一可知阴失阳生可致阴虚，阳失阴守可致阳散，阳虚则阴生无源，日久必致阴虚，阴虚则阳生无本，日久必致阳虚。以精气虚损言，精先伤者，每因精不化气而致气亦伤；气先伤者，又因气不生精而成精损。以阴阳互根之理确立虚损病证治法，则有"善补阳者必于阴中求阳，则阳得阴助而生化无穷；善补阴者必于阳中求阴，则阴得阳生而源泉不竭"。并制右归丸及饮为阴中求阳法主方，既用肉桂、附子益火壮阳，复用熟地黄大滋阴精以助阳生之本；制左归丸及饮为阳中求阴法主方，用熟地黄、山萸肉等大滋阴精，同时用鹿胶、枸杞子温壮元阳以补阴生之源。右归丸及饮从阴引阳，左归丸及饮从阳引阴，体现了张景岳主张"育阴以涵阳为度，补阳以配阴为尺"的阴阳互济思想。赵献可、张景岳两家阐发阴阳互根之精义，卓识超越前人。其以阴阳互根之理指导临床，辨识虚损，立法制方，对于完善中医学脏腑虚损辨治体系做出了卓越贡献，阴阳互根之理论日趋成熟。

到了清代，张志聪在《侣山堂类辩·阳脱阴脱辩》中指出"阳生于阴者，阳气生于阴精也；阴生于阳者，阴精之生于阳化也"，指出阴阳互根互用表现在物质基础和功能活动上。黄元御在《素灵微蕴》中指出"阴阳互根，五脏阴也，而神藏之。非五脏之藏，则阳神飞也；六腑阳也，而阴精化焉，非六腑之气，则阴精竭也。盖阴以吸阳，故神不上脱；阳以煦阴，故精不下流""阴能守而阳秘于内，阳能卫则阴固于外"。石寿棠《医原》曰："夏至以后，酷暑炎蒸，若非阴气潜生，大雨时行，则大地皆成灰烬矣。阴气上升，其明证也。且阴气上升于天，得天之布，而阴气乃弥纶于无际。冬至以后，阴凝寒沍，若非阳气潜藏，水泉流动，则世人皆成僵冻矣。阳气下降，其明证也。且阳气下降于地，得地之酝酿，而阳气乃发育于无穷。独是阴气上升，而非自升，必得阳气乃升。地之阳，即天下降之阳，以阳助阴升，故不曰阳升，而曰阴升。阳气下降，而非虚降，必含阴气以降。天之阴，即地上升之阴，以阴随阳化，故不曰阴降，而曰阳降。若是阴阳互根，本是一气，特因升降而为二耳！"从自然界阴阳二气的升降阐明了阴阳互根本为一气，因升降而分为二的道理。

第二节 述 评

一、当代研究

（一）理论研究

阴阳学说是中国哲学的重要组成部分，也是中医学最重要的哲学基础和思维模式。我们通过揭示物质的基本状态、物理的运动规律、能量的相互转化来说明阴阳的实际功能，然后解释其在生活和科学中的实际应用。阴阳学说的现代研究中最受关注的是美国生物学家 Glodberg 于 1975 年首次提出的环磷酸腺苷（cAMP）与环磷酸鸟苷（cGMP）的阴阳假说。随后国际上《细胞》《自然》《自然·细胞生物学》等一系列著名的科学杂志都陆续刊登了应用阴阳概念来探讨免疫与炎症、氧化与抗氧化、蛋白磷酸化信号转导通路、核转录因子（Yin-Yang 1、MeCP2）抑制与激活等细胞内的诸多事件。这些结果在细胞水平上表明了阴阳学说的普适性与科学性。在微观世界中，也同样可以从阴阳的视角来分析诸多的生物学现象。

如抗癌基因 p53 和致癌基因 c-Myc，Dai 把抗癌基因 p53 的属性归为阴，把致癌基因 c-Myc 的属性归为阳。p53 会诱导 miR-145 表达，随后抑制 c-Myc 表达，而 c-Myc 可以抗衡 p53 的作用，使其达到最佳水平。p53 和 c-Myc 都是与细胞增殖相关的基因，对细胞发育和增殖具有调节作用，它们属于同一个整体。而它们具有相反的作用，互相制约，这种互相制约建立了一个动态平衡，这种平衡对细胞至关重要。c-Myc 本身又可以分为阴阳两方面，一方面被激活的致癌基因 c-Myc 可以促进多种肿瘤的发生发展（阳），另一方面异常表达的 c-Myc 可以介导包括细胞凋亡、细胞衰老、DNA 破坏在内的肿瘤抑制（阴）。也就是说，c-Myc 对肿瘤既有促进又有抑制，而且对肿瘤的促进（阳）促使了对肿瘤的抑制（阴），如此阴中有阳，阳中有阴，正体现了阴阳互根互用之理。

再如骨髓增生异常综合征（myelodysplastic syndrome，MDS），低危 MDS 患者促炎细胞因子[如肿瘤坏死因子-α（TNF-α）、干扰素-γ（IFN-γ）、白细胞介素（IL）-8、IL-12、IL-17]的水平增加，主要表现为免疫功能亢进和细胞凋亡增加（阳），相反，高危 MDS 患者免疫抑制细胞因子[如 IL-10、IL-1β、转化生长因子-β（TGF-β）]水平增加，主要表现为免疫抑制和免疫逃逸（阴）。而免疫抑制细胞因子（阴）也可能存在于一些低危 MDS（阳）患者的免疫微环境中，促炎细胞因子（阳）也可能在一些高危 MDS（阴）患者的免疫微环境中高表达，如一些高危 MDS 患者的 TNF-α 水平也比健康对照组升高。可见阴中有阳，阳中有阴，阴阳互根互用。在此疾病中，自然杀伤（NK）细胞、树突状细胞等免疫细胞也存在类似的现象。在低危 MDS（阳）和高危 MDS（阴）间动态变化，相互转化。

（二）临床研究

临床上基于阴阳互根互用理论治疗慢性虚损性疾病疗效确切。如治疗慢性心衰离不开阴阳互根互用理论的指导。国医大师邓铁涛教授认为心衰的治疗应阴阳分治，以益气温阳为主，且基于阴阳互根互用的理论，以温心阳和养心阴为心衰的基本治疗原则。代表方分别为暖心方和养心方，并根据患者病情随证加减。国医大师周仲瑛在阴阳互根互用理论的指导下治疗心衰确立了"益阴助阳，活血通脉"的治法，临证时温养心肾以治本，同时注意阴中求阳；活血通脉以治标，血行则痰化、饮祛、水行。宋芳丽指出，临床上对于心衰病机的研究多以"阳气虚衰"立论，而忽略心阴受损的一面。但由于阴阳是互根的，"孤阳不生，独阴不长"，"阴在内，阳之守也，阳在外，阴之使也"，阴阳不可偏补。对于慢性心衰的患者，疾病处于相对稳定阶段，因此治疗上不单单局限于从温阳益气利水方面改善症状，而应该缓则治其本，从阴阳互根的关系着手，在益气活血、温阳利水的同时加用滋阴药，可以提高患者的生活质量，改善患者的长期预后，降低患者的病死率、致残率。王道成从阴阳学说论治心衰，认为其病位主要在心，其病机总属本虚标实：气虚为其本，瘀水为其标，阳虚为病进之要，阴虚可为其伴随症状，后期阴阳两虚。治疗特点主要有益火之源，以消阴翳；阴中求阳，以平为期；因时制宜，天人相应；心神同治，阴阳相交；善用药对，阴阳相伍；长于膏方，统调阴阳，并自创"芪参益气活血方"，辨证加减，临床疗效可观。

陈新宇教授从阴阳互根互用理论辨治慢性咳嗽，认为慢性咳嗽病因病机主要为阳虚邪盛、阴虚伤肺和五脏俱损，确立温阳滋阴、扶阳为本的治疗原则，施以益阴通阳、滋养肺阴、膏方疗养、阴阳互济的治疗方法，运用桂枝汤、小青龙汤、苓桂术甘汤、生脉散、黄芪建中汤等方临证加减，燮理阴阳，临床疗效满意。

张全乐等认为，难治性肾病综合征的病机本质是"元气不足，阴阳互损失和"，以蛋白难消为特征，始因肾阳亏虚，阳虚气化固摄无力，封藏失职，致使精微物质（阴精）泄而不藏，属阳损及阴，久泄更伤阴精，阴损及阳，使阳气愈虚，如此形成恶性循环。治疗以"阴中求阳，阳中求阴，调和阴阳"为大法，临证用药重视滋阴与温阳药物适当配伍，掌握药物及剂量比例，注意补阴与泻火之间的主次，随证加减，灵活化裁，疗效确切。

赵杨教授基于阴阳互根互用理论治疗帕金森病，应用温肾养肝方治疗帕金森病均取得较好疗效。他认为该病的本质是阴阳两虚，基本病机为肾阳虚、肝血虚，因肝肾同源，阴阳互根，当以温肾养肝为治疗大法，拟定了温肾养肝方作为帕金森病中医治疗的基本方。该方主要成分为肉苁蓉、炒白芍、怀山药、益智仁、钩藤、天麻等。在补肾阳的同时配伍滋肝阴药可以帮助肾阳的生成运化；在滋补肝血的同时适当添加补阳药有助于肝血的化生，达到阳生阴长，阴平阳秘的状态。

刘宏奇教授基于阴阳互根互用理论治疗绝经前后诸证。他认为"肾虚为本、阴阳失调"是该病的主要病机，基于"阴中求阳、阳中求阴"的理论以补肾、调阴阳为治疗基本原则，取得了较好的治疗效果。属肾阴虚证者，除善使用滋阴补肾方外，还善用菟丝子、仙茅、炙淫羊藿、紫河车粉等药物温补肾阳。对于肾阳虚患者，在补肾阳时，稍添补阴之品，使得温补而不刚燥，并助阳气化裁有源。刘宏奇教授对于绝经前后诸证属肾阳虚证者，除选用温补肾阳的药物外，方中补肾阴的药物用量亦不轻，有时甚则多于温阳药物，充分体现了阴阳互根互用的临床效应。

另外，其他慢性病如糖尿病、不孕不育、多囊卵巢综合征（PCOS）排卵困难等亦多存在阴阳两虚的病理状态，同样应遵循阴中求阳，阳中求阴的治疗原则，阴阳双补，治病求本。

除了慢性虚损性疾病，阴阳互根互用理论也同样可以指导急危重症的救治。雷宏斌等认为人体的疾病状态系人体阴阳关系的失衡状态。疾病的危重阶段也就是阴阳关系即将破裂的阶段。从阴阳互根互用关系救治急危重症是中医救治急症的方法之一。气属阳，血属阴，当突遇血脱时补气以固血；气属阳，津属阴，当突遇津脱时补气以摄津，皆是根据阴阳互根互用理论而治。

（三）实验研究

张云婷等基于"阴阳互根"理论，运用温阳益髓方治疗肺癌化疗后出现的骨髓抑制不良反应，结果显示温阳益髓方能提高小鼠化疗后的外周血象，具有一定的保护骨髓的作用，还能提高小鼠化疗后的脾脏指数和胸腺指数，具有一定的提高机体免疫功能的作用，减轻化疗的毒副作用。研究结果从一个方面证实了中医阴阳互根理论的科学内涵。黄晓芹等使用左归丸、右归丸水提取液分别对低体重小鼠灌胃，并将其与空白组比较，发现左归丸组小鼠造血干细胞（HSC）抗原-1 阳性细胞率显著增高，右归丸组的干细胞因子信使核糖核酸相对表达量显著增高，提示左归丸、右归丸通过不同途径促进 HSC 和早期祖细胞增殖分化。现代研究进一步说明，左归丸、右归丸通过不同途径促进 HSC 增殖，修复干细胞损伤；抑制过亢的免疫活动，在其免疫功能衰弱时又可起到促进作用。邹吉轩等发现命门与中枢免疫器官在功能上存在高度相似性，认为命门真阴是免疫活动物质基础的集中体现，骨髓中各类细胞分泌的细胞因子等生物活性分子是命门元阳的具体表现。左归丸、右归丸可以调补命门水火，使失衡的阴阳恢复到互根互用的平衡状态，对机体紊乱的免疫系统起到调节作用。

二、研究局限与未来展望

阴阳互根互用理论是阴阳学说的重要组成部分，是中医经典理论体系中的关键与核心内容之一，对于理解人体的生理功能和病机过程及中医药治则治法具有重要意义。该理论的研究一方面要从哲学和医学角度对其产生背景进一步深入挖掘整理，回归溯清理论的本源；另一方面也需要探索使用现代科学语言对其进行解读和表征。以往有关中医阴阳学说的研究方法较为简单，主要停留在简单理化、单个基因、单个蛋白的水平等的检测，研究内容相对单一，研究深度不够，缺乏多视角、多层次、多指标及交互关系的监测。要解决上述瓶颈问题，就必须应用中医临床研究结合现代生命科学的新技术和方法来探讨阴阳互根的科学内涵，从临床角度探查，结合基因表达、免疫功能测试等现代手段来研究，是阐明阴阳互根的分子机制的重要途径。近年来学术界逐渐发现人是由人体和共生微生物尤其是肠道菌群组成的"超级共生体"，且大量慢性病与肠道菌群密切相关，提示数量众多、种类繁杂的人体共生微生物可能在病因病机传变过程中具有未曾预料到的重要作用。结合此前的新发现"饥饿源于菌群"及"呼吸源于线粒体"的新理解，有学者在对生命起源与进化、生物学、微生物学、医学（含中医、西医和中西医结合）等领域相关知识进行深度交叉融合和综合关联分析的基础上，以学术思考的方式提出"菌粒阴阳学说"，从肠道菌群在人体相对主"阴"（简称为"菌脑主阴"）、线粒体相对主"阳"（简称为"粒脑主阳"）及"人体主和"（即人体调控阴阳平衡）的角度进行探讨，为理解该理论提供了新思路，有助于推动传统中医理论与现代生命科学的对接与融合，促进中西医结合学科的建设与发展。

第三节 名家思想

一、国医大师张磊依据阴阳互根互用理论论治糖尿病

糖尿病为代谢类疾病，其发病本质为阴阳失调。糖尿病本质上来讲为阴阳的失调，国医大师张磊在调整阴阳平衡之时常用独创的燮理法，重以和、理、调之本意，明理阴阳之盛衰，调理不忘阴阳互根互用。在滋肾阴的时候，往往少佐温阳之药，以求达到阳中求阴的效果。且肾阳可推动人体的新陈代谢，肾所蕴之真火是推动肾主行水的动力源泉，使气血津液濡养全身，为糖尿病患者提供自身机体的能量。若妄用纯阴之法，则糖尿病后期肾阳更加虚损，真火不得温养全身脏腑血脉，真水肆虐，浊邪四布，经脉必然瘀滞不通，酿生各类糖尿病的并发症状。若兼顾真火，则肾阳蒸腾，膀胱排浊，津液布散，血脉流通，以消浊邪。同时，肾阳温煦脾土，脾阳健旺，脾运得健，则肌肉满壮，津液化源得法。

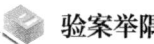
验案举隅

患者，女，62岁，已婚。于2015年3月11日首次就诊。主诉：口渴8年余，头晕伴双下肢水肿2年，加重1个月。患者自2006年8月出现口渴，饮水较多的症状，于当地县人民医院就诊，诊断为2型糖尿病，后续几年常口服二甲双胍缓释片。2014年9月患者出现头晕乏力，双下肢水肿，再次于当地县人民医院就诊，血压164/108mmHg，检查示尿微量白蛋白185mg/L，空腹血糖9.7mmol/L。诊断为：①2型糖尿病；②高血压2级；③糖尿病肾病（临床蛋白尿期），给予胰岛素控制血糖治疗，平常少有血糖监测（治疗经过及用药剂量不详）。2015年2月感头晕乏力，双下肢水肿加重。为求进一步治疗，遂来就诊。测血压170/105mmHg，当日相关检查：尿常规示尿微量白蛋白212mg/L；肾功能示血尿素氮19.3mmol/L，血肌酐165μmol/L，尿酸430μmol/L；空腹血糖10.23mmol/L，糖化血红蛋白7.8%。刻下症见：面色微黑，口渴，双下肢水肿，周身乏力，怕冷，夜间烦渴加重，盗汗，口干，不苦，纳差，夜寐多梦，大便偏干，小便略黄，舌红暗，苔白，脉沉细略数。西医诊断：①2型糖尿病；②高血压2级；③糖尿病肾病（临床蛋白尿期），国医大师张磊辨证为浊阻下焦之证。治以清热利尿，生津益肾。方药：白茅根30g，冬瓜仁30g，生薏苡仁30g，桃仁10g，连翘10g，赤小豆30g，滑石30g，怀牛膝10g，干地龙10g，琥珀3g，冬葵子15g，茯苓10g，苍术15g，桂枝10g，生甘草6g。10剂，水煎服，每日1剂，早晚温服。

2015年3月20日二诊：患者服上药后头晕乏力、怕冷、水肿、口渴均有减轻，纳可，偶有盗汗，纳差，睡眠好转，偶有便溏，小便平，舌淡红偏暗，苔白，脉沉细。复查肾功能：血尿素氮11.7mmol/L，血肌酐140μmol/L，尿酸403μmol/L。空腹血糖7.53mmol/L，糖化血红蛋白7.1%，尿微量白蛋白123mg/L，上方去连翘、滑石，加炒白术15g，干姜10g。10剂，水煎服，每日1剂，早晚温服。

2015年4月1日三诊：患者稍感乏力，夜间偶有口渴，水肿、盗汗已愈，纳眠可，二便调，舌淡红，苔白，脉沉缓。复查肾功能：血尿素氮10.2mmol/L，血肌酐119μmol/L，尿酸374μmol/L。空腹血糖5.5mmol/L，糖化血红蛋白6.4%，尿微量白蛋白20mg/L，给予山前汤：炒白术15g，生白术15g，炒山楂15g，生山楂15g，生车前子15g，炒车前子15g（方中之药生熟并用，遵燮理阴阳之法）。嘱患者注意合理饮食，控制血糖。2个月后随访，患者已无明显身体不适。

按语 该患者为老年女性，因患糖尿病8年余，浊邪下注于肾，肾阳气化乏力，浊瘀久蕴化热，耗伤肾阴，最终导致阴阳俱损。《医贯·消渴论》言："盖因命门火衰，不能蒸腐水谷，水谷之气，不能熏蒸上润乎肺，如釜底无薪，锅盖干燥，故渴。"肾主行水失常，肾阳不能蒸腾气化，温煦水液，则津液运行输布失常，故患者口渴，双下肢水肿。肾阳不温煦四肢与脾土，故患者怕冷、乏力、纳差。浊瘀久蕴化热，肾阴受损，故患者虚热蒸腾，则小便黄浊，虚热上扰则失眠多梦。患者舌红暗，面色微黑，为浊邪久蕴成瘀之象。国医大师张磊首诊用白茅根、冬瓜仁、赤小豆、滑石、连翘共清肾中尿浊之热。茯苓与苍术以健脾运，且燥脾生津。冬葵子与生薏苡仁两药清肾中久瘀之热。干地龙与琥珀通肾中之瘀浊。怀牛膝引诸药入肾，又可补肾清浊。桂枝温阳化气，既助真火以生真阴，又使肾阳蒸腾，气化得力，以燮理法兼顾真火以生真阴，从而推动机体阴液的产生。

二、国医大师王绵之依据阴阳互根互用理论论治脱髓鞘病

脱髓鞘是指髓鞘形成后发生的髓鞘损坏，脱髓鞘病是以神经髓鞘脱失为主，神经元胞体及轴突相对受累较轻为特征的一组疾病，包括遗传性和获得性两大类。遗传性脱髓鞘病主要指脑白质营养不良，以儿童多见。中医学认为此病多因气滞血瘀、肝肾不足所致。国医大师王绵之认为此病西医长期使用激素，初起多伤肾阴，之后阴损及阳，造成阴阳两虚，治疗应据阴阳互根之理燮理阴阳。

验案举隅

梅某，男，28岁，国家队运动员。初诊日期：1990年2月4日。去年7月，头晕，呕吐，复视，吞咽困难，肢体无力呈右侧偏瘫步态，疑为"左小脑占位病变"。住某医院神经外科。经反复检查，排除左小脑半球占位病变，转住神经内科，诊断为"脱髓鞘病，脑干脑炎，多发性硬化（？）"。予激素、多种维生素及对症处理，治疗近3个月，病情有所好转，带药出院。出院后，继续以激素维持，但稍一减量，病情即见加重，故转而求助于中医药，经友人介绍来诊。刻下体胖面圆，周身痹楚，右手麻软，步履艰难不稳，舌胖嫩、苔薄白而干，脉细弦涩。肾亏则骨弱，气虚则血滞，当从肾治，兼以益气活血。处方：生地黄、熟地黄各10g，天冬、麦冬各6g，枸杞子12g，生黄芪18g，丹参15g，红花9g，桃仁9g，赤芍、白芍各9g，炒杜仲12g，川石斛12g，川牛膝12g，地龙9g。

服药2个月，病情明显好转，嘱递减激素。初减激素后，食欲、腿力稍有下降，自觉右侧皮肤表面体温低于左侧，遂于方中酌配淫羊藿、肉苁蓉燮理阴阳；或加川芎、香附增强行气活血之功，至4个月后完全停用激素，病情平稳。又继续服药月余，诸症悉除，生活、工作均已正常，能骑自行车、摩托车，并参加体育运动。遂予补益脾肾以资巩固。

按语 本病来势急骤，病情凶险，经西医治疗，病情得以控制。但激素长期使用后效果不显，且其副作用明显。本病属难治之症。根据国医大师王绵之多年临床经验，如此重症，即用激素，不可骤停，须待中药见效后再逐步减停。初用激素时，多伤肾阴而为阳亢，由于阴阳互根互用，日久可见阳虚，激素长期使用疗效不甚明显时，往往已是阴阳俱虚。故治疗中要辨证准确，关键是要掌握好中医理论中"肾阴、肾阳、肾精、肾气"的相互关系，刻刻不忘"阴中求阳""阳中求阴"，切忌一味滋阴，或过用辛热之品以求即效。本案正是遵循以上原则，取法燮理阴阳，兼以益气活血，取得如此效果。

三、国医大师禤国维依据阴阳互根理论论治特应性皮炎

特应性皮炎是临床常见皮肤病，目前多认为与遗传、免疫等因素相关，常自幼发病，且皮损特点随不同年龄阶段而异。目前西医治疗以抗炎、抗过敏、免疫调节、润肤为主，常可暂时取效，停药后易反复。属中医学"四弯风""奶癣""浸淫疮"等范畴，中医学认为，本病急性期多因感受风湿热邪而成实证，慢性期则由于久病伤正，多表现为脾虚湿困或阴虚血燥证。

国医大师禤国维认为，婴儿期起病多因患儿先天禀赋不足及不耐，因其父母常有过敏性疾病如过敏性鼻炎、哮喘等，遗传体质被认为是发病的重要因素，而其根源在于肝肾不足。"肾为一身阴阳之根本"，肾气不足，则全身阴阳俱虚，肝肾不足，正虚于内，无以抵御外邪，则易于外感风湿热邪，困阻肌肤，郁滞不散，发为本病。正气愈虚，感邪愈重。由于人生之初，肝肾之气最为亏虚，因此此时发病的患儿，正虚标实均较明显。正虚多见精神疲倦，进食无力，困倦嗜睡，发育迟缓，抬头无力，四肢冷，小便清，大便偏稀，食指指纹色淡等；标实常见头面部大片红斑或密集红疹，伴大量渗出糜烂结痂，瘙痒明显，可蔓延至躯干及四肢部位等。治宜培肾固本，兼祛风除湿。处方：干地黄、山药、女贞子、墨旱莲、北沙参、白术各10g，防风、苏叶、蝉蜕、甘草各5g，薏苡仁15g，茯苓15g，山萸肉5g。扶正固本方面，以六味地黄丸为基础加减，国医大师禤国维熟知阴阳互根互用之理，故常于方中稍加淫羊藿3g、肉苁蓉3g温肾助阳，以使阳生阴长。

按语 特异性皮炎虽病在皮肤，但与遗传因素密切相关。国医大师禤国维认为如果小儿发生此病，多因患儿先天禀赋不足及不耐，胎传是发病的重要因素之一，而其根源在于肾。肾为一身阴阳之根本，基于阴阳互根互用之理，国医大师禤国维在用干地黄、女贞子、墨旱莲、北沙参等补阴的同时，加用淫羊藿、肉苁蓉补阳，阳中求阴，使阴得阳升则泉源不竭。

第四节 推荐文献

郝宇，贺娟，2017. 对中医学阴阳内涵的反思[J]. 北京中医药大学学报，40（12）：973-977.
王鸿，贺娟，2014.《内经》对《周易》阴阳思想的继承与应用[J]. 北京中医药大学学报，37（10）：653-657.
郭蕾，王永炎，张俊龙，等，2004. 阴阳：人体系统序参量解读（二）[J]. 中医药学刊，22（12）：2208-2211.
郭蕾，王永炎，张俊龙，等，2004. 阴阳：人体系统序参量解读（一）[J]. 中医药学刊，22（11）：2023-2025.
贺娟，2008. 从《周易》到《内经》的阴阳观念流变[J]. 北京中医药大学学报，31（12）：811-814.
于磊，刘华一，2016. 浅析张景岳的阴阳思想[J]. 河南中医，36（10）：1706-1707.
丁丽，2005. 阴阳互根在方药配伍中的应用[J]. 时珍国医国药，16（10）：1051.
师建梅，1998. 张景岳阴阳论核心观初探[J]. 山西中医，14（6）：6-7.
刘兆杰，苑素云，2021. 周端应用阴阳互根理论在膏方的经验[J]. 中医药临床杂志，7（7）：1266-1268.
汪亚群，陈永灿，孙迪，等，2019. 基于"阴阳互根"的临证医案三则[J]. 浙江中医杂志，54（9）：692.

第五节 参考文献

白浩成，王三斌，2019. 造血干细胞移植治疗自身免疫性疾病的研究进展[J]. 世界临床药物，40（7）：508-513.
耿锰行，袁利梅，张磊，等，2022. 国医大师张磊治疗糖尿病经验[J]. 时珍国医国药，8（5）：1211-1213.
何丽娟，初杰，宋囡，等，2014. 从左归丸与右归丸探究张景岳之阴阳观[J]. 中医杂志，55（1）：83-85.
黄婉怡，2010. 从《内经》阴阳之理探析朱丹溪"阳有余阴不足"思想[J]. 江苏中医药，42（11）：3-5.
黄晓芹，黄茜，2014. 左归丸和右归丸对低出生体重小鼠细胞干细胞抗原-1 干细胞因子表达的影响[J]. 时珍国医国药，25（12）：2884-2886.
雷宏斌，李晓红，2005. 从阴阳互根关系辨治内科急症验案举隅[J]. 现代中医药，25（4）：3-4.
李俊贤，谢春光，2013. 试论阴阳互根互用理论指导消渴病辨证施治[J]. 辽宁中医杂志，40（3）：432-433.
刘奕，陆华，余思桦，等，2019. 基于阴阳互根互用理论的不孕症肾阳虚证、肾阴虚证患者因-症关系关联分析[J]. 时珍国医国药，30（9）：2305-2306.
潘光明，邹旭，盛小刚，2010. 当代名老中医治疗心衰的临床经验总结[J]. 中国中医急症，19（6）：978-980.
彭建中，1990. 从阴阳互根谈援易入医[J]. 国医论坛，5（5）：8-10.
彭丽琪，蔡虎志，唐燕萍，等，2021. 陈新宇教授从"阴阳互根互用"辨治慢性咳嗽临床经验[J]. 湖南中医药大学学报，41（8）：1260-1263.
宋芳丽，钟栩，2013. 从阴阳互根理论谈滋阴法在慢性心衰治疗中的地位[J]. 中医临床研究，5（20）：38-39.
孙广仁，2001. 阴阳相对待概念之研讨[J]. 辽宁中医杂志，28（7）：391-393.
唐杨，2015. 阴阳互根理论在肾虚证中的临床应用及机制探讨[D]. 广州：南方医科大学.
万凌屹，黄佳梅，刘莉，等，2020. 基于阴阳学说应用《景岳全书》固阴煎治疗多囊卵巢综合征排卵障碍[J]. 浙江中西医结合杂志，30（4）：336-337，348.
汪满意，王道成，严士海，等，2022. 王道成基于阴阳学说治疗心衰病经验[J]. 吉林中医药，42（4）：401-404.
王璐，赵勇，刘宏奇，等，2018. 刘宏奇教授从"阴中求阳、阳中求阴"论治绝经前后诸证[J]. 世界中西医结合杂志, 13（1）: 29-31.

王茜, 吉婷, 王雨, 等, 2021. 从阴阳互根论治帕金森病经验[J]. 山东中医杂志, 7（10）: 1133-1135, 1147.

王亚静, 马丹, 武泽文, 等, 2022. 间充质干细胞在自身免疫性疾病治疗中的临床应用进展[J]. 山西医科大学学报, 8（2）: 251-256.

徐蓉娟, 2008. 脾肾同治, 阴阳互根: 糖尿病肾病膏方治验[C]//首届国际中西医结合内分泌代谢病学术大会暨糖尿病论坛论文集, 北京, : 275-276.

张斌, 熊述清, 杜泽敏, 等, 2019. 国医大师禤国维治疗特应性皮炎临床经验探析[J]. 江苏中医药, 51（2）: 17-20.

张成岗, 2023. 菌粒阴阳学说: 基于"人微共生体"探讨中医阴阳学说的学术思考[J]. 中华中医药学刊, 42（3）: 11-20, 260.

张全乐, 张红霞, 2014. 基于"阴阳互根、互用"理论探究难治性肾病综合征中医证治[J]. 中国中西医结合肾病杂志, 15（3）: 273-275.

张学娟, 孙旭燕, 杨卫娟, 等, 2021. 人类脐带间充质干细胞的功能性与临床应用的研究进展[J]. 中国当代医药, 28（27）: 39-43.

张云婷, 2015. 温阳益髓方对于肺癌化疗患者骨髓抑制的临床观察和实验研究[D]. 南京: 南京中医药大学.

周敦颐, 2000. 周子通书[M]. 徐洪兴导读. 上海: 上海古籍出版社.

周仲瑛, 2007. 读经典, 谈感悟[J]. 南京中医药大学学报, 23（5）: 273-277.

朱春林, 2012. 王氏保赤丸与国医大师王绵之[M]. 北京: 人民军医出版社.

邹吉轩, 赵霈, 宋英, 等, 2023. 从命门水火学说探讨左归丸、右归丸对免疫系统的调节作用[J]. 中国医药导报, 9（8）: 137-140, 145.

Dai M S, Jin Y T, Gallegos J R, et al, 2006. Balance of Yin and Yang: Ubiquitylation-Mediated Regulation of p53 and c-Myc[J]. Neoplasia, 8（8）: 630-644.

Peng X, Zhu X, Di T, Tang F, Guo X, et al, 2022. The yin-yang of immunity: Immune dysregulation in myelodysplastic syndrome with different risk stratification[J]. Front Immunol, 13: 994053.

Wei S Y, 2018. Yin-Yang regulating effects of cancer-associated genes, proteins, and cells: an ancient Chinese concept in vogue in modern cancer research[J]. Bioscience Trends, 11（6）: 612-618.

Song WT, Cao HX, 2022. The Reality and Application of Yin and Yang[J]. Chinese Medicine, 13（2）: 23-31.

第5论　论五行制化

五行制化是五行学说的重要内容，五行制化是五行相生与相克结合，以维持自然界事物或现象之间的协调平衡状态的机制。在正常事物的运动、发展、变化过程中，五行的相生与相克作用同时存在，既相生，又相克，两者相反相成，生中有克，克中有生，从而达到生克制化。五行制化是阐释五行之间的交互联结作用，是从总体上阐释相生与相克在协调平衡五行之间关系中的重要作用。

第一节　概　　论

一、理论内涵

（一）五行制化的基本概念

五行制化即五行间存在着动态而有序的相互资生和相互制约的变化。五行相生和相克的结合，共同维持着五行系统的动态平衡和相对稳定，以推动事物的生化不息，称之为"五行制化"，以阐释自然界的正常变化和人体的生理活动。

（二）五行制化的基本原理

1. 五行相生，防其不及

五行相生，是指木、火、土、金、水五行之间存在着有序的递相资生、助长和促进的关系。五行相生的次序是木火土金水，依次相生，即木生火、火生土、土生金、金生水、水生木，木又复生火，依次递相资生，往复不休。五行之间的递相资生，《难经》喻为"母子"关系。

五行的相生次序，《春秋演义·五行之义》曰："木，五行之始也；水，五行之终也；土，五行之中也。此其天次之序也。木生火，火生土，土生金，金生水，水生木。"也有认为与五种物质的体用有关，如萧吉《五行大义·论相生》引《白虎通》（今本《白虎通》此段文字已佚）疏注："木生火者，木性温暖，火伏其中，钻灼而出，故木生火。火生土者，火热故能焚木，木焚而成灰，灰即土也，故火生土。土生金者，金居石，依山津润而生，聚土成山，山必生石，故土生金。金生水者，少阴之气，润泽流津，销金亦为水，所以山云而从润，故金生水。水生木者，因水润而能生，故水生木也。"

五行相生亦有取象比类之义，泛指事物运动变化中的相互促进关系。《素问·玉机真脏论》曰"五脏受气于其所生""肝受气于心""心受气于脾""脾受气于肺""肺受气于肾""肾受气于肝"。《素问·阴阳应象大论》曰"筋生心"（肝主筋属木），"血生脾"（心主血属火），"肉生肺"（脾主肉属土），"皮毛生肾"（肺主皮毛属金），"髓生肝"（肾主髓属水），以五行相生理论来说明脏腑之间的依次相互资生关系。张介宾《类经·运气类》曰"水为木之化元，木为火之化元，火为土之化元，土为金之化元，金为水之化元"，如此"循环无端""运化无穷"。

2. 五行相克，防其太过

五行相克，是指木、火、土、金、水五行之间存在着有序的递相克制、制约的关系。五行相克的次序是木火土金水，隔一相克，即木克土、土克水、水克火、火克金、金克木，木又复克土，依次递相克制，循环不已。五行之间的相克关系，《黄帝内经》称为"所不胜"与"所胜"之间的关系。

五行的相克次序，《素问·金匮真言论》曰："春胜长夏，长夏胜冬，冬胜夏，夏胜秋，秋胜春。"亦有认为与古人对五种自然物质的相互作用过程的直观认识有关，《白虎通义·五行》曰："五行所以相害者（相害，作相克、相胜解），天地之性，众胜寡，故水胜火也；精胜坚，故火胜金；刚胜柔，故金胜木；专胜散，故木胜土；实胜虚，故土胜水也。"《素问·宝命全形论》曰："木得金而伐，火得水而灭，土得木而达，金得火而缺，水得土而绝。万物尽然，不可胜竭。"

3. 五行生克，制则生化

五行制化是指五行相生与相克关系的结合，亦即五行之间既有相互资生又有相互制约，以维持五行之间的协调和稳定。五行之相生与相克是不可分割的两个方面。没有生则没有事物的发生发展；没有克则事物发展过分亢奋而为害为病。只有生中有克，克中有生，相反相成，协调平衡，事物才能生化不息，生命功能才能正常维持。诚如张介宾《类经图翼·五行统论》所说"造化之几，不可无生，亦不可无制，无生则发育无由，无制则亢而为害"。

五行的制化规律是"亢则害，承乃制，制则生化"（《素问·六微旨大论》）。五行之中某一行过亢之时，必然承之以"相制"，才能防止"亢而为害"，以维持事物的生化不息。其含义有二：一是五行正常情况下的相生相克关系。化生与克制相互为用，以维持其相对的平衡协调。这种生克关系，称为"制化"。以木为例，木能克土，但土能生金，金又能克木，通过这种调节，使木既不能过度克土，又不能过度被金所克。其余类推。《黄帝内经》强调五行系统中存在制约、克制的重要性。《素问·五脏生成篇》将"所不胜"称为"主"，指出："心，其主肾也；肺，其主心也；肝，其主肺也；脾，其主肝也；肾，其主脾也。"也就是说，五行之中只要有一行过分亢盛，必然接着有另一行来克制它，从而实现五行之间新的协调和稳定。二是五行之中的三行之间的亢害承制关系。张介宾《类经图翼·五行统论》说："母之败也，子必救之。如水之太过，火受伤矣，火之子土，出而制焉；火之太过，金受伤矣，金之子水，出而制焉；金之太过，木受伤矣，木之子火，出而制焉；木之太过，土受伤矣，土之子金，出而制焉；土之太过，水受伤矣，水之子木，出而制焉。盖造化之几，不可无生，亦不可无制。"五行亢盛之极而为害，必须抵御，令其节制，方能维持事物的正常生发。

有研究认为，五行的生克制化现象与控制论的反馈调节原理极其相似。五行中的每一行都是控制系统，又都是被控对象。五行的生与克，实际上就是代表控制信号与反馈信号两个方面。从控制论而言，五行的生克制化，就是由控制系统和被控制对象构成的复杂调控系统，通过对系统本身的控制和调节以维持其协调和稳定。

二、学术源流

五行制化学术思想的发展可以分为先秦两汉、唐、宋金元及明清时期。

先秦两汉时期以《墨子》《黄帝内经》《淮南子》《中藏经》《伤寒论》为代表。《墨子·经下》曰："五行毋常胜。"《素问·六微旨大论》曰："亢则害，承乃制，制则生化，外列盛衰，害则败乱，生化大病。"阐述了五运六气太过或不及的内在调控机制。《淮南子·地形训》曰："木壮，水老，火生，金囚，土死……水壮，金老，木生，土囚，火死。"诠释五行之间存在制化。《中藏经·生成论》曰："五行者，金、木、水、火、土也；五脏者，肺、肝、心、肾、脾也。金生水，水生木，木生火，火生土，土生金，则生成之道，循环无穷。"说明人体五脏之间的五行相生规律。张仲景用水火既济、母子相生等五行制化理论阐发病机、指导遣方用药，如《伤寒论·辨太阳病脉证并治》曰"发汗后，其人脐下悸者，欲作奔豚，茯苓桂枝甘草大枣汤主之""伤寒，脉结代，心动悸，炙甘草汤主之"。

唐代以王冰的自然承制理论为代表。《素问·六微旨大论》曰："相火之下，水气承之；水位之下，土气承之；土位之下，风气承之；风位之下，金气承之；金位之下，火气承之；君火之下，阴精承之。"王冰《素问注·六微旨大论》曰："热盛水承，条蔓柔弱，凑润衍溢，水象可见。寒甚物坚，水冰流洹，土象斯现，承下明矣。疾风之后，时雨乃零，是则湿为风吹，化而为雨。风动气清，万物皆燥，金承木下，其象昭然。锻金生热，则火流金，乘火之上，理无妄也。君火之位，大热不行，盖为阴精承其下也。"王冰以"承制"的调控机制阐释自然界中的各种现象的稳定和生化不息。

两宋金元时期主要以《素问玄机原病式》《三消论》《医经溯洄集》为代表。刘完素在其《素问玄机原病式·六气为病》中曰："五行之理，甚而无以制之，则造化息矣。如风木旺而多风，风大则反凉，是反兼金化，制其木也。大凉之下，天气反温，乃火化承于金也……寒极则水凝如地，乃土化制其水也。凝冻极而起东风，乃木化承土而周岁也。"《刘完素医学全书·三消论》曰："皆备五行，递相济养，是谓和平；交互克伐，是谓衰盛；变乱失常，患害由行。"认为人体和自然万物一致，都遵循亢害承制的基本规律。王履《医经溯洄集·亢则害承乃制论》曰："亢者，过极也；害者，害物也；制者，克胜之也。然所承也，其不亢，则随之而已，故虽承而不见；既亢，则克胜以平之……盖造化之常，不能以无亢，亦不能，以无制焉耳！"认为"亢害承制"是"造化之常"。又言："以人论之，制则生化，犹元气周流，滋营一身，凡五脏六腑四肢百骸九窍，皆藉焉以为动静云。"反之，"生化大病，犹邪气恣横，正气耗散，凡五脏六腑四肢百骸九窍，举不能遂其运用之常也。"王履将亢害承制的调控机制与临床实践相结合，阐发了自己独到的见解。

明清时期主要以《类经图翼》《删补颐生微论》《黄帝内经素问集注》《医学正传》为代表。《类经图翼·五行统论》曰："盖造化之几，不可无生，亦不可无制，无生则发育无由，无制则亢而为害。"认为万物的造化之机在于其间存在的相互资生、相互制约的动态平衡。《删补颐生微论·化源论》曰："脾土虚者，必温燥以益火之源；肝木虚者，必濡湿以壮水之主……此治虚之本也。木欲实，金当平之；火欲实，水当平之……此治实之本也。金为火制，泻心在保肺之先；木受金残，平肺在补肝之先……此治邪之本也。金太过，则木不胜而金亦虚，火来为母复仇；木太过，则土不胜而木亦虚，金来为母复仇……皆亢而承制，法当平其所复，扶其不胜……此治复之本也。"李中梓基于五行之间的亢害承制，提出治病当求治本源，"平其所复，扶其不胜"，对后世治则治法理论产生了积极的影响。虞抟《医学正传·医学或问》曰："制者，制其气之太过也；害者，害承者之元气也。夫所谓元气者，总而言之，谓之一元；分而言之，谓之六元……假如火不亢，则所承之水，随之而已；一有亢极，则其水起以平之，盖恐害吾金元之气，子来救母之意也。六气皆然。此五行胜复之理，不期然而然者矣。"强调了"元气"的重要性，提出子来救母的观点以阐释亢害承制调控机制。张志聪《黄帝内经素问集注·六微旨大论》曰："五行之中，有生有化，有制有克，如无承制而亢极则为害，有制克则生化矣……如木位之下，乃阳明燥金，太阳寒水，母子之气以承之，母气制之，则子气生化其木矣；如金位之下，乃君相二火，太阴湿土，母子之气以承之，母气克之，则子气生化其金矣……余三气相同，是为制则生化也。如火亢而无水以承之，则火炎铄金，而水之生原绝矣。无水以制火，则火愈亢矣……是以亢则为五行之贼害，害则生化承制之气皆为败乱，而生化大病矣。"张志聪认为五行之间存在生克制化，生中有克、克中有生、协调平衡，事物和生命从而得以生化不息。

清末时期由于社会动荡不安，以及西方科学技术和医学的传入，运气学说的研究逐渐遇冷，亢害承制调控机制的研究进入了"冰河时期"。20世纪70年代后，研究运气学说的论著不断问世，涉及理论研究、文献整理、临床诊治及流行病学调查等方面，对亢害承制调控机制的现代研究仍拘泥于古人成法，尚无理论突破。

第二节 述 评

一、当代研究

（一）理论研究

1. 亢承制化研究

陶功定等梳理了五行制化的理论发展过程，认为历代医家对亢害承制调控机制的研究始于王冰，发展于刘完素，完善于王履，成熟于张景岳，理论发展过程经历了自然承制说、胜己之化说、协调统一说、以子救母说、气化自然说、资其化源说到生克制化说。戴永生对五行胜复的概念、特点、模式和应用加以研讨，指出五行胜复的实质是恢复五行之间亢害承制关系，以维系人体五行系统相对平衡。五行胜复思维模式可分为自我调节、子复母仇和复而反病三大模式。在中医五行研究及临床应用方面，戴永生提出五脏病机五行传变的模型：自病及五行传变的转归与预后，自病后又不能实现五行制化而进行自我调节时，就会发生传变而影响到其余四脏，出现各种母子、乘侮、胜复的五行胜复合并模型。

2. 母子制化研究

谷建军对明清时期医学哲学本体论进行研究，阐述明清时期命门本体论形成与五行关系的重构，主要体现在命门太极学说的本体论体系建构，命门统领真水、真火，为先天，人的脏腑形体皆为后天，五行范畴因而扩展，形成了两套五行关系体系，使五脏原有的五行关系发生重构，出现了真火生脾土、乾金生真水，以及先天水火同源既济等关系形式。张德英根据《黄帝内经》的五行理论完善了"五行辨证"体系，如据五行相生关系，论述三种情况：一是"传"，母行之病传给子行；二是"累"，累者拖累，子行之病累及母行；三是"耗"（或曰消），耗者消耗，耗即所谓子盗母气，即子行过度消耗母行。杜武勋等综合历代医家对"资化源"的理解、发展及发挥，从"五脏生克制化"角度解读《素问·六元正纪大论》中"资化源"的内涵，提出需联系当年司天在泉之气的五行属性，选取具体月份资取化源。还需从五脏生、克、复的关系顾及五脏的整体平衡，司天在泉偏盛导致一脏受郁致病，除了考虑被郁的本脏外，还应当联系与其有胜复关系的相关脏腑，开辟了"资化源"新的解读思路。

3. 生克制化研究

对于相生相克的内涵，当前中医学界的主流认识倾向于把相生定义为促进作用，把相克定义为制约作用，张其成等认为这种定义并不完全合理。相生的含义有两层：第一层是时间、空间和属性上的相续；第二层才是促进作用。相克的含义也有两层：第一层是时间、空间和属性上的相离和对待；第二层才是抑制作用。第一层含义是本质的、绝对的，第二层含义则是派生的、相对的。相生强调的是相续和同一，而相克强调的则是相离和差别。正确认识相生相克的含义，对完善中医基础理论，避免逻辑混乱具有重要意义。张其成考察了五行、五脏起源的历史及其演变过程，探讨了五行-五脏模型的原理、实质和特征，分析了五行-五脏模型的意义和不足：①"五行"模型是一种自组织的模型。所谓"自组织"就是系统自行产生组织性的行为。中医"五行"模型不是一个静止的模型而是一个动态模型。五行生克意味着五脏形成一个自我调节网络，五脏通过五行生克维持动态平衡，形成一种稳态，这种稳态就是人体自身追求的目标——健康。②就五行关系而言，中医学也只提出了相生、相克、相乘、相侮等有限的几种，实际上至少还有反生、反克、自生、自克、生变克、克变生、生中有克、克中有生等关系。历代医家已经意识到五行关系的不足，并在临床实践中提出了不少有创见的理论加以补充和修改，如君火相火论、乙癸同源论、五脏之脾胃论、金水相生论、脾胃心肾滋化论、肝脾相助论、五脏互藏论等。

(二) 临床研究

1. 临床病机研究

汪悦等基于亢害承制理论探讨调肝理肺法治疗干燥综合征，认为原发性干燥综合征以阴虚为本、燥毒为标，整体表现为免疫系统的"亢则害"，治疗当遵"承乃制"之法。肝气亢盛反侮胜己之肺金燥化贯穿本病始终，"肝木偏亢，肺体失养"为其病机关键。并提出调肝理肺、佐金平木法治疗本病。调肝是为补肝体之虚、疏肝木之气、制肝用之亢，理肺则为润肺体、调肺气、疏调水之上源，使气行津布则燥愈。杜武勋等从五脏生克制化的角度剖析人参汤证脏腑病变规律与人参汤组方内涵，认为人参汤所主胸痹，病机关键在于心阳不足，阳衰于上，疾病进一步演变，五脏之间生克制化平衡被破坏，所不胜之脏肾水乘之，心火之子脾土愤起而复母仇，故其病位在心，可传脾、肾。人参汤以人参、甘草、白术、干姜大补心阳，缓病之急，健运脾阳，控病之渐，温助肾阳，防病之变，兼顾心、脾、肾三脏，旨在恢复五脏之间生克制化的整体平衡，防止脏腑间乘侮现象的发生。从五脏生克制化的角度学习仲景辨证与组方思路，通过分析五脏生、克、复关系可更好地掌握病机演变规律，有助于深刻领会经方内涵，开阔临床思路。吴深涛等从"亢害承制"理论思考消渴，阐发五脏之间的承制关系及脏腑功能动态平衡在消渴发生发展过程中的重要作用，认为消渴病机主要责之于阴液亏损、燥热偏盛，两者互为因果，阴虚无以制阳则燥热愈盛，燥热煎灼津液则阴虚愈烈。正如"相火之下，水气承之"，肾为先天之本，肾水不足无以制火，则虚火内生；"金位之下，火气承之"，虚火上炎，亢而不能自制，灼伤肺津，肺主行水的功能受损，不能正常敷布津液，在上则口干多饮，在下则小便频多。此外，火为土之母，燥热影响脾胃，导致脾胃功能亢进，则多食善饥，过多的食物需要更多的水液帮助运化，则更加耗伤阴津，反映了"水位之下，土气承之"的承制规律。张治国等认为更年期女性代谢综合征的核心病机在于"水虚土乘"，"肾虚"和"脾实"并存是其病机特点，且"肾虚"是始动因素。根据五行相乘理论，水行虚弱，过亢之十行乘之，如此循环，水行愈弱，土行愈亢，终致更年期女性代谢紊乱不断加重，故提出"水虚土乘"是更年期女性代谢综合征的核心病机。

2. 临床疾病治疗

倪金霞等从"亢害承制"论早发性卵巢功能不全的针灸治疗，阐述了肾水亏虚，"承制不及"，致经血乏源是早发性卵巢功能不全发病之本，心肝脾气郁化火，"亢而为害"，致胞脉闭塞是早发性卵巢功能不全发病之标，进而提出针灸治疗应"平其所复、扶其不甚"，既要注重补肾精，滋肾水，承而制之以固本，又要兼顾心、肝、脾的治疗，补以通之，散以开之，热以清之，平其所亢以治标。只有通过承制关系恢复五脏之间动态的协调平衡，使机体保持在阴平阳秘状态，才能经调胎易成。张宁等从"五行生克制化"辨证论治甲状腺功能亢进症，认为情志因素是瘿病的首要病因，病变脏腑主要责之于肝，且与脾、肾、心、肺密切相关。治疗甲状腺功能亢进症应立足中医整体观念，辨证论治时需从"五行生克制化"角度出发，以肝为主、兼顾他脏，以提高临床疗效。杜武勋运用五脏生克制化辨证模式论治心律失常，认为本病病机为中气虚衰、心肾不交，以上火中湿为主，伴水寒木郁。治疗以脾胃枢轴为根，清泻心火，引火归原，同时疏肝达木，引水上济，自拟连桂宁心汤，以达气机和利、五脏安和之效。王祖红等观察针刺运用"五行生克补泻法"结合面部巨刺治疗面肌痉挛的临床疗效。将60例患者随机分为治疗组30例和对照组30例，治疗组用"五行生克补泻法"结合面部巨刺，对照组用常规患侧取穴法。结果治疗组总有效率为100%，对照组总有效率为70%，治疗组疗效明显优于对照组（$P<0.05$）。说明针刺运用"五行生克补泻法"结合巨刺为临床治疗面肌痉挛较有效的方法。于涛等在中医五理论指导下，应用五色与五行生克制化关系，以五色调五脏，使用各种颜色的胶带外贴于神阙穴（肚脐）周围，调节人体的气血阴阳和脏腑经络，达到阴平

阳秘，精神乃治的目的。

（三）实验研究

汪龙德等基于"亢害承制"理论探讨化瘀软肝胶囊对肝纤维化大鼠细胞自噬的影响，发现化瘀软肝胶囊抗肝纤维化的作用机制是通过降低轻链3-B（LC3-B）、自噬相关蛋白-1（Beclin-1）、α-平滑肌肌动蛋白（α-SMA）的mRNA及蛋白过表达水平，抑制炎症反应、阻碍HSC增殖与活化，改善细胞外基质（ECM）过度沉积等方式发挥扶正防"害"、祛邪制"亢"的抗肝纤维化作用。孙杰等研究发现培土生金法可以缓解肺脾两虚型慢性阻塞性肺疾病（简称慢阻肺，COPD）大鼠呼吸系统及全身症状，改善肺功能。吴玉泓等研究发现以温补脾肾法为指导的理中汤合四神丸可能通过抑制丝氨酸苏氨酸激酶（JNK/Beclin-1/B）细胞淋巴瘤2（Bcl-2）信号通路的激活，降低结肠组织过度自噬，进而修复脾肾阳虚型溃疡性结肠炎（UC）大鼠结肠黏膜。

总之，五行制化规律深得广大医家在临床的广泛运用，也是深化五行生克制化理论的充分体现。

二、研究局限与未来展望

中医五行学说有力地推动了中医学的发展，但是随着人类认知水平的提高，中医五行学说的发展面临一定挑战。其中田代华认为中医五行学说曾经推动中医理论形成，但随着科学的进步，却制约着中医理论的发展。杜永平认为中医五行学说重气化轻形迹的思维，已不适应现代人群对生命活动的认识水平。恽铁樵指出"《内经》言五行配以五脏，其本源本于天之四时"（《群经见智录》），认为五行是四时的代名词，不过是用来演说四时之变化，从方法论上阐释了中医朴素辨证的认知思维。邓铁涛认为五行学说本身有局限性，不能全面地反映事物间的普遍联系。中医学以五脏配属五行，吸收了五行学说的精华；又根据脏腑学说的理论，在实践中超越了五行的限制。因此，中医的理论可名为"五脏相关学说"。在中医理论现代化中，可以将五脏之间的影响归纳为促进、抑制和协同三种关系，从多种角度来阐明中医的整体性与联系观。

五行制化是一个五行稳态系统之核心，但这个稳态也只是相对的，它处于五行稳态模式和五行非稳态模式之间的动态平衡，因为有两种不同的力量制约着它的平衡。其中五行稳态模式依靠的力量是相生、相克和制化规律，而五行非稳态模式依靠的力量则是相乘、相克和母子相及规律。

五行学说作为中医学理论解释工具和诊疗疾病的重要指导思想，广泛地运用于认识和解释人体生理、病理、疾病诊疗、养生等方面。如《黄帝内经》运用五行的特性来分析说明人体脏腑、经络的五行属性；用五行生克制化关系分析脏腑、经络之间和各种生理特性之间的相互关系；用五行乘侮及母子相及来阐释脏腑病变的相互影响。

五行的生克制化思想蕴含现代诸多学科理念，也成为多学科研究五行的必然。20世纪90年代以来，运用数学、物理学、控制论、信息论及网络结构模型等对五行学说进行了探索，开辟了新的研究领域，使古老的五行学说中生克制化得到了全新的诠释。五行系统的调节机制就是生克制化。五行中每一行都是控制系统，也都是被控制对象。所谓"生"和"克"代表控制信号和反馈信号，如果"生"代表控制信号，"克"就代表反馈信号，或者相反。从控制论的观点看，所谓生克制化就是控制对象和被控制对象所形成的复杂的控制调节机制和过程，调控着机体各种生理功能活动和过程，维持着人体的平衡和稳定。五行系统中每一行可以同时发出或接受相生和相克两种相反的控制信号，具有正负反馈两种调节方式。当某一行发出相生或相克信号，另一行接受的也是相生或相克信号时，则反馈作用是加强正反馈；当某一行发出相生（或相克）信号，另一行接受的是相克（或相生）信号时，则反馈作用是减弱的负反馈。正反馈导致系统偏离越来越大，负反馈则使系统的偏离向正常状态靠近，从而保持了五行系统的稳定结构。

五行制化实际上描述的是一个人与自然、社会相通的开放巨系统中的核心整体内涵，因此对五行制化的研究扩展到数学、系统论、控制论、耗散结构、网络结构及计算机模拟等学科领域。人体五行结构不是"实物中心论模型"，而是"功能中心论模型"，表征和模拟了生命复杂系统的功能过程和调控机制，多学科的研究能够在一定程度上初步揭示五行学说中制化理论的合理性和科学性，可是怎样才能全面、深刻、准确、量化地阐明五行系统的调控原理，或者将五行制化理论纳入到现代科学体系之中，仍然还有很长的路要走。

第三节　名家思想

一、国医大师周仲瑛金土制化论治肺痨

《素问·经脉别论》曰："脾气散精，上归于肺。"肺虚子盗母气则脾亦虚，脾虚不能化水谷精微，上输以养肺，则肺亦虚，终致肺脾同病，土不生金，肺阴虚与脾气虚两候同时出现，故当重视"培土生金"补脾以助肺，以畅化源。肺脾同病，气阴两伤，伴见疲乏、食少、便溏等脾虚症状，治当益气养阴，补肺健脾，忌用地黄、阿胶、麦冬等滋腻药。进而言之，即使肺阴亏损之证，亦当在甘寒滋阴的同时，兼伍甘淡实脾之药，帮助脾胃对滋阴药的运化吸收，以免纯阴滋腻碍脾，但用药不宜香燥，以免耗气、劫阴、动血。方宗参苓白术散意，药如橘白、谷芽、山药、白术、扁豆、莲子肉、薏苡仁等。对于长期使用抗结核药的患者，也应加入白术、茯苓、山药、大枣等顾护脾胃药物，能明显降低抗结核药的不良反应，消除恶心、呕吐、腹胀、纳少等症状，使脾胃功能得以恢复，从而充分发挥抗结核药的抑菌、杀菌作用，促进空洞的修补和病灶的吸收。

验案举隅

宋某，男，27岁。肺痨不愈，久病传脾。主诉：咳嗽已半年，音哑近4个月。现症：咳嗽不多，音哑喉痛，食欲不振，腹痛便溏，日渐消瘦。舌苔白垢，脉象滑细。从肺痨不愈，久病传脾辨治，应肺脾同治，予清肺健脾法。处方：炙白前5g，炙紫菀5g，半夏曲10g，炙百部5g，化橘红5g，枇杷叶6g，炒杏仁6g，野於术5g，土杭芍10g，焦薏苡仁6g，紫川朴5g，云茯苓10g，冬桑叶6g，苦桔梗（生炒各半）6g，凤凰衣6g，诃子肉（生煨各半）10g，粉甘草（生炙各半）3g。此后多次复诊，他症均消失，尚余音哑，拟用诃子亮音丸治之。

按语　此属肺痨不愈，久病传脾。盖脾为肺之母，肺痨日久，子盗母气，则脾气亦虚。脾虚则运化功能减弱，而见食欲不振；脾气虚则运化水湿不利，故见大便稀溏；气血生化乏源则身体消瘦。治疗宜清肺健脾。药用枇杷叶、冬桑叶、炒杏仁、炙白前、炙紫菀、炙百部等清肺化痰；野於术、云茯苓、焦薏苡仁、紫川朴、半夏曲等健脾燥湿化痰；诃子亮音丸利咽发音。药后脾运得健，肺得所养，则病渐向愈。

二、国医大师李振华木土制化论治中风

李振华教授认为，在中风发病及其病机演变过程中，中焦脾胃是重要的始动因素。在病因病机方面可以概括为脾伤失运，痰浊内生；脾胃亏虚，正气不足；肝脾失调，化生内风；枢机不利，气血逆乱。

李振华教授在学术上提出了脾为气（阳）虚证，无实证，无脾阴虚证。胃多实证，有胃阴虚证，脾胃病理与肝有关。治胃兼顾脾，治脾兼顾胃，同时要重视疏肝，但用药各有重点。并创立"脾宜健，肝宜疏，胃宜和"的学术思想。李振华教授在中风的治疗过程中，特别重视健脾化痰、疏肝解

郁、和胃通腑。

 验案举隅

患者，男，59岁。主诉：右侧肢体活动不遂、言语謇涩1个月。患者病前因生气，情志不畅。发病当天于凌晨4点起床小便时出现行走不稳，随之右侧肢体活动不遂，心慌胸闷。速至当地医院就诊，测血压160/100mmHg，头颅MRI提示脑梗死，即入院治疗，2周后病情基本稳定，心慌消失，但血压时高时低，遂出院后进行针灸等治疗，同时服用降压西药。刻下：见右侧肢体活动不遂，右上下肢肌力3级。言语謇涩，头晕乏力，面色萎黄，舌体胖大，舌质暗，苔白腻，脉弦滑。中医诊断：中风（脾气亏虚，痰瘀阻络）。西医诊断：脑梗死、高血压。治法：健脾益气，化痰通络，兼以活血化瘀。处方：复瘫汤加减（李振华教授自拟经验方）。生黄芪30g，白术10g，陈皮10g，旱半夏10g，茯苓12g，薏苡仁30g，木瓜18g，泽泻10g，节菖蒲10g，郁金10g，丹参20g，川芎10g，乌梢蛇12g，炮山甲10g，甘草3g。10剂，水煎服。继续服降压西药，并嘱保持心情舒畅，饮食清淡，加强患肢功能锻炼及言语训练。患者二诊、三诊症状较前改善，辨证后予相应调整，后电话随访，知其每日步行2km左右下肢无酸软感，其他一切正常。

按语 患者情志不舒，肝郁克土，气血逆乱，并走于上，闭塞清窍，而骤发中风之半身不遂、言语謇涩。经救治后仍半身无力，行动不便，为脾虚不能运化水湿，聚湿为痰，风痰流窜经络，血脉痹阻，经隧不通，气不能行，血不能濡。风痰血瘀，阻滞舌本脉络则见言语不清；上盛下虚，故见头晕。舌质暗，苔白腻，脉弦滑皆痰湿阻滞、血瘀阻络之象。依据脉症，其病机为脾虚失运，痰湿内郁，瘀血阻络。故治以健脾益气，化痰通络，兼以活血化瘀。方用李振华教授自拟经验方复瘫汤治之。方中生黄芪、白术补气健脾；白术、陈皮、旱半夏、茯苓、甘草取六君子汤之意，配薏苡仁、泽泻健脾化痰利湿以治本；同时加以活血通络之品共奏全功。二诊、三诊时，补气健脾之品仍为基础用药，随证加减，终获良效。

三、国医大师任继学论土水制化论治浮肿

肾为水脏，脾为土脏。土能制水，制则生化，故水化而生阴精、命火。盖阴精上奉于脾则脾阴得济，脾气不躁而常润。命火动而相火出，以温煦脾阳，脾得阳则运，以助脾胃腐熟之力，如此，吸纳之水谷之物方能化生精微及津液以供周身营养之用。体内之精微之气及津液之用可助肾中阴阳（真水真火，即元阴元阳）化生万物。此即脾为万物之母，肾为万物之元，脾肾两经是人之生存根本之义。

 验案举隅

冯某，女，49岁。2004年6月28日初诊。主诉：双下肢反复浮肿35年。

现病史：患者35年前无明显诱因出现双下肢浮肿，曾多次理化检查未见异常，自服氢氯噻嗪可利尿消肿。现症见双下肢浮肿，按之凹陷如泥，晨起肿消，活动后至下午逐渐加重，夏季加重，冬季缓解，小便量少。舌淡红，苔薄白，脉沉濡。血压95/60mmHg。中医诊断：溢饮。治则治法：补气健脾，温阳利水。处方：党参15g，黄芪15g，柴胡5g，升麻5g，茯苓50g，白术20g，桂枝15g，白芥子3g，大腹皮15g，泽泻15g，白蔻皮15g。4剂，水煎服，每日1剂。二诊（2004年7月2日）：药后双下肢浮肿减轻，辨证后予相应调整。三诊（2004年7月9日）：药后双下肢浮肿已消，乏力，辨证后予相应调整。

按语 溢饮是因饮食不节，或情志失调，年高体弱，阳气素虚，致使脾失健运，肾失开阖，气机阻滞，水湿内停。以头面、下肢或全身浮肿，畏冷，乏力等为主要表现的病证。该患者双下

肢浮肿 35 年，而多次理化检查未见异常，治疗似乎无从下手。但中医治病的灵活性就在于"观其脉证，知犯何逆，随证治之"。《金匮要略》指出"饮水流行，归于四肢，当汗出而不汗出，身体疼重，谓之溢饮"，确定了该病病位在皮肤与四肢，同时亦指出"病痰饮者，当以温药和之"，把温化法确立为治疗痰饮的重要法则。劳则气耗，该患者活动后消耗脾气，故而双下肢浮肿加重，脉沉濡亦是脾虚不能运化水湿之象。故立补气健脾、温阳利水为治疗大法。初诊方中党参、黄芪、柴胡、升麻取意于"补中益气汤"，用以补气健脾；茯苓、白术、桂枝、泽泻化裁于五苓散，用以温阳化气利水；白芥子祛皮里膜外之痰；大腹皮行气利水；更用柴胡伍泽泻，升降相因而加强利水之功。该方补气健脾以治本，温阳利水以治标，因而奏效。二诊显示药后有效，故原法不变，稍微调整用药。

第四节 推 荐 文 献

韩诚，郭蕾，张俊龙，等，2019.《黄帝内经》五行学说的源流及应用探析[J]. 中华中医药杂志，34（10）：4486-4490.

颜隆，贺娟，2016. 论五行学说起源、发展和演变[J]. 北京中医药大学学报，39（9）：709-713.

刘月，2019. 先秦阴阳五行思想及名家学术研讨会论文集[M]. 石家庄：河北人民出版社.

李永乐，翟双庆，2016.《黄帝内经》"亢害承制"理论演进研究[J]. 中国中医基础医学杂志，22（5）：585-586，589.

王润英，李晓凤，孙雨欣，等，2021. 基于五脏生克制化理论的小柴胡汤证病机及组方思路探析[J]. 时珍国医国药，7（8）：1963-1965.

孙雨欣，李晓凤，王润英，等，2021. 从五脏生克制化探讨半夏泻心汤的病机及组方思路[J]. 时珍国医国药，7（6）：1435-1437.

赵进喜，王世东，贾海忠，等，2020. 亢害承制，道本气化；生克制化，以平为期[J]. 环球中医药，13（9）：1507-1510.

李晓凤，杜武勋，张茜，等，2017. 五脏生克制化辨证模式的建立与应用[J]. 中医杂志，58（22）：1898-1901.

王德辰，马友诚，孙瑞茜，等，2022. 中医阴阳五行诊疗体系之治法浅探[J]. 中华中医药杂志，37（11）：6228-6233.

刘冠军，严玉林，1978. 从控制论看中医五行学说：也谈中医五行学说的存废[J]. 浙江中医学院学报，2（2）：3-6，17.

第五节 参 考 文 献

郑洪，袁冰，朱建平，等，2015. 民国中医：抗争图存 自强发展[N]. 中国中医药报，（003）.

陈金红，刘志超，邓芳隽，等，2021. 杜武勋运用五脏生克制化辨证模式论治心律失常经验[J]. 中医杂志，62（21）：1850-1854.

戴永生，2005.《内经》五行胜复的思维模式新探[J]. 中医药学刊，23（2）：246-247.

戴永生，2016. 中医五行研究及临床应用[M]. 贵阳：贵州科技出版社.

邓铁涛，郑洪，2008. 中医五脏相关学说研究：从五行到五脏相关[J]. 中国工程科学，10（2）：7-13.

董文博，倪金霞，安慧妍，2020. 从"亢害承制"论早发性卵巢功能不全的针灸治疗[J]. 环球中医药，13（11）：1922-1925.

谷建军，2020. 论明清时期命门本体论形成与五行关系的重构[J]. 北京中医药大学学报，43（12）：980-984.

郝民琦，罗蓉，王瑞琼，等，2022. 理中汤合四神丸对脾肾阳虚型溃疡性结肠炎大鼠JNK/Beclin 1/Bcl-2信号通路相关蛋白及基因表达的影响[J]. 中国中医药信息杂志，8（1）：65-72.

李沛纯，吴深涛，2015. 从"亢害承制"理论思考消渴病[J]. 中国中医基础医学杂志，21（6）：638-639, 643.

李振华，2011. 脾胃病的学术思想及治法[J]. 世界中医药，6（1）：70-72.

刘润兰，陶功定，2014. "亢害承制"调控机制的源流及其发展演变[J]. 中国中医基础医学杂志，20(7)：868-871.

刘向哲，2011. 国医大师李振华教授从脾胃论治中风病经验[J]. 中华中医药杂志，26（12）：2884-2886.

牛媛媛，汪龙德，毛兰芳，等，2022. 基于"亢害承制"理论探讨化瘀软肝胶囊对肝纤维化大鼠细胞自噬的影响[J]. 世界科学技术-中医药现代化，24（9）：3651-3658.

任继学撰，2009. 任继学经验集[M]. 北京：人民卫生出版社.

石宇奇，刘津，张茜，等，2019. 从五脏生克制化角度探讨《素问·六元正纪大论篇》中"资化源"的内涵[J]. 北京中医药大学学报，42（9）：720-724.

宋长恒，马玉杰，程引，等，2023. "水虚土乘"是更年期女性代谢综合征的核心病机[J]. 中国中医基础医学杂志，9（4）：546-549.

田代华，2006. 五行学说是制约中医理论发展的关键因素[J]. 山东中医药大学学报，30（2）：96-97.

王东晓，孙杰，2016. 培土生金法对肺脾两虚型慢阻肺大鼠肺功能的影响[J]. 中外医疗，35（31）：40-42.

王正山，张其成，2014. 五行生克内涵辨析[J]. 天津中医药大学学报，33（5）：257-260.

王之虹，宫晓燕，王健，2015. 任继学医案精选[M]. 北京：科学出版社.

王祖红，黄培冬，王苏娜，等，2014. 针刺运用五行生克补泻法结合面部巨刺治疗面肌痉挛60例临床观察[J]. 云南中医中药杂志，35（12）：41-42.

张德英，2015. 五行辨证：张德英临证思辨录[M]. 北京：中国中医药出版社.

张丽红，裴丽敏，张瑜，等，2021. 从五脏生克制化论人参汤治疗胸痹方证内涵[J]. 环球中医药，14（10）：1850-1852.

张其成，2017. 中医五行新探[M]. 北京：中国中医药出版社.

张恬，于涛，张岩，2023. 中医色治疗法原理及应用浅析[J]. 世界中西医结合杂志，18（7）：1471-1475.

张月萍，杜永平，2010. 怎样说出你的道理：寻找中医学的现代语言[J]. 医学与哲学（人文社会医学版），31（7）：68-69.

周一，张宁，杨荣禄，等，2023. 从"五行生克制化"辨证论治甲状腺功能亢进[J]. 世界中西医结合杂志，18（6）：1078-1081.

周仲瑛，王志英，2023. 国医大师周仲瑛辨机论治肺系病临证经验[M]. 北京：中国中医药出版社.

朱文，汪悦，谢瑜，等，2021. 基于亢害承制理论探讨调肝理肺法治疗干燥综合征[J]. 中国中医基础医学杂志，27（3）：507-509.

第6论 论五行治法

五行治法是五行学说在中医学应用方面的重要组成部分，也是中医学治疗体系的重要组成部分。五行治法是指根据五行各自的特性及五行间相生相克关系确定的治疗方法。五行中任意一行太过或不及的"郁"或某一行的偏盛偏衰都可打破五行间正常的生克平衡，从而出现五行传变。临床上，运用五行理论解释病机，制订具体治法，调理相关脏腑，恢复其各自特性，维持脏腑间的生克制化平衡，临证当灵活运用。

第一节 概 论

一、理论内涵

（一）五行治法的基本概念

五行治法是指根据五行各自的特性及五行间相生相克关系确定的治疗方法。张仲景在《金匮要略·脏腑经络先后病脉证》中阐述"见肝之病，知肝传脾，当先实脾"，这是脏腑相关治法的具体运用。此后历代医家在临床实践中不断充实、发展，逐渐制订了培土生金、扶土抑木、佐金平木等许多具体治法。根据五行特性确立的治法有木郁达之、火郁发之、土郁夺之、金郁泄之、水郁折之；根据五行相生规律确立的治法有滋水涵木法、濡木生火法、益火生土法、培土生金法、金水相生法等，有的含义有变迁，自当详辨；根据五行相克确立的治法有抑木扶土法、培土制水法、佐金平木法、泻南（火）补北（水）法等，临证当灵活选用。

（二）五行治法的基本原理

1. 五郁治法的基本原理

《素问·六元正纪大论》将五运之气的郁与人体病理之"五郁"联系起来，提出"木郁达之，火郁发之，土郁夺之，金郁泄之，水郁折之"的治法，即是以五行特性为基本原理。《尚书·洪范》对五行特性所作的经典阐述为"木曰曲直"，《说文解字·木部》曰："木，冒也。冒地而生，东方之行。"《白虎通义·五行》曰："木之为言触也，阳气动跃，触地而出也。"冒地而出，旭日东升，阳气动跃之象，均属木之特征。论其五行的"体"与"性"，"木"以温柔为体，曲直为性。"木郁达之"指肝气郁滞之候，治疗当用疏理肝气的方法。

火曰炎上，《说文解字·火部》曰："火，毁也。南方之行，炎而上，象形。"《白虎通义·五行》曰："火之为言化也，阳气用事，万物变化也。"南方炎热，阳气用事，万物布施之象，均属火之特征。论其五行的"体"与"性"，则"火"以明热为体，炎上为性。"火郁发之"指郁热在里，有结聚敛伏者，治疗当因其势而解之、散之、升之、扬之，故多以气辛之品，发越、发散火邪。

土爱稼穑，《说文解字·土部》曰："土，地之吐生物者也。"《白虎通义·五行》曰："土主吐含万物，土之为言吐也。"孕育生化，吐含万物之象，均属土之特征。中国传统文化对五行之中"土"的作用尤为重视，有"土辖四方""土为万物之母"诸说。论其五行的"体"与"性"，则"土"以含散持实为体，稼穑为性。"土郁夺之"指湿郁脾滞、胃家邪实的病证，治疗当祛除湿邪，消导滞气。

金曰从革，《说文解字·金部》曰："金，从革不违，西方之行。"《白虎通义·五行》曰："金之为言禁也。"顺从不违，西方肃杀之象，均属金之特征。论其五行的"体"与"性"，则"金"以强冷为体，从革为性。"金郁泄之"指肺气郁闭不利的病证，治疗当宣泄或降泄肺气。

水曰润下，《说文解字·水部》曰："水，准也。北方之行，象众水并流，中有微阳之气也。"《白虎通义·五行》曰："水之为言准也，养物平均，有准则也。"北方寒凉，养物均衡，阴液滋润之象，均为水之特征，论其五行之"体"（本体、形质）与"性"（属性、功能），则"水"以寒凉为体，润下为性（"体""性"之辨，见隋代萧吉《五行大义·辨体性》，以下同）。"水郁折之"指水寒之气盛行，郁滞于内，治当调理相关脏腑功能，以温阳蠲寒，除湿利水。

2. 母子治法的基本原理

《难经》将五行相生关系称"母子关系"，五行相生异常，也称"母子相及"，包括"母病及子"和"子病犯母"。

母病及子常见的有两类：一是母行虚弱，累及子行，导致母子两行皆虚弱，即所谓"母能令子虚"，二是母行过亢，引起其子行亦盛，导致母子两行皆亢。

子病犯母，常见的有三类：一是子行亢盛，引起母行也偏亢，以致子母两行皆亢，所谓"子能令母实"，一般称为"子病犯母"；二是子行亢盛，劫夺母行，导致母行衰弱，一般可称为"子盗母气"；三是子行虚弱，上累母行，引起母行亦不足，古人称为"子不养母"。

根据"母病及子"及"子盗母气"确立的治疗原则为补母和泻子，即"虚者补其母，实者泻其子"（《难经·六十九难》），常用的有滋水涵木法、益火补土法、培土生金法、金水相生法。临床上运用相生规律来治疗，除母病及子、子盗母气外，还有单纯子病，均可用母子关系加强相生力量。所以相生治法的运用主要是掌握母子关系，它的原则是"虚则补其母""实则泻其子"。凡母虚累子，应先有母的症状；子盗母气，应先有子的症状；单纯子病，须有子虚久不复原的病史。这样，三者治则相似，处方则有主次之分。

3. 乘侮治法的基本原理

五行之间正常的相克关系被破坏而自我调节机制失常时，就会出现五行相乘、相侮，以此来说明自然万物的异常影响和人体的病机传变。

五行相乘，是指五行中的一行对其"所胜"行的过度克制和制约。导致五行相乘的原因，一般有三：一是某一行过于亢盛，因而对其所胜行的制约太过，使其虚弱；二是五行中某一行过分虚弱，其"所不胜"行则相对偏亢，故势必出现过度克制的相乘现象；三是既有某一行的过于虚弱，又有其"所不胜"一行的过于亢盛，则出现较重的乘。

五行相侮是指五行中的某一行对其"所不胜"一行的反向制约、克制，故又称"反克"。引起五行相侮的原因，一般亦有三：一是某一行过于亢盛，不仅不受其"所不胜"一行的制约，尚可反向克制其行，因而出现相侮；二是某一行虚弱不足，而其"所胜"一行则相对偏亢，故其受到反向克制而出现相侮；三是既有"所胜"一行的过于亢盛，又有其"所不胜"一行的虚弱不足，易出现较为严重的相侮。

相乘相侮的病理变化，有相克太过、相克不及和反克之不同，但总的来说，可分强弱两个方面，即克者属强，表现为功能亢进，被克者属弱，表现为功能衰退。因而，采取抑强扶弱的手段，并侧重在制其强盛，使弱者易于恢复。另一方面强盛而尚未发生相克现象，必要时也可利用这一规律，预先加强被克者的力量，以防止病情的发展。根据相克规律确定的具体治疗方法，常用的有抑木扶土法、培土制水法、佐金平木法、泻南补北法。

二、学术源流

五行治法学术思想的发展成熟可以分为先秦时期、东汉时期、宋金元时期、明清时期。

先秦时期以《素问》和《难经》为主要代表。《素问·五运行大论》曰："气有余,则制己所胜而侮所不胜;其不及,则己所不胜侮而乘之,己所胜轻而侮之。"明确了五行中的某两行力量不对等就会发生乘侮,五行乘侮是五行治法的基本原理和出发点。《素问·六元正纪大论》曰："郁之甚者治之奈何?岐伯曰:木郁达之,火郁发之,土郁夺之,金郁泄之,水郁折之,然调其气,过者折之,以其畏也,所谓泻之。"即是以五行特性为基本原理而提出的五郁治法。《难经·七十七难》曰:"见肝之病,则知肝当传之与脾,故先实其脾气,无令得受肝之邪。"认为扶土能使脾土不受肝乘。《难经·六十九难》曰:"虚者补其母,实者泻其子。"提出"补母"可治疗母子两脏皆虚或子脏虚弱之证。如补肾阴以涵养肝木,补脾气以扶助肺气。"泻子"可治疗母子两脏皆实或母脏邪实之证,如泻心火以泻肝火。

东汉时期以《伤寒论》和《金匮要略》为主要代表。张仲景继承并创新性地将《黄帝内经》中五行治法理论灵活运用于临床,留下了诸多体现五行治法理论的经典方剂。如《伤寒论·辨少阴病脉证并治》曰:"少阴病,得之二三日以上,心中烦,不得卧,黄连阿胶汤主之""伤寒若吐、若下后,心下逆满,气上冲胸,起则头眩,脉沉紧,发汗则动经,身为振振摇者,茯苓桂枝白术甘草汤主之"。《金匮要略·肺痿肺痈咳嗽上气病脉证治》曰:"大逆上气,咽喉不利,止逆下气者,麦门冬汤主之。"《金匮要略·妇人杂病脉证并治》曰:"妇人脏躁,喜悲伤欲哭,象如神灵所作,数欠伸,甘麦大枣汤主之。"

宋金元时期医学著作以《素问病机气宜保命集》《医学启源》《脾胃论》《丹溪手镜》等为代表。刘完素《素问病机气宜保命集·诸吐方法》曰:"妇人筋挛骨痛,用神应散吐之。或曰:筋病吐之何为?答曰:木郁达之。所谓达者,令其条达也。"认为条达肝木是治木郁病证的治法。张元素《医学启源·五行制方生克法》秉承《黄帝内经》五行学说理论,揭出制方原则:"夫木、火、土、金、水,此制方相生、相克之法也……圣人设法以制其变,谓如风淫于内,即是肝木失常也,火随而炽,治以辛凉,是为辛金克其木,凉水沃其火,其治法例皆如此。"李东垣《脾胃论·长夏湿热胃困尤甚用清暑益气汤论》曰:"脾始虚,肺气先绝,故用黄芪之甘温,以益皮毛之气,而闭腠理,不令自汗而损其元气也。"其治则治法乃用黄芪的甘温之性补益肺气,实腠理,避免肺金受邪,足以体现"培土生金"之用意。朱丹溪《丹溪手镜·咳逆痰嗽一》曰:"脾弱受病,肺金受邪,饮食不行,留积而成痰,冲肺道而成嗽。"认为当肺受病出现"咳嗽寒热,懒语嗜卧短气"等症时,宜补中益气,即肺脾两虚之时从脾论治,培土生金。

明清时期医学著作以《医旨绪余》《医学正传》《证治汇补》《医宗必读》《医贯》《医学从众录》等为代表。孙一奎《医旨绪余·论五郁》曰:"木性上升,怫逆不遂则郁。故凡胁痛耳鸣,眩晕暴仆,目不识人,皆木郁症也。当条而达之,以畅其挺然不屈之常。"虞抟《医学正传·痞满论》曰:"脾土之气敦阜,肝木郁而不伸,当用吐法,木郁达之之理也。"李用粹《证治汇补·郁症》曰:"胁胀满,目赤暴痛,此木郁也。治宜达之。"李中梓《医宗必读·虚痨》曰:"喘嗽不宁,但以补脾为急,……脾有生肺之能,……土旺而金生。"赵献可《医贯·咳嗽论》曰:"咳嗽者,必责之肺。而治之之法,不在于肺,而在于脾。不专在脾,而反归重于肾。盖脾者,肺之母。肾者,肺之子。故虚则补其母,虚则补其子也。"陈修园《医学从众录·痰饮》曰:"肺虚者,本脏自虚,治节不行,而痰聚之。或从脾以治之,为扶土生金之法。"该时期诸多医家在五行治法方面进行了阐释和发挥。

第二节 述 评

一、当代研究

（一）理论研究

1. 五郁治法

马宏博等认为傅青主之"木郁达之"思想十分重视肝在妇科疾病中的主导地位，对肝郁病证的用药讲求以纯和之品使肝木畅达，疏肝不忘柔肝，临床或清肝，或平肝，或养肝，或通过五行生克制化调节相关脏腑以达肝，创制了独具特色，精简实用，疗效显著的解郁汤、定经汤、完带汤等方。王阶等认为"火郁发之"的"发之"是通过辛散药物外透、苦寒药物内清、通利药物导泄、疏利药物解郁等互相配合达到的综合效果，宣发郁热，疏散郁结，透邪外出，以达到气机调畅、阴阳平衡的目的。由凤鸣等结合中医系统论中的功能性原理重构"金郁泄之"理论，并以此探讨肺结节的病机及治法。"金郁"是肺结节发生发展的病机总括，功能之郁是肺结节发生发展的重要因素，结构之郁是肺结节发生发展的病理基础。临床可在辨证论治的基础上配伍风药开透肺玄府、肺络微观结构，并调复肺脏异常的功能状态，从而达到治疗肺结节的目的。张珍玉教授从"气机升降"解析"水郁折之"，总结出"水郁"即"肾郁"，脏腑气机升降失常贯穿"水郁"病机的全过程；"折之"之法应重视调理脏腑气机。

2. 生克治法

林琳等认为"培土生金"治法除了五行相生学说的抽象解释之外，人体肺与脾两脏在经脉循行、水液代谢、气的生成等生理病理方面的密切关系是"培土生金"治法更具体的实质内涵。刘兰英等从天干与脏腑功能关系探讨"金水相生"理论，"金水相生"一般指"肺肾之间相互资生"的关系，然六腑之中亦有大肠属金，膀胱属水，根据脏腑的表里关系，推测大肠和膀胱可能也参与了"金水相生"的生理过程。在天干中，庚金对应大肠，辛金对应肺，壬水对应膀胱，癸水对应肾，通过分析庚、辛、壬、癸的天干内涵来完善大肠、肺、膀胱、肾的脏腑特性，发现四者皆参与了相火及水谷之气的传导过程且紧密联系，从而推导出"金水相生"实质上涉及了大肠、肺、膀胱、肾之间相火及水谷之气的传导过程，其中水液既以载体的形式于三焦中运输相火，又参与了水谷之气的传导过程。杨继红等深入研究《傅青主女科》中的"补火生土"，概括总结出该法在女科中的三种具体治法，即温肾阳，补脾土；补心火生胃土，补命火生脾土；养心健脾，心脾同补。

（二）临床研究

五行治法在临床应用广泛，但不外乎根据五行的特性及生克制化在脏腑辨治中的体现。韩延华等认为早发性卵巢功能不全主要在于肝肾失调，精血匮乏；当遵滋水涵木之法治之，以滋补肝肾、调理冲任为主，方用百灵育阴汤加减，临床屡获良效。王茎等认为肝肾阴虚、水不涵木、虚阳浮越是高血压的根本病机，痰瘀痹阻不通是疾病发生及进展的重要因素，临床常见本虚标实之证。治疗应以肝肾为本，滋水涵木、平肝潜阳，佐以养血活血、息风通络、健脾化痰、逐痹通脉之法，标本同治，疗效突出，颇具特色。王红等认为"土壅木郁"是脾土壅滞，反侮肝木，致使肝木郁滞的病理过程，在胆固醇结石的发病过程中起着重要作用。文章通过探讨"土壅"与肠道菌群的关系，提出脾土在胆固醇结石发病过程中的重要作用，提出治疗当以疏肝为达，以治脾为要，可通过改善肠道菌群失调，调节脂质代谢以防止胆固醇结石形成，为胆固醇结石提供新的防治思路。王文萍等基于肺脾肾"五行相生"理论提出治疗肺癌应肺脾肾三脏同治，以肺脾肾为中轴，采用培土生金、益火补土、金水相生的治法，可获良效。何清湖等分析参苓白术散益气健脾，渗湿止泻，更有"培土生金"之功，通过"培土生金"增强肺的功能，反过来达到调节肠道的作用，促进炎性肠病恢复。结合现代研究分析其可能作用机制与调节炎症因子水平、调节免疫、黏膜修复，改善屏障功能、肠道菌群等多个环节有关，为炎性肠病的辨治，重视肺-脾-大肠轴调治和后续开展实验研究提供新的思路。周姗等基于"伏痰"理论探讨"培土生金"法在儿童哮喘缓解期的运用治疗时当遵从"恢复脏腑功能"大法，针对性使用"培土生金"重在治脾的方法，使"肺脾同补、肾亦得补"以达到治疗伏痰的目的。孔维红等探讨了姜莉云补火生土法治疗慢性萎缩性胃炎的经验，姜莉云教授认为慢性萎缩性胃炎脾肾阳虚型者十之八九，"水寒土湿"为慢性萎缩性胃炎致病之根本，气机阻滞、瘀血胃络、痰湿中阻为发病之源，属本虚标实之疾。治疗慢性萎缩性胃炎以补火生土法治其本，配以调畅气机、化瘀通络、燥湿化痰治其标，提倡治本为主兼除其标，主张以扶阳之法治疗慢性萎缩性胃炎。金智生等基于肠道菌群探讨"土郁夺之"在2型糖尿病防治中的应用，提出肠道菌群已成为防治2型糖尿病的潜在靶点和重要方向。清化脾胃湿热及调治中焦气机之法通过调节肠道菌群，进而降低血糖及改善胰岛素抵抗，其思路即源自"土郁夺之"。程小红等基于"培土制水"理论自拟健脾益肾方联合西医治疗特发性膜性肾病的临床疗效优于单纯西医治疗，并且随着治疗周期的延长疗效更好。贾川等探究"培土制水"法治疗老年跟骨骨刺的疗效，认为肾属水，脾属土，五行之中，土能克水，则脾的功能正常可约束骨的不规则生长。其临床发现"培土制水"内治联合外治法治疗老年跟骨骨刺，具有与口服非甾体抗炎药相似的疗效。吕文良指出脾气虚弱，肝气郁结，肝脾同病是自身免疫性肝病的发病基础，患者肠道菌群紊乱是脾气虚弱，脾失健运的病理表现之一。治疗上应以抑木扶土，实脾理肝，健脾为主作为治疗大法，通过肠-肝轴改善患者肠道微生态，调节机体免疫状态，恢复肝脏正常功能。王学年等临床研究发现基于佐金平木理论选穴和辨证选穴治疗都能减轻功能性消化不良患者的各项主要症状，两种选穴方法取得的疗效相当。在"两胁窜痛，情志不遂易诱发或加重""口干口苦""烧心泛酸""急躁易怒"单项症状方面，基于佐金平木理论选穴的效果更佳，此思路和方法值得在临床上推广使用。杨忠奇等认为脾肾阳虚是冠心病的常见证型，而益火补土法是以"以心为本，五脏相关"为理论依据，建立基于脾肾二脏作用于心的独特治法。从中医对冠心病的认识、益火补土法的理论源流、近现代对其认识及该法在临床的运用四个方面进行阐述，以期为现代医家提供新的思路。林琳等系统评价培土生金中药联合西医常规疗法治疗COPD稳定期的有效性、安全性及证据质量。结论得出培土生金中药联合西医常规疗法治疗COPD稳定期可改善患者的生活质量，并减少急性加重，但在增加运动耐力和安全性评估方面的证据质量低，尚需更多高质量的研究证实并提升证据级别。杨明等基于倾向性评分法探讨金水相生方对晚期前列腺癌临床结局的影响，发现金水相生方对晚期前列腺癌患者的生存有保护作用，可降低晚期前列腺癌雄激素抵抗率和死亡风险。

（三）实验研究

谢丽琴等基于核苷酸结合寡聚化结构域样受体3（NALP3）的"火郁发之法"火针治疗急性痛风性关节炎的研究中发现，火针对急性痛风性关节炎模型大鼠具有抑制NALP3的活化及IL-1β分泌的作用，效果与针刺及秋水仙碱相当。夏文广等探讨"滋水涵木"针刺对局灶性脑缺血再灌注损伤大鼠神经血管单元相关蛋白血管内皮生长因子（VEGF）、突触素（SYN）表达的影响，得出"滋水涵木"针刺能促进大鼠脑梗死后神经血管单元的相关蛋白VEGF、SYN的表达，减少脑梗死体积，促进神经功能恢复的结论。吴宏进等基于蛋白质组学方法研究"泻南补北法"对去卵巢雌鼠脑组织蛋白表达水平的影响，"泻南补北法"可能通过调节γ-氨基丁酸转运体1（GAT1）、载脂蛋白E（ApoE）、应激活化蛋白激酶（JNK）、磷酸化氨基末端蛋白激酶（p-JNK）等蛋白水平，影响脂质代谢、免疫反应、应激反应等，从而实现对去卵巢大鼠的脑部保护作用。吴宏进等观察"泻南补北法"对去势雌性SD大鼠性激素及脂代谢水平的影响，探讨其防治心血管疾病方面的可能作用机制。提出绝经后动脉硬化的病机可用"肝肾精亏为本,心火偏旺为标"来概括,采用"泻南补北法"能够改善围绝经期性激素及脂质代谢,降低围绝经期的远期并发症。康敏霞等观察"滋水涵木方"对高龄卵巢储备功能下降患者子宫血流参数、内分泌功能及体外受精周期结局的影响,发现"滋水涵木方"能够调节高龄卵巢储备功能下降患者子宫血流参数,改善内分泌功能和体外受精周期结局,疗效确切。

二、研究局限与未来展望

基于五行学说的五行治法在临床有一定的局限性。关于相生治法,临床上归纳为以下几个方面:①滋水涵木法;②益火补土法;③培土生金法;④金水相生法,若将相生规律及以此确立的治法结合起来考察时,我们将会发现"益火补土法"对应于"火生土"的关系,"培土生金法"对应于"土生金"的关系,而对应于"木生火"的治法为何?更有即使"益火补土法"对应于"火生土"的关系,其中的"火"也不是心火了。就五行相克确立的治法,诸多文献仅具"抑木扶土法""培土制水法""佐金平木法""泻南补北法",而"火克金"的治法为何?这就是五行理论局限及机械的推导与临床实践应用归纳的不一致性。尽管如此,五行已确立的治法也仍然有效地指导着临床。

关于五行学说,是中医学理论的核心,其在中医学理论体系构建过程中的重要作用及其方法论意义,是有目共睹、毋庸置疑的。针对五行治法只有在理论研究更加深入时,才能更加体现其五行治法的临床思维与应用。

如关于相生问题,倘若从五行相生规律的严格意义上进行纯理论性的理解:①滋水涵木即滋肾阴以养肝阴;②益火补土即益心火以补脾阳;③培土生金即益脾气以补肺气;④金水相生即滋肺阴以养肾阴。但从临床的角度,不难发现这一单向相生治法思维逐渐发展为双向相生治法思维,其中,显而易见者当推"金水相生法","相生"者,相互资生也,其资生的双向性,既包括滋肺阴以养肾阴,又包括养肾阴以滋肺阴,而且后者更为重要。"滋水涵木法""益火补土法""培土生金法"三法,临床上"滋水涵木法"又称"滋补肝肾法",滋补肝肾即肝肾同治,既包括滋肾水以养肝阴,又包括补肝血以填肾精;"益火补土法"又称"温补脾肾法";"培土生金法"实则亦"脾肺同补"。本质上双向相生在临床应用上得到认同,这种临床实践迫使对理论进行修正或再深入挖掘。

再如关于五行互藏理论的深入研究,在五行学说指导下,五脏病证相关治法在临床中发挥重要作用,如基于生克五行确立的抑木扶土法、培土制水法、金水相生法、益火补土法等,基于中土五行确立的运轮复轴法、运轴行轮法、轴轮并运法等。中医学以生克五行、中土五行指导五脏病证确立相应治法已经耳熟能详,然除生克五行、中土五行以外,互藏五行亦是五行学说的重要组成部分,但互藏五行并未得到过多关注,亦未引起足够重视。基于互藏五行系统阐明五脏病证治法的专题研究尚属缺乏,互藏五行能从多角度、多层次解释五脏之间的复杂关系,其指导下的五脏病证治法亦是系统性与层次性兼备。因此,本研究以互藏五行为主要切入点,以五脏病证治法为主要研究内容,旨在系统梳理互藏五行相关内容,深度挖掘其哲学内涵。在互藏五行哲学思想指导下,厘清五脏之间复杂的生理、病理关系,揭示其指导下的五脏病证治法规律和特点,构建互藏五行指导下的五脏病证治法体系,为临床诊疗五脏病证提供参考和依据。

第三节 名家思想

一、国医大师路志正肝脾同治治疗胸痹

路志正教授认为现代胸痹发病与中焦脾胃的关系更为紧密。脾胃为气机之枢,若中焦脾胃有病,

升降失司，气机不畅，则阻碍胸中肺气的宣发与肃降，进而影响到心，可诱发或加重胸痹。临证十分重视中焦气机的调畅，主张调理脾胃当重升降，且常意欲升清则稍配降浊之品，希其降浊而少佐升清之味，从而升降相因，出入相济。临证擅长从脾胃入手，以调理脾胃之法辨治胸痹，所谓"土得木而达""土壅木郁"，故调脾疏肝是胸痹治本之道。肝之疏泄功能无恙，则脾胃升降适度，脾之运化正常，而无胸痹之虞。

验案举隅

患者，女，43岁，主因"劳累后胸闷心慌1年，加重1个月"于2009年6月17日初诊。自2008年4月以来，自觉手脚发凉，曾间断服用中药及桂圆、核桃等食品，至2008年年底变为手、足心热，夜间为著。1年前偶有胸闷、心慌、乏力，劳累及情绪波动时加重，就诊于某医院，经检查诊断为"冠心病稳定型心绞痛"。近1个月来胸闷、心慌症状频繁发作，时感胸闷、心慌、乏力，睡眠欠佳、睡眠不实，易醒，夜间双脚不自主抽动，头晕、耳鸣已半年，夜间较重，左耳内时有疼痛，情绪急躁易怒，左侧头面部不易出汗已10年，面色萎黄无华，大便两日1次，不成形，脱发，月经提前4~5天，色淡红，有血块，白带不多，经前乳房胀痛，口唇淡暗。舌体颤动，舌质淡暗，边有齿痕，苔薄黄，脉弦细。观患者舌质淡暗，边有齿痕，苔薄黄，提示脾虚内有湿热，验其脉弦细，提示肝郁血虚之象。再参其症：乏力，头晕，大便不成形，面色萎黄无华等均提示脾虚，运化不利，气血乏源；脾虚，运化失健，聚湿成痰，痰浊中阻于胸，胸阳不展，故见胸闷；情绪急躁易怒，月经提前4~5天，色淡红，有血块，经前乳房胀痛等提示肝气郁滞。四诊合参，中医诊断为"胸痹"，证属肝郁脾虚，故治当疏肝解郁，健脾利湿，书方如下：柴胡12g，太子参12g，茯苓20g，炒薏苡仁30g，当归12g，白芍15g，姜黄10g，炒枳壳12g，珍珠母（先煎）30g，生姜1片。14剂，每日1剂，水煎分2次服。二诊在上方基础上加减进退，此后患者多次复诊，在调脾疏肝的基础上，依据患者病情变化，调整用药，后随访患者胸闷、心慌未再发作，病情稳定。

按语 首诊方以益气聪明汤、逍遥散、升降散化裁而成。太子参、葛根、白芍，取益气聪明汤之意，此方出自李东垣《东垣试效方》，具有升阳益气之功。柴胡、当归、白芍、茯苓，为逍遥散减白术、甘草而成。全方以丹栀逍遥散、蒿芩清胆汤、升降散加减而成，使肝郁得解，胆胃相和，中州健旺，清升浊降，气机宣通，心气畅达，胸中痹塞之患自除。

二、国医大师张琪培土生金、培土制水法治疗肾病

张琪教授认为脾肾虚损是慢性肾脏病蛋白尿的病机关键。"肾"为先天之本，寓真阳而涵真阴，"脾"为后天之本，脾虚运化无能，分清泌浊功能下降，同时摄精不力，精微不摄即出现蛋白尿，土能生金，脾虚土不生金致肺气虚，精气不得归于肺，肺不能输精于全身，若复外感风邪致肺气为邪郁，宣降不利，精微物质直走膀胱形成尿浊。脾肾先后天互相促进，故肾虚封藏失职，肾不藏精，精气下泄，肾（气）阳虚，火不生土致脾气（阳）亏损，故蛋白尿各证型临证中均多少伴有脾肾亏虚表现，乃由后天之本渐渐消耗，久及肾精，肾虚温煦脾土失职，又促使脾气更虚。

验案举隅

李某，男，31岁。1个月前发生水肿，诊断为肾病综合征，用泼尼松治疗10余天，尿蛋白仍（+++），血浆蛋白24g/L。初诊：面白无华，身体沉重倦怠，饮食无味，便溏，腹胀尿少，舌淡，苔薄白，脉细弱。中医辨证：脾胃虚弱，湿邪留恋，治以补气健脾胃，升阳除湿。方拟升阳益胃汤加减：黄芪40g，党参20g，白术15g，黄连10g，半夏15g，陈皮10g，茯苓10g，泽泻10g，防风8g，羌活15g，独活10g，白芍10g，生姜10g，红枣3枚。2周后二诊，患者尿量增多，腹胀减轻，

大便正常，食欲增加，续服上方半个月后复查尿蛋白（+），血浆蛋白 29g/L，病情明显好转，之后连续用 40 余剂此方加减调治，尿蛋白转阴，血浆蛋白渐好转而恢复正常。

按语 升阳益胃汤首见于李东垣《脾胃论》，原方主要治疗脾胃气虚所致之肺病，原文谓："脾胃之虚，怠惰嗜卧，四肢不收……体重节痛，口苦舌干，食无味，大便不调，小便频数，不嗜食，食不消……当升阳益胃，名之曰升阳益胃汤。"升阳益胃汤虽名益胃，实则升阳益脾。蛋白尿日久，往往脾胃日渐虚惫，湿邪留恋，精微不足，为邪不祛本愈虚之证，故当培补后天正气，以期正胜邪退，虽肺之表证不明显，但因土虚不能生金，故振奋脾胃阳气，升阳化湿，补中有散，散中有收，使正气足阳气升，正气旺而邪难留。现代中药药理研究也表明祛风药能治疗并减轻肾炎蛋白尿，张琪教授临证认为风药必须与补脾胃药合用，取其风能胜湿，湿祛清阳升发之功，脾之运化健则湿邪除，邪祛正安故精微固，尿蛋白遂能由减而消。此型蛋白尿多以浮肿为主要临床表现，患者脾肾阳气不足，清阳不升，湿邪留恋，症状可见体重倦怠，面色萎黄，饮食无味，口苦而干，肠鸣便溏，尿少，大量蛋白尿，血浆蛋白低，舌质淡，苔薄黄，脉弱。张教授治疗此型蛋白尿往往用升阳益胃汤加减多能取效。

三、国医大师夏桂成泻南补北治疗卵巢早衰

《傅青主女科·年未老经水断》中指出"有年未至七七而经水先断者，人以为血枯经闭也，谁知是心肝脾之气郁乎!……然则经水早断，似乎肾水衰涸。吾以为心肝脾气之郁者，盖以肾水之生，原不由于心肝脾，而肾水之化，实有关于心肝脾"；且指出"治法必须散心肝脾之郁，而大补其肾水，仍大补其心肝脾之气，则精溢而经水自通矣"。夏桂成教授宗《傅青主女科》之说，认为卵巢早衰的病机为天癸早竭，肾肝脾亏耗，心肾失交，是女性较为严重的虚损状态。治疗应在重视肾肝脾调护的基础上，加强对心的调治，因此从心调治是治疗卵巢早衰的重要切入点。夏桂成教授一直主张"静能生水"，认为宁心安神之法能够帮助肾阴的恢复，肾水的滋长和心火能否下降息息相关，同时，尚需注意肝脾功能的调护和滋养，注重肝肾同源，强调以先天养后天。

验案举隅

黄某，女，34 岁。初诊日期：2009 年 8 月 9 日。1999 年妊娠，孕不足 2 个月 B 超示胎停行清宫术，后一直避孕，迄今 2 年未孕。近 2 年月经稀发渐至经闭，逾期后间断服用复方去氧孕烯片或者黄体酮等激素来潮。测量卵泡刺激素（FSH）为 10～60U/L。外院诊断为卵巢早衰，拒绝为其做试管婴儿，遂来求治。月经史：初潮 14 岁，经期 5 天，周期 35 天，后至经闭，量中等，有血块，无痛经。婚育史：0-0-1-0（足月产 0 次，早产 0 次，流产 1 次，现存子女 0 个）。末次月经（Lmp）：2009 年 7 月 27 日（服用黄体酮来潮），刻下，偶有烘热感，白带甚少，心烦，夜寐差，乏力，精神不振，出汗较多，颈项腰背疼痛。经间期拉丝样白带少。舌质偏红，苔腻，脉细弦。综合诸证辨为肾阴偏虚，癸水衰少，心肝郁火，神魂失宁。时值经后中末期，以此为之论治。拟方：紫丹参 10g，赤白芍（各）10g，山药 10g，山萸肉 9g，太子参 15g，浮小麦（包）30g，莲子心 5g，川断 10g，杜仲 15g，菟丝子 10g，鹿角霜 10g，五灵脂 10g，合欢皮 10g，茯苓神（各）10g，黄连 3g。10 剂。此后多次复诊，次年成功妊娠，分娩一女婴。

按语 患者月经稀发至闭经伴有烘热出汗等症状，激素检查提示卵巢功能明显下降，属于卵巢早衰的范畴。患者来诊时最大的特点是精神欠佳，心烦夜寐差，此心神不宁，何谈肾的充实。肾主生殖，内寓阴阳，为封藏之本，水火之宅，其年未七七，经水将断，是肾中水火俱虚，癸水衰竭。治疗一则大补肝肾，以二甲地黄汤为主，重在滋养肾水复阴，增养癸水；二则清心滋肾，务求心宁肾实，以清心滋肾汤加减，重在心肾交合，水火既济，肾阴滋长。同时兼以心理疏导，不断增强其

信心，终获良效。注重心肾合治是本案的一个重要特点，夏桂成教授认为心肾相交、坎离交济是脏腑之间重要的交流途径，心肾交合，方得阴平阳秘，肾阴才能得以滋长，所谓"欲补肾者先宁心，心宁则肾实"。案中时时顾护心的调治，以莲子心、黄连之清心，浮小麦之养心，茯神之宁心等，共奏心宁之态，以达肾实之功。

第四节 推荐文献

戴永生，2016. 中医五行研究及临床应用[M]. 贵阳：贵州科技出版社.
张其成，2017. 中医五行新探[M]. 北京：中国中医药出版社.
张德英，2015. 五行辨证：张德英临证思辨录[M]. 北京：中国中医药出版社.
沈悦，屈祥科，聂桐荷，等，2023. 基于"治肝实脾"理论论治酒精性肝纤维化[J]. 中医药学报，51（7）：11-14.
史兴华，郑智礼，于瀚，等，2020. "当先实脾"治法对慢性肝损伤模型大鼠脑肠肽的影响[J]. 现代中西医结合杂志，29（33）：3649-3653，3707.
付弋，2017. 医学广明论-针灸篇[M]. 天津：天津科学技术出版社.
邢玉瑞，王小平，鲁明源，2017. 中医哲学思维方法研究进展[M]. 北京：中国中医药出版社.
余炼，宾东华，尹园缘，等，2022. 从"培土生金，肺合大肠"角度探析参苓白术散防治炎性肠病思路[J]. 中国实验方剂学杂志，28（14）：186-193.
张光霁，张庆祥，2021. 中医基础理论[M]. 4版. 北京：人民卫生出版社.

第五节 参考文献

包一珺，吕文良，强睿，等，2023. 基于肠道菌群与抑木扶土理论探讨自身免疫性肝病的病机与治疗[J]. 辽宁中医杂志，9（3）：55-58.
陈奎铮，金智生，陈彦旭，等，2022. 基于肠道菌群探讨"土郁夺之"在2型糖尿病防治中的应用[J]. 中国中医药信息杂志，8（12）：5-8.
陈远彬，范斐婷，吴蕾，等，2021. 培土生金中药联合西医常规疗法治疗慢性阻塞性肺疾病稳定期的Meta分析与GRADE评价[J]. 中医杂志，62（22）：1970-1978.
冯彬彬，韩俊泉，杨朝帅，等，2023. 基于"土壅木郁"理论探讨肠道菌群失调与胆固醇结石的相关性[J]. 北京中医药大学学报，46（7）：980-984.
郭锦晨，王茎，冯烨，等，2022. 新安王氏内科滋水涵木化痰通络法治疗高血压病经验[J]. 中国中医基础医学杂志，8（8）：1339-1342.
韩延华，康针珍，耿甜甜，等，2022. 龙江韩氏妇科滋水涵木法治疗早发性卵巢功能不全经验[J]. 时珍国医国药，8（2）：477-479.
贺煜竣，杨凌毓，宋伯骐，等，2021. 基于佐金平木理论选穴治疗肝胃不和型功能性消化不良的临床疗效观察[J]. 时珍国医国药，7（12）：2944-2947.
胡荣魁，谈勇，2015. 夏桂成国医大师调治卵巢早衰经验探赜[J]. 江苏中医药，47（5）：1-4.
黄文博，田思雨，陈云凤，等，2023. 基于"金郁泄之"探讨肺结节的病机及风药的应用[J]. 北京中医药大学学报，46（3）：336-339.
贾川，瞿玉兴，谢子康，等，2018. "培土制水"法治疗老年跟骨骨刺疗效分析[J]. 中国中西医结合外科杂志，24（6）：696-700.

康敏霞，崔蕾蕾，黄银娟，等，2022. 滋水涵木方对高龄卵巢储备功能下降患者子宫血流参数、内分泌功能及体外受精周期结局的影响[J]. 中医学报，8（5）：1092-1097.

孔维红，王画，周冰，等，2021. 姜莉云补火生土法治疗慢性萎缩性胃炎经验[J]. 中华中医药杂志，7（3）：1438-1441.

兰春，周姗，王孟清，等，2022. 基于"伏痰"理论探讨"培土生金"法在儿童哮喘缓解期的运用[J]. 中国中医基础医学杂志，8（7）：1182-1184.

李维娜，冯玲，王秋风，等，2020. 国医大师路志正从肝脾论治胸痹撷英[J]. 中华中医药杂志，35（9）：4432-4435.

李昕，马宏博，李梅，等，2023.《傅青主女科》之"木郁达之"思想探微[J]. 中医药临床杂志，35（4）：668-671.

刘晴晴，林炜基，龙文杰，等，2022. 益火补土法治疗冠心病的理论探索及临床应用[J]. 中西医结合心脑血管病杂志，8（1）：176-178.

毛峪泉，林琳，2017. 浅谈"培土生金"治法的实质内涵[J]. 辽宁中医杂志，44（6）：1170-1171.

王靖怡，高嘉良，王阶，2019."火郁发之"探微[J]. 中医杂志，60（13）：1081-1084.

王宇光，张琪，2017. 国医大师张琪从脾肾论治肾病蛋白尿经验[J]. 湖南中医药大学学报，37（9）：925-927.

吴宏进，戴薇薇，王利波，等，2018. 泻南补北法对去势雌性大鼠性激素及脂质代谢的影响[J]. 中华中医药杂志，33（9）：4114-4117.

吴宏进，戴薇薇，王利波，等，2022. 基于蛋白质组学探讨泻南补北法对去卵巢雌鼠脑组织蛋白表达水平的影响[J]. 中华中医药杂志，8（7）：4026-4032.

夏文广，郑婵娟，张璇，等，2017."滋水涵木"针刺对局灶性脑缺血再灌注大鼠血管内皮生长因子、突触素表达的影响[J]. 神经损伤与功能重建，12（1）：14-18，47.

谢丽琴，黄应杰，卢翠娜，等，2018."火郁发之"法火针对大鼠急性痛风性关节炎NALP3炎性体的影响[J]. 中国中医急症，27（1）：86-89，100.

闫英睿，孙紫薇，韩璐瑶，等，2023. 从天干与脏腑功能关系探讨"金水相生"理论[J]. 中华中医药杂志，38（4）：1499-1502.

杨晗，魏凤琴，2019. 张珍玉从气机升降认知"水郁折之"理论及其临床意义[J]. 中国中医基础医学杂志，25（10）：1433-1435.

余炼，宾东华，尹园缘，等，2022. 从"培土生金，肺合大肠"角度探析参苓白术散防治炎性肠病思路[J]. 中国实验方剂学杂志，28（14）：186-193.

张俐敏，周洁，杨继红，2021.《傅青主女科》中补火生土法应用探析[J]. 中华中医药杂志，7（7）：3868-3870.

张思雨，李晓斌，喻明，等，2023. 基于肺脾肾"五行相生"理论论治肺癌[J]. 中国实验方剂学杂志，29（15）：172-178.

张晓蓉，宛欣，程小红，2022. 基于"培土制水"理论辨治特发性膜性肾病疗效观察[J]. 现代中西医结合杂志，8（19）：2657-2662.

朱旭东，杨明，叶和松，等，2022. 基于倾向性评分法探讨金水相生方对晚期前列腺癌临床结局的影响[J]. 中国实验方剂学杂志，8（17）：84-90.

第7论　论心主血脉

心主血脉为中医五脏之心的重要生理功能，属于中医藏象学说的主要内容。本论介绍了心主血脉的生理功能、病理表现，考证了心主血脉在胸痹证治中的源流演变，梳理了心主血脉理论在冠心病等现代疾病中的应用，并从血液循环、能量代谢、神经内分泌等角度对心主血脉的现代研究进展进行了述评。最后，选取了三个现当代著名中医基于心主血脉理论治疗冠心病的典型案例，以求理论与实践的有机结合。

第一节　概　　论

一、理　论　内　涵

（一）心主血脉的基本概念

"心主血脉"出自《素问·痿论》"心主身之血脉"。现代研究者对于"心主血脉"的具体含义、生理功能及病理机制等认识并不统一，可以大致分为两类。

1. 基于解剖学角度认识"心主血脉"

此类认识方法将中医学"心主血脉"的概念与现代解剖学"心血管系统"概念联系起来。以《素问·痿论》中所述"心主身之血脉"为依据，把"心主血脉"作为心的主要生理功能，并且分为"心主血"和"心主脉"讨论。

"心主血"，是指全身的血都在脉中运行，赖于心脏的搏动而输送到全身，发挥其濡养作用，故《素问·五脏生成》曰："诸血者，皆属于心。"此外，还指水谷精微"奉心化赤"，因此心又有生血的作用。血液运载的营养物质能濡养五脏六腑、四肢百骸、肌肉皮毛，以维持其正常的生理功能。因面部的血管最为丰富，心主血脉功能的好坏可直观表现于面部，故有心"其华在面"之说。

"心主脉"，是指心和脉管直接相连，形成了一个密闭循环的管道系统，心气调控心脏的搏动和脉管的舒缩。《素问·六节藏象论》曰："心者……其充在血脉。"即是针对心、脉和血液所构成的一个相对独立的系统而言，心气为血液循行的动力，脉是血液循行的道路，血在心气的推动下循行于脉管之中。血液的正常运行，必须以心气充沛、血液充盈和脉道通利为其最基本的前提条件。现代医学认为心脏属于循环系统中的心血管系统，是血液运行的动力器官，通过节律性收缩，把静脉中的血液不断送到动脉，而心、动脉、静脉、毛细血管则构成心血管系统，可见中医学的"心"不仅仅包括现代医学之心脏，还至少应包括血管在内。

"心主血脉"提示心、血、脉三者在血液循环中的关系极为密切。主血脉的心当为"血肉之心"，是实体的心脏，从而与"主神明"的"神明之心"做出区别。心脏、脉管和血液构成了一个相对独立的系统。这一系统的生理功能，由心脏主持，是血液循环的原动力。心气是维持心的正常搏动，从而推动血液运行的根本动力。全身的血液，依赖心气的推动，通过经脉而输送到全身，发挥其濡养作用。如果心气不足、血液亏虚、脉道不利，势必形成血流不畅，或血脉空虚，而见面色无华、脉象细弱无力等外在表现，甚则发生气血瘀滞，血脉受阻，而见面色灰暗，唇舌青紫，心前区憋闷和刺痛，以及脉象结代促涩等。

2. 基于藏象学角度认识"心主血脉"

也有研究者对上述认识方法持相反观点，张效霞等认为传统中医学是哲学与医学的结合产物，带有整体思维的模糊性质。中医学的藏象与西医学的解剖生理学属于两个完全不同的学术理论体系，对人体结构和功能的认识不能相互通解，《素问·痿论》中的论述不能作为心和脉管直接相连、心气推动血液运行的文献证据。其分析《素问·痿论》"肺主身之皮毛，心主身之血脉，肝主身之筋膜，脾主身之肌肉，肾主身之骨髓"，指出其中的"主"字为主宰之义，"心主身之血脉"只是指心主宰身体的血脉，和肺主宰身体的皮毛、肝主宰身体的筋膜、脾主宰身体的肌肉、肾主宰身体的骨髓具有同样的含义，不过是把身体的皮毛、血脉、筋膜、肌肉、骨髓等分别归属于五脏，指出其功能活动与五脏密切相关而已，并不是说心与脉管直接相连，也不是说心气推动血液在脉管中运行。如果仅按字面理解，肺主身之皮毛就变成了肺与皮毛相连，肝主身之筋膜就变成了肝与筋膜相连，脾主身之肌肉就变成了脾与肌肉相连，肾主身之骨髓就变成了肾与骨髓相连。这反驳了以"心主血脉"作为将心血管系统和中医"心"建立联系的依据。

《素问·六节藏象论》中所说的"心者……其充在血脉"一句也不能理解为心、脉和血液构成了一个相对独立的管道系统。"充"有"充实""充养"之义。"血脉"即"脉"。此句与下文"肺者……其充在皮""肾者……其充在骨""肝者……其充在筋""脾、胃、大肠、小肠、三焦、膀胱者……其充在肌"诸句文例一致，意指心、肝、脾、肺、肾五脏之气分别充养脉、筋、肌、皮、骨五体。《黄帝内经》对五体配属五脏多有描述，如《素问·宣明五气》曰："心主脉，肺主皮，肝主筋，脾主肉，肾主骨。"《灵枢·五色》曰："肝合筋，心合脉，肺合皮，脾合肉，肾合骨。"《灵枢·九针论》曰："心主脉，肺主皮，肝主筋，脾主肌，肾主骨。"其原意都说明五脏与五体之间具有一定的对应联系。因此心主血脉仅从藏象学说本义来认识，是一种五行归类方法，不应简单以解剖学和生理学进行比附。

由于不同时期理论构建的知识体系不同，故所构造出的理论不同。现代人对心主血脉的认识是依据结构与功能的关系，而《黄帝内经》时代则是依据形与气的关系。传统中医学重气化而轻形质，虽有一些对于脏器的解剖认识，如《类经图翼·经络》中记载，心位于胸腔偏左，居肺下膈上，"心居肺管之下，膈膜之上，附着脊之第五椎""心象尖圆，形如莲蕊……外有赤黄裹脂，是为心包络"等，但仍以其藏象功能作为理论核心，而非从脏器的解剖形态来认识其功能。

（二）心主血脉异常的基本病理表现

心位于胸中，其华在面，开窍于舌，在体合脉，所以心主血脉的功能正常与否，常反映于心胸部感觉、面色、舌色、脉象等方面。若心之阳气充沛，心之阴血充盈，则心主血脉功能正常，推动有力，脉道充盛，可见胸中舒畅，面色红润光泽，舌色红活荣润，脉象和缓有力，节律均匀。如果心的气、血、阴、阳失调，则会发生全身相应的血、脉方面的病理改变。

心气是血液运行的动力。心气充足，可推动血液的运行，内而脏腑，外而孔窍，发挥其濡养作用，从而维持人体正常的生理功能。张景岳《类经·脉色类》曰："脉为血气之道路，而脉之营运在乎气。"若心气亏虚，鼓动无力，则心悸怔忡而脉弱或结代；心气亏虚，血行不畅则胸闷心痛；劳则耗气，故活动后诸症加重；气虚功能衰减，卫外不固，故少气懒言，神疲自汗；心气虚则血液不能上荣于面，故面色淡白，舌淡苔白。

心阳有温通经脉、振奋精神、推动心脏搏动不息的作用。心阳亏虚，鼓动无力，故心悸怔忡；血行迟缓，阻滞心脉则心痛，面唇青紫，脉迟；心阳不足，胸阳不振，斡旋无力，故胸闷气短；动则耗气，因而活动后心悸、胸闷加重；阳气虚，温养失司，虚寒内生，故形寒肢冷；寒主收引，阴寒凝滞心脉，故疼痛剧烈，得温则减，多突然发作，畏寒肢冷，伴舌淡苔白，脉沉迟；阳虚卫外不固则自汗，功能衰减则少气懒言；心阳虚不能运血上荣，水湿不化，则面色淡白，舌淡胖嫩，苔白滑。心阳虚若继续发展而至心阳衰竭程度，则往往突然出现面色苍白、冷汗淋漓、肢厥、气微、脉微欲绝等心阳虚脱的危急症状。

脉为血之府，脉管的通畅与否、血脉是否被痹阻滞塞同样会影响血行，发为"心痹"，即《素问·痹论》所说"心痹者，脉不通"。心脉痹阻，首先考虑的就是心之阴阳气血不足造成的病变，其他如瘀血、痰浊、寒凝、气滞等，皆相继由此衍生而起。若心血因心气虚失于推动而瘀，或因心阳失于温煦而凝，或心阳不振而痰浊阻滞，造成血脉不畅而痹阻，多是因虚而痹。反之，瘀血、痰浊、寒凝造成心脉痹阻，均会影响心气、心阳而使之亏乏，成为血脉受阻的继发病理因素。心脉痹阻不通，血行不畅，故心悸怔忡；血行迟滞，可见口唇青紫，面色滞暗，舌淡紫；瘀血内阻，则以刺痛为特征，伴舌色紫暗或紫斑，脉沉涩或结代；继发的瘀阻、痰凝、寒滞等阻滞心脉，不通则痛，故见心胸憋闷疼痛，痛引肩臂，时发时止；痰浊停聚心胸，则以闷痛为特征；气滞心脉，以胀痛为特征，伴脉弦，常因情志因素而发病。

心血是心脏正常搏动的重要物质基础。心血充盈，血液化生有源，则可濡养全身。明代徐彦纯《玉机微义·血证门》曰："饮食日滋，故能阳生阴长，取汁变化而赤为血也。注之于脉，充则实，少则涩，生旺则诸经恃其长养，衰竭则百脉由此空虚，血盛则形盛，血弱则形衰。"心血亏虚，血不养神，则心神失养，症见心悸、失眠、多梦、健忘等。心血亏虚，不能上荣面、舌，故面色萎黄或淡白无华，唇、舌色淡；心血不足，脉失充盈，则脉细弱。阴虚津亏，虚火内扰，故口干咽燥、潮热盗汗、五心烦热。心血虚与心阴虚虽同为心血亏耗，然其间却也同中有异。心血虚者，多兼见面色无华、指甲苍白、肢软乏力、头晕虚眩、唇舌色淡、脉细弱；而心阴虚是由前者进一步发展耗伤心阴而成，肝肾之阴亦受其累，往往累及多脏同病，且"阴气不足则内热"而出现阴虚有热之证，故多并见心烦不寐、心悸怔忡、口干咽燥、手足心热、潮热盗汗、舌红少津、脉细数等症。

二、学术源流

"心主血脉"理论对于中医诊治多种心系疾病均有重要指导作用，其广泛应用于如"心悸""怔忡""心痛""厥心痛""真心痛""胸痹""心痹""胸痹心痛"等疾病的中医诊治。中医传承历史悠久，病名内涵也在不断随时代改变，以下将从不同时期对"心主血脉"理论在胸痹心痛方面的应用进行简要概述。

秦汉时期，对于心主血脉导致心痛的认识，多集中在外邪导致正气亏虚、痰血痹阻，或是寒邪侵袭，阻碍胸阳，使心脉痹阻。如《素问·调经论》曰："寒气积于胸中而不泻，不泻而温气去，寒独留则血凝泣，凝则脉不通。"《素问·至真要大论》曰"寒淫所胜，血变于中……民病厥心痛""寒厥入胃，则内生心痛"。《素问·六元正纪大论》曰"故民病寒客心痛，腰椎痛""寒气卒客于五脏六腑，则发卒心痛胸痹"。《素问·至真要大论》曰："太阳司天，寒淫所胜，则寒气反至，水且冰……血变于中，发为痈疡，民病厥心痛。"以上经文均指出寒邪致血行不畅，痹阻心脉的病理改变。若酷暑炎热，则耗伤心气，也每致血脉运行不畅而发病。如《素问·气交变大论》曰："岁金不及，炎火乃行……民病口疮，甚则心痛。"《素问·刺热》曰："心热病者，先不乐，数日乃热。热争则卒心痛。"《难经·四十九难》曰："故知心病伤暑得之，当恶臭。其病身热而烦，心痛，其脉浮大而散。"可知此时对于心痛的病因认识多集中于外感致病，认为外邪侵袭导致血、脉生变，心主血脉功能失调则心痛。

汉代张仲景提出胸痹的病因病机主要为本虚，《金匮要略·胸痹心痛短气病脉证治》曰："夫脉当取太过不及，阳微阴弦，即胸痹而痛。所以然者，责其极虚也。今阳虚知在上焦，所以胸痹、心痛者，以其阴弦故也。"因"上焦阳虚"，即心肺之阳气虚，引起"阴邪上犯"，即寒邪、痰饮、水邪上逆胸中，胸阳被困，气机阻滞，心脉痹阻而发为胸痹。

隋代巢元方指出素体不足的重要性，复因外邪侵袭，心脉痹阻，发生本病。《诸病源候论·妇人杂病诸候》曰："心痛，是脏虚受风，风冷邪气乘于心也。"《诸病源候论·咽喉心胸病诸候》曰："寒气客于五脏六腑，因虚而发，上冲胸间，则胸痹。"还指出其他脏腑的病变可以影响至心，《诸病源候论·心痛病诸候》曰"心痛而不能饮食者，积冷在内，客于脾而乘心络故也""诸脏虚受病，气乘于心者，亦令心痛，则心下急痛，谓之脾心痛也"。此时期对于胸痹心痛的认识强调心之本虚与外感实邪的结合致病，同时也对胃心痛、脾心痛、久心痛等概念进行了扩展。

唐宋时期，在重视寒邪致病的基础上，对正气不足、胸阳不振所致胸痹亦日渐重视。《备急千金要方·心腹痛》曰："寒气卒客于五脏六腑，则发卒心痛胸痹。感于寒，微者为咳，甚者为痛。"《太平圣惠方·治卒心痛诸方》也说："夫卒心痛者，由脏腑虚弱，风邪冷热之气客于手少阴之络。正气不足，邪气胜盛，邪正相击，上冲于心。心如寒状，痛不得息，故云卒心痛也。"《太平圣惠方·治胸痹心背痛诸方》曰："夫胸痹心背痛者，由脏腑虚寒，风冷邪气，积聚在内，上攻胸中，而乘于心，正气与邪气交争，阳气有余，阴阳不和，邪正相击，故令心背彻痛也。"指出胸痹主要是由于本虚胸阳不振不能温煦，又因阴寒外袭而成。《圣济总录·心痛门》也论述了脏虚与寒邪的作用，如有"卒心痛者，本于脏腑虚弱，寒气卒然客之""虚极之人，为寒邪所客，气上奔迫，痹而不通，故为胸痹""体虚之人，寒气客之，气结在胸，郁而不散，故为胸痹"的论述。同时也指出阳虚，经气上逆，致阳虚阴厥引起厥心痛，"论曰手少阴，心之经也，心为阳中之阳，诸阳之所会合，若诸阳气虚，少阴之经气逆，则阳虚而阴厥，致令心痛，是为厥心痛"。《玉机微义·心痛》中指出胸痹不仅有实证，亦有虚证，如"然亦有病久气血虚损及素作劳羸弱之人患心痛者，皆虚痛也"。

元明清时期，在强调外因的同时，也重视内伤情志、饮食所伤，并逐渐重视瘀血，明确提出了"污血冲心""火邪犯心"等观点。《脉因症治·心腹痛》指出："厥心痛，乃寒邪客于心包络也。"徐春甫在《古今医统大全·心痛门》中也指出："真心痛者，寒邪伤其君也，手足青至节，甚则旦发夕死，夕发旦死。"《丹溪手镜·妇人胎产》曰："心痛，因宿寒搏血，血凝其气，气与血并。"指出寒凝血瘀气滞引起心痛的发生。虞抟指出心痛与"污血冲心"，即瘀血有关。《医学正传·胃脘痛》曰："有真心痛者，大寒触犯心君，又曰污血冲心，手足青过节者，旦发夕死，夕发旦死。"《杂病广要·胸痹心痛》曰："古有患胸痹者，心中急痛如锥刺，不得俯仰。蜀医谓胸府有恶血故也。"《证治准绳》提出用大剂量桃仁、红花、降香、失笑散等治疗死血心痛。《时方歌括》以丹参饮治心腹诸痛。《医林改错》以血府逐瘀汤治胸痹心痛等，至今沿用不衰，为治疗胸痹开辟了广阔的途经。清代陈士铎《辨证录·心痛门》则补充"火邪犯心"这一病因。"夫真心痛，原有两症，一寒邪犯心，一火邪犯心也。寒犯心者，乃直中阴经之病，猝不及防，一时感之，立刻身死。死后必有手足尽紫黑者，甚则遍身俱青，多非药食能救，以至急而不遑救也。倘家存药饵，用人参一二两，附子三钱，急煎救之，可以望生，否则必死。若火犯心者，其势虽急而犹缓，可以远觅药饵，故不可不传方法，以救人也。"

综上所述，对于"心主血脉"理论在胸痹心痛方面的应用而言，其病因认识从单纯外感致病逐渐转向内外因及病理产物的综合性认识，强调本虚标实及瘀血、痰浊等病理产物对于疾病发生发展具有十分重要的意义。

第二节 述 评

一、近代研究

（一）理论研究

现代研究者对于"心主血脉"理论的研究多有独到见解，常强调此理论在多种现代疾病如冠心病、动脉粥样硬化等的应用中能起到指导作用，对于辨证论治胸痹心痛具有重要意义。

张志雄等认为心主血脉失调相关的病理变化主要体现在以下四方面：第一，心属阳，为阳中之阳。心阳不足，不能温运心气，就会影响血液运行，终致气血凝阻。第二，脉束血行，血不循经就会发生亡血，如冲任不固，发生崩漏。第三，心主营血，又主营卫。一旦心的功能失常，会影响营血和营卫。第四，心与脉相连，心有病，从脉象上可直接体现。如心阳不足，脉搏鼓动无力，可出现细脉。

张溪媛等认为心主血脉功能失调可能导致动脉粥样硬化，并从心主血功能失调和心主脉功能失调两方面来论述。心主血功能失调，可能由年老体衰、素体不足、高脂饮食等因素导致，心脏无法正常搏动及推动血液运行。血行不利，停于脉中，产生"瘀血"，日久化火而蕴"毒"成"痰"。"瘀""毒""痰"阻滞脉道，侵及脉壁，可导致动脉粥样硬化。

刘秀美等认为动脉粥样硬化与心主血脉功能失调有着密切的联系。心为"君主之官"，主宰各脏腑的功能活动，这个主宰功能是靠心主血与心主脉来实现的。心主血、心主脉任何一种功能失司，则不能输送血中营养至各个脏腑。心不受血而不能鼓动，发为"胸痹"；肝肾不受血则髓海不充、目不能视，发为"眩晕"或"中风"；足不受血则不能行，发为"偏枯"。

周次清指出，以前对于冠心病的研究主要在于气虚血瘀方面，却忽视了痰浊致病。早在《黄帝内经》中已有明训，说"心痹者，脉不通"，与现代医学所谓动脉粥样硬化类似。即使是对本病提出系统辨证论治的张仲景亦重痰说，此从瓜蒌薤白白酒汤、瓜蒌薤白半夏汤等组方中可见一斑。痰浊之生，可由瘀内停，津液涩渗，停而不去所致。

王庆其认为，从"心主血脉"的角度来解析冠心病的病机，大致可分为心气虚、心气滞、心阳虚、心阴虚、寒克心脉、热邪扰心六种，阐释如下：①心气虚，无力推动血行，可致血瘀心脉痹阻。如《医林改错》曰："元气既虚，必不能达于血管，血管无气，必停留而瘀。"②心气滞，气滞则血行不畅，心脉可痹阻不通。主要原因是七情不畅，心气郁结于内。如《素问·举痛论》曰："思则心有所存，神有所归，正气留而不行，故气结矣。"③心阳虚，血脉不得温煦，阴寒内生，可产生痰湿、寒凝、血瘀、气滞之邪痹阻心脉。心属火脏，心气喜温而恶寒，所以，在冠心病的诸多病机中，心阳虚被认为是该病的重要病理机制。④心阴虚，阴血不足，则血虚成瘀，痹阻心脉。多见于冠心病之缺血性心肌病中的心律失常。⑤寒克心脉，寒邪侵入心脉，寒凝气滞，可使心脉痹阻。《素问·举痛论》曰："寒气客于背俞之脉，则脉泣，脉泣则血虚，血虚则痛。其俞注于心，故相引而痛。"寒邪收引，客于心脉可致心脉气滞、挛缩，则血虚，血虚则心痛，是为"不荣则痛"。这相当于西医学中受寒可导致冠脉痉挛，产生心肌缺血。⑥热邪扰心，脉中之血被火热之邪煎熬成瘀，可使心脉痹阻。或因情志不畅，心气不疏，郁而生热，或因嗜食烟酒肥甘，痰热内生，或因暑热邪气，可见热邪客于心脉。清代尤在泾在《金匮翼·心痛统论》中说："心主诸阳，又心主血，是以因邪而阳气郁伏，过于热者痛。"

国医大师颜德馨认为胸痹由于成因不同，多责于痰饮、瘀血、寒积、气滞及心之气血阴阳亏虚，其主要病机在于阳微阴弦，即各种原因造成的阳气功能的虚衰，心之气血运行不畅，瘀血、痰浊痹阻心胸，故产生胸闷、胸痛、心悸等症。阳微是指阳气不足，阴弦是指寒积、痰饮、瘀血等实邪太过，以虚阳受阴邪之击故发胸痹。不通则痛仅是胸痹心痛病机的一方面，而虚则不荣，心失所养亦可产生心痛，即不荣亦痛。胸痹多突发，忽作忽止，迁延日久，正气必虚，加之老年患者，脏腑本虚，功能减弱，常致气机阻滞，血瘀不行，痰浊内生，痹阻心脉，不通则痛。因此，胸痹多为虚证或本虚标实证，心脾气虚为本，瘀血、痰浊、气滞、寒积为标。

（二）临床研究

1. 心脏病证的诊断标准与规范化研究

受中华中医药学会心血管病分会委托，王阶等采用文献分析、专家咨询、临床流行病学调查等方法，基于全国五个中心 1069 例冠心病心绞痛病例，运用自组织竞争神经网络、复杂系统熵聚堆、复杂系统熵的关联度、聚类分析、因子分析、多元对应分析、判别分析、多元线性回归分析，并结合专家经验，于 2018 年初步建立了冠心病心绞痛证候要素诊断标准，以提高临床治疗水平。

2. 心主血脉的临床实践

心主血脉理论涉及循环系统中的心脏、血液、血管等内容，若心主血脉功能异常，则心脏及血管的结构、功能、血流等也会出现异常，因此其临床疾病多集中在心脏疾病、血管病变及脑病等。

孙夕童等从"心主血脉"失常的角度分析了快速型心律失常的病因病机，并据此提出补气温阳、养阴通脉、安神定悸的治法，方以人参四物汤加减治疗，验之临床收效甚佳。张艳教授认为心脑动脉粥样硬化的病理基础即为心主血脉。动脉粥样硬化（AS）的根本在于心主血脉功能失调，其病位在全身脉壁，若累及脑血管则出现脑卒中，累及心血管则发为冠心病。故防治上以"通"为要，通过调畅情志、清淡饮食来顾护心气，适当运动、注意保暖以通利脉道，促使心主血脉功能之正常发挥。

刘玉莲等认为，瘀血阻络、血脉闭阻是闭塞性动脉硬化症的主要病机，心主血脉功能失调是其主要病因，因此，从"心"论治，注重心、血、脉三者的关系，通过调节心的气血阴阳，恢复心主血脉的正常功能，是治疗该病的关键。

丁元庆基于中风病在血脉，损及脑髓神机的病机理论，探讨了心主血脉失常与中风发病的内在联系。在心脑一脉相承、共主神明的认识基础上，分析中风的发病机制，结合当代研究进展，阐述心主血脉与中风病机的相关性。认为心主血脉失常是中风发病的基础病理损害，主要涉及心脏病变，如心率、心律、心脏瓣膜病变及其形态学改变，以及血压、血流动力学、血液、血脂、血管特别是动脉病变。凡此均责之于心主血脉失常，终致血脉损伤，血行不利，痰浊瘀血阻滞，脑脉闭塞或血溢脉外，发生中风。心脑一脉相通，心主血脉失常是中风最常见的病机，维护心、血、脉结构与功能的正常状态是预防中风的着眼点。

鞠上主任基于"心主血脉"理论，认为糖尿病足的病因病机多为心气不足、阴血亏虚，导致足部失养，治疗上多用滋阴养血、益气温阳、活血止痛之品，方用炙甘草汤加减，效如桴鼓。周炎等基于"心主血脉"讨论了勃起功能障碍的论治，指出心主神明为五脏六腑之大主，是性之缘起、勃起之始因；心主血，濡润脏腑，滋养宗筋；心主脉，脉管柔软完整，滑利通畅，则能宗筋血脉充盈，达到怒、大、坚、热。因此该病的治疗上注重安心神，养心血，同时兼顾健脾运，交心肾，使化生有源，水火相济，对临床具有重要的指导意义。

（三）实验研究

随着中医藏象理论现代研究的深入开展，人们从不同方面、不同层次对"心主血脉"进行了探讨。心主血脉理论全面准确地概括了心脏在血液循环过程中所起的重要作用。在心的主宰、控制下，以心气为动力，以血脉为物质基础，血行脉中，濡养五脏六腑、四肢百骸。若心主血、心主脉任何一种功能失调造成气滞血瘀、心脉痹阻、脉道不利则可发展为动脉粥样硬化。以现代解剖学为基础，以中医脏腑功能为结合点开展的中西医结合研究，也为中西医心在生理病理上的密切关系提供了依据。

1. 心主血脉与血液循环

早在 20 世纪 90 年代吴双虎等就已通过实验证实了血瘀证中存在微循环障碍，而氧化应激在早期即开始参与血瘀证的启动与形成，其通过刺激血小板活化，增加血小板对内皮细胞的黏附作用，进而促进血栓形成。中国医学科学院活血化瘀治则研究协作组曾通过观察活血化瘀方药冠心 2 号方对腺苷二磷酸（ADP）诱导血小板聚集的影响，佐证了活血化瘀药物具有抑制血小板聚集的作用，从而开创了从血小板活化角度阐述血瘀证现代病理机制的先河。有研究指出,血府逐瘀汤可以降低冠心病患者单核细胞趋化蛋白-1、血栓素2、超敏C反应蛋白的表达,改善血脂水平,减少脂质沉积,抑制斑块形成,抑制炎症因子表达,减轻心肌损伤,稳定血管内皮细胞,从而提高临床治疗效果。陈宝珍等研究发现,心血瘀阻证患者血小板α颗粒膜蛋白、纤溶酶原激活物抑制物等指标的异常程度最为明显。

2. 心主血脉与神经内分泌系统

心脏不仅是动力射血器官和神经-体液作用的效应器官,也是一个内分泌器官。血管不仅是血液循环的通道,血管内皮也不单是一种被动性血管上的覆盖物,它也具备内分泌功能,参与体内平衡、炎症反应和免疫反应。心血管系统通过自分泌、旁分泌、胞内分泌、循环分泌和神经分泌等方式,分泌多种生物活性物质,既有自身调节作用,维持循环系统的相对功能,又参与多种生理病理过程,调节整体的生命活动。

人们相继在心血管系统中发现各种激素,主要有心源性激素[如心钠素、脑钠素、抗心律失常肽、内源性洋地黄素、肾素-血管紧张素(Ang)等]、血管内皮细胞产生的激素[如内皮舒张因子、内皮收缩因子、内皮素(ET)、血管紧张素转换酶、血小板活化因子等]、心脏神经递质[如儿茶酚胺(CA)、乙酰胆碱(ACh)、降钙素基因相关肽(CGRP)、神经降压素(NT)、神经肽酪氨酸(YNPY)、血管活性肠肽(VIP)等]。心脏能将心血管分泌的激素直接释放进入血液,周流全身到某一靶器官及组织,发生生理效应。目前研究证明心血管系统本身就存在一个局部的肾素-血管紧张素系统,通过自分泌、旁分泌和胞内分泌,自身合成、释放肾素和血管紧张素,调节局部血流和血管紧张性,在心血管疾病中起重要作用。血管内皮细胞产生的内皮素是目前最强的内源性缩血管物质,对脑血管和冠状血管具有强大的血管收缩作用。神经血管系统的调节肽是目前最强的扩血管物质,具有强大的舒张冠状动脉和脑血管的作用,是调节心脑血管活动的重要肽类神经纤维。因此,心脏不仅是泵血器官,也是调节生命代谢的内分泌器官,它以心肌细胞、血管内皮细胞、平滑肌细胞等心血管系统结构和功能单位作为信息交换、能量互动及功能活动场所,即通过"心系"的主泵、载体和本体作用,发挥其生理效应。

3. 心主血脉与能量代谢

周曼丽等认为中医学所论述的"心气"与西医学的"线粒体-能量"在功能上极其相近、密切相关。线粒体作为细胞代谢网络的中心枢纽,能够产生与"气"有共性特征的ATP物质,而线粒体的数量和质量依赖于协调线粒体动力学、线粒体生物发生及其错综复杂的相互作用的质量控制体系。线粒体形态和数量主要取决于其融合和分裂活动的平衡,线粒体融合蛋白2及视神经萎缩蛋白1(OPA1)可分别介导相邻线粒体内外膜的融合;动力相关蛋白1(Drp1)被认为是选择性移除受损线粒体的潜在上游效应因子。方子寒等证明,中药益气活血方可通过上调OPA1表达促进线粒体融合、下调Drp1表达抑制线粒体分裂,并促进部分健康的线粒体融合以保证线粒体质量,从而在不增加底物的基础上提高线粒体为心肌供能的效率。姜文睿等指出,"气"是维持人体正常生理功能所必需的物质,"补气"理论很大程度上与纠正能量代谢障碍相关。腺苷-磷酸(AMP)依赖的蛋白激酶(AMPK)/过氧化物酶体增殖物激活受体γ辅助活化因子-1α(PGC-1α)是近年来新发现的一条在促进线粒体生物发生和改善心肌能量代谢方面发挥重要作用的信号通路,其中AMPK通过磷酸化PGC-1α促使其从细胞质移位到细胞核,从而触发线粒体的生物发生。王臻等的实验表明,补阳还五汤可激活AMPK并上调PGC-1α的表达,通过促进线粒体的生物发生而改善心肌细胞线粒体的功能,从而增加心脏的能量生成,延缓心力衰竭的进程。

综上所述,现代研究认为心脏具有极其复杂的机体效用,其节律性收缩可以为射血提供动力,其与神经内分泌的密切联系与"神明之心"有极高的相似性,其内分泌作用可以调节身体血管内皮的收缩舒张,调节全身血流情况和能量水平。

二、研究局限及未来展望

由于心主血脉属于中医藏象学说的一部分，目前研究者对于心主血脉的研究集中于理论及实验研究，较缺乏高质量的临床试验。理论研究中主要围绕心主血脉对于心血管系统疾病的影响来讨论，对于其病理机制进行详细阐述。实验研究则偏向于对心脏的生理学功能及解剖功能和心主血脉相似性的研究。从现代医学中心脏的内分泌、泵血功能及与神经系统的联系等方面论述心脏功能和"心主血脉"理论的极高相似性，"心主血脉"理论指导了"心病从血脉医"的治法思想。根据"心主血脉"理论，是否可以通过调节心之气血阴阳，乃至"养其四脏则心自安"的方法，而达到保护和修复血管内皮的作用，甚至减缓血管内皮的老化，从而提高冠心病的疗效，减少冠心病的发生呢？这是一个值得尝试和研究的方向。中医学从宏观立论，崇尚整体观；西医学从微观立论，强调分解观，只有宏观与微观认识的辩证统一，才能真正、全面地认识生命的奥秘。

第三节 名家思想

一、国医大师朱良春通络法治疗冠心病

国医大师朱良春认为冠心病隶属于中医学"真心痛""胸痹"的范畴。冠心病总属本虚标实，病位虽在心，但与诸脏关系密不可分。朱良春教授提出痹证病机之特点为"久痛多瘀、久痛入络、久病多虚、久必及肾"，冠心病病程长，涉及"痰、瘀、风、虚"四个病理阶段，与痹证的病机特点极为类似。因此朱良春教授在精准辨证用药的基础上，善用虫药通络、立益气化瘀通络、祛风止痛通络、益气化痰通络、补肾温阳通络、补气养阴通络、芳香走窜通络诸法治疗冠心病，取得良好疗效，为后世从络病角度论治冠心病提供广阔的思路。

验案举隅

范某，女，68岁，城镇居民。前胸作痛，疼痛固定，板滞不舒，气短伴窒息感，夜寐差，苔薄腻，脉弦代。心电图示：房性期前收缩，左心室肥厚，心肌损害。辨为气机失畅，心脉痹阻，治宜益心气、通心脉，以宣痹散结、调气宽胸为治法。予汤剂：太子参20g，合欢皮、全瓜蒌、紫丹参各15g，炙甘草12g，薤白、郁金、降香、娑罗子、火麻仁各10g。服药5剂，心气复展，胸痹渐开，胸痛气窒减轻。患者再服5剂，诉胸痛停止。

按语 本病例前胸作痛、板滞不舒为心气虚衰，胸阳不舒，络脉不畅所致；疼痛固定为肝气不舒，气不行血，血停于脉络所致；气短伴窒息感为心气虚衰，气机不畅所致；夜寐差为情志不畅，心神内扰所致；苔薄腻、脉弦代为气机不畅，心脉瘀阻之象。综上所述，以上均为心气虚衰、胸阳不舒，肝气郁结、血瘀脉络之证候，患者热象不明显，故用太子参以平补心气；加合欢皮畅心脉；薤白、全瓜蒌通阳散结，行气导滞；紫丹参、火麻仁活血化瘀；炙甘草调和诸药。本案例患者见气机不畅，故选用娑罗子、降香、郁金理气通络。全方以益心气为本，以疏肝解郁、行气活血为标，配合通络药的使用，患者心气复展，胸痛停止。

二、施今墨治疗心阴不足型冠心病

施今墨临床经验丰富，他论治冠心病之成因，常分为虚实两个方面，实则多责之于痰饮、瘀血、寒积、气滞，虚则多责之于心之气、血、阴、阳亏损。因此，对治则之确立也多有侧重，然又不拘于一法一方。一般而言，祛痰化饮多用瓜蒌、薤白，活血化瘀则用血府逐瘀汤，寒积所致喜用附子，

气滞为主则当破气，首选麝香，中成药苏合香丸、六神丸亦常用之。至于虚证，重在扶正，重视心气之作用，临床辨证根据脉率快慢而有阴阳之别，阳虚重用麻附细辛、桂枝龙牡，阴虚喜用生脉散、天王补心丹及甘麦大枣汤，阴阳两虚则选用炙甘草汤，对于虚实夹杂者则以扶正达邪、剿抚兼顾。诸法应之临床，颇有效验。

 验案举隅

符某，女，50岁。患心绞痛多年，屡经医治，只能缓解一时，病根难除，2年前曾大痛一次，情况严重，入院治疗数月。近年来经常心绞痛发作，发作时脉缓慢，每分钟不足六十至。血压波动，一度增高至180/130mmHg，现时110/70mmHg。症状见头晕、气短、胸闷、心烦、不能起床只能睡卧，食欲、睡眠及二便尚属正常。1年前断经。舌质绛，脉细弱。辨证立法：发病多年，气血两亏。心主血脉，阴血不足，肝失所养，故头晕、心烦、疲极多卧。疏泄失司，气机不畅，故胸闷时发心痛。阴虚火旺，舌质绛。治以养心和肝，调理气血。处方：紫丹参20g，干薤白6g，炒远志6g，柏子仁12g，五味子（打）5g，全瓜蒌（打）15g，朱茯神12g，台党参10g，醋柴胡3g，寸麦冬6g，卧蛋草6g，杭白芍10g，炒枳壳5g，炙甘草3g。二诊：药服4剂，已能起床，且可出门散步15分钟，每日散步2~3次，心绞痛未发作，胸闷、气短好转，仍觉心烦，遵前法加药力。处方：干薤白10g，龙眼肉6g，紫贝齿（紫石英12g同布包），柏子仁10g，苦桔梗5g，醋柴胡3g，炒远志6g，熟枣仁10g，杭白芍10g，紫丹参20g，炒枳壳5g，炙甘草3g，台党参10g。另以血琥珀、三七各2g，共研细末分装胶囊，随药分2次送服。三诊诸症皆平，遂以丸药善后。

按语 古人论胸痹心痛，多为阳虚，施师认为："阳虚固有之，阴虚者尤多见。"本案以养心和肝，调理气血为法，气血和谐，血行流畅，通则不痛也。化裁养心汤、生脉散、瓜蒌薤白汤、四逆散诸方，加用三七、丹参、血琥珀，活血化瘀、养心安神，多年未愈之疾，7剂之后基本好转，遂予丸方巩固，服丸药期间，心绞痛迄未复发，已恢复工作，返其故乡后年余，通信探询，健康良好。

三、国医大师阮士怡双心同调、形神并重治疗冠心病

基于中医学"血脉之心"与"神明之心"相互联系、相互影响的思想，国医大师阮士怡提出治疗冠心病当双心同调、形神并重。在临床中他常使用行气活血安神，软坚化痰安神，疏肝解郁、清热泻火，调理脾胃、恢复升降，滋阴养血安神，固本培元、平衡阴阳等方法调治患者，疗效显著。

 验案举隅

患者，男，54岁，2012年9月13日初诊。主诉：胸背不适5年余，加重2周。现病史：胸背不适、疼痛，腰背畏寒喜暖，久坐颈背僵直不舒，易出汗，汗后畏寒加重，偶有头晕，自觉头部胀闷，足部湿疹频发，纳可，寐差，易醒，大便干溏不调。舌质紫暗，苔薄白，脉沉细。辅助检查：心电图提示（2012年7月26日）：ST段及T波异常，前侧壁、下壁心肌缺血。心脏彩超提示（2012年6月22日）：主动脉硬化，左心室舒张功能减低，左心室壁运动欠协调，三尖瓣反流（Ⅰ度）。血压120/80mmHg。辨证为脾肾阳虚证。治宜温肾助阳，活血行气。药物组成：茯苓10g，川芎10g，丹参10g，郁金10g，香附10g，补骨脂10g，五味子10g，葛根10g，当归10g，白芍20g，生龙齿30g，紫石英20g，白豆蔻6g。7剂，水煎温服，每日1剂。2012年9月20日复诊，服药后胸背不适及疼痛减轻，颈背僵直好转。但仍易出汗，畏寒，遇寒或食冷后腹泻。以原方中去葛根、白芍，加熟地黄15g、山萸肉10g、泽泻30g、鳖甲30g、海藻15g，继服7剂。患者服药后自诉症状明显减轻。

按语 肾属水，心属火，两者相互影响、相互制约，若阴阳平衡，则水火既济，心肾相交。患者年龄54岁，畏寒喜暖，为年过半百肾阳已衰的表现。肾阳虚衰，不能上济于心，心内阳气不足，鼓动血液运行之力减弱，血行不畅，导致心脉痹阻而发为胸痹心痛、舌质紫暗。肾阳虚导致脾阳虚，则见大便干溏不调。脾肾阳虚，水液输布代谢及运化功能异常，可见足部湿疹频发，阳虚卫外不固，易出汗。另外，"血脉之心"和"神明之心"相互影响，故心脉痹阻不通、胸痛，"血脉之心"功能失调，引起"神明之心"功能失调，患者寐差，易醒。本病病位在心，脾肾阳虚为本，气血阻滞为标。故治疗当温肾助阳，活血行气，形神同治。方中川芎、丹参活血止痛，郁金、香附行气活血，当归、白芍养血活血，以上药物均针对心气血凝滞、痹阻不通之标实。补骨脂、五味子、白豆蔻温补脾肾，加茯苓健脾和胃，同时又能养心安神，以缓解本虚之脾肾阳虚证。重用生龙齿、紫石英，以镇心安神，调解"神明之心"，以恢复"血脉之心"的功用。用葛根解肌止痛。复诊时，为进一步减轻患者胸背不舒、疼痛症状，故加鳖甲、海藻，共奏软坚散结之效，与原方中活血行气药物相协，可祛除标实。熟地黄、山萸肉、泽泻，可在补肾填精的同时泻肾降浊，补泻并用。本案采用双心同调、形神并重的治疗策略，故收到了较好疗效。

第四节 推荐文献

赵坤，李成卫，王庆国，2018. 基于《黄帝内经》形气观分析心与血脉的关系[J]. 中医杂志，59（5）：361-364.

姚怡，王庆其，2017. 论《黄帝内经》"心主血脉"理论对冠心病诊治的启发[J]. 中华中医药杂志，32（6）：2397-2401.

孙刚，烟建华，2008.《内经》"心主血脉"学术解读[J]. 中华中医药学刊，26（6）：1312-1314.

李柳骥，2007. 冠心病心绞痛古今中医文献整理与研究[D]. 北京：北京中医药大学.

马骏，2003. 胸痹心痛病证的古代文献研究与学术源流探讨[D]. 北京：北京中医药大学.

赵志宏，2013. 冠心病中医治疗学[M]. 北京：中国医药科技出版社.

张问渠，1982. 冠心病[M]. 北京：人民卫生出版社.

王永安，薛一涛，1995. 中医治疗冠心病[M]. 济南：山东科学技术出版社.

王丽丹，李文杰，2018. 心主血脉理论考析[J]. 辽宁中医杂志，45（6）：1173-1176.

朱灵妍，周端，2016. "心主血脉"理论与肾素—血管紧张素—醛固酮系统生物学网络的相关性探讨[J]. 广州中医药大学学报，33（6）：875-877.

第五节 参考文献

段学忠，周次清，1991. 益气化瘀汤治疗老年高血压病30例[J]. 新中医，（3）：27-29.

方子寒，谢盈彧，王铭扬，等，2020. 益气活血方对慢性心力衰竭大鼠心室重构的干预作用及其机制[J]. 中国实验方剂学杂志，26（4）：82-87.

何淑佩，尹克春，2021. 国医大师朱良春通络法治疗冠心病经验[J]. 四川中医，39（10）：8-10.

黄小龙，2013. 古今医家诊治胸痹经验初探[D]. 北京：北京中医药大学.

黄烨，殷惠军，陈可冀，2011. 心主血脉与血栓前状态[J]. 中华中医药杂志，26（4）：633-636.

姜文睿，王阶，2017. 透过慢性心力衰竭探讨宗气与心肌线粒体的关系[J]. 中华中医药杂志，32（5）：2084-2086.

李磊，2015. 医道求真[M]. 上海：上海科学技术出版社.

李柳骥，2007. 冠心病心绞痛古今中医文献整理与研究[D]. 北京：北京中医药大学.

刘秀美, 张艳, 于睿, 等, 2010. 浅谈心主血脉与动脉粥样硬化的相关性[J]. 世界中西医结合杂志, 5(3): 190-191.

马骏, 2003. 胸痹心痛病证的古代文献研究与学术源流探讨[D]. 北京: 北京中医药大学.

施今墨, 2001. 中国百年百名中医临床家丛书-施今墨[M]. 北京: 中国中医药出版社.

王丽丹, 李文杰, 2018. 心主血脉理论考析[J]. 辽宁中医杂志, 45(6): 1173-1176.

王琦, 2004. 中医藏象学[M]. 2版. 北京: 人民卫生出版社.

王臻, 李洁白, 董昕, 等, 2019. 补阳还五汤对舒张性心衰大鼠心肌线粒体能量代谢及 AMPK/PPARα 信号通路的影响[J]. 中国实验方剂学杂志, 25(9): 12-17.

吴双虎, 薛承锐, 齐清会, 1999. 氧自由基对血瘀证患者微循环影响的临床研究[J]. 中国中西医结合外科杂志, 5(5): 287-289.

熊鑫, 高占华, 赵印涛, 等, 2023. 国医大师阮士怡以"双心同调, 形神并重"治疗冠心病经验撷英[J]. 西部中医药, 9(2): 24-27.

严夏, 李际强, 颜德馨, 2005. 颜德馨教授益气活血法治疗胸痹经验介绍[J]. 新中医, 37(8): 7-8.

杨丁友, 段学忠, 周次清, 2001. 舒心益脉胶囊对冠心病不稳定性心绞痛患者血小板活化功能的影响[J]. 中国实验方剂学杂志, 7(4): 50-51.

姚怡, 王庆其, 2017. 论《黄帝内经》"心主血脉"理论对冠心病诊治的启发[J]. 中华中医药杂志, 32(6): 2397-2401.

张保亭, 颜乾麟, 颜德馨, 等, 2005. 106例急性冠状动脉综合征患者证候分布特点研究[J]. 中医杂志, 46(7): 529-532.

张介眉, 2000. 中医学现代研究[M]. 武汉: 武汉出版社.

张溪媛, 张艳, 2008. 心主血脉与动脉粥样硬化相关性研究[J]. 长春中医药大学学报, 24(6): 632-633.

张效霞, 2006. 回归中医: 对中医基础理论的重新认识[M]. 青岛: 青岛出版社.

张效霞, 2012. 医海探骊: 中国医学史研究新视野[M]. 北京: 中医古籍出版社.

张志雄, 1981. 心主血脉的中医理论及胸痹心痛的治疗体会[J]. 第二军医大学学报, 2(2): 99-102.

章薇, 2004. 心主血脉的内涵考释[J]. 中医药学刊, 22(2): 253-254.

赵存娥, 2000. 实用中医藏象学[M]. 北京: 中医古籍出版社.

赵坤, 李成卫, 王庆国, 2018. 基于《黄帝内经》形气观分析心与血脉的关系[J]. 中医杂志, 59(5): 361-364.

赵铁建, 2013. 中西医结合生理学[M]. 北京: 科学出版社.

周曼丽, 俞赟丰, 罗晓欣, 等, 2021. 线粒体动力学介导冠心病血瘀证心肌能量代谢[J]. 中国实验方剂学杂志, 7(21): 80-90.

周曼丽, 周霞辉, 张宜帆, 等, 2023. 基于"心主血脉"理论探讨冠心病血瘀证形成机制[J]. 实用心脑肺血管病杂志, 9(2): 105-107.

周霞辉, 罗晓欣, 周曼丽, 等, 2022. 冠状动脉粥样硬化性心脏病血瘀证表观遗传学研究进展[J]. 中国中医药信息杂志, 8(6): 148-152.

第8论 论肺主气

肺主气是肺的基本生理功能，是藏象学说重要的研究内容。本专论以肺主气的概念为基础，阐释肺主呼吸之气和主一身之气的功能，并梳理学术源流，对其发生学和宗气的内涵实质予以研究，力求深度解析中医学肺主气的理论。同时系统总结当代肺气虚证的实验和临床研究进展，多维度解读肺气虚证的内涵，以期深化对肺生理功能的认识，丰富中医学肺主气的理论。

第一节 概　　论

一、理　论　内　涵

（一）肺主气的基本概念

肺主气包括主呼吸之气和主一身之气两个方面。肺主呼吸之气指肺具有吸入自然界清气，呼出体内浊气的生理功能。肺主一身之气指肺主司一身之气的生成和运行的功能。

肺主呼吸之气和肺主一身之气是互相联系，不可分割的完整的功能活动过程，其中呼吸功能具有决定性作用。只有肺司呼吸，才能完成肺主一身之气的功能。肺的呼吸调匀是气的生成和气机调畅的根本条件。

（二）肺主气的功能解析

人身之气，合则为一，分而详之，有先天之气、后天水谷之气和自然界的清气；有元气、宗气、营气、卫气；有脏腑之气、经络之气等，不一而足。据《黄帝内经》所言"诸气者，皆属于肺""肺者，气之本"，后世提出"肺主气"。《类经·藏象类》曰："肺主气，气调则营卫脏腑无所不治。"通过对肺主气的内涵辨析，进一步阐释肺主气的各项生理功能，包括主司呼吸之气、生成布散宗气、运行营卫之气、调节脏腑气机。

1. 主司呼吸之气

肺主司呼吸，呼浊吸清，吐故纳新，是气体交换的场所，是天人相通的重要途径。《素问·阴阳应象大论》曰："天气通于肺。"通过胸廓有节律的舒张收缩运动，肺吸入自然界的清气，呼出体内的浊气，实现机体与自然界之间的气体交换，维持人体的生命活动。《医宗必读》曰："肺叶白莹，谓为华盖，以覆诸脏，虚如蜂巢。下无透窍，吸之则满，呼之则虚，一呼一吸，消息自然，司清浊之运化，为人身之橐龠。"肺为橐龠，一呼一吸，肺气充沛畅达是呼浊吸清的基础和动力。肺气充沛畅达，得以宣发，即向上升达和向外布散，则呼出体内浊气；肺气充沛畅达，得以肃降，即清肃下降，吸入自然界的清气。

另外，宗气和大肠的传导可助肺呼吸。宗气积于胸中，走息道，经喉咙，出鼻窍，从而促进肺的呼吸运动。肺与大肠相表里，大肠的传导功能通畅，亦是维持肺气肃降，呼吸调匀的重要条件之一。

肺之呼浊吸清呈现出节律性。《灵枢·动输》曰："其清气上注于肺，肺气从太阴而行之，其行也，以息往来，故人一呼脉再动，一吸脉亦再动，呼吸不已，故动而不止。"因此，肺气、心血的节律性运动，通过呼吸表现出来。肺主呼吸之气，消息自然，调节人体的生命节律，乃为"相傅"。正是由于肺之有节律的呼吸，密切了人与自然的联系，保证新陈代谢的正常进行，维持人体正常生命活动。

2. 生成布散宗气

肺主气，主司气的生成，尤其是宗气的生成是在肺中实现的。肺吸入的自然界的清气与脾胃运化的水谷精气在胸中相合，生成宗气。《灵枢·五味》曰："其大气之抟而不行者，积于胸中，命曰气海，出于肺，循喉咽，故呼则出，吸则入。"肺之呼吸功能正常与否，直接影响宗气的盛衰。然呼吸是五脏功能综合作用的结果，自然界的清气经呼吸运动吸入后藏于心肺，《素问·六节藏象论》曰："天食人以五气，地食人以五味，五气入鼻，藏于心肺，上使五色修明，音声能彰。"因此，宗气的生成就其动力而言，主要在心肺二脏，通过心肺二脏的功能活动的交互作用激发产生。宗气产生以后，聚集在胸中。《灵枢·刺节真邪》曰："宗气留于海，其下者，注于气街；其上者，走于息道。"宗气经肺的宣发，出咽喉，贯心脉。随肺的肃降，蓄于丹田，并由气街注于足阳明经，布散全身。故宗气是联结肺主气和心主血的中心环节，与肺之呼吸，鼻之嗅觉，声音之强弱，心搏的强弱、节律的快慢，气血的运行，肢体的冷暖、活动能力密切相关。《医旨绪余》则进一步发挥："宗气者，为言气之宗主也。此气搏于胸中，混混沌沌，人莫得而见其端倪，此其体也。及其行也，肺得之而为呼，肾得之而为吸，营得之而营于中，卫得之而卫于外。"因此，宗气是一身之气运行的动力所在，乃人身之大主。

3. 运行营卫之气

营卫之气，均来源于水谷精微，精专柔和者为营气，慓疾滑利者为卫气。营在脉中，卫在脉外，周流不息。肺为五脏之天，助营、卫二气布散全身。《素问·平人气象论》明确指出："藏真高于肺，以行营卫阴阳也。"因此，肺主气，运行营卫之气。营在脉内循行，首先是其自身活力鼓动所致，同时亦需要肺气的宣降布达，《灵枢·营气》曰："谷入于胃，乃传之肺，流溢于中，布散于外，精专者行于经隧，常营无已。"营气在肺气的推动下，循脉上下，外达四肢，内布五脏六腑。具体而言，伴随肺之呼浊吸清，营气运行不已，正如《仁斋直指方论》曰："肺主气也，一呼一吸，上升下降，荣卫息数，往来流通。"《难经·一难》曰："人一呼脉行三寸，一吸脉行三寸，呼吸定息，脉行六寸。"人一昼夜一万三千五百息，随肺之呼吸鼓动，营气行于二十八脉之中，日循行五十周，发挥化血养神、濡养周身的作用。

卫气其性属阳，活力很强，行于脉外。卫气在全身的运行，借助肺气的运动，肺气宣发使其到达体表，肺气肃降使其熏于肓膜，散于胸腹。卫气出于上焦，《灵枢·决气》曰："上焦开发，宣五谷味，熏肤充身泽毛，若雾露之溉。"此处的开发，正是肺气宣发作用的体现。肺合皮毛，肺皮同源，共同完成呼吸运动。借助肺皮之呼吸，肺气宣发，卫气布散周身，以温分肉、充皮肤、肥腠理、司开阖；肺气肃降，卫气内达以温煦脏腑组织、胸腹肓膜。

4. 调畅脏腑气机

《素问·六微旨大论》曰："升降出入，无器不有。"肺司呼吸，呼则出，吸则入，肺通过升降出入的呼吸运动，在肺气的宣发和肃降的过程中，对其他脏腑之气的运动变化，起着促进和调节的作用。《太平圣惠方》曰："夫肺为四脏之上盖，通行诸脏之精气，气则为阳，流行脏腑，宣发腠理，而气者皆肺之所主也。"心肺同居上焦，肺主气，心主血。心气充沛是血行的基本动力，肺朝百脉，肺气助心行血，肺所化生的宗气亦贯注心脉，推动和调节心搏的强弱和气血的运行。肺居膈上，属金，其性肃降。肝居膈下，属木，其性升发。《素问·刺禁论》曰："肝生于左，肺藏于右。"肝气从左上升，肺气从右下降，肺气肃降以防止肝气升发太过，升降协调，从而保持人体气机舒展流畅。肺司呼吸以纳清气，脾主运化以益精气，脾所化生的水谷精气必须依赖肺气的宣发肃降才能敷布全身。《素问·经脉别论》曰："饮入于胃，游溢精气，上输于脾，脾气散精，上归于肺。"肺气宣发，将脾运化的水谷精微向上布散以荣头面七窍，向外布散以濡养肌肤腠理、四肢百骸；肺气肃降，将脾转输的水谷精微向下向内布散，以荣五脏六腑。肾主纳气，摄纳肺所吸入的清气，保持吸气的深度。肾之纳气，赖肾之封藏，同时需要肺气的清肃。《景岳全书·杂证谟》曰："肺为气之主，肾为气之根。"两者在呼吸运动方面相辅相成。六腑以通为用，以降为顺。清浊升降，皆出于肺，故肺气之降有利于六腑之气的通降。肺与大肠相表里，传导糟粕是大肠的本体功能。肺气的清肃下降则是保持其传导功能的重要条件之一，《中西汇通医经精义》曰："而大肠所以能传道者，以其为肺之腑，肺气下达，故能传道，是以理大便必须调肺气也。"

二、学术源流

肺主气的理论渊源于《黄帝内经》，《黄帝内经》虽未明言肺主气，但其所言阐明了肺主呼吸之气和肺主一身之气。后世所论均未脱离此范畴，大抵类同于《黄帝内经》的观点。

先秦两汉时期，以《黄帝内经》为代表，阐明了肺与气的关系，以及肺在气的生成与运行中的重要作用。《素问·阴阳应象大论》曰："天气通于肺。"肺通过呼吸运动，吐故纳新，主司气的生成和运动，《素问·六节藏象论》曰："肺者，气之本。"《素问·五脏生成》曰："诸气者，皆属于肺。"肺司呼吸，是肺主气的前提和基础。肺吸入的自然界的清气是气的主要来源之一。肺的呼吸功能正常与否，直接影响一身之气的盛衰。宗气、真气、营气、卫气的生成均与肺有关。《灵枢·刺节真邪》曰："真气者，所受于天，与谷气并而充身也。"《灵枢·营卫生会》曰："谷入于胃，以传于肺，五脏六腑皆以受气，其清者为营，浊者为卫。"水谷精气经过肺的气化作用，才能生成真气和营卫二气。肺主气，主司气的生成，调节气的运行。如前所述，人体有节律的胸廓运动，带动全身之气的运动，调节宗气、营卫之气的运行及脏腑气机。

隋宋时期医家在《黄帝内经》肺为气之本的理论基础上，进一步阐明了肺所主之气的内涵及功能。《太平圣惠方》所论颇详，如"夫脏腑之精，皆上注于肺，肺主于气""肺主通行诸脏之气"。肺主之气可上荣头面，流行脏腑，外达腠理，以发挥其生理功能。

明清时期将肺所主之气详分为天之清气、脏腑经络之气、卫气等。《黄帝内经素问注证发微》曰："肺为五脏之华盖，而上天之气至清者也，乃于吾肺而相通焉。"《四圣心源》曰："气统于肺，凡脏腑经络之气，皆肺金之所宣布也。其在脏腑则曰气，而在经络则为卫。"同时，明清医家对肺主气的功能进一步予以发挥，具体而言，可生精、运血、行水，主卫气、摄元气、主宗气等。《医学发明》曰："肺主诸气，气旺则精自生，形自盛，血气以平。"《丹溪心法附余·咳嗽》曰："肺主气，运行血液，周流一身，金也。"《医灯续焰》曰："肺居上焦，属金，主气，为水之化源，行荣卫而出治节，故水得以通调也。"《医学求是·医案》曰："肺主卫气，乃一身气化之原。"《红炉点雪》曰："肺藏魄属金，总摄一身元气，主闻主哭主皮毛。"

因此，肺主气的功能对于人身而言至关重要。《内经知要》曰："肺主气，气调则脏腑诸官听其节制，无所不治。"《红炉点雪·肺痿肺痈》曰："盖肺体清虚，本燥，主乎气，金气清肃，则一呼一吸之间，脏腑经络，四体百骸，无往不之，而其动静之为，靡不借以司用。"清代医家亦从病理的角度反证肺主气功能的重要性。《医学源流论·吐血不死咳嗽必死论》曰："是则脏腑皆取精于肺，肺病则不能输精于脏腑，一年而脏腑皆枯，三年而脏腑竭矣。"《辨证奇闻·痹证门》曰："是肺乃气主，肺病则气病，气病则肺病。"

第二节 述 评

一、当代研究

（一）理论研究

1. 肺主气的发生学

《释名》曰："肺，勃也，言其气勃郁也。"说明肺中充满气时则勃然壮盛郁逆而短。《难经·三十二难》曰："肺者气。"肺与气密切相关，此功能是古人通过活体观察和实体解剖获得的。《灵枢·经水》曰："其死，可解剖而视之。"《素问·五脏生成》曰："生于肺，如以缟裹红。"《难经·三十三难》曰："肺得水而浮……肺熟而复沉。"因此，肺呈红色，是质地疏松而含气的组织。据此，《黄帝内经》有言"肺藏气"。另外，医者通过活体观察发现伴随胸廓有节律的扩张收缩运动，肺吸入自然界的清气，呼出体内浊气，故《素问·阴阳应象大论》曰："天气通于肺。"由于观察具有直接性，因此《黄帝内经》对肺主呼吸之气的阐述颇为详尽，包括呼吸的节律性、呼吸频率和脉率之间的比例等。另外，肺司呼吸异常的各种临床表现和病证见于多个篇章，《素问·至真要大论》曰："诸气膹郁，皆属于肺。"《灵枢·本神》曰："肺气虚，则鼻息不利，少气；实则喘喝胸盈仰息。"亦有《素问·咳论》专篇论咳。

肺主一身之气则是在肺主呼吸之气的基础上，根据精气学说、阴阳学说进行推理思辨而得出的结论。《黄帝内经》虽未明言"肺主一身之气"，但"诸气者，皆属于肺"等论述，是"肺主一身之气"理论的雏形。在此基础上，张介宾就"生气"和"调气"两方面对肺进行了阐述"诸气皆生于肺""肺主气，气调则营卫脏腑无所不治"。《医灯续焰·寸口大会男女定位》也指出："肺主一身之气，气非呼吸不行，脉非肺气不布。"最终明确了"肺主一身之气"的观点。从"天气通于肺"到"肺藏气"再到"肺主一身之气"，其最初依据是解剖方法和以表知里的观察方法，尤其是病理观察，因"善者不可得见，而恶者可见"（《素问·玉机真脏论》）。肺病导致气病，病理反推生理，以及气病治肺的疗效反证均为肺主一身之气提供了有力的证据。另外，《黄帝内经》在气论自然观的影响下，结合阴阳升降学说对观察所获得的结果进行理性思辨。人体由肺的呼吸运动实现了体内外清浊之气的交换，并由此成为诸气生成之源，其中，呼的过程体现着气的升与出的运动；而吸的过程则体现着降与入的运动。气的运动的四种基本形式尽在其中，加之呼吸运动的节律性特征，对一身之气的运动具有调控作用。《读医随笔》曰："升降者，里气与里气相回旋之道也；出入者，里气与外气相交接之道也。"因此，"肺主一身之气"，主司气的生成和运行理论的发生具有合理性。肺主气功能的两大内容——主呼吸之气及主一身之气，在发生学上既密切关联，又相互区别，但对肺司呼吸功能的认识，是推导"肺主一身之气"的前提和先决条件。

2. 宗气理论的研究

宗，尊也。《说文解字》曰："宗，尊祖庙也。"宗气之"宗"当为十二经脉之尊主，一身之中血气所尊。宗，假借为"聚""总""众"，宗气当为诸气之汇总。宗气积聚于胸中，会聚诸气，出于上焦气海，统摄诸气，为诸气之宗主，位高而尊。即人体之气虽有宗气、元气、营气、卫气等的区分，且各自的分布和功能不同，但都必须在宗气的统率下协调运行。可见，《黄帝内经》宗气之命名与古代至高无上的宗法制度有关，强调了其在人身中的重要作用。

宗气理论形成于《黄帝内经》，发展于《大气论》，充实于《医学衷中参西录》。《灵枢·邪客》曰："五谷入于胃也，其糟粕、津液、宗气分为三隧，故宗气积于胸中，出于喉咙，以贯心肺，而行呼吸焉。"后世医家在此基础上，对宗气理论予以不同程度的发挥。张俊龙将历代医家所阐述的"宗气"定义归纳为以下四种观点：①宗气是由肺所吸入的自然界的清气，结合脾胃化生的水谷之气而成，积于胸中。②宗气的实质即心肺阳气，为人体生命活动之宗主。③宗气是升至胸中之谷气的一种特称。④宗气又名大气，是积于胸中并在左乳下跳动的动气，也是维持生命活动的元气。杨燕等则将宗气的生理功能综述为八个方面：①走息道以司呼吸。②贯心脉以行气血。③宗心肺而主孌理。④统诸气而安脏腑、布津液。⑤抵御外邪。⑥提携神明，保持神思脑力健旺。⑦职司视、听、声、色、嗅、动。⑧汇元气以全生机。

宗气失常主要表现在"虚实"两端，虚表现为宗气亏虚、宗气下陷，实表现为宗气痹阻、宗气上逆。以张锡纯为代表的医家指出胸中大气即宗气，并创立了一系列调补大气（宗气）方药。陈吉全在此基础上明确并细化张锡纯调补宗气（大气）的治疗大法，认为以之指导治疗全身三焦及肢体经络、气血津液的虚实夹杂性疾病，可以达到扶正与祛邪并举，整体调节与局部治疗相得益彰的效果。

从现代医学角度对宗气的实质进行探讨，目前有窦房结说、胸内压说、三磷酸腺苷说、一氧化氮说、肠酵之气说等多种观点。其中，大部分研究认为宗气与西医学中的胸内压的形成和作用极为相似，宗气分布在胸膜腔中及全身血液循环中。另有研究报道，人体肠道中大量存在食物经细菌发酵产生的气态物质，即"肠酵之气"。"肠酵之气"与"宗气"的来源相同，代谢分布极相似，生理功能接近相同，病理相似，故"肠酵之气"属《黄帝内经》所言"宗气"中宏观可见的一部分。

综上所述，对宗气定义及生理功能的探讨、宗气失常的临床治疗及宗气实质的研究，拓展了宗气的内涵，充实了中医学的宗气理论。

（二）临床研究

肺为气之本，肺系疾病的病机关键在于肺气虚损，气机运行不畅。中医药在治疗肺系疾病时，以治肺调气为指导思想，从补益肺气、宣降肺气入手，令其舒和，肺病乃愈。

1. 肺气虚证候学研究

肺气虚证是指肺气虚弱，卫外不固，以咳嗽无力、气短自汗等为主要表现的虚弱证候。研究者认为气虚证是老年人五脏虚证的 14 种基本证型之一，而肺气虚证、肺脾气虚证、肺肾气虚证、肺肾气阴两虚证等不同证型的 COPD 患者的高分辨率计算机断层扫描成像表型具有显著性差异。

2. 肺气虚的临床治疗研究

损其肺者，益其气。查阅近 10 年文献，多以补肺汤或玉屏风散补益肺气，临床随证加减后广泛用于治疗 COPD、支气管哮喘、肺纤维化、肺癌等呼吸系统疾病。

采用补肺汤、补肺汤加减方如参芪补肺汤、麦杏补肺汤治疗肺气虚型 COPD 稳定期，能有效改善肺功能，同时可减少炎性因子释放，提高机体免疫功能，提升患者生活质量。

哮喘慢性持续期多以肺气亏虚为主要病机，予以玉屏风散合桂枝汤能有效改善支气管哮喘慢性持续期肺气虚证患者的临床症状，而补肺汤则扶正固本，改善肺功能，可更好地控制哮喘发作与提高治疗效果。

其他肺病，如上呼吸道感染、特发性肺纤维化、肺癌等，辨证属肺气虚证者，中医治疗均获得一定的临床疗效。玉屏风颗粒能有效改善反复上呼吸道感染肺气虚证患者免疫功能，降低炎症水平。以补肺汤为代表的中医方剂已被证实在特发性肺纤维化临床治疗中能不同程度改善患者中医证候积分、心率、肺功能、血氧饱和度、6 分钟步行试验结果。另外，补肺汤加减治疗可改善肺癌化疗后肺脾气虚证患者的不良反应及临床症状，对提高患者肺功能、改善生活质量、防止肺癌的复发与转移有积极作用。

（三）实验研究

肺气虚证是肺系病证的研究热点之一，当代学者围绕肺气虚证的造模方法及相关指标检测作了大量的研究工作。构建肺气虚证动物模型主要有病因造模和病证结合造模两类方法。目前制作肺气虚证动物模型的方法主要包括烟熏法、二氧化硫烟熏联合木瓜蛋白酶刺激法、呼吸道生物被膜铜绿假单胞菌滴鼻加冷水游泳法、烟熏+冷风刺激+改良经口气管注射脂多糖等。病理形态学研究证实肺气虚证模型大鼠气道内有炎性黏液分泌，肺脏中度充血，肺血管平滑肌肥大增生、内膜增厚，支气管周围、血管壁和肺泡壁均有炎症细胞浸润，部分支气管腔内见上皮细胞脱落坏死并有渗出物，肺泡壁间隔破坏、变窄及肺泡腔扩大融合成肺大疱。血液流变学研究提示肺气虚证模型大鼠机体呈高凝状态，证实肺气虚证伴有血瘀的病理表现。免疫学研究表明肺气虚证模型大鼠存在免疫功能紊乱，其血清白细胞介素、IFN-γ、辅助性 T 淋巴细胞（Th）1 和 Th2 细胞因子的水平发生改变；T 淋巴细胞中 $CD8^+$ 比例明显升高，$CD3^+$、$CD4^+$ 比例及 $CD4^+/CD8^+$ 降低；鼻黏膜组织胸腺基质淋巴细胞生成素（TSLP）、肿瘤坏死因子4配体（OX40L）的mRNA表达异常。含半胱氨酸的天冬氨酸蛋白水解酶-1介导的细胞凋亡则参与了肺气虚外感大鼠的炎症病理过程，肺气虚外感证与β-防御素-2的表达密切相关，且很可能与核转录因子-κB（NF-κB）信号通路有关。多组学研究表明，肺气虚证大鼠与正常大鼠存在差异蛋白质交集，其中转胶蛋白、真核翻译起始因子与肺气虚证的发生有相关性；而组胺、17-羟基亚麻酸、前列腺素E2等可能是肺气虚型COPD大鼠模型的疾病标志物。以上实验研究以肺气虚动物模型为基础，从肺脏病理、分子生物学、蛋白质组学、代谢组学等多维度解读了肺气虚证的现代科学内涵，丰富了中医肺主气的理论。

二、研究局限与未来展望

肺为气之本，肺主气的功能与气的生成，尤其是宗气的生成密切相关。本篇理论研究重在肺主气的发生学和宗气理论，而临床研究和实验研究则围绕肺气虚证展开。理论研究中，进一步阐释了肺主呼吸之气和肺主一身之气的理论渊源；解读了肺与宗气的关系，深化了上焦心肺二脏的功能，并以宗气理论指导临床实践，扩大了肺主气的应用范围。"肺主气"作为肺的基本生理功能，与肺的其他生理功能如肺主通调水道、肺朝百脉、肺主治节关系密切。在某种程度上，这些功能可以说是肺主气功能的衍生。因此，如何整理挖掘古代医籍中的相关论述，并采用大数据分析，结合现代研究，在继承的基础上提出创新性理论，进而更好地运用中医理论指导临床实践是今后研究的重点。临床研究中，学者多选用肺功能、炎性细胞因子等指标作为肺气虚证的诊断和疗效指标，实验研究则以免疫学、多组学研究等为切入点，从不同层面初步揭示了肺气虚证的微观分子基础，达成了肺气虚证与机体免疫系统功能紊乱具有高度相关性的共识，有望为证候的客观化提供支撑依据。然而，中医现代研究的重点和难点在于"证"的本质难以把握。目前，研究者大多从生物大分子的结构与功能等方面阐述肺气虚证的实质，而基因组学、蛋白质组学、代谢组学作为系统生物学当中的重要技术所筛选出的潜在标志物数量过多，且缺乏进一步深入分析，对于潜在标志物之间的关联作用研究甚少。因此，研究者应寻求更具客观性的、准确的、量化的指标以解读肺气虚证，从而满足动物模型标准的建立、临床疗效判定的需要，推进中西医辨病与辨证的有机结合。

第三节 名家思想

一、国医大师晁恩祥从扶正祛邪治疗肺癌

肺主气、司呼吸，若邪气犯肺或内邪干肺，肺失宣发肃降，影响肺之呼吸，致肺主气的功能失调，热毒、痰饮、瘀血等病理产物形成，日久可发生肺癌。国医大师晁恩祥教授在肺癌治疗方面颇有独到见解，临证屡获奇效。

晁恩祥教授认为肺癌的病机是正虚邪实。《医宗必读·积聚》曰："积之成者，正气不足，而后邪气踞之。"肺肾两虚是正虚的具体表现，痰、瘀、毒是邪实的具体形式。《理虚元鉴》曰："阴虚之证统于肺，阳虚之证统于脾。"肺为娇脏，喜润恶燥。肺脏受病必有阴伤，阴伤化热，肺失清肃，失于主气、运血、行水而致肺肾两虚，热毒、痰饮、瘀血等病理产物形成，日久终成积。故治疗肺癌应以扶正祛邪为基本治则。扶正重在益气养阴，兼以补肾填精；祛邪当以解毒散结为法。

验案举隅

倪某，男，49岁，2011年1月4日初诊。患者半年前因咳嗽、胸痛至医院就诊，诊断为右肺腺癌，行右肺切除术。术后见神疲乏力，咳嗽，咯少量白痰，少许胸闷，左下肢疼痛（既往左侧股骨头坏死，已排除骨转移），常自汗，体力下降，消瘦，畏寒喜暖，进食、夜寐可。舌质淡红、苔

白,脉弦。诊断:肺癌术后,证属肺肾两虚,痰浊阻肺。治以补肺益肾,止咳化痰,佐以抑瘤。处方:半枝莲30g、白花蛇舌草25g,紫菀、党参各15g,苦杏仁、沙参、麦冬、五味子、黄精、旱莲草、生地黄、熟地黄、山萸肉、甘草各10g。30剂,每日1剂,水煎分2次服用。二诊:精神好转,咳嗽、胸闷减轻,左下肢仍疼痛,原方去紫菀,加地龙10g,菟丝子、黄芪各15g。30剂。后随症加减,每半年复诊1~2次,病情尚稳定。

按语 患者肺癌术后,耗气伤阴,肺之气阴不足,失于宣降,不能司呼吸、主气而致气滞、痰凝、血瘀,故见咳嗽、咯少量白痰、少许胸闷、左下肢疼痛、脉弦等。晁恩祥教授认为治当补肺益肾,止咳化痰,佐以抑瘤。补肺用沙参和麦冬。沙参清养肺气,麦冬甘润肺窍,为清金保肺之要药,所谓"存得一分阴液,便有一分生机"。肺癌术后,正气大伤,尤重扶正之法,尤其是益气养阴,可促进伤口愈合,加快机体恢复。张景岳强调"五脏之伤,穷必及肾"。肺肾为母子之脏,金水相生;肺病及肾,肺肾两亏,故选用黄精、山萸肉、地黄补肾填精,佐五味子补肾纳气。酌加党参补肺气,紫菀、苦杏仁止咳化痰。癌瘤为有形之物,治当解毒散结,故用白花蛇舌草、半枝莲解毒散结。晁恩祥教授临证在扶正祛邪时,常加用此类抗癌之品,以期预防复发。二诊加用地龙、菟丝子、黄芪活血通络以改善左下肢疼痛。本案既补肺益肾,又止咳化痰,解毒散结,扶正祛邪,标本兼治,故而应手。

二、国医大师洪广祥温清并用调治COPD

COPD临床症状多为咳痰、喘息、气短、呼吸困难。国医大师洪广祥教授认为本病呈现出寒热错杂、气阳虚弱、痰瘀伏肺的主要病证特点。治疗需寒热虚实兼顾,故常温清并用。温清并用法常见于寒热共存之证。本病患者气阳虚弱,温化痰湿之力不足,而肺为贮痰之器,故痰饮易停聚于肺,加之素体阳虚易感寒,发展为寒痰伏肺,若在此基础上感受风热,或痰饮日久郁而化热,便是先寒后热的寒热错杂。若是在痰热郁肺的基础上外感风寒,这是先热后寒的寒热错杂。寒热可有先后,也可相互转化,只要寒热同时存在,皆属于温清并用法的应用范围。此时若单用温药治疗,有助邪化热之弊,而单用寒凉之品,又恐痰滞瘀阻或伤及阳气,故当根据寒热比重,在予以温法的同时,又加以清法,即温清并用。

验案举隅

患者,男,58岁,2001年2月28日就诊。反复咳嗽咯痰16年,动则气喘5年,冬季寒凉时病情加重。现咳嗽频作,痰稠如胶,咯痰不畅,伴胸闷,喉间吼鸣,喘息不能平卧,动则加剧,痰出后喘咳憋闷减轻,大便不通,汗出烦热,口唇暗紫,舌质红暗,苔黄厚腻,脉弦滑近数,重按无力。西医诊断:COPD急性加重期;中医诊断:肺胀,证属痰浊壅肺,兼有血瘀,郁久化热,肺失肃降。治法:涤痰除壅,利气平喘。拟皂荚丸、千缗汤、蠲哮汤加减:小牙皂6g,葶苈子、海浮石、礞石各20g,青皮、陈皮各15g,法半夏、生姜、生大黄、黄芩、桃仁各10g。7剂,每日1剂,水煎服。二诊:药后咯出大量浊痰,大便通,喘咳憋闷改善,烦热汗出已除,能平卧入睡。原方加桔梗30g。7剂。三诊:痰热壅肺明显缓解,仍动则气喘,略有咳嗽咯痰,伴乏力纳差,肢冷,唇暗舌暗,苔微腻,脉虚弦滑。证属气阳亏虚,痰瘀伏肺,脾虚失运。拟补元汤、苓桂术甘汤、香砂六君子汤加减:生黄芪、党参、茯苓各30g,白术、陈皮、补骨脂各15g,炙甘草、当归、升麻、胡芦巴、桂枝、木香、法半夏、川芎各10g,砂仁6g。7剂。患者阳虚气弱改善,原方加减调理,病情逐渐稳定。

按语 患者反复咳嗽咯痰16年,动则气喘5年,诊为痰瘀壅肺,郁久化热。治以涤痰除壅,利气平喘为主,用小牙皂通窍祛痰,法半夏燥湿化痰,海浮石清肺化痰,葶苈子泄肺平喘,青皮、陈皮破气理气；患者痰稠如胶，汗出烦热，舌脉也见热象，故用生大黄、黄芩苦寒清热。虽此时热象明显，但不可过分寒凉，因痰瘀皆为阴邪，非温而不化，过用寒凉恐不利后续治疗。药后患者咯出大量浊痰，喘咳憋闷改善，但因病程长，伏痰日久，故加桔梗以排痰。此时患者热象较前改善，但仍继用原方，未减清热药，以防郁热复来。患者二次服药后见阳虚气弱，故及时予以温补之品。本案完整演绎了COPD患者痰瘀郁而化热，热退邪平后本为阳虚的病理过程，临证时洪广祥教授依寒热比重、兼夹证型、患者体质等选定温法、清法的药物和配比，及时予以针对性治疗，故而得效。

三、国医大师周仲瑛从整体辨治慢性咳嗽

慢性咳嗽是以咳嗽为唯一或主要症状，时间超过8周且胸部影像无明显异常的咳嗽。国医大师周仲瑛教授善于从"整体观"角度辨治慢性咳嗽，认为慢性咳嗽的发生发展与五脏六腑功能紊乱密不可分，治疗当注重整体调治，而非见咳止咳，见咳治肺。

周仲瑛教授推崇"咳嗽不止于肺，而亦不离于肺"之论，意指咳嗽病位主要在肺，但可涉及多个脏腑，由脏腑间功能失衡所致。若其他脏腑功能失调，必然影响肺主气的功能，上逆而咳，"五脏六腑皆令人咳，非独肺也"所论即为此理。故慢性咳嗽当立足脏腑整体辨析其演变规律，治疗上以恢复肺之宣肃为目标，并重视调节脏腑间功能，通过整体的辨证论治，以达到机体气血阴阳的平和。

验案举隅

患者，男，50岁，2011年3月23日就诊，诉反复咳嗽10余年，检查均未见异常。刻下症：咳嗽，咯少量白痰、质黏有咸味，咽痒隐痛，咽部暗红，口唇常有火疮，自觉内热，口干欲饮，舌质暗红、苔薄黄腻，脉小弦滑。西医诊断：慢性咳嗽；中医诊断：咳嗽，证属肺燥肾虚，热郁津伤，风邪上扰。治宜清肺润燥，滋肾养阴，清宣郁热，祛风化痰。方药：南沙参、北沙参、麦冬、熟地黄、炒当归、盐知母、玄参、桑叶、桑白皮、地骨皮、法半夏、茯苓、炒僵蚕各10g，陈皮6g，苍耳草、肿节风各15g，炙甘草3g。14剂，每日1剂，分2次服。二诊：咳平，内热、口干明显减轻，咽痒咽痛已无，咽稍觉腌渍感，舌质暗、苔薄微腻，脉小弦。原方加泽漆15g，锦灯笼5g，丝瓜络10g。7剂。随访：患者药后咳嗽已愈，未再发作。

按语 患者咳嗽迁延不愈，反复发作，久咳耗伤肺津，肺的阴津不足，金水不能相生，且病久及肾，肾阴亦虚，故见痰少黏而咸、口干欲饮症状；阴虚则热，虚热郁久，肺肾阴伤更甚，故见内热、口疮常发、咽痛、咽部暗红等症状；肺肾不足，风邪易侵，故见咽痒。舌脉亦符合病机。治疗以清肺滋肾养阴为主，南沙参、北沙参、麦冬养肺阴，熟地黄、盐知母、玄参滋肾清热，炒当归养阴血润燥，桑叶、桑白皮、地骨皮清宣肺经郁热，法半夏、陈皮、茯苓和中化痰，炙甘草调和诸药，咽痒考虑风邪外袭故加炒僵蚕、苍耳草、肿节风等祛风，并加强化痰之力。诸药相配，复法并用，脏腑并调，深符病机，治从整体，故获良效。

第四节 推荐文献

陈馨馨，2017."肺主气、司呼吸、运衍化、生宗营"功能之理论探讨[J]. 中国老年保健医学，15（6）：39-40，44.

洪素兰，孙永红，2000. 从《内经》谈肺主气[J]. 河南中医药学刊，15（1）：1-2.

张元兵，章程，胡志平，等，2018. 国医大师洪广祥教授应用气机升降理论辨治肺系病症思想

探讨[J]. 中华中医药杂志, 33（11）: 4964-4967.

余建玮, 薛汉荣, 张元兵, 等, 2015. 国医大师洪广祥教授诊疗肺系疾病学术思想荟萃[J]. 中华中医药杂志, 30（11）: 3824-3829.

许志超, 张庆祥, 2023. 从"一气周流"理论论治肺结节[J]. 中医药信息, 9（4）: 68-71.

张光霁, 张庆祥, 2021. 中医基础理论[M]. 4版. 北京: 人民卫生出版社.

第五节　参　考　文　献

陈吉全, 2020. 张锡纯大气理论基本问题及临床应用探讨[J]. 中华中医药杂志, 35（6）: 2858-2861.

崔蒙, 2020. 中华医学百科全书·中医诊断学[M]. 北京: 中国协和医科大学出版.

姜鑫, 庞立健, 吕晓东, 等, 2023. 调气思维论治肺系疾病[J]. 辽宁中医药大学学报, 9（1）: 175-178.

柯诗文, 朱伟, 刘良倚, 2018. 国医大师洪广祥教授温清并用治疗慢性阻塞性肺疾病浅析[J]. 中华中医药杂志, 33（5）: 1965-1967.

李文丽, 刘红宁, 张高传, 2022. 肺气虚证的现代研究[J]. 中国中医基础医学杂志, 8（12）: 2066-2070.

刘宁, 李青玉, 焦扬, 2019. 补肺汤加味治疗肺间质纤维化呼吸困难30例[J]. 临床医药文献电子杂志, 6（17）: 156-157, 159.

刘文浩, 张天培, 张学山, 2018. 补肺汤治疗支气管哮喘慢性持续期的临床观察[J]. 中国实用医药, 13（12）: 114-115.

刘志刚, 李泽庚, 徐彬, 等, 2015. 六味补气胶囊对肺气虚慢性阻塞性肺疾病大鼠模型肺组织代谢物及代谢特征标志物影响代谢组学随机平行对照研究[J]. 实用中医内科杂志, 29（9）: 134-139.

聂江洪, 2019. 摄涕止鼽方对肺气虚型变应性鼻炎大鼠鼻腔黏膜TLR-5蛋白表达及血清IL-5浓度的影响[D]. 成都: 成都中医药大学.

陶静怡, 李敏, 胡利江, 等, 2018. 玉屏风颗粒联合西药对反复上呼吸道感染肺气虚证患者免疫功能及血清IL-6、TNF-α水平的影响[J]. 浙江中西医结合杂志, 28（4）: 263-266, 270.

王凤英, 杨彦斌, 张馨予, 等, 2019. 玉屏风桂枝汤治疗支气管哮喘慢性持续期肺气虚证的临床观察[J]. 云南中医中药杂志, 40（2）: 30-32.

王平, 刘芳芳, 李俊莲, 等, 2016. 正常及肺气虚大鼠肺组织蛋白组学差异分析[J]. 中国免疫学杂志, 32（1）: 46-50.

王平, 邱继云, 刘芳芳, 等, 2017. 玉屏风散对肺气虚证大鼠血液流变学的影响[J]. 山西中医学院学报, 18（4）: 8-9, 13.

王莹, 刘艳俊, 刘莹, 等, 2020. 气虚证病证结合动物模型的研究进展[J]. 河北北方学院学报（自然科学版）, 36（2）: 52-54.

王颖晓, 李其忠, 2014. 中医肺之生理特性的发生学思考[J]. 时珍国医国药, 25（6）: 1449-1450.

解宇环, 莫愁, 李刚, 等, 2015. 苍艾挥发油对肺气虚大鼠肺组织病理形态和T细胞亚群的影响[J]. 时珍国医国药, 26（8）: 1845-1847.

徐桂梅, 2017. 培土补肺汤治疗肺癌化疗后肺脾气虚证的临床研究[D]. 昆明: 云南中医学院.

许江涛, 张丽娟, 霍宇航, 等, 2020. 黄芪多糖对肺气虚型变应性鼻炎大鼠TSLP、OX40L mRNA表达的影响[J]. 广州中医药大学学报, 37（9）: 1747-1752.

许银姬, 王辛秋, 晁恩祥, 2016. 国医大师晁恩祥教授治疗肺癌临证经验拾萃[J]. 新中医, 48（8）: 228-229.

颜培正, 2018. 基于细胞自噬与肺气虚相关性益气化饮法干预哮喘寒饮蕴肺证大鼠机制研究[D]. 济南: 山东中医药大学.

杨燕, 胡镜清, 彭锦, 等, 2014. 宗气理论概述及现代研究进展[J]. 世界科学技术-中医药现代化, 16（11）: 2435-2439.

杨照明，2022. 补肺汤治疗慢性阻塞性肺疾病稳定期肺气虚证临床研究[J]. 河南中医，42（5）：723-726.

张发君，2018. 益气解表法对"肺气虚外感"大鼠肺组织β-防御素-2、Caspase1的影响及其与细胞焦亡的相关性研究[D]. 成都：成都中医药大学.

张佳凤，2019. 麦杏补肺汤联合西药治疗慢性阻塞性肺疾病稳定期肺气虚证临床研究[J]. 新中医，51（6）：142-144.

张俊龙，2003. 中医气学导论[M]. 北京：科学出版社.

张小刚，2012. 中医宗气理论研究[D]. 沈阳：辽宁中医药大学.

张晓娜，叶放，陈潇颖，2023. 国医大师周仲瑛基于中医学整体观辨治慢性咳嗽经验[J]. 中国中医药信息杂志，30（5）：167-170.

张玉玲，2021. 参芪补肺汤对慢性阻塞性肺疾病稳定期肺气虚证患者临床疗效及肺功能的影响研究[J]. 吉林医学，42（5）：1132-1133.

张钰，朱星，陈云志，等，2022. 补肺汤治疗呼吸系统疾病的临床及实验研究进展[J]. 中医学报，37（3）：535-540.

张智伟，黄晶，郑雅芳，等，2007. 试论宗气之"宗"的命名内涵[J]. 山西中医学院学报，8（2）：4-5.

第9论　论肺主通调水道

肺主"通调水道"的理论源于《黄帝内经》，阐述了肺调节水液代谢的生理、病理及治则，是中医关于肺的生理病理的重要组成部分，与肺主气、肺主治节、肺主宣发肃降等有密不可分的联系，同时肺合皮毛、肺与大肠相表里均为水液代谢的途径，肺与其他脏腑生理上相互联系，病理上相互影响，共同调节全身水液代谢。通过对肺主"通调水道"理论内涵、理论源流、病因病机、现代临床及实验研究等方面进行全面、系统的阐述论证，为临床治疗水液代谢相关疾病提供可借鉴的理论基础和临床思路。

第一节　概　　论

一、理　论　内　涵

（一）肺主通调水道的基本概念

"通调水道"出自《素问·经脉别论》，其曰："饮入于胃，游溢精气，上输于脾，脾气散精，上归于肺，通调水道，下输膀胱，水精四布，五经并行。"指肺的宣发肃降作用对体内水液的输布、运行和排泄具有疏通和调节作用。作用机制有二：一是肺气宣发，将脾转输至肺的津液，向上向外布散，上至头面诸窍，外达皮毛肌腠，并化为汗液排出体外；二是肺气肃降，将脾转输至肺的津液，向下向内布散，下输于肾，通过膀胱排出体外。

（二）肺主通调水道的生理机制

1. 肺的宣发肃降

肺的通调水道功能主要体现在肺通过宣发、肃降作用调节水液的代谢。肺的宣发功能体现在两方面：一是输布精微。《灵枢·营气》曰："谷入于胃，乃传于肺……布散于外。"说明肺将脾气运化而来的水谷精微布散到全身，包含人体脏腑、四肢百骸、皮肤腠理等。由于津液向上布散是由肺气的宣发作为推动力，因此肺气宣发是通调水道发挥作用的基础，在很大程度上影响着肺通调水道的功能。二是宣发卫气。通过宣发卫气，调节腠理之开阖，并将代谢后的津液化为汗液，由汗孔排出体外，如《素问·调经论》曰："上焦不通利，则皮肤致密，腠理闭塞，玄府不通，卫气不得泄越。"肺的肃降功能体现在两方面：一是吸入清气。肺通过呼吸运动吸入自然界的清气，以完成吸清呼浊、吐故纳新的作用。二是输布精微。肺将吸入的清气和脾转输的津液与水谷精微向下布散全身，并将多余的水液下输肾和膀胱，变为尿液排出体外，从而实现肺的通调水道作用。

肺的宣发肃降作用正常发挥与肺主气、肺朝百脉、肺主治节的功能有密不可分的关系。其一肺主气司呼吸，肺气是推动津液运行的动力，全身津液运行输布依赖肺气的调控而实现，且肺气可通达三焦，可以辅助津液的运行并将体内的津液代谢产物排出体外。肺司呼吸也是肺宣发肃降的表现之一，其中呼气是在肺的宣发作用下向上向外排出浊气和少量水液，调节机体内水液代谢平衡。肺的肃降功能不仅能够吸入清气，而且能够将体内津液"如雾露之溉"，向下向内布散于脏腑组织，发挥滋润、濡养之作用。其二肺朝百脉，"肺朝百脉"首见于《素问·经脉别论》，其曰："食气入胃，浊气归心，淫精于脉。脉气流经，经气归于肺，肺朝百脉，输精于皮毛。毛脉合精。"明代吴昆在《黄帝内经素问吴注》中对此段的注解为"脉气流于诸经，经气上归心肺，肺居诸脏腑之上，为百脉之所朝宗"，指出肺朝百脉是肺对气的调节作用，在肺的参与下，胸中所成之宗气，可上出喉咙司呼吸，下贯百脉助心行血，因此肺没有直接汇聚百脉的功能，而是通过气来作用于血。因此"肺朝百脉"的含义应为肺通过吸入清气使气血如潮汐般涌入百脉，助心行血，推动血液在脉管中运行，再如潮汐般回流入心肺，实现肺呼出浊气，从而实现气血交换和津液代谢。《灵枢·刺节真邪》曰："宗气不下，脉中之血，凝而留止。"如果宗气推动无力，肺之呼吸与心脉运行异常，则血脉瘀阻，血脉瘀阻影响水液代谢。其三肺主治节，肺主治节对水液的调节是通过肺的宣发肃降从而协助治理和调节各个脏腑功能来体现的。肺主治节的功能首先是助心行血，维持血液运行；其次调节各脏腑之气的作用，肺把脾传输的水谷精微与吸入的自然界之清气结合生成宗气散布全身，通过宣发肃降调节肾与膀胱的水液输布与排泄。以上肺的功能通过肺的宣发肃降作用，共同完成水液代谢，与肺主通调水道功能正常发挥有密切的关系。

肺气的宣发和肃降，是肺气功能活动相反相成的两个方面，是肺通调水道功能得以发挥的前提和基础，肺主通调水道主要通过输布水谷精微、呼出浊气、排泄汗液、排泄尿液这四种方式实现。肺通调水道的功能正常，则肌肤濡润，皮毛光泽，腠理开阖有度，津液在卫气的作用下生成汗液并排出体外，以此维持体内外水液平衡。

2. 肺与脏腑的协同

肺主通调水道的功能需要与其他脏腑协同，尤其是脾、肾、膀胱、三焦等脏腑。《素问·经脉别论》曰："饮入于胃，游溢精气，上输于脾。脾气散精，上归于肺，通调水道，下输膀胱。"指出人体水液代谢主要通过胃、脾、肺、肾、膀胱等脏腑的协同作用来实现。胃主受纳水谷，脾主运化，将水谷精微上输于肺，在肺的宣发肃降作用下，布散全身，同时肺的肃降功能使全身水液下归于肾，在肾的蒸腾气化作用下，留清去浊，清者重归于肺布散全身，浊者则下输膀胱。脾、肺、肾三脏是水液输布代谢的中心环节，脾之散精、肾之蒸腾气化、肺之宣发肃降则主导着水液的运行。三焦是肺发挥通调水道作用的通道，故《素问·灵兰秘典论》曰："三焦者，决渎之官，水道出焉。"三焦是水液散布和排泄的通道，三焦通过气化作用，将水液转化津液，外达肌肤，濡养脏腑，并将多余的水分排出体外，完成水液代谢。《素问·灵兰秘典论》指出："膀胱者，州都之官，津液藏焉，气化则能出矣。"而肺位于上焦，肺为水之上源，必然对水液代谢有重要的调节作用。若肺受外邪侵袭，致肺气郁结，通调失职，三焦气化失司，水道不通，则水液输布、运行、排泄受阻。

二、学 术 源 流

肺主通调水道的理论肇始于《黄帝内经》，发展成熟过程可以分为先秦时期、东汉至隋唐时期、宋金元时期、明清时期。

先秦时期的医学著作以《黄帝内经》和《难经》为主要代表。从生理、病理上对肺与水液代谢的关系进行了阐释，形成了较为完整的理论。《素问·经脉别论》曰"脉气流经，经气归于肺，肺朝百脉，输精于皮毛""脾气散精，上归于肺，通调水道，下输膀胱"。这些论述明确指出了肺在水液代谢中的作用。认识到"虚劳受风"导致腠理开阖失司、津液输布和代谢障碍，出现水液停聚而出现水肿及相关肺系病证。如《素问·水热穴论》曰："勇而劳甚则肾汗出，肾汗出逢于风，内不得入于脏腑，外不得越于皮肤，客于玄府，行于皮里，传为胕肿。本之于肾，名曰风水……水病下为胕肿、大腹，上为喘呼、不得卧者，标本俱病，故肺为喘呼，肾为水肿，肺为逆不得卧，分为相输,俱受者水气之所留也。"对于水液代谢失常所致的病证如痰饮、水肿、喘咳等,《黄帝内经》亦提出了相应的治则治法,《素问·汤液醪醴论》提出"去菀陈莝……开鬼门,洁净府"的治疗原则,为后世水肿的治疗提供了理论依据。《难经》是对《黄帝内经》基本理论和学术思想的补充。对于肺参与水液代谢的理论,《难经》亦作了更加充分的阐述。《难经·二十四难》曰:"手太阴气绝,则皮毛焦。太阴者,肺也,行气温于皮毛者也。气弗营,则皮毛焦;皮毛焦,则津液去;津液去,则皮节伤;皮节伤,则皮枯毛折;毛折者,则毛先死。"提出了肺气亏虚,则津液不布,皮毛失其润可见皮枯毛折。

东汉至隋唐时期,以《金匮要略》《诸病源候论》《备急千金要方》为主要代表。东汉张仲景的《金匮要略》对水液代谢失常的病理、病证及辨证治疗、遣方用药等进行了详细的论述,并从肺论治水液代谢失常所致的疾病,如痰饮、水气病等,提出"病痰饮者,当以温药和之""诸有水者,腰以下肿,当利小便;腰以上肿,当发汗乃愈"的治法治则,创立了麻黄汤、越婢汤、小青龙汤、葶苈大枣泻肺汤等具有宣肺发汗、宣肺行水、泻肺行水、温肺化饮等作用的方剂。隋代巢元方在《诸病源候论》中创造性地将痰和饮分别加以论述,为中医痰病学说的形成与发展奠定了基础。《诸病源候论·痰饮病诸候》中将痰饮病分为"痰饮候、诸痰候、诸饮候"等证候,将水病分为"水肿候""十水候""二十四水候"等不同证候。并认为肺失通调水道所致的水肿特点是"先从脚肿,上气而咳,其根在肺",指出其病机是"肾虚不能制水,故水妄行……上乘于肺,肺得水而浮,浮则上气而咳嗽也"。唐代孙思邈在其《备急千金要方》卷十七"肺脏"中设"肺虚实""肺劳""气极"等篇,对肺脏所致水液代谢的病因病机进行了全面的阐述,提出了肺虚劳、肺气虚、肺气滞、肺寒可致津液运行不畅。如在《肺虚实第二》中曰:"酒客劳倦或出当风,喜怒气舍于肺,面目黄肿,起即头眩,咳逆上气。"在《肺劳第三》中曰:"肺劳风虚冷痰、水气,昼夜不得卧,头不得近枕,上气胸满,喘息气绝。"在《气极第四》中曰:"气极虚寒皮毛焦,津液不通,虚劳百病。"

宋金元时期,以《三因极一病证方论》《丹溪心法》为主要代表。宋代陈无择对水液代谢障碍的病因进一步完善,在《三因极一病证方论·痰饮叙论》中曰:"内则七情泊乱,脏气不行,郁而生涎,涎结为饮……外有六淫侵冒,玄府不通,当汗不泄,蓄而为饮……运动失宜,津液不行,聚为痰饮。"指出外感六淫、内伤七情或劳倦内伤皆能影响气机之升降出入和肺之宣发肃降功能,导致气滞津停,结痰成饮。元代朱丹溪对于上焦气滞而致下焦小便不利之病证首创宣上通下之"提壶揭盖"法,《丹溪心法·小便不通》谓:"小便不通,属气虚、血虚、有实热、痰气闭塞,皆宜吐之,以提其气。"并解释道:"吾以吐通小便,譬如滴水之器,上窍闭则下窍无以自通,必上窍开而下窍之水出焉。"

明清时期,以《景岳全书》《医方集解》等为代表。明代张景岳认为水肿是由于肺脾肾三脏虚损所致,《景岳全书·杂证谟·肿胀》曰:"凡水肿等证,乃脾、肺、肾三脏相干之病。盖水为至阴,故其本在肾;水化于气,故其标在肺;水惟畏土,故其制在脾。今肺虚,则气不化精而化水;脾虚则土不制水而反克;肾虚则水无所主而妄行。"清代汪昂《医方集解》对肺肾与水液代谢的关系进行了论述,提出"肺为水之上源,肾为水之下源"的学术观点。

第二节 述 评

一、当代研究

(一)理论研究

1. 肺通调水道理论的发生学

从藏象理论来说,中医学理论体系的构建深受《周易》的影响,《周易》的卦象中体现出来的象思维是藏象理论的基础。卦象是《周易》思维模式最重要的体现，是典型的象思维。中医理论中肺的象对应是乾、兑二卦，乾卦（☰）为天，属阳金，像天为阳气积聚而成，如《素问·阴阳应象大论》中所言之"积阳为天"，而卦形三阳爻的重叠，又像天上的云层，即天；且易卦中的阳爻象征男性，故乾卦又具有男性的特质，其性刚健，可动而施泄。《易经》中以乾、坤二卦为诸卦之首，即寓乾男施精，坤女孕胎，以生六子（六子是八卦中其余六卦），共成宇宙万象。肺为华盖，类乾天而处于最高位，且肺开窍于鼻而司呼吸，直接与天气相通。肺为"水之上源"，象乾天可行云布雨，既能布施水津以滋养诸脏之阴，又能通调水道以调节人体的水液运行。故乾卦应于肺，其性与肺相合，均为动健、布散、肃降之作用。因此，乾卦与肺相应，重在肺气的宣散和通调作用。兑卦（☱）为泽，属阴金，卦中一阴爻上升，二阳爻下降，是地气上升，天气下降，阴阳交感而积云降雨，广施天泽以润万物之象，故兑卦象征"天泽"（即雨露）；从卦形来看，其底部坚实，上有空凹，既像沼泽之类以水草积聚的低洼之地，又似湖泊溪流之类灌注以润物，故兑卦又象征"水泽"。而无论是"天泽"还是"水泽"，皆具滋润之功，万物得泽之润，因此有"泽被苍生"之说。其滋润之能，如肺之宣发肃降，将津液上布头面诸窍，外达于全身皮毛肌腠，濡润诸脏。脏腑、形体、官窍皆承肺津之滋。故兑卦应于肺，其性与肺相合，为宣发、肃降、调和，有滋润濡养之功。因此，兑卦与肺相应，重在肺气的滋养和通调水道作用。

从气水关系而论，《素问·阴阳应象大论》曰："地气上为云，天气下为雨；雨出地气，云出天气。"可知气、水本是同类物质，可相互转化。所谓水即是气，气即是水，气散则水化为气，气聚则气凝为水；水为阴，气为阳，水不自行，得气乃行，水不自化，得阳乃化。《素问·阴阳应象大论》指出："天气通于肺。"说明肺主天气而为水之高源，所以水液在三焦中的运化自肺而始。明代张景岳在《类经·藏象类》中提出："水因气生，气为水母，凡肺气所及，则水精布焉。"阐述了水与气的关系中，气占主导地位，且肺气对于水精散布具有非常重要的作用，故《灵枢·决气》曰："上焦开发，宣五谷味，熏肤、充身、泽毛，若雾露之溉，是谓气。"肺属金，位高主降，肺的肃降功能不仅能够吸入清气，而且能够将体内津液"如雾露之溉"，向下向内布敷于脏腑组织，发挥滋润、濡养作用。而且肺之形质"虚如蜂窠""清轻肃洁""肺为华盖，职司清肃"，肺之清肃下行，又可清除肺及气道内的痰浊，保持其洁净。人体水液代谢的顺畅依赖于肺气的正常运行，肺气的升降出入异常则影响水液代谢，形成疾病，由"气"累及"水"；反之，水液代谢障碍，产生水、湿、痰、饮等病邪又会阻碍脏腑之气的升降出入，由"水"累及"气"。

从肺肾关系来说，《素问·阴阳应象大论》中就有"肺生皮毛，皮毛生肾"的记载。清代汪文绮《杂证会心录》认为："肾与肺，又属子母之脏，呼吸相应，金水相生。"其中"金生水"，金对应秋而水对应冬，是秋收之气向冬藏之气状态转化的取类比象的概括。在人体，肺属金，肺气同秋气、燥气收敛一样，清肃为顺；肾属水，肾气同冬气、寒气一样需要沉藏。肺气宣发肃降功能正常，则"肺气清降，降而不已，清化为寒，则生肾水"。"水生金"侧重说明肾阴肾阳是一身阴阳的根本，五脏六腑之阴，非肾阴不能滋养，肾水充足则能滋养肺金和其他脏腑，使肺气能够正常地宣发肃降，则肺通调水道功能正常。肺与肾之间的联系，主要体现在水液代谢、呼吸运动及肺肾之阴相互资生三个方面。而与水液代谢的联系尤为密切，肺有"通调水道"作用，肾又主水，并称为"水脏"。由此可见，肺、肾两脏的功能正常是保持水液代谢平衡的重要条件之一。明代张景岳《景岳全书·肿胀》曰："盖水为至阴，故其本在肾；水化于气，故其标在肺。"肺行水的功能需肾气的推动、肾阴肾阳的促进，通过肺的宣发和肃降功能输布津液以滋养周身；肾主水的功能亦有赖于肺气输布维持正常的水液代谢，并通过肃降作用将肾气上蒸的水液下归于肾，继而升清降浊，化生尿液从膀胱排出。肺肾两脏上下相资，协同作用，使人体的水液代谢及排泄正常有序。

2. "饮证"理论研究

东汉张仲景在《金匮要略》中将饮证分为"水气"和"痰饮"两大门类。《金匮要略·痰饮咳嗽病脉证并治》根据痰饮停聚或流窜的部位和临床表现的不同而将其分为痰饮、溢饮、悬饮、支饮四大类型。古时最早只有"饮"字，汉以前无"痰"字，而有"淡"字之用，如晋代王叔和《脉经》、唐代孙思邈《千金翼方》中均作"淡饮"。唐代玄应《一切经音义》曰："淡饮，谓膈上液也。"说明痰与人体内水液相关。故痰饮仍属饮证范围，为四饮之一。张仲景首先提出了"痰饮"的概念，以后逐渐形成了痰和饮的不同学说。最早明确论述痰与饮差异的医家是明代张景岳，在其《景岳全书·痰饮》中记载："痰之与饮，虽曰同类，而实有不同也……饮清澈而痰稠浊，饮惟停积肠胃而痰则无处不到。"从病因性质来说，痰饮为阴阳失和，阴盛为饮。故清代吴谦《医宗金鉴》曰："阴盛为饮阳盛痰，稠浊是热沫清寒。"清代柯琴对阴阳失和所致痰饮病机进行了详细的阐述，他认为"痰饮之本，皆水也……若阴阳不和，清浊相干，胃气乱于中，脾气难于升，肺气滞于降，而痰饮随作矣；痰与饮同源，而有阴阳之别；阳盛阴虚，则水气凝而为痰；阴盛阳虚，则水气溢而为饮"。痰饮为水邪所化，稠厚者谓之痰，清稀者谓之饮，得阳热煎熬而成者谓之痰，得阴寒凝聚而成者谓之饮，故将形质归纳为水属清液，湿性黏滞，痰多厚浊，饮为稀涎。从病变脏腑来说，与肺脾肾三脏关系密切。如肺主宣发肃降，通调水道，若肺失宣降，水津不能气化输布，则可停聚而成痰饮；脾主运化水湿，若脾虚，中阳不振，运化失职，则水湿不化可聚成痰饮；肾主水，若肾阳不足，蒸化无力，水液不得化气，也可停留而成痰饮。

（二）临床研究

1. 水液代谢异常病证研究

人体内的水液代谢是生命活动过程中的重要环节，水随气化为津液，濡养全身。若身体任何部位的气机出现问题，水液运行则随之气化失常，形成诸多病变，水液代谢异常病证广泛存在于肺系、肾系、脾系、心系等各类急慢性病证中。肺脏受邪，水道失于通调，上至鼻窍，下至二阴，外至皮毛，内至脏腑，皆可因水液代谢异常而受累，出现水肿、癃闭、咳喘等病证。

水肿是肺失通调水道的主要病证，如"风水""皮水""溢饮"等，表现为四肢或全身浮肿，按之局部凹陷不起。《黄帝内经》中已有"水肿"一词，但并不作为病名，仅指症状，相关病名则有"水""水病""风水""肾风""水胀""肤胀"等。《金匮要略·水气病脉证并治》将水肿分为"风水""皮水""正水""石水""黄汗"等。其病机多与风邪外袭、湿邪浸淫、水瘀互结、阳气内郁及五脏虚损有关，水肿的发生、进展与肺、脾、肾三脏密切相关。其本在脾肾，其标在肺，病位主要在皮肤腠理，为肺所主，故其位在肺。根据水肿的不同病机、病位，可采取开宣肺卫、补中益气、温阳通气、理气利水等通利水道的治法。中医学对水肿的认识类似于现代医学的肾源性水肿、心源性水肿、过敏性水肿及特发性水肿等疾病。

咳喘是肺病的主要症状。一般认为咳喘是由邪壅气逆，肺失宣降所致。然肺为水之上源，咳喘之中，必夹痰饮。痰饮是导致咳喘的主要病理因素，又是其病理产物，它的临床表现形式复杂多样。《金匮要略·痰饮咳嗽病脉证并治》中"支饮"主要指痰饮停留于胸膈或肺脏、肺失宣降的病证。一般表现为"咳逆倚息，短气不得卧，其形如肿"。支饮多见于COPD、支气管哮喘、慢性支气管炎、肺源性心脏病等。烟霾、感染等因素可引动宿痰伏饮，并影响肺气宣发肃降及通调水道致痰饮不断产生使病情缠绵，迁延不愈。悬饮是指饮邪停留于胁肋部，以胸胁饱满、胀闷、咳唾引痛为主要表现的疾病，症状表现以胁下咳唾引痛为特征，并可痛引缺盆。多因时邪外袭，肺失宣降，饮停胸胁所致。悬饮类似于渗出性胸膜炎、癌性胸腔积液等。

癃闭是指临床中患者出现小便点滴不畅、量少为主要症状的一种疾病。《黄帝内经》中已有"癃""小便闭""水闭""闭癃""小便不利""不得小便"的记载。如《素问·宣明五气》之"膀胱不利为癃"说明癃闭的主要病位在膀胱，病机为膀胱气化不利。东汉张仲景在《伤寒论》《金匮要略》中称为"小便不利""小便难""淋"等，未出现"癃闭"一词，创制了五苓散、猪苓汤、茯苓戎盐汤等方，用以利水渗湿、温阳化气，从而达到发汗兼利小便之效。肺为水之上源，在人体水液代谢过程中起至关重要的作用，肺气虚则不能通调水道，下输膀胱，以致膀胱气化动力不足而引发癃闭。清代李用粹在《证治汇补·癃闭》中说："一身之气关于肺，肺清则气行，肺浊则气壅，故小便不通。"元代朱丹溪认为："肺为上焦而膀胱为下焦，上焦闭则下焦塞。譬如滴水之器，必上窍通而后下窍之水出焉。"癃闭的病机十分复杂，肺是其中重要环节之一，无论肺气虚弱，阴津亏耗，或实邪壅滞，均可导致肺失宣降而延及膀胱，致膀胱不利而发为癃闭。

2. 临床治疗研究

《黄帝内经》首次提出了"开鬼门，洁净府"即发汗、利小便的治疗原则。鬼门又名玄府，是指人体汗孔，净府则指膀胱，为后世治疗水液代谢障碍的疾病提供了理论依据。东汉张仲景《金匮要略·水气病脉证并治》曰："诸有水者，腰以下肿，当利小便；腰以上肿，当发汗乃愈。"明代万全《幼科发挥》曰："凡肿自上起者，皆因于风，治在肺，宜发散之，所谓开鬼门者是也……大凡肿在腰上者宜发汗，所谓开鬼门，肿在腰下者宜利小便，所谓洁净府。"清代吴鞠通《温病条辨》曰："肺经通调水道，下达膀胱，肺痹开则膀胱亦开。"这些论述都是对《黄帝内经》"开鬼门，洁净府"这一治疗原则的阐释。

现代中医学家根据肺主通调水道的理论对"开鬼门，洁净府"治法有更深入的研究。颜水平等在治疗小儿原发性肾病综合征时，根据疾病的分期有针对性地采取不同方药辨证施治，在激素诱导初期伴有水肿症状时，应使用"开鬼门，洁净府"的治疗方法来减轻小儿症状，主要是通过中药祛风宣肺、利水消肿的功效调整体内环境，祛风宣肺即"开鬼门"，临床可选用越婢汤，而利水消肿即"洁净府"，可以用利水祛湿之品，通过借助水湿从水道排出达到利尿消肿的效果，临床可以选用五苓散。在激素诱导期水肿症状消退时，临床治疗应在祛邪的基础上加黄芪、白术等益气健脾之品防止水肿复发。激素撤减期无水肿症状时，可以用金匮肾气丸加减治疗，此阶段配合活血化瘀疗法，改善凝血状态，防止肾病复发。巩振东认为肺失宣降，行水无力，三焦水道不畅，膀胱气化失常，则水津不能正常输布，多余水液不能排出，停聚于体内而见水肿；精微物质随之外泄即可出现蛋白尿、血尿等症，导致慢性肾小球肾炎的发生。采用宣肺发表、宣肺利尿、顺降肺气、滋养肺肾等法，采用治肺、治脾、治肾或综合治疗。徐奚如等对"病痰饮者，当以温药和之"进行了更加深入的分析，他认为需要根据痰饮的性质、生成转化部位等，视标本轻重缓急的不同，以温药治痰饮病之本，以其他不同属性的药物治痰饮病之标。根据病位、病势的不同，分别以健脾燥湿、补肾气、温心阳、温肺化饮等通调水道之法治疗。

（三）实验研究

近年来，基于中医肺主通调水道学说，同时现代医学水液代谢的理论，中医学界开展了水液代谢障碍的实验动物造模及肺主通调水道的相关机制的实验研究。孙广仁基于肺的主呼吸和主通调水道的相关性，通过限制肺的通气量、生理盐水输液和寒冷刺激等方法建立寒饮蕴肺证的家兔病理模型。建立的家兔病理模型与寒饮蕴肺证的临床表现有以下相似之处：①憋气喘息；②呼吸道内有大量的水样分泌物；③四肢发凉；④尿量减少；⑤用小青龙汤方治疗效果好，各项指标如尿量，动脉血气，血中醛固酮、肌酐、皮质醇，以及肺组织 cAMP/cGMP 等都有不同程度的改善，肺肾组织的形态学方面也有明显改变。水通道蛋白（aquaporin，AQP）是调控跨膜转运的跨膜糖蛋白家族，维持水液的代谢平衡，是肺主通调水道的生理基础，与全身脏腑的津液疏布代谢密切相关。张庆祥等运用西医过敏激发，加上肺组织病理诊断、肺功能检测进行哮喘疾病模型评价；在此基础上施以寒冷刺激和过度劳累等因素，进行中医证候造模，并运用中药进行反证，以此建立哮喘寒饮蕴肺的"病证结合"的动物模型。张迪等从微观分子表达上，以 cAMP/cGMP 表达下降评价肺阳虚改变，以 AQP5 表达降低伴有黏蛋白 5AC（mucin 5AC，MUC5AC）表达增加评价水饮聚的程度，并通过建立寒饮蕴肺证大鼠病理模型，小青龙汤可以通过提高肺水转运相关蛋白 AQP1、AQP5 的表达，减轻寒饮蕴肺证大鼠病理模型中肺水肿，抑制肺部炎症状态，改善大鼠肺功能，从而恢复肺脏的生理功能，cAMP/蛋白激酶 A（PKA）信号通路可能参与了该过程，Na^+-K^+-ATP 酶在肺水转运调节中可能发挥了辅助作用，从肺水转运相关蛋白角度初步阐释"肺主行水"的内涵具有一定的客观依据。王彬等观察寒饮蕴肺证支气管哮喘，发现温阳化饮方药可以通过抑制肺组织自噬相关哺乳动物雷帕霉素靶蛋白（mTOR）信号通路的表达，增加自噬基因（autophagy-related gene，ATG）的表达，以提高自噬活性，从而减轻气道炎症水平。吴锦波等予以泻肺利水方药干预心力衰竭大鼠发现，泻肺利水中药能提高心肌肌浆网钙 ATP 酶（SERCA2a）mRNA 表达水平和活性，降低 miR-25-3p 和 miR-25-5p 的表达水平，降低血浆脑钠肽水平，提高心排血量和射血分数，保护心肌功能。以上实验研究从不同角度对肺通调水道理论进行了现代医学机制的探索，对通调水道治法的现代医学机制进行了阐述，丰富了中医的理论内涵。

二、研究局限与未来展望

肺通调水道理论在水液代谢中具有非常重要的意义，因此中医学界对肺主通调水道理论有非常深入的研究，在临床和基础研究方面取得了一定的成果。在中医理论研究中，通过研究肺主通调水道的具体内涵，围绕生理机制、学术源流、发生学原理、病证理论进行全面阐释，不仅能加深对此概念的认识，还能全面把握肺的生理功能，更能通过肺主通调水道与脾、肾、膀胱、三焦的关系深刻认识到中医的整体观。临床研究中，基于肺主通调水道的理论，对水液代谢的病证运用宣肺、发汗、利小便等中医治法，取得了非常好的临床疗效。中医水液病证涉及的疾病种类较多，临床上治疗方法丰富多样，结合肺、脾、肾三脏在水液代谢中的协同作用，通过辨证论治，在处理复杂疑难病证中发挥不可替代的作用。在临床实验中，有关肺主通调水道的现代医学机制研究也不断证实了中医理论的科学性。但是肺呼吸功能改变如何影响到水液代谢及"肺主通调水道"的现代生物学物质基础有待深入研究，肺、脾、肾三脏共同影响水液代谢的病机较复杂，病证较多，诊断和辨证缺乏统一的标准，因而较难开展脏腑关系的系统研究工作。同时对于肺主通调水道理论的机制还有待进一步深入研究。

第三节 名 家 思 想

一、国医大师张志远运用宣肺利水法治疗水肿

水肿是因外邪袭肺，致肺气失宣，宣发肃降功能失职，机体气化不利，以致津液代谢障碍，体内水液潴留，泛溢肌肤，引起以眼睑、头面、四肢、腹背甚至全身浮肿为主要临床特征的一类病证。《灵枢·九针》曰："肺者，五脏六腑之盖也。"提出肺气宣发肃降对机体气机通畅运行的作用，至明代李梴在《医学入门·脏腑》中提出五脏穿凿论，其认为"肺与膀胱相通"，即肺病宜清利膀胱水，后用分利清浊；膀胱病宜清肺气为主。故对于肺气失宣导致水液代谢障碍引起的水肿采用宣肺利水之法，能祛散外邪、宣通肺气，使其通调水道、宣发肃降之职恢复正常，三焦水道通畅，有利于水肿消退。张志远教授躬身于医道 70 余载，幼承庭训，熟谙中医经典，善用经方，但又不泥于经方，不仅在理论上有建树，而且临床经验丰富，精研中医内科和妇科等各种杂症，对水肿病的治疗根据不同病因情况对症处理，运用中医的辨证思维为临床治疗水肿提供了新的方法和思路。

验案举隅

患者，男，40 岁。因颜面水肿，眼睑凸出如半个鸡卵半月余，纳眠尚可，唯小便较少求治于山东某省级医院，诊断为"急性肾炎""非典型性丹毒"，予抗菌、消炎、利尿药治疗不见好转，遂于

1968年10月18日邀张志远诊治。症见无汗身痛,水肿,小便不利同前,舌苔白腻,脉象沉弱,起手不能上浮。西医诊断:急性肾炎;中医诊断:风水水肿。处方:麻黄15g,桂枝15g,杏仁9g,附子9g,赤小豆100g。5剂,每日1剂,水煎分3次服。5日后二诊:患者诉虽见功效,然减不足言,且血压升高、头痛,原方又加入益母草50g。9剂,每日1剂,水煎分3次服。随访:患者血压下降,小便增多,水肿逐步消失。

按语 对于本证风水相搏的关键病机,张志远教授认为可在症状上抓住以下要点:一是眼胞肿胀,二是小便不利。眼胞肿胀反映了肺失宣发肃降致水停外溢;小便不利则是水饮内停,气化不利的重要表现。因此,用麻黄、杏仁相使,宣肺理气,以利排汗。赤小豆、益母草泄肺利水,即可行水消肿。本例患者以"颜面部水肿、小便不利"为主症就诊,遵仲景"腰以上肿发其汗"的原则,以麻黄汤为主方加减,结合患者脉象,加附子温助阳气,赤小豆助麻黄利水。药后血压因麻黄升高,而赤小豆利水效果不显,故张志远教授又加益母草活血利水,降低血压故效,血压降低,水肿渐消。张志远教授认为麻黄汤应用杏仁,不专为施治喘、嗽,而是辅助麻黄开提肺气,外达皮毛,以利排汗。

二、国医大师王琦运用"提壶揭盖"法治疗小便不利

提壶揭盖法是指通过宣肺或升提的方法通利小便,是一种"下病上治"之法。其机制是肺为水之上源,主通调水道,而肺气郁闭,气机不畅,肃降失司,就会影响脏腑水液运行出现水肿、小便不利等症状。肺为水之上源,能调节膀胱气化、通调水道。肺气郁闭,通调水道功能失常,则水液输布不利,出现肿胀喘满、小便不利等症状。此类疾病临床皆可从肺经用药论治。肺经药物多具有疏通畅达气机之效,气机得调则小便通畅矣。王琦教授临证重视脏腑理论对临床实践的指导作用,强调五脏整体观,在临床诊治水液病时,多从肺脏与其他脏腑的生理关系出发,灵活运用提壶揭盖法,均取得了显著疗效。

验案举隅

秦某,男,29岁。初诊日期:2017年12月26日。患者诉尿频3年余。患者3年多以前出现尿频,听闻水声或运动即有尿意,排尿后或排便时尿道口有液体流出。刻诊:尿频,尿不尽,尿等待,偶有小便灼热感;阴囊部潮湿,会阴部及阴茎疼痛;大便日行1~2次,偶有便溏;舌淡胖边有齿痕、苔白腻,脉沉滑。西医诊断:慢性前列腺炎;中医诊断:尿频,辨证为湿热内蕴。治法:清热利湿,宣肺利气。处方:萆薢10g,菟丝子20g,黄柏9g,乌药20g,鹿衔草20g,虎杖10g,生黄芪20g,生甘草6g。每日1剂,水煎,分早晚2次温服。2018年4月24日二诊:尿频略有改善,阴囊部痒,尿后滴白;舌淡胖边有齿痕、苔白微腻,脉沉滑。处方:上方加茵陈15g,制苍术15g,蛇床子9g,射干10g,冬瓜子20g。2018年5月29日三诊:尿频进一步改善,但外部刺激(如闻流水声等)后仍有尿意,阴囊潮湿、尿后滴白改善,舌淡胖边有齿痕、苔薄滑,脉滑。处方:炙麻黄10g,杏仁10g,生石膏30g,炙甘草10g,乌药20g,鹿衔草20g,萆薢10g,菟丝子20g。后经随访,患者诉尿频症状痊愈。

按语 尿频是指每日排尿次数明显增加的一种症状,历代医家对此多有论述,如"溲数""小便数""小便频数"等。王琦教授治疗本病多审因治本,或清热利湿,或宣肺利水,慎用固涩之剂;临证当中强调清热宣肺法的应用,多以麻杏石甘汤加减治疗肺热壅盛型尿频,上宣肺热,下调膀胱。本案患者尿频,伴有尿不尽、尿等待,且阴囊潮湿,舌苔白腻,可知有湿热内阻,致膀胱气化不利。前两诊取萆薢分清饮合王清任黄芪甘草汤方义化裁,患者尿频虽略有改善然不显著。至三诊合用张仲景麻杏石甘汤,以宣肺清热、通调水道,从而膀胱气化不利诸症显著改善。此为

"提壶揭盖"之义,通过恢复膀胱气化从而尿频自止,并配伍二妙散、缩泉丸以助清热利湿、益肾固摄,最终获效。

三、国医大师刘尚义运用经方温肺化饮治疗喘证

刘尚义教授认为,肺叶娇嫩,不耐寒热,易被邪侵,故又称肺为"娇脏"。肺在五行属金,主司呼吸,主宣发肃降,通调水道。喘证上焦平素就有痰饮之邪,继而又外感风寒邪气,外寒之邪引动内在痰饮,互相搏结,肺失宣发肃降,水液输布障碍,以致咳嗽气逆,倚床呼吸,平卧不得。小青龙汤外可散体表寒邪,内可清除体内痰饮水湿,是治疗外感风寒未解而体内痰饮停留所致咳喘的代表方。

 验案举隅

刘某,男,35岁,支气管哮喘病史1年余,2020年6月24日就诊,症见喘促,动则尤甚,咳嗽咳痰,咳白色清稀痰,眼睑及下肢浮肿,舌淡紫、苔白滑,脉濡。中药予小青龙汤为主方化裁:麻黄6g,桂枝10g,干姜10g,细辛3g,葶苈子20g,五味子6g,地龙10g,炙甘草20g。5剂,水煎服,每日1剂,分3次温服。二诊:患者咳嗽咳痰、喘促明显好转,眼睑浮肿消退,在前方基础上去葶苈子,15剂,续服。三诊:患者咳、痰、喘不明显,余无不适。

按语 哮喘发病内因为机体阳气亏虚,宿根为痰饮内停,诱因是外感六淫邪气。三者常常同时存在。临床表现为呼吸困难、胸闷、咳嗽等,并且常在清晨、夜间发作频繁,一些患者发作后可自行缓解,但多数患者在对症治疗后症状方才得以缓解。小青龙汤临床应用广泛,在支气管哮喘的临床运用中较为常见,《伤寒杂病论》就有记载,主要用于外寒内饮之证。本病可按照中医"哮证"进行辨证论治,基本病机为阳气亏虚,津液输布异常,加之宿有痰饮内伏,复感风寒之邪,邪气内合于肺,肺气壅阻,寒饮射肺,寒痰交阻,肺失宣降发为哮喘。故治疗上以散寒化痰蠲饮为本,方中麻黄、桂枝外散寒邪;干姜、细辛温化在内之寒饮;葶苈子泻肺利水;五味子敛肺止咳,炙甘草调和辛散酸收之品。处方简单,却构思精妙:麻黄宣发肺气以平喘咳,桂枝化气行水以化里饮,细辛、干姜温肺化饮,五味子敛肺止咳。处方一宣一降,一散一收,共奏解表散寒,温肺化饮之功。刘尚义教授诊疗过程中喜用葶苈子,以泻肺平喘、利水消肿,尤对水饮内停,喘咳不止者效佳,咳喘日久,气结痰阻,又肺朝百脉,必有瘀证,刘尚义教授也常加用地龙以通经活络,清肺平喘。二诊患者咳喘减轻,水肿消退,故去泻肺平喘、利水消肿之葶苈子。三诊患者病情好转。

第四节 推荐文献

魏民,李颖,2015. 浅析肺主行水之内涵及应用[J]. 四川中医,33(2):26-27.
李永志,丘余良,2023. 基于《水热穴论》从肾谈水液代谢[J]. 福建中医药,9(1):29-31.
孙硕,张莎莎,刘红亮,等,2019. 从五脏论治癃闭[J]. 中医药临床杂志,31(2):264-266.
高澍婕,郑杨,2019. 对肺通调水道的思考[J]. 中西医结合心血管病电子杂志,7(34):163-164.
孔小云,黄穗平,2011. 从机体水液代谢角度看"肺与大肠相表里"[J]. 中国中医基础医学杂志,17(4):359-360.
张金超,李宇航,2016. "肺主通调水道"在《伤寒论》《金匮要略》中的体现[J]. 世界中医药,11(4):725-727.
张光霁,张庆祥,2021. 中医基础理论[M]. 4版. 北京:人民卫生出版社.

第五节　参 考 文 献

方莉，王传博，王婕琼，等，2016. 肺朝百脉主治节理论研究评述[J]. 中国中医基础医学杂志，22（2）：149-151，164.

巩振东，2017. 从肺论治慢性肾小球肾炎[J]. 中国中医药信息杂志，24（11）：115-117.

黄秋霞，桑红灵，2020. 从水与气的关系探析《金匮要略》水气病[J]. 中国中医基础医学杂志，26（6）：721-722，725.

李洪海，2021. 基于《周易》象数思维的卦象-藏象理论研究[D]. 济南：山东中医药大学.

马晗，姚海强，崔红生，2023. 国医大师王琦通过肺经用药调治肺外疾病经验举隅[J]. 上海中医药杂志，57（1）：8-11.

任爽，刘妍彤，张杰，2021. "水、湿、痰、饮"实质及治疗原则探析[J]. 中国中医基础医学杂志，27（1）：13-16.

孙广仁，1999. 肺主行水理论的研究思路[J]. 山东中医药大学学报，23（6）：406-407.

田传玺，贾元萍，吕天宜，等，2022. "金水相生"理论探讨[J]. 北京中医药，8（6）：624-625.

王彬，孟庆岩，田彧潇，等，2022. 基于mTOR信号通路探讨温阳化饮方干预哮喘寒饮蕴肺证大鼠气道炎症的作用机制研究[J]. 时珍国医国药，33（12）：2821-2825.

王浩，黄平富，李泽庚，等，2017. 从肺论治水液代谢疾病的依据及宣肺利水应用研究[J]. 长春中医药大学学报，33（2）：255-257.

王淞，潘琳琳，朱俊楠，等，2020. 国医大师张志远运用麻黄汤加减的经验[J]. 中华中医药杂志，35（4）：1801-1803.

魏民，李颖，2015. 浅析肺主行水之内涵及应用[J]. 四川中医，33（2）：26-27.

吴锦波，叶小汉，冼绍祥，等，2017. 心力衰竭大鼠心肌SERCA2a和miR-25-3p/5p表达的改变及泻肺利水方药的干预作用[J]. 中国应用生理学杂志，33（2）：146-150.

吴文宇，刘尚义，2021. 国医大师刘尚义教授运用小青龙汤加减治疗肺系疾病经验[J]. 贵州中医药大学学报，43（2）：15-18.

武爱杰，赵菁莉，2019. 浅说从五脏论治特发性水肿[J]. 世界最新医学信息文摘，19（96）：245，248.

徐奚如，郑开明，2023. 论"病痰饮者，当以温药和之"及其临床运用[J]. 长春中医药大学学报，39（1）：32-35.

颜水平，庄翔莉，艾斯，等，2021. 浅谈从"开鬼门，洁净府，去菀陈莝"论治小儿原发性肾病综合征[J]. 时珍国医国药，32（4）：931-932.

袁思成，2019. 浅析《金匮要略》悬饮、支饮临床运用[J]. 中医临床研究，11（33）：38-40，42.

张迪，张冬梅，陆瑞敏，等，2022. 基于"肺主行水"理论探究小青龙汤调节肺水转运蛋白的作用机制[J]. 中国实验方剂学杂志，28（8）：1-11.

张光霁，张庆祥，2021. 中医基础理论[M]. 4版. 北京：人民卫生出版社.

张金超，李宇航，2016. "肺主通调水道"在《伤寒论》《金匮要略》中的体现[J]. 世界中医药，11（4）：725-727.

张庆祥，于少泓，孙广仁，等，2006. 哮喘病寒饮蕴肺证大鼠病理模型的建立与评价[J]. 山东中医杂志，25（2）：120-122.

张云飞，2022. 水道辨证[J]. 中医研究，35（10）：16-19.

第10论 论脾主运化

第一节 概 论

脾主运化是中医藏象学的重要内容，也是脾的主要生理功能。脾作为五脏之一，在人体生命活动中起到了后天之本、气血生化之源的重要作用。脾失健运，会引起人体消化吸收作用异常、其他脏腑功能失调，导致气血生成不足、运行异常、气化作用减弱。脾主运化适用于指导中医治未病、脾胃病、免疫性疾病及代谢性疾病等多脏器功能异常疾病的临床诊疗。研究脾主运化，对临床诊治常见病、多发病及疑难病具有重要的理论及实践指导意义。

一、理 论 内 涵

1. 脾主运化的基本概念

脾主运化：运，即转运输送；化，即消化吸收。脾主运化指脾气将饮食水谷转化为水谷精微，并将其吸收、转输到全身脏腑的生理功能。脾主运化是整个饮食物代谢过程的中心环节，也是后天维持生命活动的主要生理功能。脾主运化通常分为运化"水谷"和运化"水液"两个方面来论述。

2. 脾主运化的基本原理

运化水谷，即是对饮食物的消化和吸收。饮食入胃后，对饮食物的消化和吸收，实际上是在胃和小肠内进行的。但是，必须依赖于脾的运化功能，才能将水谷化为精微。同样，也有赖于脾的转输和散精功能，才能把水谷精微"灌溉四旁"和布散至全身。如《素问·经脉别论》曰"食气入胃，散精于肝……浊气归心，淫精于脉""饮入于胃，游溢精气，上输于脾，脾气散精，上归于肺"等，都说明饮食物中营养物质的吸收全赖于脾的转输和散精功能。脾的这种生理功能，即是《素问·厥论》所谓"脾主为胃行其津液者也"。因此，脾的运化水谷精微功能旺盛，则机体的消化吸收功能才能健全，才能为化生精、气、血、津液提供足够的养料，才能使脏腑、经络、四肢百骸及筋肉皮毛等组织得到充分的营养，而进行正常的生理活动；反之，若脾的运化水谷精微的功能减退，即称作脾失健运，则机体的消化吸收功能失常，出现腹胀、便溏、食欲不振，以至倦怠、消瘦和气血生化不足等病变。所以说，脾胃为后天之本、气血生化之源。

运化水液，亦称"运化水湿"，是指对水液的吸收、转输和布散作用，是脾主运化的一个组成部分。饮食物中营养物质的吸收，多属于液态物质，所谓运化水液的功能，即是对被吸收的水谷精微中多余水分，能及时地转输至肺和肾，通过肺、肾的气化功能，化为汗和尿排出体外。因此，脾的运化水液功能健旺，就能防止水液在体内发生不正常停滞，也就能防止湿、痰、饮等病理产物的生成；反之，脾的运化水液功能减退，必然导致水液在体内的停滞，而产生湿、痰、饮等病理产物，甚则导致水肿。所以《素问·至真要大论》提到"诸湿肿满，皆属于脾"。这就是脾虚生湿，脾为生痰之源和脾虚水肿的发生机制。

运化水谷和水液，是脾主运化功能的两个方面，两者可分而不可离。脾的运化功能，不仅是脾的主要生理功能，而且对于整个人体的生命活动至关重要，故称脾胃为后天之本、气血生化之源。实际上高度概括了饮食营养和消化吸收功能的生理意义。

二、学术源流

　　脾主运化学术思想的发展成熟经历了先秦两汉时期、晋唐时期、宋金元时期和明清时期。

　　先秦两汉时期奠定了脾主运化的理论基础。《黄帝内经》《伤寒杂病论》对脾胃受纳腐熟水谷、输布水液进行了论述，脾主运化理论基本框架形成。《素问·太阴阳明论》记载："脾者土也，治中央，常以四时长四脏，各十八日寄治，不得独主于时也。"最早描述了脾主运化的功能。《素问·经脉别论》曰："饮入于胃，游溢精气，上输于脾，脾气散精，上归于肺。"阐释了脾运化的过程。从脾论治主要集中在仲景方中，为后世开创脾胃学说奠定了基础。

　　晋唐时期对脾主运化理论的阐述更加形象完整。《诸病源候论》明确将脾胃在消化水谷上的功能进行细化，所列出的"脾胃病诸候"是现存最早关于脾胃病理学的阐释，其载"脾气主消水谷，水谷消，其精化为荣卫，中养脏腑，充实肌肤"，侧重于脾将水谷精微进行消化并传输。巢元方继承了《黄帝内经》"诸湿肿满皆属于脾"的观点，提出了脾胃虚弱不能消水，将脾运化水液失常称为"脾胃不能消水"。该时期以《备急千金要方》为代表，涌现出大量治疗脾失健运的方剂。

　　宋金元时期明确提出脾主运化，创立脾胃学说。宋代严用和《济生方》中载"盖胃受水谷，脾主运化"，最早记录了"脾主运化"的医学术语。金代李东垣《脾胃论》继承和发展了脾主运化理论内涵，认为"元气之充足，皆由脾胃之气无所伤""病皆从脾胃所生"，并创立了脾胃学说，突出了脾胃作为升降枢纽的重要意义，强调脾气、脾阳对脾主运化的影响。朱震亨在《丹溪心法》中论述"脾土之阴受伤，转输之官失职"，充实了脾阴概念。

　　明清时期完善、应用了脾主运化理论。该时期脾胃的功能分明，强调脾阴对脾主运化的影响，记载了大量脾失健运的医案，增加了阴虚、湿热病机的脾失健运方药。明代李中梓确立了脾统四脏的地位，提出脾为后天之本。清代叶天士认为"脾胃各司其职不可统治"，强调脾胃分治。唐宗海提出脾阴亦主运化："脾阳不足，水谷固不化，脾阴不足，水谷仍不化也。"并尝试结合西医理论论述脾主运化。

第二节　述　　评

一、当　代　研　究

（一）理论研究

1. 脾主运化理论研究

　　脾主运化指脾具有将饮食水谷转化为水谷精微和津液，并将其吸收转输至全身各脏腑组织的功能。脾主运化是脾为后天之本的重要基础，是饮食物代谢过程的核心。运化包括两方面，一是运化精微，从饮食中吸收营养物质，使其输布于五脏六腑各器官组织；二是运化水湿，配合肺、肾、三焦、膀胱等脏腑，维持水液代谢的平衡。脾失健运的病因主要为外邪所伤、饮食失宜、五志过极、失治误治、劳倦内伤等。

　　现代学者进一步阐述脾主运化的功能特点。一是认为脾胃的功能以脾为主体，脾胃升清降浊以脾主升清为要。二是提出"脾主运"主要为饮食物的消化、传输；"脾主化"主要为气化，即精微物质的化生、精微物质之间及其与能量之间的转化及输送的功能，包含了散精的功能，使营养物质从"纳"到"用"。三是提出"脾主运""脾不运"和"脾主化""脾不化"的分解设计研究模式，并认为脾虚失运和脾虚失化所体现的营养物质的吸收障碍，以及物质间转化的能量障碍是脾主运化功能减退的具体表现。

基于发病的社会背景、证候属性及治则治法，可对脾虚失运和脾虚失化加以区分，其特征如下：脾虚失运主要发生在生活水平较差，或饥饱失常，或劳累伤脾导致营养物质吸收障碍引起的单纯脾虚，以益气健脾助运法补虚，代表方如四君子汤等。脾虚失化多发生在生活水平较高，或嗜食肥甘厚味，或贪逸少劳导致的营养物质在体内堆积不能转化或消耗，多虚实夹杂，以郁热、痰浊、瘀血标实为主，兼脾虚不化，以补虚散邪助气化为主攻补兼施。

脾主运化的功能正常，需要其他脏腑的协同参与。脾主运化的功能是由脾气来实现的，脾气所生之源在于命门之火。因脾气散精上归于肺，脾的运化功能受肺的宣散肃降功能的影响。肝主疏泄，脾的运化作用在肝的协助和制约下，条畅适度才会健运不息，若肝气郁结则脾健运失司。

2. 脾精、脾气、脾阳、脾阴理论研究

脾精是一身之精分藏于脾的部分，由发育过程中分藏于脾的先天之精与脾吸收的水谷之精融合而成。脾气是由脾精所化的具有推动和调控脾功能活动的一类极细微物质，是功能发挥的原动力。脾主运化以消化水谷为核心，并能调节水液代谢，运化功能以脾气为要。"脾气散精"作为津液代谢的首要环节，是其他脏腑发挥通调与气化功能的基础。

脾气转输精微一是上输心肺，化生气血，通过心肺布散全身；二是向四周布散到其他脏腑。脾气转输津液一是上输于肺，通过肺气宣降输布全身；二是灌溉四旁，发挥滋养濡润脏腑的作用；三是将胃、小肠、大肠中的部分水液经过三焦下输膀胱，成为尿液生成之源；四是居中枢转津液，使全身津液随脾胃之气的升降而上腾下达。脾胃之气为中焦环流之气，升降相因保障脏腑功能的正常发挥。孔伯华先生也常运用升发脾气之法，使清者升，浊者降。

脾阳是脾气中具有温煦、推动、上升等作用的部分。脾阳的温煦是维持脾主运化的重要环节。脾的运化功能主要受阳气影响，阳气不足则运化失常。张仲景重视脾胃阳气，首崇温补脾胃。岳美中先生认为脾乃多气少血之脏，脾阳主气，脾阴主血，阳为用，阴为体。施今墨先生根据"太阴湿土，得阳始运"的观点，认为脾阳健旺，则运化如常，强调"脾宜升则健"的生理特点。

脾阴是脾气中具有凉润、宁静、沉降等作用的部分。脾阴理论奠基于《黄帝内经》和《伤寒论》。"丹溪学派"首开滋阴法先河，认为"脾具坤静之德，而有乾健之运"。病理情况下"脾土之阴受伤，转输之官的失职"。现代研究进一步阐述脾阴理论内容，认为其为脾布散的水谷精微所化生的营血、津液、脂膏等物质，资生血脉，化生气血，营养五脏六腑及四肢百骸。

脾精不足常见营养不良征象；脾气虚常见运化动力不足和升举无力的表现，但无寒热征象；脾阴虚则其凉润、宁静等作用减退，虚热内生；脾阳虚则其温煦、推动等作用减退，虚寒内生。脾阴虚与脾阳虚常兼见脾气虚的表现。

（二）临床研究

脾失健运在临床中致病广泛，不仅见于胃癌、溃疡性结肠炎等消化系统疾病，还常见于糖尿病、非酒精性脂肪肝等内分泌系统疾病，冠心病、高血压等心血管系统疾病，慢性阻塞性肺炎、特发性肺纤维化等呼吸系统疾病，多囊卵巢综合征、带下病等妇科疾病，以及儿科疾病等多系统疾病。由此可见，"从脾论治"对临床常见慢性及重大、疑难病的中医药辨证论治具有重要指导作用。

1. 消化系统疾病

有学者采用多中心、前瞻性同期对照研究，将晚期胃癌复治患者（二线治疗）181例纳入本项研究，结果证实健脾为主的中药复方辨证治疗，是影响晚期胃癌二线治疗预后的独立保护性因素；健脾为主的中药复方辨证治疗，可有效延长晚期胃癌复治患者的生存期。同时姚乃礼等应用健脾通络解毒方随证加减治疗65例胃癌癌前病变（PLGC）患者6个月，发现健脾通络解毒方可能通过

NF-κB p65/环氧合酶-2（COX-2）、COX-2/Bcl-2 及 NF-κB p65/Bcl-2 等信号转导通路促进细胞凋亡，从而发挥对 PLGC 的影响作用。通过观察健脾清肠方治疗脾虚湿热型激素依赖性溃疡性结肠炎患者 60 例的临床疗效，发现健脾清肠之法能够有效改善脾虚湿热型激素依赖性溃疡性结肠炎患者的黏液脓血便、腹泻症状，减少中医证候积分、内镜评分和降低炎症指标。

2. 内分泌系统疾病

近年来，健脾法在糖脂代谢类疾病的早期干预与治疗方面取得了一定进展。已有临床试验观察化痰健脾方治疗痰湿体质型 2 型糖尿病患者的临床疗效，发现化痰健脾方可有效减轻患者体重，改善胰岛素抵抗。针对糖尿病并发症，亦可从脾的运化功能入手。战丽彬教授根据其长期临床经验，认为 2 型糖尿病与癌症的共同病理因素可总结为"虚、火、痰、瘀"，治疗应侧重从脾论治，临证效果颇佳。有研究通过符合纳入标准的 96 例脾虚湿热型非酒精性脂肪性肝炎患者，证实健脾理气化湿之法对脾虚湿热型非酒精性脂肪肝患者具有较好疗效，能够显著降低游离脂肪酸水平，改善胰岛素抵抗和肝纤维化。

3. 心血管系统疾病

诸多研究表明，从脾论治心血管疾病取得了显著的临床疗效。有学者采用多中心、盲法、区组随机、平行对照临床试验设计，选择国内 6 家医院作为分中心纳入冠心病稳定型心绞痛脾虚痰浊证患者 240 例，结果表明"从脾论治"治疗心绞痛疗效确切，可有效降低患者的血同型半胱氨酸值，其机制可能与中枢神经系统（CNS）、肠神经系统（ENS）调控下的神经-内分泌-免疫网络有关。痰湿壅盛是原发性高血压的主要病机之一，纳入痰湿壅盛型原发性高血压患者 166 例，治疗组予以健脾益气降浊之法配合西药治疗后发现，健脾益气降浊方配合西药对痰湿壅盛型原发性高血压有较好的临床疗效，并能改善中医症状、降低患者血压及血脂、控制心率。

4. 呼吸系统疾病

脾虚生痰，痰湿蕴肺易致肺疾。清代医家陈士铎曰："治肺之法，正治甚难，当转治以脾。"因此临床众多医家多以健脾之法治疗肺系疾病。研究选取 COPD 急性加重期呼吸衰竭机械通气患者 96 例，治疗组予以健脾益胃化痰法治疗，治疗结束后发现健脾益胃化痰法辅助治疗 COPD 急性加重期呼吸衰竭机械通气患者疗效显著，IgA、IgG、IgM 等免疫指标改善程度显著优于对照组，并可有效提高患者的免疫功能和脱机成功率。特发性肺纤维化亦与脾的功能联系密切，有研究应用健脾通络方治疗特发性肺纤维化脾虚络瘀型患者，发现本法能显著改善特发性肺纤维化脾虚络瘀型患者咳嗽、喘息症状，提高运动耐力和生活质量，其机制可能与下调血清 TNF-α 有关。

5. 妇科疾病

痰湿阻滞冲任、胞宫，可导致月经稀发、闭经、不孕等；痰湿与气血互结为癥积，可表现为卵巢多囊性改变等妇科疾病。有学者证实健脾化痰方联合热量控制可以明显减轻肥胖型多囊卵巢综合征患者的体重，并以减少内脏脂肪为主，效果优于口服二甲双胍片。同时一项回顾性分析表明宋氏健脾止带方可有效改善脾虚型带下病患者阴道局部症状，并通过降低阴道 pH、提高阴道清洁度、提高菌群密集度与促进菌群多样性恢复，从而改善患者阴道微环境，临床疗效显著。

6. 儿科疾病

小儿脾虚泻多因脾胃虚弱，胃弱则腐熟无能，脾虚则运化失职，因而水反为湿，谷反为滞，不能分清别浊，水湿水谷合污而下。采用随机、双盲、阳性药平行对照、多中心临床试验方法，证实参苓健脾胃颗粒治疗小儿腹泻（脾虚泻）疗效确切，且安全性较好。同时有学者选取 170 例符合脾虚痰阻证腺样体肥大诊断标准的患儿作为研究对象，治疗组采用中药联合外治疗法，以运脾化痰通窍方配合迎香穴按摩，治疗 3 个月后发现治疗组总有效率高达 97.65%，本法可明显改善患儿临床症状，缩小腺样体体积，降低主要症状复发率。

7. 养生防治

养生防治是脾主运化理论指导下的另一个重要应用，以"调补脾胃"为原则能够增强正气，达到养生防病之目的。临床研究表明健脾药物能够改善感冒易感群体，降低其感冒频次及严重程度，补脾益气代表药物黄芪能够有效预防14岁以下儿童急性呼吸道感染的频繁发作，含有党参、黄芪、白术等健脾药物的汤剂能够针对鼻咽癌提供潜在预防能力。同样健脾法能够延缓溃疡性结肠炎、慢性肾病、艾滋病等疾病的进展，还能起到促进肿瘤术后恢复及降低靶向药耐药性等作用。

此外，合理的饮食结构及正常的饮食节律能够增强脾的运化能力。研究认为健康的饮食结构能够保证人体每一阶段及后代的健康，并且通过间歇性禁食的方法能够通过降低体重、体脂、总胆固醇（TC）及甘油三酯（TG）等途径对人体健康起到积极作用，侧面证实了饮食有节，能够减轻脾胃负担，促进脾的运化能力。

（三）实验研究

近年来，基于脾主运化理论和中医藏象学说，中医学界开展了大量围绕中医"脾主运化理论"来防治疾病的实验研究。曾根平等研究发现，脾主运化与肠道菌群及多囊卵巢综合征之间存在紧密联系，互相影响，痰湿内生是多囊卵巢综合征的关键病机，健脾和胃可改善肠道菌群结构功能紊乱，保护黏膜屏障。赵真真等研究发现，脂肪组织是由水谷精微异化所得，其中白色脂肪以储存能量为主，其性属阴，棕色脂肪以释放热量为主，其性属阳，性虽不同，但两者的生成皆与脾主运化功能密切相关。有研究者亦认为，脾弱可导致机体白色脂肪蓄积，脾强则有助于白色脂肪向棕色脂肪的转化。中医学"脾主运化"理论包括脾对精微物质的转运输送功能及对饮食物的消化吸收功能，是胃肠运动的关键，与卡哈尔（Cajal）间质细胞调控胃肠道运动功能有相似之处。李贝等从"脾主运化"理论与Cajal间质细胞功能探讨Cajal间质细胞对糖尿病胃轻瘫的影响，阐述了通过恢复脾主运化功能以恢复Cajal间质细胞功能来治疗糖尿病胃轻瘫，为临床防治糖尿病胃轻瘫提供了新思路。脾主运化指脾能够把人体摄入的饮食水谷转化为水谷精微和津液，并将其吸收、输送至周身的生理功能。

脾对水谷精微的消化、吸收和转运即为"运"；而"化"侧重于脾将消化吸收而来的水谷精微，化生气、血、精、津液等物质以营养全身，即物质间转化与物质化生为能量的过程。最近研究发现，线粒体与脾的相关性认为脾主运化的生理功能与线粒体的功能特性相似。线粒体被称为"产生ATP的场所""细胞的动力工厂"，体现了中医基础理论中"脾为气血生化之源"的功能。苏畅怡等研究发现，脾气健运，对铁代谢的正常运化至关重要。脾气健运，铁合理代谢，维持骨骼健康，才能减少骨质疏松症和重症肌无力的发生，防止发生再次骨折，将骨质疏松的危险因素降至最低等。薛国化等归纳了AMPK信号通路与脾主运化在调节物质代谢和能量代谢方面具有相似作用，并通过代谢性疾病、痴呆、衰老、癌症等常见疾病表现将AMPK通路失常与脾失健运进行了对比分析，发现AMPK与脾主运化在调节代谢方面生理功能相似，功能失常后在疾病表现方面相同。研究以期为揭示脾主运化的分子机制提供可靠依据，并为中西医结合治疗代谢相关疾病提供新思路。脾气健运，气血生化有源，神窍得养，则神机聪敏；脾失健运，气血生化乏源，则脑窍失养，神机失用。崔杨义等以健脾益肾，滋阴补气为痴呆的主要治法，采取参苓白术散合补肾中药干预痴呆患者，通过观察临床症状证实了健脾益肾的中药可以有效缓解痴呆患者的认知功能障碍，改善患者生活质量。李童等研究发现，益气活血方能通过影响AMPK及其介导的乙酰辅酶A羧化酶（ACC）、肉毒碱棕榈酰基转移酶-1（CPT-1）信号通路调节大鼠脑能量代谢，保护脑神经；具有健脾益气作用的醒脾解郁方可通过动态调控AMPK信号通路，促进神经元突触重塑。闽冬雨等研究发现肠道菌群与痴呆的发生紧密相关，而脾的运化功能在其中起到了关键的作用，采用健脾益气、化痰解瘀之法在治疗痴呆中能够发挥重大作用，为中医药治疗痴呆提供了新思路。

人身之气血源于脾胃所化生的水谷精微，故脾胃健运，运化正常，则气血化源充足，身体健康，寿命长久；反之，若脾胃亏虚，运化失司，则气血乏源，五脏失养，寿命缩短。实验发现多种具有益气健脾功效的方药可以延缓动物模型的脾脏衰老、脑衰老等器官衰老。高阳等认为胰岛素功能及线粒体功能均与脾主运化功能相关，脾失健运是导致胰岛素抵抗与线粒体自噬功能紊乱的重要病机。健脾助运是增强线粒体自噬的活性、改善线粒体功能、防治胰岛素抵抗的合理治法。成西等认为脾在人体中运化水液的作用与 AQP 的表达呈正相关，现代实验研究发现脾的运化水液功能正常，人体水液代谢正常，则 AQP 在人体各部表达正常，反言之，当脾运化功能失常，水液代谢出现障碍，出现如痰饮、便秘、腹泻等疾病。以上实验研究从不同角度对中医脾主运化理论进行了现代科学解读，丰富了脾主运化的科学内涵。

二、研究局限与未来展望

脾主运化的相关研究是中医学界近年来研究的热点。各类学者相继开展了大量的研究工作并取得了一定的成绩。线粒体铁代谢与破骨细胞、成骨细胞的关系较为复杂，目前其治疗靶点尚未明确。铁代谢失调会影响骨吸收与骨形成的微妙平衡，导致骨量低及骨形成减少。因此通过中医运脾法多靶点、多方位、多途径研究导向线粒体铁，干预破骨细胞能量代谢，减缓骨质疏松的发生有一定的研究前景。目前关于脾主运化与线粒体自噬、胰岛素抵抗之间的关系研究仍然较少，需要进一步深层次探讨与研究。

第三节 名家思想

一、国医大师张静生从脾论治重症肌无力

《灵枢·本神》曰："脾气虚则四肢不用，五脏不安。"重症肌无力，属中医"痿证""睢目""睑废"范畴。国医大师张静生教授认为其病机为先天禀赋不足、后天供养不力、情志内伤、劳倦纵欲、失治误治、病后失养等诸因素使真元损耗所致，病在脾肾，尤重在脾。《辨证奇闻》曰："脾胃居中而运化精微以灌注四肢，是四肢所仰望者，全在脾胃之气也，倘脾胃一伤，则四肢无所取资。"

张静生教授指出，脾主运化，为后天之本，五脏六腑、四肢百骸皆依赖于脾胃运化水谷精微以濡养，脾主运化之功能是脾主升清、脾主肌肉、脾气散精等功能的基础，从脾论治重症肌无力，主要赖于脾主运化。上睑属脾，中气下陷，升举无力，则眼睑下垂，脾气健运可使清阳上升，使眼睑开张有度；脾主肌肉，气血生化不足，致肌肉无力，脾气健运可使水谷精微生化有源，气血化生充足，充养肌肉经筋，故四肢有力；脾胃互为表里，脾虚胃亦弱，气机升降失常，受纳失权，故饮水呛咳、吞咽无力；且脾化生的水谷之气为宗气的主要组成部分，脾虚无以化，使宗气不足，一身之气亏虚，故全身乏力。故临床多从脾着手治疗重症肌无力，疗效显著。

验案举隅

患者，女，55 岁，于 2009 年 10 月 13 日初诊。患者 6 个多月前出现双眼睑不能抬起，视物不清，相继出现下肢无力，咽喉部有狭窄感，5 天后出现咀嚼无力，饮水呛咳，呈进行性加重。2009 年 4 月 11 日于中国医科大学附属医院诊断为重症肌无力。经溴吡斯的明、激素等治疗，症状时轻时重，近日因症状加重，遂来就诊。现症见：双眼上睑下垂，抬举无力，视物模糊，伴有复视，全身乏力，咀嚼困难，构音障碍，活动后加重，休息可缓解，口干咽燥，头晕，耳鸣，纳可，睡眠正常，便干，舌边尖红，苔少，脉沉弦细数。胸腺正常，肌电图检查：重复神经电刺激动作电位波幅递减 20%，新斯的明试验（+），乙酰胆碱受体抗体（AChR-Ab）（-）。证属气阴两虚。治以健脾益气，滋肝肾阴。处方：生黄芪 50g，当归 15g，炒白术 15g，枸杞子 15g，陈皮 15g，女贞子 15g，墨旱莲 15g，夏枯草 30g，生薏苡仁 50g，升麻 10g，枳壳 15g。6 剂，水煎服，

每日1剂。1周后复诊，患者全身乏力、咀嚼困难减轻，构音障碍、视物不清未缓解。上方加木贼15g，白芍15g，再服12剂，诸症缓解。续服30剂后诸症消失，嘱其守方继服，隔日1剂，巩固疗效。

按语 重症肌无力病因复杂，临床症状错综，病机易变，但其核心病机不离"真气亏损、脾肾失调"，主要病变脏腑当归属于脾。本案患者表现为全身乏力、双眼上睑下垂、抬举无力、咀嚼困难，构音障碍，活动后加重，休息可缓解，伴见口干咽燥、头晕、耳鸣、便干，舌边尖红、苔少，脉沉弦细数等，病机为脾气亏虚，后天之气不足，气血津液生化无源，使一身之气亏虚，四肢百骸失于濡养，发为"痿证"，故重用生黄芪、生薏苡仁补气健脾，使气血津液化生有源，四肢百骸得充，联合当归、炒白术，健脾培补，使气旺血充；枸杞子、女贞子、墨旱莲滋补肝肾，养阴益精；夏枯草既可清热，又养厥阴血脉；枳壳、陈皮行气，使气得以运而不滞；升麻升阳举陷；肾精不足，肝血亏虚，则见复视、视物不清，故复诊加木贼以益肝明目，白芍敛阴养血，两药相合明目而不燥使目得血能视。全方健脾益气，滋肝肾阴，使脾健肾充，肌肉筋脉得以濡养而强健，则诸症得愈。

二、国医大师路志正运脾化浊治疗高脂血症

叶天士《临证指南医案》记载："湿为重浊有质之邪，若从外而受者，皆由地中之气升腾；从内而生者，皆由脾阳之不足。"脾失健运不能正常运化水谷精微，致水湿内停成湿，日久湿聚为浊，浊聚生痰，痰聚生瘀，痰瘀互结，而成高脂血症。国医大师路志正教授指出高脂血症"病在血液，其源在脾"，并提出"持中央、运四旁"的指导思想及"运脾化浊"的治法，用于临床脾胃失调，内生湿浊之邪诸症，颇有疗效。

路老秉承李东垣脾胃学说，提出"持中央、运四旁"，中央，即脾胃，为后天之本、气血生化之源；四旁，包括肝、心、肺、肾四脏，亦指四肢百骸、五官九窍、皮肉筋骨等，而"运"是灌溉、通达、运输之意，乃脾主运化功能的外在体现。当脾失健运，脾之散精功能异常，则精微物质运送、输布障碍，局部停聚为痰浊，发为诸代谢紊乱疾病如高血糖、高血脂、高尿酸等。故提出"运脾化浊"之治法，主张健脾助运，降解浊邪，通过运脾，使内生浊邪减轻或消除，最终达到气血畅通，脏腑功能恢复的目的。

验案举隅

患者，男，50岁，2011年7月25日初诊。素有高脂血症病史5年，以甘油三酯升高为主，最高达17mmol/L（正常值0.56~1.7mmol/L），长期服用非诺贝特，效不理想，曾先后4次因高脂血症并发急性胰腺炎住院；为避免胰腺炎的再次发作，转诊于中医。现症见：偶有腹胀口苦，身重乏力，大便黏腻不爽。舌红、苔薄黄略腻，脉濡滑。生化示血糖9.6mmol/L，总胆固醇6.18mmol/L，甘油三酯9.89mmol/L，低密度脂蛋白3.31mmol/L，高密度脂蛋白1.08mmol/L，极低密度脂蛋白4.50mmol/L。西医诊断：高脂血症，2型糖尿病；中医诊断：湿阻。处方：茯苓15g，藿香12g，厚朴12g，郁金10g，枳实12g，杏仁9g，茵陈15g，泽泻15g，焦山楂15g。水煎服，14剂。并嘱患者节饮食，增加运动，控制体质。

二诊：患者腹胀未作，偶有口苦，身重乏力均减轻，大便得畅，舌红、苔薄腻，脉濡。效不更方，上方加黄芩15g，荷叶10g，继进7剂。三诊仍以上方为主加减调治，服药2个月时患者已无明显症状。此后患者间断服用中药汤剂，空腹血糖多在5.6~7mmol/L，餐后2小时血糖多在7~8.6mmol/L，甘油三酯2~3mmol/L，从开始加用中药后，患者胰腺炎未再发作。

按语 患者身为厨师，喜食膏粱厚味及冷饮，"饮食自倍，肠胃乃伤"，故脾胃受伤，运化失职，清浊不分，血中浊气壅遏，加之厨房烟火熏烤，浊与热结，湿热内蕴，血脂自然升高。辨证为脾虚，

湿、浊、痰、热内蕴，治疗当以健脾祛湿、清热化痰泻浊为法，方以路老经验方"化浊祛湿通心方"基础上加泽泻渗泻水湿。方中以茯苓、泽泻为主，健脾利湿，使湿邪从小便出，藿香化湿、厚朴下气、焦山楂消积消脂，均增脾运化浊之功，茵陈、郁金清热祛湿，枳实导滞，使痰热浊邪从肠腑出。方虽简洁，但可使湿浊从前后阴出，药简效专。现代药理研究证实泽泻、决明子、荷叶、山楂、茵陈、虎杖、郁金、丹参、三七等均具有降脂作用，路老主张高脂血症的治疗可在辨证论治的基础上适当选加，以增消脂之效，本案加用焦山楂、荷叶，即是这种学术思想的体现。

三、国医大师徐景藩滋脾阴健脾气治疗慢性结肠炎

《素问·阴阳应象大论》曰："湿盛则濡泻。"脾喜燥恶湿，脾运化功能失司，湿浊内生，致脾胃受纳腐熟水谷、小肠泌别清浊、大肠传导糟粕功能失调，从而发生泄泻，其核心病机为脾运化功能失司。国医大师徐景藩教授认为脾气虚、脾阴虚均可使脾运化升清功能失调，而脾阴虚常以脾气虚为基础病机，提出滋脾阴健脾气的方法治疗慢性泄泻如慢性结肠炎、溃疡性结肠炎等，并强调"谨守病机，异病同治"，颇有效验。

《医医病书·五脏六腑体用治法论》曰："脾为足太阴，主安贞，体本阴也；其用主运行，则阳也。"脾阴由水谷精微化生而来，乃有形之营血、津液，具濡养脏腑、四肢百骸之用，且与脾阳相辅相成，同司运化、升清、统血之功，是脾脏生理功能的重要保证。故脾之阴先虚，气血生化乏源，濡润失司，日久亦致他脏之阴虚。而慢性泄泻者，长期排泄无度，且多呈水样或完谷不化，皆为脾虚不化，饮食物无以消、水液输布无常所致。《神农本草经疏》曰："脾阴亏则不能消，胃气弱则不能纳。"故徐老指出治疗慢性泄泻，当以补益脾气为基础，这是由于泄泻日久，脾气虚损，此外脾虚日久，水液运化不利，脾阴化生不足，需滋脾阴与健脾同用。

验案举隅

患者，男，31岁。初诊日期：1994年4月1日。主诉：脘痞、便溏4年，加重3个月。现病史：患者4年前饮食不当后出现脘痛、痞胀，食后尤甚，渐而空腹时亦有胀痛。胃镜示慢性萎缩性胃炎。至秋，下腹隐痛，大便溏泄，日2～3行，迭经诊治，服多种中西药不效。后饮食渐少，口干欲饮，脘痞似饥，体重减轻，神倦乏力。近3个月症状加重，脘痞胀痛，体倦纳呆，查肠镜示慢性结肠炎，乙状结肠及直肠黏膜粗糙充血明显。现症见：形体消瘦，面色不华。上、中脘轻度压痛，左下腹轻压痛。舌质红、苔薄白，脉濡缓。西医诊断：慢性萎缩性胃炎、慢性结肠炎；中医诊断：胃痞、泄泻（脾胃阴虚气滞证）。治以养脾胃之阴，健脾胃之气。处方：太子参15g，山药15g，麸炒白术10g，炙黄芪10g，莲子15g，麦冬15g，炒白芍15g，石斛10g，绿萼梅10g，炙鸡内金10g，麸炒枳壳10g，煨木香6g，谷芽30g，炙甘草3g。7剂，每日1剂，水煎分早晚2次口服。二诊：患者口干、脘痞隐痛减轻，下腹隐痛偶作，大便日1行，质溏。效不更方，续服。三诊：患者口干、脘痛、痞胀不显，腹痛、便溏均改善，乃胃阴渐复，脾运转佳，处方在初诊方基础上去石斛、煨木香、谷芽。继续服用1个月，患者饮食渐增，胃中渐和，大便日1行，已成形，精神、体力转佳。续服半年，症状渐除，体重增加。随访2年，生活、工作均正常。

按语 本案患者慢性泄泻，病久脾胃气虚，又兼气滞，气虚及阴，脾阴、胃阴俱不足，尤以脾阴亏虚为著。口干欲饮、脘痞似饥、大便溏薄乃脾阴虚而运化不力，胃阴虚而胃脘失濡所致，法当养脾胃之阴与健脾胃之气相合，重在治阴，药以甘凉、甘平为宜。方以慎柔养真汤加减，慢性疾病，立方宜缓不宜急，药量宜中不宜大，故以太子参、山药、麸炒白术、炙黄芪健脾益气，其中太子参甘润微凉，益胃养阴又滋脾，属"清养"之品；山药甘平，健脾气，养脾阴，气轻性缓，为健脾气补脾阴之首选；麸炒白术补益脾气，酌加小量炙黄芪，甘温益气，增诸药之功；配以麦冬、石斛以养胃阴；佐以麸炒枳壳、绿萼梅行气和胃，煨木香行气健脾，炙鸡内金以助脾运。二诊诸症改善，

效不更方；三诊胃阴渐复脾运转佳，乃去养胃阴之石斛，健脾运之煨木香、谷芽。徐老强调，慎柔养真汤不仅针对脾阴虚，也兼顾胃阴虚，故临证常选用之。

第四节 推荐文献

臧凝子，王世文，李品，等，2024. 基于文献及计量学方法研究脾阴学说古今发展及参苓白术散滋补脾阴作用阐释[J/OL]. 中华中医药学刊：1-12.

林武红，2022. 张仲景脾胃分治理论的研究[D]. 长沙：湖南中医药大学.

杨丽，2018. 基于古代文献脾主运化、统血理论的发展源流及从脾论治相关疾病的研究[D]. 沈阳：辽宁中医药大学.

裴宇鹏，杨关林，陈智慧，等，2018. 从"脾主运化"基本概念诠释脾藏象理论模型[J]. 中华中医药学刊，36（12）：3010-3013.

高晓宇，张哲，王洋，等，2017. 中医脾脏象理论的整体观特点与系统论阐释[J]. 中华中医药杂志，32（9）：3880-3882.

秦微，崔家鹏，王彩霞，2017. "脾主运化、统血"等脾藏象理论相关哲理思维研究[J]. 时珍国医国药，28（8）：1944-1946.

李东垣，2017. 脾胃论[M]. 北京：中国医药科技出版社.

张仲景，2005. 伤寒论[M]. 钱超尘，郝万山整理. 北京：人民卫生出版社.

朱震亨，2005. 丹溪心法[M]. 王英，竹剑平，江凌圳整理. 北京：人民卫生出版社.

王冰撰，1963. 黄帝内经素问[M]. 北京：人民卫生出版社.

第五节 参考文献

程敬，吕尚斌，张怡，等，2022. 温肾健脾法治疗缓解期溃疡性结肠炎的研究进展[J]. 中华中医药杂志，37（2）：927-932.

高啸，张璇，葛晓真，等，2020. 加味四君子汤通过mTOR信号通路延缓小鼠脾脏组织衰老[J]. 第二军医大学学报，41（12）：1410-1413.

黄佳纯，黄宏兴，万雷，等，2021. 脾肾-肌骨-线粒体理论探析[J]. 中国骨质疏松杂志，27（12）：1844-1847.

黄一卓，2012. 中医脾阴学说古今文献研究与其学术源流探析[D]. 大连：大连医科大学.

李贝，牛少辉，赵怡婷，等，2023. 基于"脾主运化"理论探讨Cajal间质细胞功能异常与糖尿病胃轻瘫关系[J]. 中医药临床杂志，35（3）：431-434.

刘羽茜，刘悦，孙宇衡，等，2019. 基于脾脏象理论探讨脾与线粒体相关性[J]. 中华中医药学刊，37（6）：1362-1364.

闵冬雨，谢思梦，刘勇明，等，2021. 基于"脾主运化"探讨痴呆与肠道菌群的相关性[J]. 中华中医药学刊，39（2）：9-12.

任非非，2021. 基于AMPK/SIRT1/PGC-1α通路研究醒脾解郁方对抑郁大鼠海马神经元突触重塑的影响[D]. 北京：北京中医药大学.

施如雪，1984. 施今墨学术思想及临床特点试析[J]. 北京中医，3（3）：6-10.

苏畅怡，黄文锋，胡洲映，2023. "脾主运化"探讨线粒体铁代谢与骨骼健康的关系[J]. 中国骨质疏松杂志，29（2）：309-312.

隋华，靳宝辉，殷佩浩，等，2012. 健脾解毒方对人结肠癌多药耐药细胞的逆转作用[J]. 中国实验方剂学杂志，

18（9）：196-200.

隋华，战丽彬，黄一卓，2016. 脾阴学说发展中医文献源流探析[J]. 中华中医药杂志，31（1）：39-42.

王明晶，刘秀秀，毛黎明，等，2022. 运脾化痰通窍方联合中医外治法治疗儿童腺样体肥大脾虚痰阻证的临床观察[J]. 中国中医基础医学杂志，28（3）：428-431，437.

王晓梅，2021. 孔伯华辨治湿热病证的研究[D]. 北京：中国中医科学院.

温敏勇，赵馥，徐运升，等，2018. 健脾益胃化痰法对慢性阻塞性肺疾病急性加重期呼吸衰竭机械通气患者的免疫功能和脱机成功率的影响分析[J]. 中华中医药学刊，36（4）：920-922.

薛国华，叶紫梦玮，徐冰蕊，等，2022. 基于 AMPK 信号通路探究脾主运化的科学内涵[J]. 时珍国医国药，33（10）：2484-2487.

闫永彬，丁樱，郑海涛，等，2021. 参苓健脾胃颗粒治疗小儿腹泻病（脾虚泻）119 例多中心随机对照双盲临床研究[J]. 中医杂志，62（8）：677-682.

于漫，王彩霞，崔家鹏，等，2017. "脾阴"之探源[J]. 中华中医药杂志，32（3）：1203-1205.

岳晓青，路童，战丽彬，2023. 战丽彬"从脾论治"2 型糖尿病与癌症共病经验总结[J]. 辽宁中医药大学学报，25（1）：74-78.

张佳琪，唐旭东，2023. 脾主运化理论现代科学内涵与应用研究：中国中医科学院西苑医院脾胃病研究所唐旭东教授团队研究思路概述[J]. 世界科学技术-中医药现代化，25（1）：1-10.

张文瑜，詹明洁，施晓娟，2022. 宋氏健脾止带方治疗脾虚型带下病疗效及对阴道微环境的影响[J]. 中华中医药学刊，40（8）：233-235.

张兴，苏子舰，吴佳敏，等，2023. 健脾通络方治疗特发性肺纤维化脾虚络瘀型患者 58 例随机对照试验[J]. 中医杂志，64（2）：139-145.

张亚利，郭倩，郑烈，等，2019. 健脾清肠方治疗脾虚湿热型激素依赖溃疡性结肠炎患者的临床疗效[J]. 中国实验方剂学杂志，25（10）：69-73.

赵正阳，徐立然，李春燕，等，2019. 从脾气虚损探讨健脾益气方延缓 HIV/AIDS 疾病进程[J]. 中华中医药杂志，34（1）：119-121.

朱昊如，2020. 基于衰老分子机制探讨脾虚证-补中益气汤相关的生物学基础[D]. 北京：北京中医药大学.

Dominguez L J，Veronese N，Baiamonte E，et al，2022. Healthy aging and dietary patterns[J]. Nutrients，14（4）：889.

Ikeda K，Maretich P，Kajimura S，2018. The common and distinct features of brown and beige adipocytes[J]. Trends in Endocrinology and Metabolism：TEM，29（3）：191-200.

Lin C Y，Cao S M，Chang E T，et al，2019. Chinese nonmedicinal herbal diet and risk of nasopharyngeal carcinoma：a population-based case-control study[J]. Cancer，125（24）：4462-4470.

Su G B，Chen X K，Liu Z Z，et al，2016. Oral *Astragalus*（Huang Qi）for preventing frequent episodes of acute respiratory tract infection in children[J]. The Cochrane Database of Systematic Reviews，12（12）：CD011958.

Tinsley G M，La Bounty P M，2015. Effects of intermittent fasting on body composition and clinical health markers in humans[J]. Nutrition Reviews，73（10）：661-674.

第11论 论脾主统血

脾位于腹中，在膈之下，与胃相邻。《素问·太阴阳明论》曰："脾与胃以膜相连。"《类经图翼》认为，脾"形如刀镰"，是对脾脏的形态描述。

脾的主要生理功能有主运化与主统血两个方面。人在出生后，机体生命过程的维持及其所需精气血津液等营养物质的产生，均依赖于脾的运化所产生的水谷精微，故称脾（胃）为"后天之本""气血生化之源"。脾主统血，是指脾气有统摄、控制血液在脉中正常运行而不逸出脉外的生理作用。

第一节 概 论

一、理论内涵

1. 脾主统血的基本概念

脾主统血，指脾气有统摄血液运行于脉中，控制血液在脉中正常运行，不使其逸出脉外的作用。脾主统血的作用，主要是通过脾气的固摄作用来实现的。

2. 脾主统血的基本原理

脾气统摄血液的功能，实际上是由气的固摄作用体现的。脾气是一身之气分布于脾的部分。一身之气充足，则脾气充盛；而脾气健运，生气充足，则一身之气自然充足。气足则能摄血，故脾统血与气摄血是统一的。脾气健旺，气生有源，气足而固摄作用强健，血液则能循脉运行而不逸出脉外。若脾失健运，气衰而固摄作用减退，血液失去统摄则逸出脉外而为出血。

在病机方面，脾不统血与气不摄血的机制亦属一致。由于脾气的升举特性，及其与肌肉的密切联系，习惯把人体下部和皮下肌肉出血，如便血、尿血、崩漏及肌衄等，称为"脾不统血"。脾不统血由气虚所致，一般出血时间较长，色淡质稀，多见于人体下半部，并有气虚见症，如倦怠乏力、面色萎黄等，治疗一般采用健脾统血的方法。

二、学术源流

"脾主统血"理论的发展可以分为先秦两汉时期、唐宋时期、金元时期、明清时期及近现代。

"脾主统血"理论起源于先秦两汉时期，此时尚未有"脾主统血"理论的直接表述，只是对于脾的生理病理功能及治疗等方面进行研究。"脾主统血"一词在《黄帝内经》中并未明确提出，但是"脾气"已存在于血泄病机的探讨中，同时在一定程度上也说明"脾气"对"血"具有统摄的作用。《素问·示从容论》曰："于此有人，四肢解堕，喘咳血泄……是脾气之外绝也。"说明血依赖于脾气的固摄作用。《难经·四十二难》曰："脾重二斤三两，扁广三寸，长五寸，有散膏半斤，主裹血。"脾"主裹血"一词被首次提出，按照原文所述，并未直接表明脾对血的固摄作用，但可作为"脾主统血"在解剖学上的体现。此外，张仲景在《伤寒杂病论》中采用温补脾阳法治疗多种血证，对其方药组成进行分析发现正是取温脾阳继而统血之意。

"脾主统血"理论认识加强于唐宋时期，虽然在此阶段并未更多补充"脾主统血"理论，但据其在前人的论述总结，孙思邈采用调中补虚法治疗气虚崩漏，陈言采用理中汤治疗伤胃吐血，以上均是对"脾主统血"理论临床应用的实践。

"脾主统血"理论雏形具于金元时期，"脾主统血"理论用于分析病因、病机、临床确立治法治则、选方用药时等。李东垣在治疗各种血证时，选用人参和黄芪。《世医得效方》是元代医家危亦林根据自己的理论和临床经验，对祖传方进行的修订，危亦林在论述"崩中漏下"病机时，提出"脾不统血"这一病机，《世医得效方·济阴论》中提到："若冲任劳损，经海动伤，脾胃虚弱不能约制其血，倏然暴下，故谓之崩中漏下。"至此，首次提出了脾不统血的病机。

"脾主统血"的学说在明清之际得到了进一步的发展和运用。《滇南本草·苦马菜》中记载："心生血，脾统血，肝藏血，肾纳血。"《滇南本草·兰花参》又云："心生血、脾统血，心脾血虚……（兰花参）能生血，使脾健而统血。"均是对"脾主统血"理论的直接表述。医学家薛己不仅将脾生血归纳在"脾统血"的内涵中，运用健脾摄血法治疗出血证，从"脾藏血"的角度提出了"补脾养血"的方法论。江瓘、张介宾等进一步拓展了"脾主统血"的学说，并也以此为基础应用于出血性疾病的治疗。清代医家程国彭根据脾气虚损的病因不同来遣方用药治疗暴崩下血。黄元御指出"土崩阳绝"为重症吐血的病机。此外，同时期其他医家亦对"脾主统血"理论进行补充。特别指出的是，唐容川所创《血证论·吐血》中提出："脾主统血，运行上下，充周四体，且是后天，五脏皆受气于脾。故凡补剂，无不以脾为主，思虑伤脾，不能摄血，健忘怔忡，惊悸盗汗，嗜卧少食，大便不调等症，归脾汤统治之。"由此，"脾主统血"的学说在中医临床得到了广泛应用。

"脾主统血"理论在新中国成立后的应用更加普遍，在1958年被编入第一部中医专科教材《中医学概论》（人民卫生出版社，1958）中，其曰："脾统血，是指脾脏在生理上具有统摄血液的功能，如果脾脏的功能发生病变，就会失去统摄血液之权，造成各种不同的出血疾患。"对"脾主统血"这一理论的规范化解释已经得到中医学者认可，并且沿用至今。

第二节 述 评

一、当代研究

（一）理论研究

《滇南本草·苦马菜》中论述五脏与血的关系，提出"脾主统血"。《血证论·吐血》也提出了"脾主统血"的论述："脾主统血，运行上下，充周四体，且是后天，五脏皆受气于脾。故凡补剂，无不以脾为主，思虑伤脾，不能摄血，健忘怔忡，惊悸盗汗，嗜卧少食，大便不调等证，归脾汤统治之。"脾统血运行机体上下可以起到营养周身的作用，同时脾又属后天之本，五脏由脾之水谷之精养，补益时则多以补脾为主。但之后论述思虑过度困脾，导致不能摄血、健忘等症时常常采用归脾汤来治疗，虽提及脾、摄血等文字，但此前还提到了脾能行血，故不能断定"脾主统血"是对脾统摄血液功能的论述，可见此处的"脾主统血"不仅包含脾统摄血液的解释，还可能包含更多意义。《景岳全书·便血论治》中提到："盖脾统血，脾气虚则不能收摄；脾化血，脾气虚则不能运化，是皆血无所主，因而脱陷妄行。"因脾具有"统血"的功能，由"脾气虚则不能收摄"可知"脾气"具有"收摄"功能。《血证论·唾血》又提到："其（脾）气上输心肺，下达肝肾，外灌溉四旁，充溢肌肉。所谓居中央，畅四方者如是。血即随之，运行不息。所谓脾统血者，亦即如是。"血随脾气上下运行，循环不休。

对"脾主统血"内涵的认识历来分为两种，其一认为是对脾统摄血液功能的表述，其二则认为其与脾生血、行血及脾摄血的功能密切相关。"脾主统血"一词出现相对较晚，在相当长的时间内都是采用"脾统血"一词探讨。

"脾主统血"这一概念可从狭义和广义两方面进行理解。《血证论·唾血》曰："脾能统血，则血自循经，而不妄动。"在脾统摄的作用下，血液循行经脉于全身，不会出现肆意乱行而溢出的现象。脾统摄血液在经脉中，使其不溢出脉外的功能，即为狭义的脾主统血。《类证治裁·内景综要》曰："验于内，则诸气皆属于肺，诸血皆统于脾，诸脉皆属于心，诸筋皆属于肝，诸髓皆属于肾，诸脏皆禀气于胃。"体内之血皆归脾所"统"，简而言之，此时的"统"明显不单指"统摄"，而是偏于统领、控制，此处的"脾主统血"含义更为广泛。广义的"脾主统血"不仅仅包含脾摄血的功能，同时还涵盖生血、行血的功能。

"脾统血"是脾藏象理论的重要组成部分，是指脾脏具有统摄血液在经脉之中循行，不逸出脉外的生理功能。当"脾统血"生理功能失调，就会出现"脾不统血"的病理现象。临床上常把慢性出血、血色淡红、月经过多或崩漏不止等归纳为"脾不统血证"，相对应的现代疾病有慢性消化道出血、慢性痔疮出血、月经不调、免疫性血小板减少性紫癜、慢性再生障碍性贫血及其他慢性血液病出血等。免疫性血小板减少性紫癜的中医治疗得到更广泛的关注，特别是慢性期的出血与"脾不统血证"极为相似，运用益气健脾摄血法治疗则疗效显著。急性免疫性血小板减少性紫癜临床可见两种现象，第一是鼻出血、咯血、月经过多、便血等出血量大的病证；第二是由于出血过多，未能及时补充而导致贫血的相关症状，如气短懒言、四肢倦怠、面色萎黄、舌淡苔薄、脉象细弱等。若有血脱者，均需遵照"故凡见血脱等证，必当用甘药先补脾胃，以益发生之气。盖甘能生血，甘能养营，但使脾胃气强，则阳生阴长，而血自归经矣，故曰脾统血"（《景岳全书》），以甘药健脾，摄血、生血并重而治。

（二）临床研究

脾不统血证指脾气虚弱，不能统摄血行，以各种慢性出血与气血亏虚症状为主要表现的证候，亦称作脾不摄血证、气不摄血证。消化系统、血液系统、生殖系统慢性疾病所引起的出血症均与此有关联。《金匮要略》沈目南注："五脏六腑之血，全赖脾气统摄。"《医贯》曰："阳统乎阴，血随乎气。"《景岳全书》提到："盖脾统血，脾气虚则不能收摄。"说明血液运行需要依赖于脾气的健旺。《类证治裁·血症总论》曰："心主血，肝藏血，脾统血。"《血证论·脏腑病机论》曰："人身之生，总是以气统血。"脾统血以气摄血为基，即气对血的统摄、调控作用。《医碥》曰："脾统血，血随气流行之义也。"脾气充盛，血液正常运行流动、固摄有常。脾气健旺则摄血力强，血行脉中，不会溢出脉外发生出血，若脾气虚弱则不能固摄血液，血不归经溢出脉外则会出血。从历史源流来看，脾气虚与脾不统血证的关系密切。邓铁涛主编的《中医证候规范》（广东科技出版社，1990）初步对脾不统血证的证候概念、临床表现和诊断标准等作了理论阐述，其证候表现包括主症、主舌、主脉、或见症、或见舌、或见脉，其典型表现为出血，血色淡稀或紫暗，常兼口淡纳减，腹胀便时溏，面色不华，少气懒言，肢倦乏力，舌淡胖嫩有齿印，苔白少津，脉细弱。诊断标准要求符合典型表现或满足主症、主舌、主脉、或见症、或见舌、或见脉的相关要求；1988年卫生部药政局在《中药治疗脾虚证的临床研究指导原则》中将脾不统血证的诊断明确归纳为脾气虚诊断+慢性出血；1997年《中医临床诊疗术语 证候部分》中脾不统血证的临床表现为脾气虚弱，不能统摄血行，以各种慢性出血，或紫癜，或妇女月经淋漓、量多、先期、崩漏，食少腹胀便溏，神疲乏力，舌淡脉弱为常见证候。至此之后各类全国高等院校医学中医诊断学教材对于脾不统血证的辨识均概括为慢性出血和脾气虚的证候表现。陈信义等对158例脾不统血证的血液病慢性出血患者进行临床观察，概括脾不统血证中医发病机制及证候演化规律为脾气虚弱、脾失统血、气失固摄、气不化血、气虚血瘀以至阴阳两虚、气衰血脱。李玲秀等认为脾不统血证主要存在于血液系统、女性生殖系统及消化系统疾病中，其中血液系统主要与血液流变学中红细胞异常、血小板相关抗体的特异性、血小板功能缺失、凝血和纤溶系统的变化有关；女性生殖系统的相关疾病主要与激素分泌失调、凋亡小体、6-酮-前列环素 F1α/血栓素 B2（6-keto-PGF1α/TXB2）升高有关；消化系统的相关疾病则主要与血管破裂、血小板相关抗体特异性及交感神经兴奋相关联。

（三）实验研究

脾不统血证在临床中的治疗取得一定程度上的成功，目前逐渐开始侧重对其疗效机制进行研究。田维毅等运用番泻叶灌胃，并结合免疫法注射血清建立脾不统血型特发性血小板减少性紫癜小鼠模型，以大剂量加减归脾汤、小剂量加减归脾汤、泼尼松对各组小鼠进行治疗干预，通过观察各组小鼠红细胞免疫功能的变化，判断中药方剂的疗效，结果显示大剂量加减归脾汤组小鼠疗效显著，红细胞免疫功能显著提高，表明加减归脾汤的疗效机制与调节红细胞免疫功能有关。陈家旭等观察益气止血中药复方对脾不统血证大鼠脑组织前阿黑皮素信使核糖核酸（POMC mRNA）表达的影响，采用人参归脾丸为阳性对照药物，然后通过原位杂交结合图像分析手段来检测大脑皮质、海马、下丘脑前阿黑皮素信使核糖核酸的积分光密度和面积，结果显示脾不统血证模型组脑组织 POMC mRNA 的积分光密度和面积均较正常显著增强，益气止血中药复方组大鼠各部位 POMC 的基因表达均有下调倾向，益气止血中药复方对各部位 POMC 的基因表达均有较好的调节作用。陈佩等用免疫造模法建立气不摄血型特发性血小板减少性紫癜（ITP）动物模型，将小鼠随机分为实验组和对照组并检测相关指标，结果发现复方新加归脾合剂对于治疗气不摄血型 ITP 疗效显著，并且中药复方新加归脾合剂可明显提升 ITP 小鼠外周血小板数、促进巨核细胞向成熟方向分化。张文亮等研究 48 例脾不统血证大鼠，随机分为正常组，模型组，阳性对照组（归脾汤组），健脾止血汤低、中、高剂量组，结果健脾止血汤高剂量组出凝血时间明显缩短，凝血酶原时间（PT）、活化部分凝血活酶时间（APTT）、凝血酶时间（TT）缩短，家族相互作用蛋白（FIP）明显增加，血小板聚集率提高，健脾止血汤能够促进脾不统血证大鼠血液凝固，其止血作用优于归脾汤。

二、研究局限与未来展望

脾不统血证作为中医临床常见证候之一，在其证型发展、本质研究、临床治疗、疗效机制等方面均取得了一定进展，但相关研究依旧较少。根据历史医籍和脾不统血证的诊断标准，可明确脾不统血证与脾气虚证密切相关，可经脾气虚证逐渐发展成为脾不统血证，未来研究脾不统血证可将两者结合分析。

脾不统血证相关疾病，如特发性血小板减少性紫癜、消化道溃疡合并出血、慢性肾小球肾炎出现的尿血、崩漏等的发病率越来越高，故脾不统血证的发病机制的研究尤其重要。目前，其发病机制中血液系统的研究已趋于完善，而近两年从生物角度研究其细胞因子的特性、从血液神经递质学的不同表达探讨其与脾不统血证的关系为脾不统血证提供了新的研究思路，但此类研究依旧不足。此外，临床中对于某一方药疗效机制的研究揭示了治疗过程中某一指标的变化，这些指标是否也可作为脾不统血证的研究方向也值得进一步思考。

从证候本身的发展、病理机制到临床治疗，脾不统血证均已取得实质性的进展，未来可基于病证结合对脾不统血型相关疾病进行研究，使传统中医的辨证与现代医学的辨病相结合，从临床疗效比较对其治疗机制进行探讨，同时其治疗机制的明确又可进一步提高临床疗效，进而为临床实践提供进一步指导。

第三节 名家思想

一、国医大师邓铁涛教授从"脾统血"理论治疗岭南血证

血证是指各种因素导致血液不循常道，形成离经之血，而出现咯血、吐血、紫斑、尿血、鼻衄、齿衄等多种出血性病证的总称。血证论治中，历代名医不离"火、气、瘀"三端。唐容川在《血证论》中指出："血动之由，惟火惟气。"王清任在《医林改错》中提出多个活血汤方治疗 50 余种内科疾病，其中就有"紫癜风"等血证，充分体现了其运用活血化瘀法治疗血证的特点。

岭南血证患者大多数体质特点为脾胃虚寒或寒热夹杂、夹风夹湿。邓铁涛教授认为，在对再生障碍性贫血、缺铁性贫血、地中海贫血等有血证表现的患者治疗过程中，应该避免用药过于寒凉，以防重伤脾胃。脾居中央而灌溉四旁，脾胃气虚、阳虚则血液无从统摄而成离经之血。《金匮要略》中提到："虚劳里急，悸，衄，腹中痛，梦失精，四肢酸疼，手足烦热，咽干口燥者，小建中汤主之。"提示血证者大多为虚劳之证，或为本虚标实之证，故可以温药补之。

邓铁涛教授认为，血证虚劳之疾属于"慢病、缓病"。所谓"汤者，去急病而用之；丸者，去缓病而用之"。血证很难于短期内获效，需要长期服药、缓缓图之，故而应用膏、丹、丸、散剂比较合适。膏方是指以多味中药材经过浓煎后，加入敷料赋形成黏稠状的膏剂，大多具有滋补作用，最适合血证、虚劳患者。膏方起源于汉唐时期，有内服与外用之别，流行于江浙地区。岭南膏方可结合自身特点，在补益的同时，要注重健脾化湿，避免过多的滋补和油腻，并且与岭南人群的体质相适应。针对岭南血证，邓铁涛教授创制出一系列具有岭南特色的膏方，如健脾生髓膏、养阴止血膏、化痰祛瘀膏等。如健脾生髓膏，在熟地黄、鳖甲、龟甲、阿胶、鹿角胶、黄精、何首乌等补益之品基础上，加入鸡内金、麦芽、山楂等健脾之品。同时，还加入了岭南特色中草药，如南芪（五指毛桃），其补气而不温燥；鸡血藤，补血而活血；葫芦茶，清热而祛湿，可补脾益肾、化湿生髓，极具岭南特色，适用于紫癜、贫血及血液系统疾病化疗后骨髓抑制。又如养阴止血膏，在沙参、玉竹、怀山药、女贞子、太子参等养阴之品的基础上，加入藿香、金银花、扁豆花等芳香化湿之品，又加入三叶人字草、马齿苋等岭南凉血止血的草药，适用于血尿、咳血、白血病、弥漫性血管内凝血、血管性紫癜等多种血证。

二、国医大师李振华教授从脾主统血论治崩漏

李振华教授认为，脾失统摄是崩漏发病之本，其主要病机为脾胃虚弱、气虚血脱。该病病因多为脾气素虚，或饮食失宜、劳倦过度伤脾，或木郁侮土，脾虚血失统摄，甚则虚而下陷，不能制约经血发为崩漏。李振华教授强调，暴崩下血，首先要迅速止血，以免造成脱证，止血之法须视其虚、实、寒、热分别施治，不可单一使用止血药物，出血停止后要澄源问因，不可概投寒凉或温补之剂，以犯虚虚实实之戒，血止后仍应固本调理以善后，不可骤然停药，以防崩漏复发，忌食生冷、油腻、辛辣之品，调畅情志，避免过度劳累。

验案举隅

韩某，女，37 岁，干部，2005 年 11 月 27 日初诊。主诉：阴道不规则出血 1 月余。病史：平素脾胃虚弱，2 个月前因过食生冷油腻之品，加之饮啤酒过量，致胃脘疼痛，大便溏泄，经对症治疗胃脘疼痛缓解，继之出现阴道不规则出血，量时多时少，经口服、注射止血药及中成药治疗，阴道出血仍淋漓不断，色淡红质稀，面色无华，气短乏力，食少便溏，小腹坠痛。舌质淡，舌体胖大，舌苔薄白，脉沉弱。超声检查未发现异常，血常规正常。中医诊断：崩漏（脾虚证）。治法：健脾

益气，升阳举陷。方药：健脾止血汤加减。药物组成：黄芪30g，党参15g，白术10g，茯苓15g，当归10g，醋白芍12g，醋香附10g，醋柴胡6g，升麻6g，黑地榆12g，阿胶10g，陈皮10g，砂仁10g，炙甘草6g，米醋（后下）120mL。10剂，水煎服。嘱：忌食生冷、油腻、辛辣之品，避免过度劳累。二诊：2005年12月7日。阴道出血停止，纳食增加，仍感气短乏力、小腹坠痛，大便溏薄、1日1次。舌脉同前。按上方去阿胶、黑地榆、米醋，加炒薏苡仁30g，醋延胡索10g，生姜3片，10剂，水煎服。三诊：2005年12月17日。面色渐红润，纳食正常，气短乏力明显缓解，小腹坠痛消失，大便成形。舌质淡，苔薄白，脉沉细。按上方加厚朴10g。10剂，水煎服。四诊：2005年12月27日。面色红润，纳食正常，气短乏力及小腹坠痛消失，大便正常。舌质淡，苔薄白，脉沉细。改用香砂六君子汤加减：党参10g，白术10g，茯苓15g，陈皮10g，半夏10g，香附10g，砂仁8g，厚朴10g，枳壳10g，郁金10g，黄芪20g，当归10g，白芍12g，甘草3g，20剂，水煎服。电话随访：2006年1月8日月经来潮、经期7天、经量正常。

按语 本案患者平素脾胃虚弱，复因饮食失宜，损伤脾气，脾虚血失统摄，甚则虚而下陷，冲任不固，不能制约经血发为崩漏。选用健脾止血汤健脾益气，升阳举陷。血止后改用香砂六君子汤健脾和胃治其本。

三、国医大师张大宁教授从脾不统血论治肾性血尿

肾性血尿在中医学中多属"溺血""溲血""虚劳"等病证范畴。张大宁教授认为其主要病位在肾（膀胱），同时与心、肝、脾等密切相关。《黄帝内经》有云："正气存内，邪不可干。"肾性血尿多属慢性疾病，患病日久必耗伤人体正气，导致气虚阳衰。肾阳为人阳气之根本，而脾阳依赖于肾阳，阳虚日久，脾肾阳气必然受损，故临床上多有脾肾阳虚所致的肾性血尿。肾为先天之本，主藏精；脾为后天之本，主统血，脾肾阳气虚衰，则闭藏、统摄功能失司发为尿血。脾主统血，肾司封藏，脾肾气虚、固摄失权、血溢脉外是血尿发生之根本。张大宁教授认为，对于临床症状见面色萎黄、体倦乏力、声低气短、纳呆便溏、小便淡红、舌淡、脉细弱或咽干咽红、手足心热、颧红盗汗，男子腰酸耳鸣、遗精早泄，女子月经淋漓不断、舌红少苔、脉细数者尤当注意补益脾肾。临证常用生黄芪、白术、茯苓、党参、山药等。张山雷《本草正义》亦云："黄芪，补益中土，温养脾胃，凡中气不振，脾土虚弱，清气下陷者最宜。"张大宁教授认为黄芪味甘性温，不燥不烈，可补肺、脾、肾三脏之气，尤宜肾性血尿虚损明显者长期服用，其主张用大剂量生黄芪（30～50g）补肾扶正，以生品入药则可避蕴热伤络之虞。白术益气健脾，燥湿利水，止汗安胎，《医学启源》记载："除湿益燥，和中益气，温中，去脾胃中湿，除胃热，强脾胃，进饮食，安胎。"茯苓渗湿利水，健脾和胃，宁心安神；党参补中益气；山药益气养阴，补脾肺肾，固精止带。诸药同用，健脾益肾，使正气得复，固摄有权，血液循经得司。肝肾阴虚明显者，可在知柏地黄丸方的基础上加用女贞子、墨旱莲滋补肝肾之阴兼收凉血止血之效。

验案举隅

于某，女，52岁。2016年7月20日初诊。患者慢性肾炎病史30余年，持续镜下血尿至今，肾脏穿刺病理诊断为系膜增生性肾小球肾炎，曾间断口服肾炎康复片、肾炎舒片及中药汤剂治疗，效果不明显，慕名就诊。现症：腰痛，眼睑浮肿，畏寒肢冷，少气懒言，小便调，尿色深，大便溏稀，日行3～4次，舌暗、苔薄白、舌下络脉迂曲，脉沉细。尿常规：隐血（BLD）（+++），红细胞（RBC）395.2/μL；相差镜检：肾性红细胞，生化（－）。否认高血压、糖尿病等病史。中医诊断：尿血；证候诊断：脾肾阳虚，瘀阻肾络。西医诊断：慢性肾炎。中医治则：温补脾肾，活血化瘀。处方：补骨脂30g，吴茱萸10g，肉豆蔻30g，五味子30g，丹参30g，川芎30g，三七粉（分6次冲服）12g，生黄芪90g，太子参30g，党参30g，炒白术30g，茯苓30g，升麻10g，核桃肉30g，覆

盆子30g，仙鹤草60g，杜仲炭30g。水煎服，3日1剂，水煎2次共取汁1800mL，每次服用300mL，早晚分服。2016年9月14日二诊：腰部酸胀、冷痛，晨起后眼睑微肿，畏寒好转，气短乏力，尿色较前变浅，大便质稀，日行2～4次。舌暗、苔白，脉沉。尿常规：隐血（+），红细胞206/μL。患者仍有气虚之证，故上方减太子参，生黄芪加至120g，以助补气，患者便次仍较多，加肉桂30g、诃子肉60g，以助肾阳，止泄泻。2016年12月24日三诊：偶有腰酸，尿色变浅，眼睑不肿，纳少，大便成形，日行1～2次。舌淡暗、苔白微腻，脉沉缓。尿常规：隐血（+），红细胞105.4/μL。患者有脾虚湿困之证，上方减覆盆子以减收涩之力，加山药30g、薏苡仁30g以加强健脾利湿之功，续服4周以巩固疗效。

按语 本案患者为中年女性，病程30余年，久病致正虚阳衰，脾肾阳虚则脾无以统摄，肾无力封藏，则血溢脉外发为血尿。"腰为肾之府"，肾阳虚则腰脊失养，腰部酸痛。脾肾阳虚，水谷不化，下注大肠，则大便溏稀。脾主四肢，脾阳虚则肌肉失养而见乏力。脾肾阳虚，气化失司，津停为水，泛溢肌肤，发为水肿。阳虚则寒，故畏寒肢冷。舌暗、苔薄白、舌下络脉迂曲，脉沉细，均为脾肾阳虚之象。方中主用四神丸以温补脾肾、涩肠止泻，合用四君子汤以益气健脾，重用生黄芪以补气升阳，丹参、川芎、三七粉活血化瘀以止血，杜仲炭壮腰止血，覆盆子收敛固涩，仙鹤草止血补虚，升麻升提清阳。诸药合用，共奏温补脾肾、化瘀止血之功。3日1剂为张教授的特色煎服方法，根据患者的年龄不同，1剂2次煎煮混合后，再以文火分别浓缩至300mL、600mL、900mL、1200mL、1800mL不等。成人1剂浓缩至1800mL，每次300mL，每日2次，此煎法可增强药效，避免浪费，省时省力。

第四节 推荐文献

秦微，王彩霞，2022. 历代名家脾胃病医论医案集萃[M]. 北京：人民卫生出版社.

王彩霞，崔家鹏，于漫，2017. 中医脾脏象理论基本术语诠释[M]. 沈阳：辽宁科学技术出版社.

王彩霞，崔家鹏，袁东超，2018.《黄帝内经》脾脏象理论本体研究[M]. 上海：上海科学技术出版社.

王彩霞，吕凌，崔家鹏，2017. 从脾论治相关疾病名词术语规范化[M]. 沈阳：辽宁科学技术出版社.

王彩霞，于漫，秦微，2017. "脾主运化、统血"核心理论内涵诠释[M]. 沈阳：辽宁科学技术出版社.

杨关林，2018. 中医脾脏象理论研究[M]. 北京：人民卫生出版社.

杨关林，王彩霞，秦微，2017. 脾脏象理论专题研究[M]. 北京：人民卫生出版社.

杨关林，王彩霞，秦微，2017. 脾脏象源流论[M]. 北京：人民卫生出版社.

杨丽，王彩霞，2017. 脾主统血的源流[J]. 中华中医药杂志，32（5）：2237-2240.

周雯，战丽彬，章玲，2022. 关于脾藏象研究的系统生物学思考[J]. 中医杂志，63（3）：206-211.

第五节 参考文献

白玉盛，2014. 温阳摄血法论治原发免疫性血小板减少症的循证探索[J]. 中国中医药科技，21(综合2)：126-127.

陈家旭，瞿德珑，季绍良，2003. 益气止血中药复方对脾不统血证大鼠脑组织POMC mRNA表达的影响[J]. 中医杂志，44（8）：612-614，5.

陈珮，邱仲川，赵琳，等，2006. 自拟新加归脾合剂治疗特发性血小板减少性紫癜临床研究[J]. 北京中医，25（4）：221-223.

陈信义，王保申，李冬云，等，1995. 慢性血液病脾不统血证辨证规律的临床研究[J]. 北京中医药大学学报，18（3）：38-40.

邓铁涛，1990. 中医证候规范[M]. 广州：广东科技出版社.

国家技术监督局. 中医临床诊疗术语 证候部分：GB/T 16751.2—1997[S]. 北京：中国标准出版社，2004：28.

康志媛，李真，2016. 国医大师李振华教授论治妇科病经验[J]. 中医学报，31（12）：1904-1907.

蓝海，鲁可，胡莉文，等，2019. 国医大师邓铁涛治疗岭南内科疾病经验萃谈[J]. 上海中医药杂志，53（1）：2-5，1.

李玲秀，王宗殿，2007. 脾不统血证研究概况[J]. 甘肃中医，20（3）：6-7.

李培银，徐英，2015. 国医大师张大宁治疗肾性血尿用药经验[J]. 中医药通报，14（1）：24-25.

李郑生，郭淑云，2011. 李振华学术思想与临证经验集[M]. 北京：人民卫生出版社.

瞿德竑，陈家旭，2001. 脾不统血证的现代研究概况[J]. 河北中医，23（8）：639-640.

生晓迪，徐英，杨月萍，等，2018. 国医大师张大宁运用四神丸加减治疗肾性血尿经验撷要[J]. 江苏中医药，50（11）：16-17.

唐世锋，杜忠海，2013. 中医药治疗原发性血小板减少性紫癜的临床研究进展[J]. 河北中医，35（3）：467-470.

田维毅，尚丽江，刘宏潇，2002. 加减归脾汤对脾不统血型ITP小鼠红细胞免疫功能的影响[J]. 贵阳中医学院学报，24（4）：52-53.

张介宾，2007. 景岳全书-上册[M]. 李继明等整理. 北京：人民卫生出版社.

张蕾，2012. 特发性血小板减少性紫癜的中医临床研究进展[J]. 心理医生（下半月版），（3）：523-524.

张文亮，王淑美，张淑慎，等，2015. 健脾止血方对脾不统血证大鼠出凝血功能的影响[J]. 世界中西医结合杂志，10（12）：1732-1735.

张锡兴，黄丽慧，黄木全，2009. 中医"脾"内涵的实质分析[J]. 吉林中医药，29（10）：837-838.

中华人民共和国卫生部药政局，1988. 中药治疗脾虚证的临床研究指导原则[J]. 中国医药学报，3（5）：71-72.

朱文锋，2007. 中医诊断学[M]. 2版. 北京：中国中医药出版社.

第12论 论肝主疏泄

肝主疏泄隶属于中医藏象理论部分，经过不同时期的演化和发展其理论内涵丰富，并且广泛运用于临床治疗中。近年来，对肝主疏泄控制系统和作用途径进行的现代生物学研究已成为热点，其范围涉及神经-内分泌-免疫等网络系统。随着对肝主疏泄理论、临床和实验的深入研究，有助于发掘其内涵价值，促进中医藏象理论的发展。

第一节 概 论

一、理论内涵

（一）肝主疏泄的基本概念

疏泄，即疏通、畅达和发泄之意。肝主疏泄，是指肝具有疏通畅达全身气机，通而不滞，散而不郁的生理功能。

（二）肝主疏泄的基本原理

肝主疏泄的中心环节是调畅气机。肝气疏通，脏腑经络之气运行通畅无阻，升降出入运动协调平衡，从而维持全身脏腑、经络、形体、官窍等功能活动的有序进行。《杂病源流犀烛·肝病源流》曰："肝和则生气，发育万物，为诸脏之生化。"《四圣心源·六气解》又称肝为"五脏之贼"，是因肝疏泄功能失常，气机失调，易致五脏病变。肝失疏泄病机变化主要有三个方面：一为肝气郁结，疏泄失职。临床多见郁郁寡欢，善太息，胸胁、两乳或少腹等部位胀闷不舒等症。二是肝气亢逆，疏泄太过。临床多见急躁易怒，头胀，头痛，面红目赤，耳聋耳鸣，胸胁、乳房或少腹窜痛，或因血随气逆而吐血、咯血，甚则猝倒、昏厥等症。三是肝气虚弱，疏泄不及。临床多见情志胆怯、抑郁、懈怠乏力、时常太息、两胁虚闷、脉弱等症状。

肝主疏泄，畅达全身气机，其生理作用具体表现如下。

1. 调畅精神情志

正常精神情志活动以气血调和为基本的物质基础。肝气郁结疏泄不及或亢逆疏泄太过，均可导致情志活动异常。前者多见情志抑郁、闷闷不乐；后者多见性情急躁、易怒亢奋等。情志失常亦可影响肝之疏泄，造成肝气郁结或亢逆。如《灵枢·邪气脏腑病形》曰："有所大怒，气上而不下，积于胁下则伤肝。"诸多医家治疗情志病时多注重调肝。正如《医贯·郁病论》所言："予以一方治其木郁，而诸郁皆因而愈。一方者何？逍遥散是也。"

2. 协调脾升胃降

《素问·宝命全形论》曰："土得木而达。"肝气疏泄，畅达气机，有助于脾气升和胃气降的有序运动，进而促进水谷精微的吸收和糟粕的排泄。正如《血证论·脏腑病机论》曰："木之性主于疏泄，食气入胃，全赖肝木之气以疏泄之，而水谷乃化。"若肝失疏泄，影响脾气升清，见胸胁胀痛、脘腹胀满、肠鸣、腹泻等"肝脾不和"之症状；影响胃气降浊，见嗳气、食欲不振，或攻窜作痛、吞酸嘈杂、呕吐等"肝胃不和"之症状。《知医必读·论肝气》对肝木乘脾胃作了较为详细的论述："肝气一动，即乘脾土，作痛作胀，甚则作泻；又或上犯胃土，气逆作呕，两胁痛胀。"肝主疏泄功能亦直接影响胆汁的生成和泌泄。肝气郁结，疏泄不及，胆汁淤积，易形成结石，则见胁痛、黄疸等症状；肝气上逆，肝胆火旺，疏泄太过，胆汁上溢，见口苦、泛吐苦水等。

3. 维持血液循行

肝主疏泄，气机调畅，气行则血行，畅达而无瘀滞。若肝气郁结，则血行不畅，甚则停滞为瘀，出现月经后期、痛经、闭经、癥积痞块等；若肝气亢逆，则血随气逆，血不循经，出现呕血、吐血、咯血、月经过多、崩漏等；若肝气虚弱，则血行不畅，症见月经愆期等。故临床上调理肝气复其疏泄之功被广泛应用于瘀血内阻及出血性病证中。

4. 维持津液输布

肝主疏泄对津液输布起着重要的调节作用。《金匮要略心典·水气病脉证并治》曰："肝喜冲逆而主疏泄，水液随之上下也。"肝气调畅，肺脾肾三脏气化得权，三焦通利，水道疏通，则津液运行无阻。若肝疏泄失职，三焦气化不利，气滞津停，可资生痰饮水湿等病理产物，引起梅核气、乳癖、瘰疬、瘿瘤、痰核、水肿等。足厥阴肝经绕阴器，肝气条达，疏利尿窍，以助膀胱之开阖。若肝失疏泄致尿窍失于疏启而水滞膀胱，则见小腹胀满，发为癃闭。疏肝理气亦为治疗痰饮水湿内停的常用治法。

5. 调节行经排精

女子月经来潮与冲任二脉的充盛通利有关，所谓"任脉通，太冲脉盛，月事以时下，故有子"（《素问·上古天真论》）。足厥阴肝经与冲任二脉相互沟通，肝为血海，血液充盈则冲脉盛满。肝主疏泄，气机条达则任脉通利，月经正常，胎孕有期。若肝气郁结，疏泄失职，多致月经愆期、量少、经行不畅甚或痛经等；若肝气亢逆，或肝火亢盛，疏泄太过，则血不循经，多致月经先期、量多、崩漏等。相对于男子而言，肝的疏泄作用对于女子经、带、胎、产更为重要，故有"女子以肝为先天"（《临证指南医案·调经》）之说。临床上治疗妇科疾病常注重调肝。

男子精液的储藏与施泄，是肝肾疏泄与闭藏作用相互配合协调的结果。《格致余论·阳有余阴不足论》曰："主闭藏者肾也，司疏泄者肝也。"肝疏泄条达，经络畅通，则精窍启闭有常，藏泄适度。若肝气郁结，疏泄失职，排精受阻，则见精瘀；若肝火亢盛，疏泄太过，精室被扰，则见遗精、早泄等。

二、学术源流

肝主疏泄理论的发展成熟可分为先秦时期、金元时期、明清时期及民国时期。

肝主疏泄的理论渊源可追溯到《礼记·月令》，其曰"孟春之月……其器疏以达……盛德在木"。"其器疏以达"，指所用器物上镂刻的花纹粗疏而通达，蕴含着春木舒畅和条达的思想，体现了古人应用阴阳五行观念规范天地万物的思维模式。"疏泄"一词最早来源于《素问·五常政大论》，其曰："发生之纪，是谓启陈。土疏泄，苍气达，阳和布化，阴气乃随，生气淳化，万物以荣。"然而，《黄帝内经》中仅提到了"疏泄"并未提及"肝"与"疏泄"的关系，后世对此莫衷一是。其一，认为《黄帝内经》虽无"肝主疏泄"的明确记载，但相关论述散见于诸篇。如《素问·五常政大论》曰："木曰敷和……敷和之纪，木德同行，阳舒阴布，五化宣平。""敷和"既是木运之德，又为肝气之用；"五化"既可指五运之气化，又可言五脏之功能。肝木舒畅，阳气舒发，阴气布散，既寓疏通畅达，不受遏郁之性，又示调畅气机，协和脏腑之能，可作为肝主疏泄理论的原始根据。其二，认为《黄帝内经》中"疏泄"是对肝脾之间关系的描述。《重广补注黄帝内经素问》中注："生气上发，故土体疏泄；木之专政，故苍气上达。达，通也。""土体疏泄"是"苍气达"的结果。张介宾亦如此，其曰"木气动，生气达，故土体疏泄而通也"(《类经·运气类》)。

金元时期以朱震亨的《格致余论》为代表，首次将"疏泄"归于肝。基于肝肾关系首论肝能疏泄生殖之精，并在其构建的相火理论体系中将肝主疏泄与肾主闭藏联系在一起。《格致余论·阳有余阴不足论》曰："主闭藏者肾也，司疏泄者肝也。二脏皆有相火，而其系上属于心。心，君火也，为物所感则易动，心动则相火亦动，动则精自走，相火翕然而起，虽不交会，亦暗流而疏泄矣。"其中"司疏泄者肝也"，意为肝具掌管疏泄之职，与肾主闭藏之能对举。"亦暗流而疏泄矣"，意为相火妄动导致精液外泄。此处的"疏泄"为精液暗流之喻，形容"精自走"的病理现象。肝藏象理论在元代尚未建立，"肝主疏泄"并没有作为一个概念单独出现。朱震亨也只是在阐发"阳有余阴不足"论时，将"疏泄"作为肝的生理功能与肾的闭藏功能紧密结合在一起，且受心的支配，借助相火才能行"司疏泄"之职。故朱氏的肝"司疏泄"概括的是肝肾相火推动男子精液正常及异常排泄，其在使用"疏泄"一词时虽兼有肝之生理、病理内涵，但亦为"疏泄"作为肝生理功能的理论埋下了伏笔。

明清时期戴思恭、薛立斋、喻嘉言等在朱震亨的基础上将"肝主疏泄"的理论继续完善。朱震亨的弟子戴思恭在《推求师意·梦遗》中论及梦遗时曰"肾为阴，主藏精；肝为阳，主疏泄，阴器乃泄精之窍，故肾之阴虚则精不藏，肝之阳强则气不固"；并以"乃肝脏所寄之相火强"解释"肝之阳强"非脏真之阳强，而是因内寄相火，以气为用，是肝体阴用阳生理特性的体现。薛立斋受朱震亨影响在《内科摘要·脾肺肾亏损遗精吐血便血等症》中曰："肾主闭藏，肝主疏泄。"将肝之疏泄与肾之闭藏联系在一起，疏泄与闭藏相对分别描述肝肾不同的生理功能。

武之望治疗崩漏时强调"盖肝主疏泄而藏血，疏泄者气脱，气脱则血不藏"(《济阴纲目·治带下滑脱》)，丰富了肝主疏泄维持气血运行的功能。"疏泄"虽强调"泄"，但不再特指精泄，而是泛指对精血的损耗。

明末喻嘉言在《寓意草·答门人问州守钱希声先生治法》中提出"肝喜疏泄""又况肝主谋虑，性喜疏泄，冬间肾气不藏，久已供肝木之抱取。今春令将行，而肝木居青龙之位，震雷之司，乘权用事，是以天时之龙雷未动，身中之龙雷先动，其血已暴涌而出"。此处"疏泄"虽称肝之"性"，但非木之条达之性，而是与"肾主闭藏，肝主疏泄"之"疏泄"一样强调因"泄"，令得"肾气不藏"而致出血。

卢之颐在《本草乘雅半偈》中提出"肝主疏泄二便""肝主疏泄前后阴"等，并将"肝主疏泄"与体用学说进行结合，认为肝以疏泄为用，藏血为体，肯定了"疏泄"是肝的功能，对"肝主疏泄"的应用和发挥起到有利的推动作用。正因"疏泄"被定义为肝用，故在清代医书中多见"肝主疏泄前后阴，如失疏泄""以疏泄为己任""用失疏泄之令"等表述。

迨至清代，肝主疏泄仍有与肾主闭藏同时出现的记载，但肝主疏泄理论独立使用的情况更多见。陈梦雷编纂的《古今图书集成医部全录》卷九十六对《素问·平人气象论》中"脏真散于肝"注曰"肝主疏泄，故曰散"，将疏泄作为肝的生理功能独立提出来，并使其兼备肝条达之性和疏泄之能。张志聪在《黄帝内经素问集注》中曰："木乃水中之生阳，故肝主疏泄水液。"并用肝失疏泄来解释尿液运行失常等病理现象，"肝主疏泄，小便不利者，厥阴之气逆也"(《黄帝内经灵枢集注》)。《吴鞠通医案·胁痛》中也记载了"肝主疏泄……失其疏泄之职，故不大便，小溲仅通而短赤特甚"，补充了肝主疏泄调节水液代谢的功能。唐宗海在《血证论·脏腑病机论》中提及"木之性主于疏泄，食气入胃，全赖于肝木之气以疏泄之，而水谷乃化"，将肝主疏泄的功能延伸到了对脾胃运化的影响。

晚清至民国时期张锡纯将"主疏泄"与"肝郁"联系起来，首次提出肝主疏泄，调畅情志的理论，将肝的疏泄功能扩展至对气机的调理，并以"肝热而波及于胆，致胆汁因热妄行，随肝气之疏泄而下纯青色之水"(《医学衷中参西录·少阴病大承气汤证》)的论述，来说明肝气疏泄可调控胆汁的排泄。

第二节 述　评
一、当代研究

（一）理论研究

通过对肝主疏泄理论框架的构建进行分析，肝主疏泄理论是当代学者采用阴阳五行学说，整合古代肝理论、当代肝脏疾病诊治知识、西医学相关知识及当代哲学思想，创造性构建的一个新理论。肝主疏泄以生气血，正是依赖于肝促进气机的疏通、畅达和升发，从而调节五脏气机畅达。

肝主疏泄与五脏生湿密切相关。以病理反推生理，肝调畅全身气机，气疏则津行。肝协调脾胃之气的升降，使清阳之气生发以助脾之运化，浊阴之气下降则助胃通降。肝气主升，肺气主降，共同维持全身正常气机运动，调节津液代谢。

肝主疏泄对大便的排泄亦有重要调节作用。水谷运化与二便的形成、排泄主要依赖于脾胃，而脾升胃降又离不开肝主疏泄的调节。肝亦为生殖之枢，肝主疏泄是肾、冲任二脉及子宫中阴阳二气消长转化的枢纽。肝主疏泄亦是人体的生命源泉和动力，可以鼓舞脏腑气化。肝主疏泄存在清内防邪的功能，肝疏泄之有序，则人体内环境条达，内邪无以生。此外，从四时五脏阴阳的角度来看，肝主疏泄功能的实质是机体应春季而变过程中疏泄阳气的整体功能调控过程，肝功能应时而变，与春季相通应，保持人与自然环境的协调与统一，并在整体上调节人体自身的生命活动。

（二）临床研究

肝主疏泄已在临床中被广泛应用，诸多疾病都与肝失疏泄密切相关。根据临床症状的不同表现，通过调理肝气治疗相关疾病，效果显著。

肝主疏泄调节全身气机，推动血液正常运行于脉内。肝失疏泄，气滞血瘀，机体随之出现异常。中风多以虚为本，风火痰瘀为标，肝气疏泄失常，可影响全身脏腑气机，致精气血津液运行障碍，加快病理产物的产生，最终形成疾病，治疗以疏肝理气法，调节气机，疏通脉络为要。糖尿病发展到一定阶段必将影响气血运行，致血液停滞，阻滞经络。"久病入络""久病多瘀"，大凡气虚、气滞、气逆等均可导致不同程度的血瘀发生，加之现代人的工作节奏加快，社会压力增大容易引起过重的心理负担导致气机失调，并以肝郁气滞为主。故糖尿病的临床治疗亦当重视疏肝解郁。

肝主疏泄协调脾胃升降。肝气条达是脾胃纳运水谷的重要基础。脾胃为气机升降的枢纽，脾升胃降亦可影响全身气机。小儿厌食症可由肝疏泄失司，横逆犯胃，脾不健运，胃不受纳所致，根据《素问·六元正纪大论》"木郁达之"的理论，取小柴胡汤和解少阳，疏利肝胆，酌加理气解郁、消食化积之品，令肝气畅达，则脾胃升降合和。慢性胃病常因肝失疏泄，木郁土壅，或饮食失调，土壅木郁，致胃脘气机阻滞。临床常以调肝理气法治之，方用金佛止痛丸既可辛散解郁，又可酸柔敛肝，疏敛并用。可见，肝主疏泄在脾胃病的发生、发展及治疗过程中起着重要作用。

基于肝主疏泄治疗情志疾病的临床研究较多。郁证多由情志不舒，气机郁滞所致，涉及心、肝、脾、肾四脏。肝失疏泄，气机郁结为其主要病机，临床治疗郁证应以理气开郁、调畅气机和怡情易性为主，以越鞠丸为基础方，疏肝行气解郁为重点调理诸郁证。情志变化会导致脏腑气机升降异常，从而导致脏腑功能失调，气机紊乱，耗气伤血，直接损伤脏腑。涉及肝主疏泄、肺主气、脾胃升降等多个脏腑的功能，治疗应从调理气机入手，以药物升降调整气机升降，以达到截断扭转的作用。肝主疏泄理论在非药物疗法治疗情志类疾病中也广泛应用，以"疏肝行气治其本，调神解郁治其标"

为其要，将推拿按摩应用到治疗广泛性焦虑症当中，以缓解患者精神和躯体焦虑的症状。

临床治疗胆汁分泌障碍的疾病主要以肝主疏泄为主。肝病多郁，治必疏泄，胆病并非郁证而来，但因胆附于肝，胆病必联系于肝，影响疏泄功能，故治胆需疏肝利胆，方用疏肝利胆汤加减。治疗原发性胆汁性肝硬化时，禀赋不足、外感湿热、内伤情志和饮食失调共同导致了该病的发生，临床施治应以利肝和络为原则，运用"疏、清、化、运、补"五法达到邪去正复、胆络通畅的目的。

女子以肝为先天，月事延后多因肝疏泄不及，血行缓慢，见乳房胀痛、经闭等，治疗以疏肝解郁为主，佐以养血理脾，采用疏肝活血之法，同时注重情志的调节。治疗胸胁胀痛，情志抑郁引起的女性不孕症以调肝理气通络之法为要。

（三）实验研究

近年来，对肝主疏泄控制系统和作用途径的现代生物学研究已成为热点。肝主疏泄的现代生物学调控机制为以边缘系统为控制系统，以 HPA 轴、微生物-肠-脑轴为代表的神经-内分泌-免疫网络为作用途径，以内脏、血管平滑肌及骨骼肌为代表的肌肉组织为效应器，这为进一步阐释肝功能的科学内涵拓宽了研究思路。

1. 大脑边缘系统

现代研究认为，肝主疏泄的控制系统为大脑边缘系统，包括嗅皮区、海马、扣带回、胼胝体、脑岛、颞极、杏仁核、隔区及下丘脑等部位。无创正电子发射体层成像（PET）/CT 检测结果发现，肝气郁结型个体的海马、杏仁等相关脑区具有明显的葡萄糖代谢异常。

单胺类神经递质　检测肝郁证大鼠各脑区的激素水平，发现其中枢神经系统内 5-羟色胺（5-hydroxytryptamine，5-HT）、多巴胺（dopamine，DA）、去甲肾上腺素（noradrenaline，NE）水平上升，但 NE 在脑干中的水平有所下降。肝郁气滞和肝郁脾虚证患者的 5-HT、DA、NE 含量少于正常人，表明单胺类神经递质的紊乱可能是肝失疏泄导致人体无法正常工作的重要原因。与此同时，对于 5-HT 受体的实验研究表明，肝郁型 5-HT1AR、5-HTR2C、5-HT3R 的表达在脑区均呈下降水平。在代谢和转运方面，单胺类氧化酶在肝郁型大鼠的海马和下丘脑中明显升高，5-HT 通路中起到关键作用的 5-HT 转运体的表达明显下调。

氨基酸类神经递质　氨基酸类神经递质 γ-氨基丁酸（γ-aminobutyric acid，GABA）和谷氨酸（glutamic acid，Glu）均为机体内重要的抑制性和兴奋性中枢神经递质，GABA 和 Glu 含量异常增多或减少是多种神经系统疾病产生的重要原因。肝气郁型猕猴各脑区 GABA 含量显著升高，而肝气郁型大鼠的海马细胞外流中 Glu 与 GABA 两者的比值明显下降。在受体、代谢酶及转运体方面，关于肝气郁型的研究较少，而在有关肝气上逆证的研究中则发现脑区 GABA 的 A 型受体的含量上升而 B 型受体的含量下降，海马区 CA1、CA3 区的 N-甲基-D-天冬氨酸受体 1（NMDAR1）蛋白含量降低，Glu-GABA 代谢通路的三种关键酶中谷氨酸脱羧酶（GAD）表达上升，新型 GABA 转运蛋白（GAT-1）表达含量升高。

2. 神经-内分泌-免疫网络

HPA 轴　应激可导致 HPA 轴亢进，过量的糖皮质激素使海马功能紊乱，肝主疏泄可部分逆转慢性应激造成的海马损伤，应用四逆散可改善因慢性应激造成的海马神经干细胞减少，促进海马神经干细胞向神经元分化；四逆散对于青少年期应激大鼠的血清促肾上腺皮质激素和皮质醇也具有下调作用。而调肝理肺法可通过调控 HPA 轴作用于糖皮质激素受体和免疫反应介质，从而达到对心理应激性大鼠的改善作用。

脑-肠轴　中枢神经系统和胃肠道的活动息息相关，两者之间通过多种神经递质相互关联，脑-肠轴功能紊乱的个体在表现上与肝郁脾虚证十分相像。对比不同肝郁证患者研究发现，肝郁脾虚证患者易罹患肠应激综合征。有学者认为抑郁症的核心证型是肝郁脾虚，调肝方药加味四逆散能够显著改善慢性应激抑郁模型大鼠的行为学、HPA轴、神经生化及自主神经系统相关指标，表现出对抑郁症患者抑郁情绪的整体性调整，部分揭示出肝主疏泄条畅情志功能对于抑郁情绪状态调控的机制。

其他调节基础 有团队通过研究解剖学下肝病理状态，认为肝血窦内皮窗孔的减少或消失导致的结缔组织沉积会使肝脏部位微循环障碍，从而引发以门静脉高压为特点的"肝失疏泄"症候群。亦有研究提出细胞自噬调节是肝疏泄全身气机在细胞层次的表现形式，验证了芍药和柴胡的有效成分芍药苷与柴胡皂苷A对于应激损伤细胞的自噬抑制作用及其假说，其机制主要是通过调节人微管相关蛋白轻链3Ⅱ（LC3Ⅱ）、p62和磷酸化mTOR（p-mTOR）蛋白的表达来完成的。

以切除松果腺大鼠为研究对象探讨肝主疏泄的季节节律，发现松果腺-褪黑素通过海马褪黑素受体及海马环磷酸腺苷-蛋白激酶A-环磷酸腺苷反应元件结合蛋白（Gs/Gi-cAMP-PKA-CERB）信号通路对海马相关区发挥直接调控作用，而褪黑素对免疫系统同样起到调节作用。

二、研究局限与未来展望

近年来，肝主疏泄是中医学界研究的热点，且取得较多的研究成果。目前虽有从中医整体观系统地梳理其思想源流和内涵的研究，但对其本质内涵的研究尚未达成共识。临床研究中，首先，缺乏明确的证候分类标准和诊断方法，肝主疏泄理论的研究仍未达到规范化。其次，研究的整体性不足。肝失疏泄引发疾病是一个复杂的过程，涉及个体原因、外部环境及社会因素等多方面，但目前研究往往着重于其中某方面，缺少整体性的把握。实验研究则多集中于从控制中枢和调控途径等方向分别进行论述，有关情志方面的研究较多。在肝失疏泄的病理研究中，肝疏泄太过与疏泄不及实验模型的构建缺乏细化分类及量化评价标准；而中药复方治疗作用的研究缺乏多中心、大样本、随机对照试验的支持。

肝主疏泄的研究应更加注重其实质内涵及功能作用的延伸，理论内涵与临床应用并重。虽然多种疾病从肝论治的思路已得到较好的临床验证，但仅从临床和实验机制等方面研究存在局限性，应借鉴现代科学方法与手段建立肝主疏泄功能的评估体系与方法，未来的研究方向应在更多疾病上探索其临证价值，应用与扩展好理论内涵和临床诊疗。

第三节 名家思想

一、国医大师李振华教授肝脾同调治疗肠功能紊乱

脾与肝关系密切。肝为风木之脏，具有条达之性。肝木疏通调达，既可防脾土壅滞，保证其生长生化，又能协调脾胃升降，促进胃纳与脾运；肝在志为怒，情志过激极易伤肝及脾，影响脾胃运化，出现泄泻、痢疾、胃痛、腹痛等胃肠疾病。《素问·举痛论》曰："怒则气逆，甚者呕血及飧泄。"脾胃素虚者，过于愤怒伤肝，肝失疏泄条达，则横逆乘脾犯胃，使虚者愈虚，故每遇愤怒，泄泻即作。临床除脾虚见症外，还常伴见嗳气、痛则欲便、泄后痛减、口苦、脉弦等症状。

肠功能紊乱临床表现为腹痛、腹泻、粪质稀薄、便次增多等症状，属于中医"泄泻""腹痛"等范畴。其发病与神经因素、饮食不节及肠道反应性异常等原因有关。李振华教授认为，此病乃脾虚肝郁所致。脾气虚则湿邪内盛，致清阳不升，清浊相混，直趋大肠，则泄泻成矣；肝脾不和，土虚木乘，或七情太过，气机阻滞，而致腹胀，腑气不通，则痛发也。诚如《临证指南医案·泄泻》所载，久泻者乃会导致"阳明胃土已虚，厥阴肝风振动"等症状。对此病多以疏肝健脾、理气止痛为主，佐以通利，以五磨饮子为主方加减，效果较佳。

验案举隅

张某,女,30岁。初诊日期:1992年3月15日。主诉:脐两侧常痛,时有硬块已年余。病史:1991年出现脐两侧痛,时有硬块,当地医院B超及妇科检查未见异常,即按炎症治疗。用西药效不佳,特求治中医。现自觉脐两侧有硬块,且可游走聚散,时或疼痛,并觉上腹胀满不适,矢气后减轻,而情志不遂则加重,食欲下降,倦怠乏力,偶有头晕心悸,舌胖质淡红,苔薄白,脉弦滑。中医诊断:聚证、腹痛(肝郁气滞)。西医诊断:肠功能紊乱。治法:疏肝解郁,理气止痛。处方:白芍15g,乌药、槟榔、枳实、川芎、延胡索、香附各10g,砂仁(后下)8g,沉香、木香、柴胡各6g,甘草3g。7剂,每日1剂,水煎服。二诊:脐两侧痛有所减轻,仍时觉腹部有硬块,纳增。舌淡红苔薄白,脉弦。处方:去香附、木香,加焦三仙各12g,高良姜10g,吴茱萸5g。7剂,每日1剂,水煎服。三诊:脐两侧痛已不显,食后腹不再胀,硬块消失,精神好转,舌苔正,脉沉滑。予茯苓15g,焦三仙各12g,白术、陈皮、枳实、香附、乌药、高良姜、延胡索、炒莱菔子各10g,砂仁(后下)8g,木香、柴胡各6g,甘草3g。7剂,每日1剂,水煎服。四诊:脐两侧未再痛,胃脘亦未再胀痛,纳旺舌可,脉沉缓。去枳实、柴胡、炒莱菔子,加党参10g,厚朴10g。15剂,每日1剂,水煎服。

按语 本案患者情志不畅,肝气郁,结成形,腹中气聚,故见脐腹痛,时有硬块,气聚则痛,气散痛止。病本在肝,肝气犯胃,肝胃失和,则见胃脘胀满,痞塞纳减,因气滞所致,故矢气痛胀可减;脾胃虚弱,气血生化不足,则偶见头晕心悸。治以行气疏肝,理气止痛。李振华教授以五磨饮子为基础方。所谓"木郁达之",方以柴胡、乌药行气疏肝;槟榔、香附、枳实、川芎、延胡索等行气活血止痛;木香、砂仁理气和胃,伍柔肝止痛之白芍,取肝胃同调,其血和利,则痛自除。二诊虽症减,但仍肝郁气滞,故加焦三仙消食和胃,余药稍事加减。三诊脐两侧痛轻,食后腹中不再疼痛,腹中硬块消失,故去沉香、槟榔,加白术以培土制木。四诊结合症、舌、脉,诸症显好,脉见沉缓,故增党参加强培土之力,以巩固疗效。

二、国医大师颜正华教授疏肝法治疗慢性浅表性胃炎

肝主疏泄,通畅条达,则气机升降出入有序,水津输布排泄无阻。肝的疏泄不仅关系到气血津液代谢,而且对维持其他脏腑正常的生理功能也至关重要。肝气调则脾升胃降,清阳上升,浊阴下降,腑气下行。肝气条达是脏腑气血津液进行正常功能活动的重要条件之一。病理上,肝气与气血津液及其他脏腑之间更是相互联系、相互影响。一方面肝失疏泄、气机郁滞可致气失条达、升降逆乱,血行不畅、津液代谢障碍、心血瘀阻、肺失宣降、脾气不升、胃气不降;另一方面,体内气血津液代谢障碍、心肺脾胃等脏腑气机升降失常反过来又可妨碍肝的疏泄功能。因此,颜正华教授对有明显肝气郁结的病证除积极使用疏肝之剂外,对于那些证候不显但有肝郁趋向者亦及时、大胆投以疏肝之品,这样既可防治肝气郁结,又可通过调畅肝气而促进气血津液的运行输布和其他脏腑功能的恢复。

验案举隅

张某,男,25岁。初诊日期:1995年12月29日。主诉:胃脘部胀闷1个月,加重10日。现病史:患者1个月前因生气后感到胃脘撑胀,此后逐渐延及两胁肋部,曾经西医院诊为慢性浅表性胃炎,服消炎药及香砂养胃丸后收效甚微。症状逐渐加重,胃脘饱胀不适,两胁肋胀痛,泛酸,纳差,嗳气,咽痛而干,急躁易怒,大便干结,2日1行,小便调,睡眠可,面红,舌红,苔薄白而干,脉细而数。辨证:肝郁气滞,横逆犯脾。治法:疏肝解郁,理气和中。处方:白蒺藜、香附、郁金、赤芍、连翘各10g,炒枳壳、苏梗、佛手、绿萼梅、炒神曲各6g,砂仁(后下)5g,生姜3

片。7剂，水煎服，每日1剂。服上药至第5剂，病证大减，脘部无不适，胁肋无明显胀痛，食欲增，二便调，情绪稳定，故嘱其停药，以防理气过之而伤正。

按语 肝失疏泄，影响胃气降浊，可见急躁易怒，两胁肋胀痛，泛酸，纳差，嗳气等"肝胃不和"之症状。颜正华教授常用的疏肝解郁药物包括白蒺藜、香附、薄荷、青皮、郁金、佛手、香橼、川楝子、绿萼梅等。根据临床情况、肝病的不同病机辨证治疗。如一般肝气郁结之证，颜教授喜用白蒺藜，以其辛散苦泄，理气疏肝较温和，无耗气伤阴之弊；凡肝郁气滞引起的胸胁胀痛多用香附；佛手长于疏肝和胃、行气止痛，用于肝郁气滞、肝胃不和所致的胸胁胀痛、脘腹痞闷、呕吐食少等症；绿萼梅力缓，无伤阴耗气之弊。

三、国医大师班秀文教授疏肝柔肝法治疗经前期头痛

经前期头痛为妇科常见病证之一，属西医"经前期紧张综合征"范畴。临床表现为经来前3~7日头痛发作，经来或行经后缓解或消失，其发病多与中医肝、脾、肾三脏关系密切。肝郁气滞型经前期头痛多随情志变化波动，伴胸胁胀闷、烦躁易怒。肝为风木之脏，巅顶之上唯风可到，若情志不和、怒郁伤肝，郁而化火，血热上壅，络脉郁阻则发为头痛。治宜疏肝解郁、行气止痛。班秀文教授认为，肝喜条达而恶抑郁，七情过极，最易伤肝，导致肝气郁结，气机不畅，治疗当用调肝之法。如治疗不当或延误时机，则肝郁化火，治之当用柔养之法，令其恢复阴精，保持"敷和"的功能。在治肝之法中"疏肝"和"柔肝"尤为重要。凡症见月经将行，胸胁、乳房、少腹胀痛，经行前后不定，量多少不一等，或忿怒过度，导致肝气逆乱之变，可用《太平惠民和剂局方》逍遥散治之。

验案举隅

利某，女，30岁。初诊日期：1991年1月11日。患者半年来经前1~2日出现头痛，以前额部及双颞侧为甚，经潮则痛自止。月经周期尚准，现为经行第3天，头痛已止，经量中等，色暗红，胸闷乏力。平素觉右胁胀痛，情绪变化时尤甚，纳可便溏，舌尖红，苔薄白，脉细弦略滑。辨证为肝气郁结，气机阻滞，经气不利。治拟疏肝解郁，理气行滞，用逍遥散加味。处方：柴胡6g，当归身10g，白芍10g，茯苓10g，白术10g，薄荷（后下）5g，合欢花6g，素馨花6g，益母草10g，炙甘草6g。4剂，每日1剂，水煎服。二诊：药后胸闷、乏力症减，右胁仍胀，舌偏红，苔薄微黄，脉细弦。治守前法，处方：柴胡6g，当归身10g，白芍10g，茯苓10g，合欢花6g，素馨花6g，益母草10g，田基黄20g，麦冬10g，郁金10g，薄荷（后下）5g，炙甘草6g。4剂，每日1剂，水煎服。三诊：正值经期，头痛未作，经色、经量正常，现月经未净，舌稍红，苔薄黄，脉弦细。改用养血调经之法，处方：当归身10g，川芎6g，白芍10g，熟地黄15g，鸡血藤20g，丹参15g，续断10g，益母草10g，炙甘草6g。4剂，每日1剂，水煎服。按上法再调理1个月经周期，头痛不再发作。

按语 肝为风木之脏，司藏血而主疏泄，肝经络阴器，布胸胁上额。患者素有右胁胀痛，为肝郁气滞之证。肝气不舒，气机郁滞，郁久化火，在经将行之时，相火内动，气火上逆，故经前期头痛。初用柴胡疏肝解郁，开枢清热，配合凉之薄荷，辛平香淡之素馨花、合欢花，则其疏解之力更佳；治经不离血，用当归身、白芍养血敛阴以柔肝；益母草活血调经，微寒又可平上炎之相火；更以茯苓、白术、炙甘草健脾和中。三诊经血正潮，肝气已舒，遂予以养血调经之药，使经来顺畅，则相火潜藏，诸症告瘥。

第四节 推荐文献

高冬梅，高明周，于艳红，等，2021. 现代中医肝脏象理论创建[J]. 世界科学技术-中医药现代化，23（11）：3856-3858.

高晶晶，江凌圳，王英，2020. 发生学视角下中医肝藏实质探溯[J]. 中医杂志，61（4）：357-360，368.

霍磊，张欢润，詹向红，等，2021."肝主疏泄"内涵演变[J]. 中国中医基础医学杂志，27（10）：1533-1535.

李成卫，王庆国，2013. 基于知识考古学的朱震亨肝"司疏泄"形成分析[J]. 世界中医药，8（9）：1039-1043，1048.

王静波，李如辉，2011."肝主疏泄"理论的发生学原理探讨[J]. 中国中医基础医学杂志，17（1）：46-47.

王维广，王莉媛，李成卫，等，2015. 当代肝主疏泄理论框架构建分析[J]. 世界中医药，10（11）：1645-1649.

肖开慧，任翼，徐帅，等，2022."肝主疏泄"的现代生物学阐释[J]. 世界中医药，17（24）：3519-3523.

邢玉瑞，2021. 中医藏象学说的理论研究进展[M]. 北京：中国中医药出版社.

于宁，张银柱，车轶文，等，2014."肝主疏泄"概念的演进[J]. 中国中医基础医学杂志，20（1）：9-10，22.

张晋冀，李绍林，邢玉瑞，2019. 基于象思维的"肝主疏泄"理论探赜[J]. 辽宁中医药大学学报，21（9）：87-90.

第五节 参考文献

柴瑞霁，1986. 肝主疏泄纵横谈[J]. 中医药研究杂志，（2）：41-43.

高明周，张浩，程勋树，等，2022. 基于 Citespace 可视化分析的肝主疏泄理论研究回顾与展望[J]. 中国中医基础医学杂志，28（7）：1185-1191.

韩琦，2021. 基于"肝应春，主疏泄、调节情志"研究松果腺在四季调节海马功能的机制[D]. 北京：北京中医药大学.

胡海燕，2015. 调肝治法影响慢性应激大鼠海马神经干细胞分化机制的研究[D]. 广州：广州中医药大学.

金京南，2010. 抑郁症患者中医辨证特点及脑功能 S-ET 分析的临床研究[D]. 北京：中国中医科学院.

黎颖贤，2016. 柴胡皂苷 A 与芍药苷对应激 PC12 细胞自噬功能调节的机制研究[D]. 广州：广州中医药大学.

李成卫，王庆国，2013. 基于知识考古学的朱震亨肝"司疏泄"形成分析[J]. 世界中医药，8（9）：1039-1043，1048.

李芳，王杰琼，宋春红，等，2016. 柴胡提取物对 PMS 肝气郁证模型大鼠额叶 5-$HT_{3A/3B}R$ 分布与蛋白表达的影响[J]. 中国药理学通报，32（1）：146-147.

李长安，2017. 心理应激哮喘大鼠模型的建立及调肝理肺法作用机制研究[D]. 北京：北京中医药大学.

马继松，2010. 国医大师学术经验研读录-第 1 辑[M]. 北京：人民军医出版社.

施学丽，郭超峰，范雨丽，等，2019. 肝失疏泄与五脏生湿关系的机理辨析[J]. 广西中医药，42（1）：33-35.

孙鹏，高杰，谭倩，等，2015. 白香丹胶囊对 PMS 肝气逆证模型大鼠海马 γ-氨基丁酸 B 受体亚基分布表达及 ERK1/2 蛋白的影响[J]. 中华中医药杂志，30（3）：914-917.

孙鹏，高兴笑，乔明琦，2013. 基于微透析技术研究舒郁胶囊对经前期综合征肝气郁证大鼠海马谷氨酸与 γ-氨基丁酸含量的影响[J]. 中华中医药杂志，28（5）：1219-1227.

王博，王新志，2020. 王新志调整脏腑气机治疗情志病经验[J]. 中医杂志，61（11）：954-956.

王德敬，郭晓艳，林乐军，等，2014. PET-CT 对肝气郁型经前期综合征患者郁怒症脑功能成像研究[J]. 辽宁中医杂志，41（2）：232-236.

王东芳，2013. 宋金元时期的肝主疏泄[D]. 北京：北京中医药大学.

王凯，2017. 肝主疏泄调畅情志机制探讨——调肝方药对抑郁症模型大鼠抑郁状态影响机制研究[D]. 济南：山东中医药大学.

王乐鹏，2015. "肝主疏泄"理论探讨、数据挖掘与红外热成像研究[D]. 北京：北京中医药大学.

王婷，孙珂，李静颐，等，2023. 从肝窦内皮细胞探索"肝主疏泄"科学内涵[J]. 世界中西医结合杂志，18（1）：12-15, 27.

王维广，王莉媛，李成卫，等，2015. 当代肝主疏泄理论框架构建分析[J]. 世界中医药，10（11）：1645-1649.

吴嘉瑞，张冰，2011. 国医大师颜正华[M]. 北京：中国医药科技出版社.

肖开慧，任翼，徐帅，等，2022. "肝主疏泄"的现代生物学阐释[J]. 世界中医药，17（24）：3519-3523.

尹冬青，田金洲，时晶，等，2013. 15196 例抑郁症中医证候及证候要素特点的文献研究[J]. 中华中医药学刊，31（2）：279-282.

于宁，张银柱，车轶文，等，2014. "肝主疏泄"概念的演进[J]. 中国中医基础医学杂志，20（1）：9-10, 22.

袁秋全，代喜平，2019. 试论《内经》"肝生血气"理论对血证从肝辨治的启示[J]. 时珍国医国药，30（1）：168-169.

张克升，2013. 舒郁胶囊对 PMS 肝气郁证模型大鼠不同脑区 5-HR2C 分布表达及海马 PLCβ/DAG/IP3/PKC 信号通路的影响[D]. 济南：山东中医药大学.

张清怡，2013. 《临证指南医案》中"肝藏血主疏泄"的脏象理论研究[D]. 北京：北京中医药大学.

张欣宇，孙冰，孙滨滨，等，2020. 基于"肝主疏泄"理论探讨从肝论治功能性便秘[J]. 北京中医药，39（12）：1248-1251.

张亚萍，陈百晓，钟莹，等，2023. 国医大师班秀文运用疏肝、柔肝法治疗月经病经验[J]. 吉林中医药，43（4）：397-399.

赵世阳，姜红，2014. 试论"肝主疏泄"理论在糖尿病治疗中的运用[J]. 中医临床研究，6（21）：69-70.

第13论 论肾主水

肾主水是中医肾藏象理论的重要内容之一，肾内阴阳的相互配合，不仅可以调节参与水液代谢诸脏腑的功能，而且可以直接参与水液代谢，维持水液代谢平衡。这一理论自《黄帝内经》提出以后，经历代医家发展完善，已成为中医基础理论现代研究的重要内容之一。对肾主水的理论内涵、发展源流、现代研究及临证运用等进行系统整理，可为临床水液代谢相关疾病及由水液代谢失常引起的继发疾病的防治提供新的思路，具有重要的临床指导价值和意义。

第一节 概　　论

一、理 论 内 涵

（一）肾主水的基本概念

肾主水是指肾具有主持全身水液代谢，维持水液平衡的功能。《素问·逆调论》曰："肾者水脏，主津液。"肾为先天之本，内藏元阴元阳，为生命活动的原动力。肾中精气的气化功能，在调节人体的水液代谢平衡方面发挥着极其重要的作用。肾气充沛，则脏腑气化有力，人体水液代谢正常进行；肾气虚衰，则脏腑气化无力，人体津液输布代谢障碍。从广义而言，肾主水又指人体一切生理及病理液体皆为肾所主。如《万氏家传痘疹心法·肾主痘中之水论》曰："肾主液，五液之变，在乎水也……然则痘中之水，肾乃主之。"认为痘中之水亦由肾所主。此外，还有医家基于精水合一观点及《素问·上古天真论》"肾者主水，受五脏六腑之精而藏之"等论述，认为肾主水还包含肾藏精的功能。如《类经·藏象类》曰："肾为水脏，精即水也。"提出精即是水，癸水中孕育着生命，蕴藏着生殖之精。《医碥·血》则提出"精、髓、血、乳、汗、液、津、涕、泪、溺，皆水也，并属于肾"的观点，进一步丰富了"肾主水"的内涵。

（二）肾主水的基本原理

肾气分为肾阴肾阳，肾阴滋润宁静，肾阳温煦推动。肾阴肾阳相互配合，不仅调节参与水液代谢诸脏腑的功能，而且直接参与水液代谢。

1. 调节参与水液代谢

人体水液代谢是在肺、脾、肾、三焦、膀胱等脏腑协同作用下完成的，《素问·经脉别论》曰："饮入于胃，游溢精气，上输于脾，脾气散精，上归于肺，通调水道，下输膀胱，水精四布，五经并行。"可见，水液代谢有赖于脾的运化、肺的宣发肃降、肾的蒸腾气化等，通过三焦通达全身，整个过程参与脏腑虽多，但总赖肾之气化。

肺为水之上源，肺气宣发，则津液得以向上向外输布，发挥滋养濡润作用，肺气肃降，则津液得以下输膀胱，化而为尿。然肺气功能的发挥亦有赖于肾之调节，肾阴充沛，则能濡养肺阴，肾阳充足，则能助肺气化；若肾阴不足，肺阴不得濡养，则肺气肃降无权；肾阳不足，肺气不得温化，或水液停滞，上泛阻于肺窍，则影响肺之气化。

脾主运化，将水液化为津液上输于肺，布散周身，然这一功能亦有赖于肾阳的作用。若肾阳亏虚，脾土失于温煦，水液不得正常运化，则泛溢肌肤发为水肿，聚于肠胃发为泄泻。故《素问·水热穴论》曰："肾者，胃之关也。关门不利，故聚水而从其类也，上下溢于皮肤，故为胕肿。"

三焦为全身水液运行的道路，经脾吸收，由肺布散的津液，以三焦为通路输布周身，发挥滋润濡养作用。而三焦之所以能通行津液者，实赖元气通行其间，而元气根于肾。若肾气充沛，肾阳充足，则三焦气化功能正常，水液正常输布；若肾阳虚衰，肾气不足，三焦气化无力，则水液代谢失常。

膀胱为尿液储存排泄之处，其功能依赖于肾气蒸腾气化与固摄作用的协调。《素问·灵兰秘典论》曰："膀胱者，州都之官，津液藏焉，气化则能出矣。"若肾气充沛，能正常控制膀胱开阖，调控尿液排泄，则机体水液代谢平衡。若肾气亏虚，既可致膀胱开多阖少，出现尿频、遗尿，甚至尿失禁；也可致膀胱开少阖多，出现尿少，甚至尿闭、水肿等。

此外，其他参与水液代谢的脏腑如肝、小肠、大肠等，亦受肾的调控。肾阴肾阳协调，则肝气调达，小肠泌别清浊、大肠传导糟粕与燥化津液的功能得以发挥，津液输布正常。

2. 直接参与水液代谢

肾的气化功能又是津液代谢的直接动力，《素问·水热穴论》曰："肾者，牝脏也，地气上者属于肾，而生水液也。"人体代谢后的水液，经三焦下输肾与膀胱，然后依靠肾的气化作用，将清者蒸腾于上，再输送到肺及全身，重新参与水液循环，发挥其滋养濡润作用；浊者下输膀胱，化为尿液排出体外。若肾气虚衰，既可导致蒸腾气化不利，水液停留，排出无力，发生尿少、水肿等病证，又可使固摄失司，膀胱开阖失度，出现小便清长、尿多、遗尿等症状。

二、学 术 源 流

肾主水理论的发展成熟可以分为先秦两汉时期、魏晋隋唐时期、宋金元时期、明清时期及近代。

先秦两汉时期，解剖知识积累、长期实践观察，以及阴阳五行等哲学思想引入，使肾主水理论初步形成。首先是解剖知识积累，如《素问·脉要精微论》曰："腰者，肾之府。"《灵枢·五味论》曰："膀胱之胞薄以懦。"《难经·四十二难》曰："肾有两枚，重一斤一两……膀胱重九两二铢，纵广九寸，盛溺九升九合。"说明当时人们已经掌握了一些解剖学知识，对肾与膀胱的位置、形态、功能已有所认识，为肾主水理论的发生奠定了结构基础。其次是长期实践观察与反复验证，如《灵枢·五癃津液别》曰："天寒则腠理闭，气湿不行，水下留于膀胱，则为溺与气。"《素问·脉要精微论》曰："水泉不止者，是膀胱不藏也。"《素问·灵兰秘典论》曰："膀胱者，州都之官，津液藏焉，气化则能出矣。"可见经过长期实践观察与反复验证，人们已经总结归纳出了肾与膀胱在水液代谢中的作用，并观察到两者功能失司，水液代谢障碍，会出现小便异常。最后是"水生万物"及阴阳五行等哲学思想的引入，如《管子·水地》曰"地者，万物之本原……水者，地之血气，如筋脉之通流者也""人，水也。男女精气合，而水流形"，认为水是产生万物的本源，并用来解释生命活动，精似水，把男女交合孕育之事与水联系起来，提出"肾主水"，为"水脏""先天之本"。同时在《洛书》"天一生水"认识基础上，将肾与五行之水相联系。《素问·玉机真脏论》曰："冬脉者肾也，北方水也。"五行学说的引入，不仅大大丰富了肾主水的内涵，而且标志着肾主水理论初步形成。《伤寒杂病论》虽未明确提及"肾主水"，但在《金匮要略》中已多处用此指导疾病治疗。如"血痹虚劳病脉证并治"曰："虚劳腰痛，少腹拘急，小便不利者，八味肾气丸主之。""消渴小便不利淋病脉证并治"曰："男子消渴，小便反多，以饮一斗，小便一斗，肾气丸主之。"说明此时"肾主水"理论已被运用于水液代谢相关疾病的诊疗中。

魏晋隋唐时期，中医学临床各科大发展，肾主水理论也被广泛运用。如《诸病源候论》从肾来阐释水液代谢失常疾病的病因病机。在"小便病诸候"中从肾与膀胱阐释其病因，提出"小便数者，膀胱与肾俱虚，而有客热乘之故也""小便不禁者，肾气虚，下焦受冷也"。在"水肿病诸候"中强调水肿与肾虚相关，提出"肾主水，肾虚则水气妄行""水病者，由肾脾俱虚故也。肾虚不能宣通水气，脾虚又不能制水，故水气盈溢……所以通身肿也"。《备急千金要方》设肾脏专篇，不仅系统归纳了肾脏的生理病理知识，而且记载了肾功能失常导致水液代谢疾病的治疗方药。如"卷十九"中用泻肾汤治疗肾实热之伏水，以榆白皮、滑石、子芩、通草、瞿麦等清热利水药治疗"肾热，小便黄赤不出，出如栀子汁或如黄柏汁，每欲小便即茎头痛"。以栀子汤治疗"肾劳实热，小腹胀满，小便黄赤，末有余沥，数而少"。

宋金元时期，学派涌现，百家争鸣，医学理论不断创新，对于肾与水液代谢病之间的关系认识也更深入。严用和即多次强调肾在水液代谢疾病中的重要性，《严氏济生方·痰饮论治》曰："肾能摄水，肾气温和则水液运下，肾气虚寒则邪水溢上。"强调了肾气在痰饮产生过程中的重要性。金元四大家亦从不同角度来认识肾与水液代谢疾病之间的关系。如刘完素《素问玄机原病式·六气为病》曰："热客膀胱，郁结而不能渗泄故也……岂知热甚客于肾部……故液渗入膀胱而旋溺遗失，不能收禁也。"认为热邪侵犯肾与膀胱是导致淋与小便失禁的重要原因。张子和亦遵刘完素之旨，《儒门事亲·三消之说当从火断》曰："火在上中者，善渴多饮而数溲；火在中下者，不渴而溲白液；火偏上中下者，饮多而数溲。"认为火邪郁滞三焦为三消发病的主要原因，在治法上，多以攻逐及清热利湿之法治疗水液代谢疾病。李东垣则多从脾胃及其与肾的关系上来探究，《脾胃论·脾胃胜衰论》曰："肾水反来侮土，所胜者妄行也。作涎及清涕、唾多、溺多，而恶寒者是也。"认为脾胃功能失常，土虚水侮，是导致水液代谢疾病发生的原因。朱丹溪亦非常重视肾在水液代谢失常疾病中的重要作用，《丹溪心法·水肿》曰："水则肾主之，土谷则脾主之，惟肾虚不能行水，惟脾虚不能制水……故肾水泛溢，反得以浸渍脾土，于是三焦停滞，经络壅塞，水渗于皮肤，注于肌肉而发肿矣。"认为脾肾俱虚是水肿发病的主要原因。

明清时期，命门学说盛行，肾在水液代谢中的重要作用更加被重视。如《景岳全书·肿胀》曰："凡水肿等证，乃肺脾肾三脏相干之病，盖水为至阴，故其本在肾；水化于气，故其标在肺；水惟畏土，故其制在脾，今肺虚则气不化精而化水，脾虚则土不制水而反克，肾虚则水无所主而妄行……虽分而言之，而三脏各有所主，然合而言之，则总由阴胜之害，而病本皆归于肾。"认为水肿等证的发生与肺脾肾三脏功能失常有关，但其根源在于肾的功能失常。李中梓认为"肾为先天之本"，在治疗水液代谢疾病时也非常强调肾脏，《医宗必读·水肿胀满》曰："水虽制于脾，实则统于肾。"《本草纲目·草部》曰："肾主水，凝则为痰饮，溢则为肿胀。"强调肾的气化功能在全身水液代谢中的作用，肾阳温煦气化蒸腾作用失调，则会出现痰饮、肿胀等诸多水液代谢失调的疾病。清代医家亦非常重视肾在水液代谢中的作用。《医宗金鉴·删补名医方论》曰："精者属癸，阴水也，静而不走，为肾之体；尿者属壬，阳水也，动而不居，为肾之用。"认为肾主水有阴阳、体用之别，静而不走之阴水，是肾所藏之精，即人体生理所需之水，为构成脏腑的物质基础，乃肾之体；动而不居之阳水，是肾下输膀胱之溺，即人体内多余之水，为代谢过程中肾功能活动输泄的废弃之物，乃肾之用。

鸦片战争后，随着西学东渐，西方科技文化传入中国，中西医学出现碰撞，涌现出了以唐宗海、恽铁樵、张锡纯为代表的一批中西汇通学家，对肾主水的生理病理认识亦更加丰富。如《血证论·脏腑病机论》曰："肾者水脏……如阳气不足者，则水泛为痰，凌心冲肺，发为水肿……肾又为水之主，肾气行，则水行也。"认为肾主水，肾气行则水行，肾阳不足，气化不利，则水泛为痰。《医学衷中参西录·治痰饮方》曰："痰之标在胃，痰之本原在于肾。"认为肾主封藏，主水，与膀胱相表里，全身水液经消化吸收之后，多余部分经三焦通调水道而下输膀胱，经肾气化排出体外，若肾封藏不固，膀胱气化失司，冲气上干，胃气上逆，不能息息下行以运化水饮，小便不能正常排出，最终成痰，并创制理痰汤降胃敛肾来化痰。

第二节 述 评

一、当代研究

（一）理论研究

1. 肾主水的发生学研究

肾主水是中医肾藏象理论的重要观点之一，其理论渊源可以追溯到《黄帝内经》，《素问·逆调论》曰："肾者水脏，主津液。"中医学关于水的概念，既有立足于人体赖以发挥生理作用的物质基础之义，即精、气、血、津液层面的物质基础；又有立足于人体生命起源层面的生命根本之义。肾主水理论自提出之后，后世医家多借以认识人体疾病，指导临床用药，但对肾主水这一认识是如何产生的，历代医家均少有提及。《素问·水热穴论》曰："肾何以主水？岐伯对曰：肾者至阴也，至阴者盛水也，肺者太阴也，少阴者冬脉也，故其本在肾，其末在肺，皆积水也。"对为什么肾主水，《黄帝内经》给出了相应的答案。

多数医家认为，肾主水理论的产生基于对肾和膀胱系统的解剖认识，然后经过长期实践观察发现肾在水液代谢中的作用，将肾与水液代谢联系起来，最后是阴阳、五行等学说引入，使肾主水理论正式形成。如李如辉认为，"肾主水"理论出自《黄帝内经》的解剖生理学观察，其具体发生学途径是以膀胱解剖生理为基础，以"肾合膀胱"理论为中介，由腑及脏推衍出"肾主水"功能。张登本亦对肾主水的发生学途径作了详尽描述，其认为"肾主水"理论的发生，是以肾系统大体结构联系的解剖直观为前提，经过长期对水液代谢（尤其以肾为主有关尿液生成）的生理观察，围绕着"癃""遗溺""胕肿"病证实践知识积累和反复临床验证，在"近取诸身"排尿活动及自身前阴局部结构的体验和认知，并借助阴阳、五行等哲学思想，最终形成了"肾者水脏，主津液"（《素问·逆调论》）的重要理论。

2. 肾主水的内涵研究

"肾主水"是肾的主要生理功能之一，但现代医家对于这一功能概念内涵、作用机制和过程的阐述，尤其是对"水"的内涵有着不同的理解，概括起来主要有以下几方面：一是认为肾主水即为肾主津液。如全国高等中医药院校规划教材《中医基础理论》（第11版）（中国中医药出版社，2022）中对"肾主水"的内涵定义为：肾具有主持和调节人体水液代谢的功能。张庆荣在对8个版本《中医基础理论》教材中有关"肾主水"论述研究基础上，提出"肾主水"是指肾具有主持和调节人体津液输布和排泄的功能；"肾主水"的作用机制应表述为"肾（气）的气化（作用）"；"肾主水"的作用过程是对"津液"的作用，故以下输"津液"为佳。其中大部分可再利用的津液经肾的气化，经三焦上输，多余的津液和浊液（废水）则化为尿。王刚佐亦认为，凡人体内生化、分泌、排泄的流通着的液体，皆为肾所主，其中不仅包括人体生理所需的液体，也包含代谢后的废液。二是认为肾主水为肾主五液。如王茂泓等认为肾主水实为肾主五液，五液的狭义概念为《难经·四十难》所指涕、泪、涎、唾、汗之五液，广义则是指五脏系统的一切津液，亦即人体全部津液。三是认为肾主水包括肾主津液和肾主藏精两个方面。如李奕祺认为，肾主水，广义而言指肾为水脏，有藏精和主持水液代谢的作用。易青认为，肾主水有阴阳、体用之别。"静而不走"之阴水，是肾所藏之精，即人体生理所需之"水"，为构成脏腑的物质基础，乃肾之体；"动而不居"之阳水，是肾下输膀胱之溺，即人体内多余之"水"，为代谢过程中肾功能活动输泄的废弃之物，乃肾之用，即肾功能活动的体现。凡人体内生化、分泌、排泄的流通着的液体，皆肾主"水"之列。其中，有生理过程所需的精微物质，亦有代谢过程所化的各种废物。此水可从生理以化精而具营养、濡润、运输等功能作用；亦可因病理而化浊，则成损伤、侵害、阻滞人体之邪。而只有肾脏的化水、开阖和主五液三个方面的功能如常，方可保证机体津液代谢的平衡，否则水泛或虚损而成邪，则百病由生。

此外，还有医家从更丰富的视角进一步探究了肾主水的内涵。如张淑婧认为，"肾主水"包括肾五行象水、藏精和主水液代谢三方面功能。李锋等则认为肾主水的含义有五：一是水之范畴，中医学之"五液与精、髓、血、乳、溺"并属于肾，体内流动着的液体皆属肾"水"范畴。二是水之功能，"津液"系水谷所生，而五液分属五脏，"津"质清布达于外，温分肉、充皮肤、达孔窍；"液"质浊蓄聚于里，濡脏腑、利关节、益脑髓；肾"水"功能多样。三是水之输布，水液受纳于胃，"脾"运化、转输水液于肺，"肺"循三焦宣降水液至"皮毛、腠理"为汗，经肾"气化"清者再以三焦通路布散全身、浊者下达膀胱。四是水之排泄，肾"开阖"决定水液排出体外与否，肾阳主开，"开"则尿液生成而排出，肾阴主阖，"阖"则尿液暂存。五是水之通路：水液体内通路有脏腑之分，脏为"肺、脾、肾"三脏，腑为"胃、小肠、大肠、膀胱、三焦"五腑，另有奇恒之腑"脉、髓、骨、子宫、胆"；水液外排通路以肾窍之"前阴"排尿与"后阴"排便为主，以肺之"皮肤"排汗与脏窍（眼/鼻/口）排液为辅，可见水液排泄之"主"在肾。韩琦则认为"肾主水"是肾应四时而主司调节机体全身水液代谢以适应四时变化的时间调节系统。由此可见，"肾主水"之"水"，即人体内一切流动的水液，涵盖机体生理需要的精微之水和代谢产生的水。

由此可见，肾主水理论是在长期生活医疗实践中，以古代解剖知识为基础，借助阴阳、五行等哲学思维工具而逐步建立起来的，其内涵也在理论演化过程中不断发展变化，从广义而言包含了肾藏精、主五液、主持水液代谢等功能，狭义则仅指肾主持水液代谢的功能。因此，如何在古今文献系统整理研究基础上，对肾主水理论进行源流考证，理清其发展脉络和演变过程，准确揭示概念的内涵和外延，是当下研究急需解决的难点。

（二）临床研究

人体水液的代谢是在肺、脾、肾、三焦等脏腑的协同作用下完成的，其中肾不仅直接参与水液的气化与排泄，而且可以调控参与水液代谢相关脏腑的功能。若肾的功能失常不仅会直接导致水液的输布与排泄障碍，引发水肿、癃闭、消渴等病证，亦会影响其他脏腑，导致其他脏腑的水液代谢疾病如咳嗽、泄泻。考虑到肾在水液代谢中的作用，许多医家从肾来论治相关水液代谢疾病及由水液代谢失常引起的继发疾病。

1. 水肿

水肿是体内水液滞留，泛滥肌肤，以头面、眼睑、四肢、腹背，甚至全身浮肿为特征表现的一类病证。水肿的发生多与肺、脾、肾三脏功能失调有关，其中与肾脏的关系最为密切。如《景岳全书·肿胀》认为水肿为"肺、脾、肾三脏相干之病"，且"其本在肾，其标在肺，其制在脾"。由于肾在水液代谢中具有重要的作用，许多医家从肾论治水肿。如商国强等用温补脾肾、化气行水法治疗慢性、顽固性水肿。罗试计等用瓜蒌瞿麦散加减治疗糖尿病肾衰阳虚型水肿。吴国庆等采用益气温肾化瘀煎治疗糖尿病肾病水肿属脾肾阳虚者。

2. 癃闭

癃闭是指临床中患者出现小便点滴不畅、量少难行为主要症状的一种疾病。癃闭病机为膀胱气化不利，然导致膀胱气化不利的却有许多因素，如湿热、血瘀、气滞等因素都可使膀胱气化功能失常，发为癃闭。脾虚不能运水，肾虚无力排水，亦会导致癃闭的发生。对于虚证癃闭，许多医家从肾论治。如卢跃卿运用济生肾气丸温肾化气利水，治疗良性前列腺增生（属于中医"癃闭"范畴）。何望等以济生肾气丸联合穴位贴敷治疗肾虚湿热瘀阻型前列腺增生。

3. 消渴

消渴是以多饮、多食、多尿、形体消瘦，或尿有甜味为特征的病证，与肺、脾、肾三脏功能失调有关，其中，肾在消渴的病变过程中，作用尤为重要。肾气亏虚，无力蒸化津液，津不上承则口渴；肾气亏虚，不能固摄膀胱，使膀胱开阖失司，出现多尿。肾气亏虚也会累及他脏，他脏亏虚也可久病及肾，故在消渴的后期阶段常会伴有肾功能的失常，甚则导致糖尿病肾病的发生。因此，对于糖尿病肾病，许多医家均从肾入手治疗。如梁晓春认为，脾肾亏虚是糖尿病肾病之根源，肾虚不能蒸腾气化，以致浊毒瘀血羁留，精微物质外泄，出现气血不足，浊瘀互结的本虚标实之证。临床治疗应补肾与固涩并用，泄浊与解毒并施，活血与利水并行。李传平认为"肾虚血瘀"是糖尿病肾病的病机关键，肾虚必兼血瘀，肾虚为原因，血瘀为结果，强调"从虚从瘀"论治本病，将补肾活血通络法贯穿治疗始终。

4. 咳嗽

咳嗽是肺系疾病的常见症状，亦是一种独立的疾病，其病位在肺，然咳嗽的病因却非常之多，外感、内伤等多种因素皆可导致肺的宣肃失常，发为咳嗽。肾主水的功能失常亦会导致咳嗽的发生，肾气亏虚，既无力蒸化水液，又无力排水外出，导致体内水饮聚集，水饮上泛于肺，阻塞气道，肺气宣肃失常，则发咳嗽。因此，一些医家从肾论治阳虚饮停所致的咳嗽。如张念志以温肾化饮法治疗慢性咳嗽见肾阳虚者。纪云西认为，阳虚为久咳之本，久咳当从脾肾论治。韩明向认为肾阳亏虚也是导致痰饮咳喘的主要病因之一，临床常以温肾化饮，纳气平喘法进行治疗。

5. 泄泻

泄泻，是指排便次数增多，粪便稀薄，或泻出如水样的脾胃疾病。凡感受外邪、内伤饮食、情志不调、禀赋不足及久病脏腑虚弱等，均能导致脾虚湿盛，脾胃运化功能障碍，从而导致泄泻。而肾脏功能失调，蒸腾气化无力，水液代谢紊乱，水饮上泛，溃入肠胃，亦可引发泄泻。故临床一些医家常从肾来论治泄泻，如曹泽伟以四神丸合四君子汤加减治疗泄泻属脾肾阳虚者。苏国阳常用四神丸配伍附子理中丸治疗泄泻脾肾阳虚证。潘金辉用六和汤合痛泻要方、四神丸、真人养脏汤等处方治疗泄泻久病及肾、下焦火衰者。

（三）实验研究

"肾主水"是对肾的生理功能的高度概括，为了探寻肾主水的分子机制，阐释其科学内涵，医家们开展了相关的实验研究。如太史春等研究表明，肾气虚模型大鼠肾脏 AQP2 mRNA 的表达减少，从而导致肾脏 AQP2 表达减少，引起尿量增多，从分子生物学角度为中医"肾主水"理论提供了实验依据。黄和贤等研究发现肾性水代谢紊乱中存在不同程度的肾 AQP2 表达改变，认为肾 AQP2 表达变化的发现进一步认识了水在体内的转运和尿液浓缩机制，对探讨中医"肾主水"机制有促进作用，肾 AQP2 表达异常可能是与肾相关的津液病证产生的分子学基础。洪春兰等实验结果亦显示肾阳虚大鼠尿量和饮水量均增加，肾组织中的 AQP2 含量显著降低，经真武汤干预后的大鼠尿量和饮水量均减少，肾组织 AQP2 含量显著升高，水液代谢紊乱症状显著改善。于化新等的研究发现，慢性肾衰竭模型组大鼠肾组织中 AQP2 表达下调可能参与慢性肾衰竭水液代谢紊乱的形成，右归丸对 AQP2 的表达有上调作用，其可能通过上调 AQP2 表达，纠正慢性肾衰竭水代谢紊乱，改善肾功能，延缓慢性肾衰竭的进展。操红缨等从分子水平说明了肾阳虚多尿与肾脏 AQP2 有关，缩泉丸可以增加肾脏 AQP2 mRNA 和精氨酸加压素受体 V2（AVPR V2）mRNA 表达，进而影响水液代谢，从而发挥补肾缩尿的作用。另外，有些医家从 HPA 轴对水液代谢分子的调控作用探寻"肾主水"的生理病理机制，认为 HPA 轴与水代谢分子密切相关，HPA 轴可以通过糖皮质激素（GC）调节水通道蛋白家族（AQPs）的表达，或通过 GC 直接调节肾脏中水、电解质的转运、排泄，亦可以对醛固酮系统进行调节，从而调节水液代谢。以上研究为肾主水理论提供了一定的实验依据，为阐明肾主水的生物学作用机制奠定了基础。

二、研究局限与未来展望

对于肾主水理论的探讨，一直都是中医基础理论现代研究的重点内容之一，目前已开展了大量的研究工作并取得一定的成绩。理论研究主要围绕肾主水的发生学、内涵等展开，在对肾主水理论的研究过程中，肾主水的发生学原理不断清晰，内涵认识更加丰富，尤其是相关概念的界定为临床实践提供了理论基础。在临床应用中，将肾主水理论广泛应用于对水液病的认识和治疗当中。在实验研究中，肾主水的生物学作用机制不断明了。然而，中医肾主水理论的内涵丰富，作用机制虽有一定的解剖学基础，但更多的是对功能的总结归纳，肾主水的作用范围远远超出西医肾的泌尿作用，因此至今仍有许多问题有待研究。理论方面，对肾主水的内涵，目前认识还比较笼统，各家观点不一，内涵与外延界定不清晰，对与肾及五脏六腑之精气血津液的关系不甚明了。在机制研究方面，内容较为单一，多局限于肾脏 AQPs 变化的研究，但肾可以通过调节其他脏腑来主持水液代谢，各脏腑组织 AQPs 变化及 AQPs 各成员之间是否存在相互作用尚未明确。临床应用方面，医家多将肾主水理论应用于对水液代谢疾病的认识和治疗，关于肾主水的生理病理学临床研究开展较少。实验研究方面，设计较为单一，多以体内实验动物研究为主，体外细胞实验较少。因此，应进一步开展相关研究，探寻肾主水的内涵与外延，明确肾主水与脏腑精气血津液之间的关系，并通过开展相应的临床和实验研究，探寻肾主水的生理病理学作用机制。

第三节 名 家 思 想

一、国医大师熊继柏从肾风论治肾病性水肿

《素问·逆调论》曰："肾者，水藏，主津液。"《素问·水热穴论》曰："勇而劳甚则肾汗出，肾汗出逢于风，内不得入于脏腑，外不得越于皮肤，客于玄府，行于皮里，传为胕肿，本之于肾，名曰风水。"中医学认为，肾对水液代谢有主宰作用，但当肾受风邪所扰时，就会导致肾的功能失调，使人体水液化生、输布与排泄异常，而引起肾病性水肿等相关疾病的发生。国医大师熊继柏在辨治肾病性水肿时，以《黄帝内经》中肾风理论为基础，以治肾护本为原则，对肾病性水肿进行论治，疗效显著。

验案举隅

患者，女，43 岁。初诊日期：2018 年 5 月 10 日。2018 年 5 月初因眼睑及足踝部浮肿于当地医院就诊，诊断为慢性肾小球肾炎，予以利尿、抗感染等对症治疗后效果不显。遂来求治。刻下症见：眼睑及足踝部浮肿，精神疲倦，但无头晕，手足心热，舌尖部烧灼感，时觉腰酸胀，时齿衄，苔薄白，脉细数。治以补气利水消肿，滋阴清热止血。处方：黄芪 30g，炒白术 10g，防己 6g，茯苓皮 15g，赤小豆 15g，玉米须 10g，黄柏 10g，知母 10g，熟地黄 10g，怀山药 15g，茯苓 15g，泽泻 10g，牡丹皮 10g，山茱萸 10g，白茅根 15g，墨旱莲 15g。二诊：浮肿明显减轻，精神状态好转，无齿衄，纳差，乏力，舌苔薄白，脉细。处方：黄芪 30g，炒白术 10g，防己 6g，茯苓皮 15g，西洋参 6g，陈皮 10g，怀山药 15g，炙甘草 6g。药后诸症得安。

按语 患者眼睑及足踝部浮肿，属中医学"肾病水肿"范畴，治疗当以消水肿为主。初诊时患者手足心热、舌尖部烧灼感、齿衄，为肾阴不足、虚阳亢盛之象，又有精神疲倦、苔薄白、脉细等气虚之候，因此治宜补气利水消肿和滋阴清热止血兼顾，选用防己黄芪汤合知柏地黄丸，并配以茯苓皮、赤小豆、玉米须利水消肿，白茅根、墨旱莲凉血止血。二诊时患者水肿伴有疲乏、纳差、舌苔薄白、脉细等气虚表现，故补益脾胃兼以利水消肿，选用防己黄芪汤合六君子汤加减。本案治疗治肾护本，利水消肿，标本兼顾，前期水肿兼有阴虚火旺，故利水消肿兼以滋阴清热；后期脾胃气虚兼有水肿之征，则健脾益气兼以利水消肿，使正气充足，邪不可干。

二、国医大师路志正从肺肾论治顽固性心力衰竭

国医大师路志正强调五脏之间、六腑之间、脏腑之间及与人体四肢百骸、五官九窍等组织器官之间，不仅存在生理性相互联系，病理上更是相互影响，故临证擅长以中医脏腑相关理论指导辨证论治。人体水液代谢，与肺肾关系密切。《素问·水热穴论》曰："其本在肾，其末在肺，皆积水也。"对于顽固性心力衰竭所致全身重度水肿，从肺肾相关进行论治，及时清除起病之因，果敢截断病传之势，有效纠正失衡之态，药效显著。

验案举隅

黄某，女，51岁。2003年12月16日初诊。患者15年前出现双下肢轻度水肿、乏力，治疗后病情好转。近5年来病情日渐加重，每遇冬季寒冷天气发病，渐至全身水肿，咳喘气促，不能平卧，动则喘甚，每年需住院治疗以缓解病情。1个月前因受寒病情再次加重，肢体重度水肿，严重时呼吸困难，咳吐大量泡沫稀痰，不能平卧。住院治疗后，病情未能控制，遂求中医诊治。症见全身重度水肿，大腿及以下俱肿，腹大如鼓，两颧暗红晦滞，唇甲紫绀，极度呼吸困难，张口抬肩，不能平卧，咳吐大量泡沫样清稀痰，语声低微、断续，畏寒肢冷，额上豆大汗出，手足冰冷至肘膝，大便3日未行，舌淡紫、苔白滑，脉沉细欲绝、至数难明。此乃肾阳虚衰，寒水射肺之征，恐有阴阳离绝之兆，急宜温肾利水，泻肺平喘，以求挽救于万一。处方：制附子（先煎）10g，茯苓20g，生白术15g，白芍12g，干姜10g，炒葶苈子（包煎）15g，杏仁10g，人参15g，桂枝10g，五味子3g，炙甘草10g，大枣5枚。药后小便量渐增，水肿稍减，手足较前温暖，额上汗出即止。原方去干姜，加麦冬10g，益母草20g，生姜10g。药后诸症悉减，休息时咳喘基本消失，仍动则喘甚，小便量多，大便日1行。宗上方略有变化，共服30余剂水肿大减，仅下肢微肿，而腹水尽消，已能平卧，带上方药，出院回家调养。

按语 本例患者因感寒邪而病，日久病及于肾，肾主水液，肾阳衰微，不能蒸腾气化，水液泛滥而为水肿；寒水内停，凌心射肺则喘咳；阳虚阴盛，肢体失于温煦，故冰冷以至肘膝；寒水阻滞，气血不运，故颜面唇甲紫绀；肾阳衰微，将成阴阳离绝、虚脱之势，故额上冷汗如豆。国医大师路志正独具匠心，辨证为肾阳衰微，寒水凌心射肺，故从肺肾入手，标本兼顾，用真武汤合葶苈大枣泻肺汤，温阳利水、泻肺平喘。方中以制附子温壮肾阳，化气行水为主；水制在脾，故配伍茯苓、生白术健脾益气，利水渗湿为辅；白芍疏肝止痛，养阴利水，又缓制附子之辛燥；生姜既可助制附子温阳化气，又助茯苓、生白术温中健脾；炒葶苈子辛开苦降，宣肺降气，破滞开结，泻肺消痰，为除肺中水气胀满喘急之要药；杏仁止咳平喘，宣肺降浊；大枣补脾益气，生精养胃，缓和药性，调和诸药；干姜、桂枝、人参回阳固脱。药味虽少，但药随证转，法圆机活，切中病机，故收效良好。

三、国医大师王世民运用"通下法"治疗慢性肾脏病

《景岳全书·肿胀》指出："凡水肿等证，乃肺脾肾三脏相干之病，盖水为至阴，故其本在肾。"《难经正义·三十一难》曰："下焦者，当膀胱上口，主分别清浊，主出而不内。"可见肾主水，调节水液代谢功能是在多脏腑共同协调下完成的。其中大、小肠与肾同属下焦，在水液代谢中关系密切。国医大师王世民在治疗慢性肾脏病时提出，该病以脾肾虚衰为本，使代谢废物不能及时排出体外，渗入到肠腔蓄积所致。因此认为慢性肾脏病与肠道菌群失调密切相关，提出"从肠治肾"，由"通下法"排出浊毒，促进肾脏的水液代谢并通过调节肠道菌群以改善机体阴阳平和，为慢性肾脏病临床诊疗提供了新的诊疗思路。

验案举隅

患者，女，70岁。2020年11月23日初诊。患者于30年前因扁桃体炎约3日后出现双下肢水肿，伴有腰部疼痛不适，诊断为肾小球肾炎，住院治疗后病情好转。后间断出现双下肢浮肿、腰困，未予重视。5日前劳累后感双下肢浮肿加重，伴明显乏力，腰部疼痛，饮食欠佳，睡眠可，夜尿2~3次，大小便正常，舌暗红，苔白厚，脉沉涩。处方：大黄10g，黄芪30g，陈皮12g，姜半夏9g，姜厚朴12g，当归12g，苍术15g，白术15g，土茯苓30g，土鳖虫10g，丹参30g，川芎30g，牡丹皮15g，车前子30g，茵陈30g，醋三棱15g，醋莪术15g，覆盆子30g，淫羊藿30g，焦山楂10g，草豆蔻10g，干姜6g，大黄炭15g，黄芪炭15g，蒲黄炭15g。二诊：服药后双下肢浮肿明显缓解，乏力、腰困痛症状减轻，饮食、睡眠可，大便每2日1行，舌暗、苔薄白，脉沉涩。嘱原方继服，另加中药灌肠（煅牡蛎20g，黄芪20g，大黄10g，蒲公英20g，红花20g，藕节炭30g，炙甘草10g）治疗。三诊：患者双下肢浮肿缓解，自述乏力、腰困症状明显减轻，仅劳累时感乏力、腰困痛，饮食、睡眠可，大便每日1次，舌红，苔薄白，脉沉。继续二诊方案治疗而安。

按语 患者双下肢浮肿，乃脾肾虚衰，水液运化失职泛溢肌肤而致；肾元亏虚而见腰困、乏力；肾失固摄，故夜尿多；饮食欠佳，苔白厚为湿蕴成浊，升降失司，浊阴不降；久病入络而致瘀，故见舌暗红、脉涩。治以"通下"为主，"从肠治肾"，用大黄解毒攻积；土茯苓、土鳖虫、醋三棱、醋莪术联合丹参、牡丹皮、川芎通泻浊毒、活血化瘀，兼黄芪、苍术、白术、覆盆子、淫羊藿补益脾肾，辅以炭剂吸附肠道内毒素；另车前子、茵陈利水消肿，陈皮、姜半夏、姜厚朴利湿化浊，焦山楂、草豆蔻、干姜调和脾胃；联合中药灌肠通利大便，共同促进代谢废物及毒素排出体外，调节内环境稳态而获效。

第四节 推荐文献

王沐晨，单思，刘红宁，2022. 水通道蛋白与"肾主水"理论的关系探析[J]. 中国实验方剂学杂志，28（18）：205-212.

陈良，张青，汪子涵，2021. 先秦哲学背景下中医学中"肾主水"理论源流初探[J]. 湖北中医杂志，43（8）：55-57.

李锋，张鹏，任秦有，等，2018. 肾"主水"理论初探与实践[J]. 中国中西医结合肾病杂志，19（8）：731-732.

蒋紫嫣，王颖，2017. "肾主水"理论探源及今析[J]. 浙江中医杂志，52（9）：630-631.

邢玉瑞，2021. 中医藏象学说的理论研究进展[M]. 北京：中国中医药出版社.

邢玉瑞，2021. 中医藏象学说的临床与实验研究进展[M]. 北京：中国中医药出版社.

韩琦，马淑然，2021. "肾主水"的理论内涵及其对临床疾病防治指导作用的概述[J]. 中国医药，16（9）：1436-1440.

张淑婧，2017. 浅述"肾主水"之内涵及作用机制[J]. 世界最新医学信息文摘，17（45）：40-41.

刘娇，陈明，陈鑫，等，2021. 从水通道蛋白诠释"肾主水"的现代科学内涵[J]. 山东中医杂志，40（8）：884-889.

李颖，刘勇，陈明，2016. 基于水通道蛋白浅析"肾主水"现代医学内涵[J]. 云南中医中药杂志，37（8）：15-18.

第五节 参 考 文 献

蔡慧君,李思佳,刘辰鑫,等,2022.纪云西从脾肾论治久咳不愈经验介绍[J].新中医,54(4):196-198.
操红缨,吴清和,黄萍,等,2009.缩泉丸对肾阳虚多尿大鼠肾脏 AQP-2 mRNA 与 AVPR-V2 mRNA 表达的影响[J].中药材,32(6):926-928.
陈炜,韩明向,2014.韩明向教授运用温法治疗痰饮咳喘经验[J].新中医,46(6):19-20.
邓琳蓉,孙贵香,孙豪娴,等,2020.国医大师熊继柏教授辨治肾病性水肿经验采撷[J].中国医药导报,17(33):145-148,164.
韩琦,马淑然,2021."肾主水"的理论内涵及其对临床疾病防治指导作用的概述[J].中国医药,16(9):1436-1440.
何望,陈其华,2021.济生肾气丸联合穴位贴敷治疗肾虚湿热瘀阻型前列腺增生23例[J].湖南中医杂志,37(10):57-59.
洪春兰,李哲明,李昌煜,2015.真武汤对肾阳虚型慢性肾衰竭大鼠肾脏保护作用的实验研究[J].浙江中医药大学学报,39(1):57-61.
黄和贤,曹文富,2011."肾主水"与肾病性水代谢紊乱及肾水通道蛋白2关系探讨[J].实用中医药杂志,27(12):870-872.
李锋,张鹏,任秦有,等,2018.肾"主水"理论初探与实践[J].中国中西医结合肾病杂志,19(8):731-732.
李如辉,2000.肾脏生理功能的发生学诠解[J].浙江中医学院学报,24(5):12-14.
李奕祺,2004."精水合一"是肾藏象的认识基础浅识[J].中医药学刊,22(2):302-325.
林小林,曹泽伟,2017.曹泽伟治疗泄泻临证用方经验[J].江西中医药,48(5):31-32.
刘红莉,卢跃卿,2019.卢跃卿运用济生肾气丸治疗良性前列腺增生经验总结[J].中国中医药现代远程教育,17(4):41-43.
刘娇,陈明,陈鑫,等,2021.从水通道蛋白诠释"肾主水"的现代科学内涵[J].山东中医杂志,40(8):884-889.
罗试计,庞英华,许廷生,2006.瓜蒌瞿麦散治疗糖尿病肾衰阳虚型水肿32例[J].河南中医,26(4):44-45.
芮红丽,张念志,2022.张念志"以温药和之"辨治慢性咳嗽经验探析[J].中医药临床杂志,34(5):859-862.
商国强,涂东明,2007.温补脾肾化气行水法在水肿治疗中的应用心得[J].中国中医药信息杂志,14(4):84.
沈翊,李传平,2017.李传平辨治糖尿病肾病经验[J].中医药临床杂志,29(7):995-997.
太史春,王哲,孙大宇,等,2008.肾气虚模型大鼠肾脏 AQP2mRNA 表达的研究[J].中华中医药学刊,26(3):567-568.
王刚佐,邓吉华,1997.肾主之"水"纵横谈[J].江西中医学院学报,9(1):17.
王茂泓,蔡浔远,2001.试论肾主五液[J].江西中医学院学报,13(3):126-127.
王秋寒,赵怡蕊,黄永豪,等,2023.基于肠-肾轴理论谈国医大师王世民"通下法"治疗慢性肾脏病经验[J].世界中西医结合杂志,18(1):53-56,61.
魏华,路洁,王秋风,2006.路志正教授运用脏腑相关理论救治心脑血管病经验举要[J].中国中医急症,15(12):1369-1370.
吴国庆,赵纪生,2005.益气温肾化瘀煎治疗糖尿病肾病水肿21例临床观察[J].实用中西医结合临床,5(5):49-50.
吴群励,杨丹,梁晓春,2020.梁晓春补益脾肾、活血泄浊治疗糖尿病肾病肾功能不全经验[J].中医杂志,61(1):17-19.
杨义维,梁学艳,莫怡丰,等,2021.潘金辉治疗泄泻经验[J].中国民间疗法,29(18):16-18.
易青,2006.再论"肾主水液"之内涵[J].湖北中医学院学报,8(3):40-41.

于化新，王德山，单德红，2009. 右归丸对慢性肾衰大鼠肾脏水通道蛋白2表达的影响[J]. 中华中医药学刊，27（11）：2445-2447.

张登本，2007. "肾主骨"理论的发生及其意义[J]. 河南中医学院学报，22（3）：5-9，11.

张庆荣，2011. "肾主水"点滴求真[J]. 中国中医基础医学杂志，17（5）：469-470，472.

张淑婧，2017. 浅述"肾主水"之内涵及作用机制[J]. 世界最新医学信息文摘，17（45）：40-41.

赵珂艺，苏国阳，2022. 苏国阳治疗泄泻经验总结[J]. 中国民间疗法，30（6）：42-44.

第14论　论心、脑、肠之间的关系

以藏象理论为基础，心、脑、肠三者的功能与临床征象之间存在着密切的关系，因而其理论与实验研究可用于指导临床相关疾病的治疗。

第一节　概　　论

一、理论内涵

1. 心与脑之间的功能联系

心与脑以神相通，密切相关。《素问·灵兰秘典论》曰："心者，君主之官也，神明出焉。"指出心主司神明。《本草纲目》指出"脑为元神之府"，《医学衷中参西录》曰："心脑息息相通，其神明自湛然长醒。"指出脑心共以神为之用，神以脑心共为之府，脑心的内在联系寓于神，脑是生命的主宰，主持精神意识活动。张锡纯指出"盖神明之体藏于脑，神明之用发于心也""人之神明可由脑至心"。脑心统驭五脏六腑，共主神明。十二经脉上连于脑，下络五脏六腑，所以脑心是一个经脉相连、气血相通、神明贯通的有机整体。清代医学家王宏翰指出："头脑居百体之首，以统全身者也。"心脑关系总的来说体现为脑主神明而为百神之宗，心主神明而统率五脏六腑一身之生理运行；脑神静、心神动；脑神无为、心神有为；脑主神明之体、心主神明之用，两者相辅相成。

脑心主宰脏腑功能和精神意识、思维活动。《黄帝内经》对脑心及其功能的认识是深刻的，指出脑心主司神明是神机之源、一身之主。"头者精明之府""心者，君主之官也，神明出焉""心者，五脏六腑之大主也"。《医宗金鉴》曰："脑为元神之府，以统全身。"指出脑心在人体中的重要意义及与全身的联系。清代汪昂《本草备要·辛夷》曰："人之记性，皆在脑中。"十二经脉气血通过阳经流注到头面诸窍，与脑相联系，故心通过经脉气血流注与脑相联系。两者功能相近，以络脉相通，在生理上息息相关。

临床中心脑血管疾病具有反复发作，经久难愈，入络入血等特点，其病程较长，临床表现复杂多样，多为慢性迁延性疾病，均属络脉病变，因此本虚标实、久病入络是心脑异病同治的病理基础。因此对于一些表现为精神神志变化的疾病，临床治疗可采用心脑同调。

2. 心与肠之间的功能联系

心与小肠经脉相互络属，功能相互促进。《本草述钩元》将两者生理联系总结为"阳得阴以行其化，小肠为心主行其气化者也""心为火之主，气者火之灵，而小肠与之合，心不司气化，而小肠为心司气化之权，心生血，小肠即为血化之府"。《诸病源候论》曰："若心家有热，结于小肠，故小便血也。"虞抟《苍生司命》曰："如心有火，炎灼日久必遗热于小肠，则成小便淋秘。"若小肠有热，亦可循经上炎于心，出现心烦、失眠、舌红、口舌生疮等病症。此外，小肠虚寒，化物失职，日久可见心血不足的病症。若心血亏虚，小肠失荣，则受盛化物和泌别清浊功能均可因此而减弱，加重气血不足的病机变化，出现面色萎黄、体瘦倦怠、少气乏力等症状。

心主血，大肠主津，津血之间同源互根、相互依存、相互转化，失血过多时，会出现口渴、尿少、皮肤干燥、血亏便秘等症状。心在液为汗，《灵枢·营卫生会》曰："夺血者无汗，夺汗者无血。"血汗同源，津血同源，汗出过多则伤津，津亏则可致大肠失润而便秘。若心火炽盛，则会消烁津液，引起口渴、便秘。若大肠传导不畅，腑气阻滞，影响肺的宣降，则会影响心的功能，从而出现胸闷、心悸等心系症症；若心气不足，或心阳不振，血行不畅，血瘀则气滞，则会导致肺宣降失常，从而出现大肠传导功能失常的症状。

3. 脑与肠之间的功能联系

肠的功能受脑影响主要表现为魄门的开启、糟粕的排出需脑神控制。脑主神明失常，可出现二便失调甚至失禁等症状。反之，肠亦影响脑的功能，脑髓需要水谷精微的充养。浊气出，精汁藏，则脏腑得养，气机调畅，神乃正常。若肠道功能失常，化生气血精气不足，脑失所养则会导致脑主神明的功能异常；肠道功能失常，津液代谢障碍，内生痰饮水湿，则可导致痰浊上扰神明；糟粕排泄障碍，亦可导致神志异常，如《伤寒论》所记载"胃中燥，大便必硬，硬则谵语""伤寒十三日，过经谵语者，以有热也，当以汤下之"，即为阳明腑实，热扰神明。因此治疗脑病可以从肠腑入手，消化系统疾病也可以从脑论治或脑肠同治。

二、学术源流

心、脑、肠相互关联理论的发展成熟可以分为先秦两汉时期、隋唐时期、宋金元时期、明清时期及晚清至民国时期。

先秦两汉时期以《黄帝内经》和《伤寒杂病论》为主要代表。心、脑、肠的关系首见于《黄帝内经》，表现为在生理功能上相辅相成，在疾病变化上相互影响的特点。《素问·厥论》曰"腹满䐜胀，后不利，不欲食，食则呕，不得卧""癫疾欲走呼，腹满不得卧，面赤而热，妄见而妄言"，说明肠胃功能失常，腹胀、大便不通对心和脑产生影响，可引起不寐和癫疾等。张仲景撰写的《伤寒论》在《黄帝内经》基础上把心、脑、肠的关系应用于临床中，指出阳明病里热炽盛，津液耗伤，腑气壅滞，浊热上扰可见谵语，病及心脑。《黄帝内经》和《伤寒论》中对心、脑、肠关系的论述为后世理论发展与临床运用奠定了基础。

隋唐时期以《黄帝内经太素》为主要代表，其从经络循行角度进一步明确了心、脑、肠的关系。《黄帝内经太素》曰："小肠手太阳之脉，起于小指之端，循手外侧上腕……循咽下膈抵胃，属小肠；其支者，从缺盆循颈上颊……是主液所生病者，耳聋目黄颊肿，颈颔肩臑肘臂外后廉痛。"（两大骨相接之处，有谷精汁，补益脑髓，皮肤润泽，谓之为液，手太阳主之。邪气病液，遂循脉生诸病也。）说明小肠和心的络属关系，以及小肠主液对脑的濡养作用。

宋金元时期，以《素问玄机原病式》和《丹溪心法》为主要代表，进一步说明了心、脑、肠的关系，明确了治疗心、脑疾病宜用泻法。《素问玄机原病式》曰："多喜为癫，多怒为狂。然喜为心志，故心热甚则多喜而癫也。"提示五志异常可波及脏腑和脑的功能。《丹溪心法》指出癫狂发病神志异常与"痰"有关，提出"镇心神，开痰结"的治疗大法。

明清时期以《重订通俗伤寒论》《医学正传》《杂病源流犀烛》为主要代表，对心、脑、肠的关系的认识进一步提高。清代俞根初《重订通俗伤寒论》曰："脘腹按痛。痞、满、燥、实、坚悉具。痞满者湿热气结。燥实坚为燥矢。甚则上蒸心脑。下烁肝肾。烦躁谵语。"指出肠胃积热上扰心脑，治宜泻心通肠以清火逐毒。明代虞抟在《医学正传》中指出狂为痰火实盛、癫为心血不足，狂宜下，癫宜安神养血，兼降痰火。张景岳等医家主张治狂则先夺其食，或降其火，或下其痰，药用重剂。清代沈金鳌《杂病源流犀烛·诸痫源流》曰："从古疗痫，唯子和法最善。其法，汗吐下并施，若虚而不胜吐下者，则以豁痰清火为主。"上述对神志病的论述说明肠道不通可引起心、脑病证，体现心、脑、肠之间的密切关系，从而也提示此类病证可从肠论治。

晚清至民国时期以《医学衷中参西录》《增订通俗伤寒论》为主要代表，对心、脑、肠病机的认识更加深刻。张锡纯指出癫狂乃痰火上泛，瘀塞心与脑相连的窍络，以致心脑不通、神明皆乱，可用药下其痰，降下痰涎可愈。何廉臣《增订通俗伤寒论》指出小肠热蒸心包，症必神昏谵语，甚则不语，可用犀连承气汤，心与小肠并治，而"阳明病危重者，不大便五六日至十余日……躁则头摇手痉、谵语发狂……此胃、小肠热结，上蒸心脑，下移大肠也，急急峻下存阴为君"，说明心、脑、肠与神志病的发生有密切关系。

历代医家的论述说明心、脑、肠在临床诊疗中有着密切联系，肠道是否通畅对神志病有着重要影响，医家们对心、脑、肠关系的论述，对现今的临床实践仍有着重要指导作用。

第二节 述 评

一、当代研究

（一）理论研究

1. 元神、识神之脑心协作

脑主司的元神与心主司的识神一阴一阳，共为人神体系的主轴。元神以脑为主，心为辅。元神无思无虑，自然虚灵，藏于脑中。何裕民总结"元神"有4个特点：①是先天的，有了它，就有了生命。"元神"离去，生命即终止。②不受意识支配，可自主地发挥作用。"识神"则赖其而产生，却又可干扰"元神"。③"元神"在于脑中，而非心中。④"元神"时时在发挥作用，是生命的主宰。元神健全则"真气自升，真息自定"。元神藏舍于脑，由脑主司，元神的功能有赖于五脏六腑之精、气、血提供的物质基础及其功能协助，尤需君主之官——心的辅助。因此，元神一方面主要藏舍于"脑"并由其主司，另一方面有赖于在心统领下的五脏六腑之精、气、血等物质的供养和功能的协调，即元神以脑为主，心为辅。

识神以心为主，脑为辅。识神有思有虑，灵而不虚，由心主司，藏于心中。心的"任物"作用使其成为人之感知、记忆、思维、意识等思维活动的中心，同时对人体心情五志等情感活动过程具有主宰作用。如《灵枢·本神》曰："所以任物者谓之心，心有所忆谓之意……因虑而处物谓之智。"说明识神主要藏舍于心中，由心主司，表现为人的意识、情感、思维等有意识的活动。

现代研究表明，大脑皮质识神活动的正常发挥有赖于心血的滋养。心脏具有分泌"心激素"的功能，其作用之一是帮助大脑思维；心磁场比脑磁场强近百倍，心磁场可干扰、调控脑磁场而达到调控人的精神、意识和思维活动的作用。故心脏是识神所主的主要脏腑，如临床上心脏移植后的患者，其性格、心理都会发生异常改变。

2. 心脑共主神明

心脑相通相辅，共主神明之职。"心脑共主神明"的理论内涵总结为两点：其一，"神"与"明"是人体生命活动本质与现象的概括，人体之神是生命活动的主宰，形为体，神为用，形属阴，神属阳，两者协调平衡，才可"形神合一"。其二，神有多种分类法，在"心脑共主神明"理论中，具有指导意义的是元神、识神分类法。两者将脑与心及五神脏的生理、病理功能联系起来，以阴阳、动静区分，丰富了"心脑共主神明"的理论内涵。

现代研究发现，神的内涵广泛，大致可分为生命之神、意识、思维三方面。三者之中，生命之神是基础，有神即有生命，有了生命才会有意识和思维活动。张光霁教授等研究发现，脑对氧和血的极大需求主要依赖心的供养，并且心激素和心磁场极大影响脑神经反应，只有合二为一，各自发挥其正常生理功能，脑为元神和心为识神的生理功能才能正常发挥。"心主神明"实则是心主人的生命活动，"脑主神明"是说脑主人的意识和思维活动。"心脑共主神明"即生命之神、意识和思维三者合一，如此才能正常发挥"心主神明"与"脑主神明"的生理功能，否则就会出现像昏迷、脑死亡患者一般只有神而无意识和思维的状态。

3. 脑与肠相关的理论研究

脑与肠上下气交通利，升降协调一致，使得机体有序运转，神乃正常，故以此引出"脑肠相通"的概念。脑肠相通主要体现在脑血管疾病、神经退行性疾病、神经免疫病、功能性便秘等方面。基于脑肠相关理论有学者提出"脑肠同治"，即指通过通腑排浊以理气活血，来治疗脑部疾病，或者通过开窍醒神、疏肝解郁来治疗消化系统疾病。例如，在治疗高血压、帕金森病、阿尔茨海默病及脱髓鞘疾病时，通常"调脾胃""通腑排浊"，这里面就蕴含着"脑肠同治"的思想。

目前认为自主神经功能紊乱与肠道微生态失衡是脑肠联系的主要生物学机制。大脑是胃肠道运动、分泌和免疫调节的高级中枢，中枢神经系统可以通过交感、副交感及 HPA 轴等通路来调控肠道和肠神经系统，影响胃肠道的功能，还可借助宿主神经元及神经内分泌信号，释放神经递质到肠腔，影响肠道菌群环境。脑-肠轴存在中枢神经系统和胃肠道之间的双向通信系统，其物质基础——脑肠肽，连接和调控脑肠互动的各个环节，直接参与调节胃肠道的运动、感觉和分泌，并参与情绪的调控。脑肠肽在脑肠互动各个环节的相互作用中，对胃肠道的运动、分泌和吸收等具有调节作用。

（二）临床研究

1. 心脑相关理论的临床研究

在"心脑共主神明"理论的指导下，现代临床医生认为精神、神志、心脑血管等疾病出现神志变化，用补益肾精脑髓等予心脑联合、精血同治，比单纯补益气血法疗效更佳。在临床治疗中，诸多方剂的功效亦均兼顾心脑疾病。例如，血府逐瘀汤可同时治疗心、脑疾病，现代研究表明其可降低心脑血管疾病患者的血液黏稠度、抗血小板聚集、防止血栓形成等，临床广泛运用于冠心病、缺血性脑损伤等心脑血管疾病。Zhang、Xu 等研究发现血府逐瘀汤能够促进急性心肌缺血大鼠的血管新生，保护和修复缺血损伤的心肌，可以减轻脑血流灌注不足及神经炎症，减少星形胶质细胞活化及淀粉样蛋白和老年斑的沉积，显著改善认知障碍。补阳还五汤在临床中也是心脑同治的代表方剂。研究发现补阳还五汤可降低溶栓后出血转化率，并且显著改善缺血性心力衰竭患者的心功能不全及能量代谢，并且调节血糖、血脂和凝血功能。

全国名中医裴正学教授认为正气亏虚、痰瘀内阻、虚实夹杂是老年人心脑疾病的共同病机，遂从"虚、瘀、痰"立论，创立补益气血、祛瘀化痰通络的验方冠心宁，临床研究表明该方不仅能够用于治疗冠心病，亦可以改善缺血性脑卒中患者的神经功能缺损、认知功能障碍等，具有确切的心脑血管保护效果。

2. 心与肠的临床研究

心病与小肠的关系　心与小肠在临床病证上密切相关。如《伤寒论》中太阳蓄血之抵当汤证为太阳经证失治，邪热随经内传，瘀热结于下焦少腹，循经上扰心神，其人发狂。《金匮要略》用理中汤治疗胸痹开辟了从脾胃论治胸痹之先河。有研究总结《吴鞠通医案》《临证指南医案》《续名医类案》《丁甘仁医案》《增评柳家四选医案》中有关胸痹心痛的医案，提到脾胃的频率仅次于心，从侧面提示了心病与脾、胃、大肠、小肠是密切相关的。

《针灸大成》记载："心之病，必取小肠之穴兼之。"故治疗心病时针刺手少阴心经、手太阳小肠经，以泄其邪可解诸症。《外台秘要·多唾停饮心痛方二首》指出心痛是由于小肠中的水气未化为尿液下排反而停留体内向上胁迫心脏所致，可引起水液代谢紊乱，导致痰饮、水湿、瘀血等病理产物的生成，上犯于心，发为胸痹。

另外中医学"心"的功能包含西医学"脑"的部分功能，即统率人体生命活动和主导人体一系列精神活动。脏腑虚损日久，阴阳失调，脾胃气机升降不利，导致小肠泌别清浊功能异常，清气不升，浊气不降，可郁生"浊毒"，浊毒上扰脑神，脑主神明功能失职，又可导致小肠功能失调，糟粕毒素蓄积体内，阻滞气机，形成恶性循环。

心病与大肠的关系 研究表明中风急性期为便秘高发期，且与脑损伤密切相关，及时采用通腑泻下法能够有效开通肠胃、醒脑开窍。冠心病患者往往容易出现便秘，同时便秘也会诱发冠心病的发作。当发生便秘时，腑气不通，导致浊气不降，气机逆乱，或上攻心胸，加之用力排便，使腹腔内压力和心脏负荷增加，导致心肌收缩力增强和心肌耗氧量急剧增加，极易引发心律失常，甚至猝死。便秘亦是心力衰竭的一种常见伴随症状，同时也会加重心力衰竭。

大肠的主要生理功能是传导糟粕，吸收食物中多余的水分。疏通大肠，有利于减轻心力衰竭患者的体液潴留，以减轻各项症状。黄秀凤通过实验研究发现顺肠管方向进行腹部按摩，能增加小肠及大肠推进型节律收缩，减少肠道对水分的重吸收，同时刺激排便反射，可有效预防充血性心力衰竭患者便秘。

肠道菌群对心脑的影响 肠道菌群和人体以一种互惠互利的共生关系一同生存进化。一些学者考虑在动脉粥样硬化（AS）病变发展过程中使用肠道菌群调节剂。研究表明肠道菌群能代谢食物生成三甲胺（TMA），TMA经肝脏黄素单加氧酶3作用活化产生氧化三甲胺（TMAO），TMAO可激活炎症反应，从而诱发AS。TMAO还可增强血小板高反应性和血栓形成的风险，增加心肌梗死、卒中等血栓性事件的发生风险。肠道菌群参与机体物质的消化、吸收、代谢等多个环节，不仅可以促进肠道吸收营养物质，还能够限制肠道对内毒素（如脂多糖）、炎性递质的吸收，以及抵抗病原菌易位引起机体感染等，这与小肠"受盛化物""泌别清浊"的功能相契合。

3. 脑与肠的病因病机及临床研究

脑病及肠在临床中较多见的是中风后便秘，有报道显示脑出血者便秘发生率在50%以上。中风发病，神明失司，废而不用，气机逆乱，腑气不通，或为火热伤津，肠道燥化，传导不力，发为便秘。肠腑气滞，腑气不通，冲逆犯上，又可影响神明。临床上治疗脑梗死急性期属于痰热腑实证者，多采用通腑泄热法，使邪去神清。此法能辅助降低颅压，改善患者的烦躁不安状态，达到上病下取之功。

"脑肠同调"为"脑-肠轴"理论应用于临床的治疗途径。肠道菌群被认为是功能性胃肠疾病和精神疾病潜在的共同病理学基础。临床研究发现，焦虑障碍患者肠道菌群的物种丰度和多样性均低于健康人水平，菌群失调可诱发焦虑等不良情绪，而粪便微生物移植也可作为一种改善便秘等胃肠道症状并缓解焦虑状态的治疗方法。

焦虑和抑郁不仅干扰自主神经对结肠的支配，还通过中枢神经系统作用于自主神经而影响肠道运动。如曾华等认为焦虑与便秘两者存在相似的病机特点，新昕、茹尘等以桃核承气汤治疗药源性便秘，焦虑抑郁状态及便秘症状均明显改善。

针灸亦可用于脑肠同调之法，如杜炳林、邵文超等以针灸治疗便秘及焦虑抑郁状态，且根据"脑-肠轴"理论选穴针刺治疗，临床疗效明显高于传统针刺。

（三）实验研究

1. 心脑相关的实验研究

心脑相关理论的机制研究主要涵盖两个方面，即"神经-内分泌-免疫网络"学说和"络病"学说。

"神经-内分泌-免疫网络"学说认为，神经系统通过神经纤维传达信息，内分泌系统中内分泌因子以血液循环为主要的传输渠道，免疫系统则依赖免疫因子以血管、组织液和淋巴管为循行通路，从而产生生理和病理上千丝万缕的联系。如"脑心综合征"，是指各种颅内疾病导致的颅内压增高累及丘脑下部和脑干的自主神经中枢所引起的继发性心肌缺血、心律失常和心功能不全。研究发现，支配心脏活动的心脏皮质节律中枢位于大脑中动脉领域，岛叶皮质发生纤维可能通过多突触中间联系对脑干和脊髓的自主神经中枢起抑制作用,进而影响心脏活动。脑部血液循环障碍或病变直接作用,会导致下丘脑功能紊乱,影响自主神经功能,进而影响到心脏传导。从"神经-内分泌-免疫网络"学说角度分析"脑心综合征"的机制,可阐明中医"心脑相关"理论与现代医学的关联性。

吴以岭院士以"络脉-血管病"为基础提出的"络病"学说,结合现代医学心脑血管病变的研究成果对心脑相关理论进行阐述,即由病变初期络气郁滞引起的络脉自稳状态功能异常与血管内皮功能障碍,演变为络脉瘀阻、动脉硬化等。如因心气虚乏,运血无力,心络瘀阻而致胸痹心痛,可见心绞痛发作;在此基础上,心阳气虚,温煦无力,心络绌急,引起心络瘀塞,出现心肌梗死。此外,缺血性脑血管病的发生也与络脉不通有关,脑络郁滞,进而引起脑络瘀阻(脑动脉硬化)、脑络绌急(脑血管痉挛),脑之脉络气血供应阻断(脑血管缺血缺氧)发生的脑络瘀塞(急性脑梗死)。脉络瘀塞不通,津血互换障碍,停滞于局部造成水肿及颅内压升高,局部组织代谢废物如毒性氧自由基等瘀积成毒对脑组织造成损伤,又进一步损害局部的络脉导致损伤甚至坏死。

2. 心与肠的实验研究

颅脑肠脑(腹脑)说 研究证实心与小肠来源于同一胚层。王锡宁通过移植"大陆板块漂移"学说,发现"人体巨系统的解剖构成原理——结绳原理"及"颈上人与颈下人"的解剖对称结构,成为第一个提出"腹脑"的人。在脑和肠道中有很多相同的神经递质,如血管活性肠肽、胃泌素、促胰液素等激素及神经降压素、脑啡肽等,脑肠肽和脑-肠轴的概念随之产生。临床有患者在小肠梗阻的同时出现了一些精神症状,并且伴随着小肠梗阻的缓解和彻底解除,精神症状逐步减轻直至消失。

冠心病与肠道菌群的关系 冠心病患者可出现肠道菌群失衡,提示肠道菌群失衡可能是促进冠心病发生的原因之一。冠心病患者与健康人群的肠道菌群在菌群结构上存在较大差异,同时冠心病患者肠道菌群致病菌数量多于健康人群,而拟杆菌类有益菌则低于健康人群。肠道菌群可能通过参与调节宿主胆固醇代谢、氧化应激和炎症从而促进心血管疾病的发生、发展。2015年发表的一项由克利夫兰医学中心开展的研究,首次采用干扰肠道代谢活动的药物治疗心脏病。研究人员又进行了深入探索,通过深入挖掘肠道微生物途径,将左旋肉碱转化为氧化三甲胺,从而预防心血管疾病。

脑-肠轴的实验研究 近年来脑-肠轴在临床应用的机制研究越来越多。目前认为神经系统对胃肠道调控在三个层次(中枢神经系统、自主神经、肠神经系统)的相互作用下实现。HPA轴则在介导应激对胃肠道作用及胃肠道炎症中起到重要作用。慢性应激导致肾上腺酮升高促进胃酸分泌而减少胃黏液分泌、造成胃肠道小血管痉挛,使胃黏膜坏死。在肠道炎症中,HPA轴与免疫系统之间的平衡则决定了HPA轴促炎还是抗炎。此外,下丘脑-自主神经系统轴也在脑-肠双向环路对胃肠功能进行整体调节。研究发现,肠道菌群与大脑之间可以通过脑-肠轴进行沟通并调节肠道功能及大脑的发育和改变宿主的行为,重新阐释了众多疾病尤其是代谢性疾病和精神异常性疾病的发生机制,也为其治疗及研究提供了新的方向。

中枢神经系统对胃肠道的调节主要是内、外刺激经中枢神经整合后经由神经或神经内分泌系统下传至肠道神经丛或直接作用于胃肠细胞。脑边缘系统也参与胃肠调节,Mayer于2001年指出,情绪心理的应激对胃肠运动的作用是由情绪应激系统(皮质结构-边缘系统-蓝斑核-迷走背核-自主神经-肠神经系统)介导的。

自主神经可由交感神经和副交感神经两条途径完成对胃肠运动的调节。交感神经主要起抑制作用,副交感神经主要起兴奋作用,也有研究发现迷走神经兴奋则抑制胃肠道运动。有学者认为,迷走、内脏和骶神经干是脑和肠之间主要的交通通路。

肠神经系统具有独立性,体现在无中枢神经系统支配情况下仍具有调节胃肠功能的作用,也被称为"胃肠微脑"。肠神经系统对胃肠的调控包括胃肠运动(特别是蠕动)与分泌、肠道的血流量、肠道上皮物质转运及胃肠免疫反应和炎症过程的调节。

二、研究局限与未来展望

"心脑相关""心和小肠相表里""脑肠相关"的研究是中医学界近年来研究的热点。心、脑、肠涉及的疾病种类较多，临床上治疗方法丰富多样，特别是中医辨证思维在心脑肠治疗中的应用，充分体现了中医形神整体观的优势。然而，中医心脑肠相关疾病的致病病机复杂、病证繁多，至今还有许多问题有待研究。如在理论方面，对"心脑相关""心和小肠相表里""脑肠相关"的概念及心脑肠病证的范畴尚不统一，使得诊断及辨证缺乏规范性，较难开展标准化系统研究工作。实验研究方面，一方面是目前采用的动物模型多为单一应激原刺激模型，与人体内多因素导致疾病的情况存在一定差异；另一方面是致病因素制作模型存在病因量化标准问题。心脑肠与多因素刺激的时间、性质、强度及个体差异有密切关系，不同因素限定条件的区分与整合需有明确的操作流程与规范。此外，目前对中药的复杂作用机制阐述仍需要更为系统性、整体性、多学科的研究。需要不断提出创新性的假说，筛选出更理想的动物模型，并建立量化评价标准，通过宏观与微观相结合的整体研究，发现新问题，探求新规律，以实现心脑肠致病理论科学研究的突破与创新。

第三节 名 家 思 想

一、国医大师朱良春运用"涤痰泄热法"治疗乙脑极期

乙脑极期多见高热昏迷、神识不清等心脑系病症，朱良春教授指出乙脑极期以"热、痰、风"互结最为凶险，痰火上逆闭阻清窍，则高热昏迷；痰火扰心，则躁扰不宁；痰火生风、血脉痹阻，则风动惊厥。其指出治疗应通腑泄热给痰热以出路，以涤痰泄热为主，运用涤痰泄热、清心开闭法化痰开闭、通腑泄浊、息风定惊，临床效果较好。

验案举隅

黎某，男，7岁。乙脑1周，高热昏迷，惊厥频作，痰鸣如嘶，时有窒息之虞。吸痰时导管插入气道，即气管痉挛，出现发绀、气室而中止吸痰，呈现危象。苔黄焦而垢腻，脉滑数。此乃痰热陷于心包，蒙蔽神明，肝风内动，肺闭痰壅之危候。西医诊断：乙脑极期。中医诊断：暑温。辨证：邪热炽盛，痰浊阻滞。治法：涤痰泄热，清心开闭。除常规治疗外，另予夺痰定惊散0.6g鼻饲。主方：夺痰定惊散。处方：炙全蝎30只，巴豆霜0.5g，犀黄1g（可用人工牛黄2g代替），飞朱砂1.5g，雄精2g，陈胆星6g，川贝母、天竺黄各3g，麝香（后下）0.3g（可用人造麝香0.6 g代替）。4小时后排出黏便甚多，痰壅顿释，昏厥渐苏，后调理而安。

按语 乙型脑炎（乙脑）属中医学"暑温""暑痉"的范畴，其为病来势凶险，传变迅速，若治不及时或治不如法，常易昏痉致变。临床所见，乙脑极期由于邪热炽盛，痰浊阻滞，于是清窍被蒙，高热神昏，喉间痰如拽锯，惊厥频作，往往出现心力衰竭和呼吸道的窒息，内闭外脱而突变。在乙脑极期，从"热、痰、风"的临床表现看，三者互相影响。盖热踞痰为凶险，痰热交蒸，则风动惊厥矣。是以风则多变，痰则最险，痰阻则窍闭，闭不开则脱变。个人治此证，以涤痰泄热为主要手段，以清心开闭为目标，采用"夺痰定惊散"收效较为满意。方中炙全蝎，不仅有祛风定惊的作用，并可涤痰、开瘀、解毒，张山雷认为蝎尾有开痰降逆之功，由于此物开痰解毒、息风定惊功著，故用为主药；巴豆霜之应用，受《外台秘要》桔梗白散（桔梗、川贝母、巴豆）的启示，取其迅扫膈上之痰涎，下胃肠之壅滞，开气道之闭塞；犀黄镇惊、解毒、化痰；麝香开窍慧神。合方共

奏化痰开闭、通腑泄浊、息风定惊之功。

二、国医大师方和谦运用"通腑泄邪，开痰清络，潜阳息风法"治疗中风

中风发病多与心脑相关，以突然昏仆、不省人事、语言謇涩、眩晕等为主症。方和谦教授认为中风急性期治疗应本着"急则治其标"的原则。因为本期多以痰热、腑实、肝风为患，以标实为主要表现。邪在经腑，故方和谦教授多以通腑泄邪，开痰清络，潜阳息风，使痰、火、湿邪有去路，则亢盛之邪得以遏止，上逆之势得以缓解。

验案举隅

魏某，69岁，工人。初诊：患者右半身不遂3日，神清，语呆，眩晕。右臂串痛，无寒热急症，便秘，苔白厚腻，脉弦滑稍数。口不渴，纳呆，少精神。由家人搀扶上楼。患者体瘦弱，有高血压病史。患病后曾针灸治疗未效，来求诊。诊为中风急性期，痰热腑实证。辨证分析：瘦人多火，情素急躁，每日操劳。年高体迈，精气先亏，先天之阴不足，虚火妄动。腑气不畅，升降失调，为致厥之机，厥则风动，经络痹阻，为痰、热、湿邪干清窍。所以先拟三化汤加减，通腑化痰，再议通络。处方：川酒军10g，宣木瓜10g，厚朴6g，元明粉（分冲）6g，大瓜蒌15g，桑枝30g，桑寄生15g，桑叶10g，双钩藤15g，石斛10g，石菖蒲6g，远志10g。10剂，水煎服，每日1剂。另处牛黄清心丸2丸，分吞。二诊：诉服前药便得通利。3日来，每日解软便1次，精神舒畅，肢体活动略有力，此病机未再加重。语言尚困难，语言不清，脉弦劲有力，苔腻稍轻，仍依痰、火、湿为治。处方：桑枝30g，桑寄生15g，桑叶10g，双钩藤15g，石斛10g，白芍12g，牛膝10g，夜交藤15g，酒黄芩6g，黄柏10g，秦艽10g，川芎10g，茯苓12g，宣木瓜10g。10剂，水煎服，每日1剂。另处牛黄清心丸10丸，日服1丸。三诊：家属代诉该患者服药后病情平稳，右下肢有动意，右手指能轻活动。仍依前方，6剂，水煎服，每日1剂。并嘱自动加强锻炼。四诊：诉服药舒畅，唯肢体活动恢复缓慢，语言稍有清楚。病情缠绵，难从速效，嘱家属随时换方，变化随诊。继又配合针刺医治，急症得以遏止，依方通络清腑化痰，达半载之久，随访病患，已能自理生活。

按语 该患者属于中风急性期，痰热腑实证。故以三化汤加减（厚朴、羌活、枳实、大黄等）通腑化痰。二诊时大便已通，病情已经控制，即不再用三化汤，而以平肝息风、化痰通络为主。三诊、四诊已有明显疗效，效不更方，巩固疗效。整个治疗过程中，谨守病机，脑腑同治，化裁合理，疗效显著。特别是化痰通腑法的应用，既可导邪下行、急下存阴，又可防邪留清窍、闭证神昏、病情加重或恶化。

三、国医大师熊继柏运用"通腑治脏法"治疗不寐

临床上不寐多伴有心悸心烦、头晕头胀、犯恶嗳气、目赤口苦、大便秘结等症状，熊继柏教授指出可用通腑治脏法治疗不寐。熊继柏教授根据《素问·通评虚实论》所载"五脏不平，六腑闭塞之所生也"指出如果六腑发生闭塞，就必然引起五脏的病变，导致五脏生理功能失调。通腑治脏法是中医整体观念的一种体现，临证中恰当运用该方法可以起到良好的效果。

验案举隅

患者，女，32岁，长沙市人。2016年10月27日初诊。主诉：不寐5个月，患者数月来手足心热，心烦失眠，夜不能寐，寐而不酣，小便黄，大便秘结。舌苔黄腻，脉数。西医诊断：失眠。中医诊断：不寐。辨证：痰热扰神兼阴虚。治法：泻火涤痰，安神定志。主方：温胆汤合酸枣仁汤

加大黄。处方：炒酸枣仁 30g，茯神 15g，知母 15g，川芎 10g，甘草 6g，大黄 5g，陈皮 10g，法半夏 10g，枳实 10g，竹茹 10g，柏子仁 15g。15 剂，水煎服，每日 1 剂，遂愈。

按语 温胆汤所治的胆郁痰扰证的实质在于与胆相为表里的肝之气机失疏，肝气郁滞津液运化失常而生痰，蕴藏于胆。正如《三因极一病证方论》曰："气郁生涎，涎与气搏。"其病源于肝，表现于胆。《素问·六节藏象论》曰："肝者，罢极之本，魂之居也。"《普济本事方》曰："平人肝不受邪，故卧则魂归于肝，神静而得寐。今肝有邪，魂不得归，是以卧则魂扬若离体也。"说明不寐与肝的正常生理功能有密切关系。温胆汤治不寐的机制在于化痰通腑，则心神得安，肝魂得宁，脑神静谧，故可眠安。该患者心烦失眠，夜不能寐，小便黄，舌苔黄，大便秘结，痰热内阻是其本质，用温胆汤以清化痰浊，通利胆腑，加大黄通腑泻热导痰热下行，即通腑以治脏。患者兼有手足心热的症状，故亦有阴虚，《金匮要略》曰："虚烦虚劳不得眠，酸枣仁汤主之。"故合酸枣仁汤以安神滋阴，诸药合用，故获佳效。

第四节　推 荐 文 献

张锡纯，2016. 医学衷中参西录[M]. 北京：中医古籍出版社.
朱寒阳，2010.《内经》脑心神明离合论[J]. 世界中西医结合杂志，5（11）：924-925，947.
时昭红，刘凡，杨家耀，等，2017. 中医病证结合治疗腹泻型肠易激综合征有效性的临床研究[J]. 时珍国医国药，28（10）：2437-2439.
任继学，1990. 悬壶漫录[M]. 北京：北京科学技术出版社.
雷燕，1998. 络病理论探微[J]. 北京中医药大学学报，（2）：18-23.
魏玮，刘倩，荣培晶，等，2020. 功能性胃肠病"脑肠同调"治法的建立与应用[J]. 中医杂志，61（22）：1957-1961.
毛心勇，陈建德，荣培晶，等，2020. 探讨"脑肠同调"治疗常见功能性胃肠病[J]. 中国中西医结合杂志，40（5）：628-632.
周清辰，杜广中，岳公雷，等，2020. 不同刺激量针刺治疗心脾两虚型失眠症 66 例临床观察[J]. 中医杂志，61（15）：1334-1338.
李君，吴靖国，黄泳，2011. 针刺配合颅骶疗法治疗慢性失眠的临床观察[J]. 中国中医基础医学杂志，17（3）：310-311.
蒋海琳，刘成禹，王富春，等，2019. 电针单穴与配伍腧穴治疗原发性失眠的临床疗效观察[J]. 中华中医药杂志，34（5）：2266-2269.

第五节　参 考 文 献

杜炳林，郭明浩，2019. 温针灸对功能性便秘患者临床症状及焦虑抑郁的改善作用[J]. 世界中医药，14（4）：1024-1027.
范春琦，2015. 方和谦医案医话集[M]. 北京：科学出版社.
关梓桐，徐雅，2014. 试述中医心、脑、神志相关性的研究进展[J]. 世界中医药，9（9）：1243-1246.
胡海兵，崔立，郭靓骅，等，2016. 基于高通量测序技术的冠心病患者肠道菌群多样性研究[J]. 上海交通大学学报（农业科学版），34（2）：1-11，19.
贾耿，2003. 命门脑元神与心识神[J]. 中国中医基础医学杂志，9（4）：8-12.
姜劲峰，王玲玲，2005. 从络脉论治脑血管病的探讨[J]. 中国针灸，25（9）：659-662.

李梦莘，杜小正，郑欣，等，2020. 基于"脑肠相通"探讨通下法治疗缺血性卒中机理[J]. 中国中医药信息杂志，27（11）：17-19.

廖志敏，2000. 脑与心脏关系新进展[J]. 脑与神经疾病杂志，8：6.

林露敏，刘启鸿，柯晓，等，2023. 基于"脑-肠-菌"轴探讨功能性便秘与中医"脑肠相通"理论的关系[J]. 实用中医内科杂志，37（1）：1-3.

刘言薇，刘中勇，2018. 基于"心与小肠相表里"理论的肠道菌群与冠心病的关系探讨[J]. 时珍国医国药，29（11）：2708-2710.

刘扬，何清湖，蒋学余，等，2019. 国医大师熊继柏通腑治脏法案例举隅[J]. 中华中医药杂志，34(10)：4614-4616.

莫瀚钧，郎林，柳理娜，等，2021. 抑郁、焦虑状态人群的肠道菌群构成[J]. 中国临床医学，28（3）：433-443.

茹尘，李侠，许静，等，2020. 从下焦蓄血辨证论治广泛性焦虑症验案1则[J]. 天津中医药大学学报，39（3）：312-315.

邵文超，卢殿强，2019. 脑肠轴针灸治疗功能性便秘60例临床分析[J]. 宁夏医学杂志，41（8）：751-753.

王惠，冯治平，唐文富，2013. "心与小肠相表里"理论治疗小肠梗阻合并精神症状1例及其文献回顾[J]. 河北中医，35（5）：698-699.

王建伟，张允岭，贺立娟，等，2018. 从气-血-脑神关系谈中风病病机演变[J]. 新中医，50（7）：225-227.

王玲，李群，2012. 冠心病患者肠道菌群分布及其与尿酸代谢的关系分析[J]. 现代消化及介入诊疗，17(6)：327-330.

王青，刘艳飞，徐仕晗，等，2022. 心脑同治及其中药转化研究：历史、现状与思考[J]. 中国实验方剂学杂志，28（21）：171-178.

曾华，罗玮，2020. 加味逍遥散联合乳果糖治疗功能性便秘伴焦虑的临床观察[J]. 中西医结合研究，12（2）：97-99.

朱良春，2018. 朱良春精方治验实录[M]. 北京：人民卫生出版社.

Bogiatzi C，Gloor G，Allen-Vercoe E，et al，2018. Metabolic products of the intestinal microbiome and extremes of atherosclerosis[J]. Atherosclerosis，273：91-97.

Chen S J，Wang Y，Liang C X，et al，2021. Buyang Huanwu Decoction ameliorates atherosclerosis by regulating TGF-β/Smad2 pathway to promote the differentiation of regulatory T cells[J]. Journal of Ethnopharmacology，269：113724.

Gao L，Xiao Z R，Jia C H，et al，2021. Effect of Buyang Huanwu Decoction for the rehabilitation of ischemic stroke patients：a meta-analysis of randomized controlled trials[J]. Health and Quality of Life Outcomes，19（1）：79.

Koeth R A，Lam-Galvez B R，Kirsop J，et al，2019. L-Carnitine in omnivorous diets induces an atherogenic gut microbial pathway in humans[J]. The Journal of Clinical Investigation，129（1）：373-387.

Koren O，Spor A，Felin J，et al，2011. Human oral, gut, and plaque microbiota in patients with atherosclerosis[J]. Proceedings of the National Academy of Sciences of the United States of America，108（Suppl 1）：4592-4598.

Kurokawa S，Kishimoto T，Mizuno S，et al，2018. The effect of fecal microbiota transplantation on psychiatric symptoms among patients with irritable bowel syndrome, functional diarrhea and functional constipation：an open-label observational study[J]. Journal of Affective Disorders，235：506-512.

Xu A Q，Wen Z H，Su S X，et al，2022. Elucidating the synergistic effect of multiple Chinese herbal prescriptions in the treatment of post-stroke neurological damage[J]. Frontiers in Pharmacology，13：784242.

Zhang S，Chen Z L，Tang Y P，et al，2021. Efficacy and safety of *Xue-fu-Zhu-yu* decoction for patients with coronary heart disease：a systematic review and meta-analysis[J]. Evidence-Based Complementary and Alternative Medicine：ECAM，2021：9931826.

Zhang Y H，Zhang Y，Li J，et al，2017. Protective effects of Xiongshao Capsule（ ）on anti-inflammatory function of high-density lipoprotein in an atherosclerosis rabbit model[J]. Chinese Journal of Integrative Medicine，23（5）：357-361.

第15论　论一气周流

一气周流是清代名医黄元御学术思想的核心理论，根于《黄帝内经》，是中土五行思想的体现，并以河洛图谶呈现出来。临床以之指导五脏病变，尤其是气机失调所致诸症，常获良效。

第一节　概　　论

一、理　论　内　涵

（一）一气周流的基本概念

一气周流是关于人体气机运动的理论，其认为，人体无形之气在不停地周流运转，先天之气，即元气带动脾胃之气旋转，脾气和胃气通过升降斡旋，带动肝、心、肺、肾之气左升右降，形成一个完整的、如环无端的气机循环。

（二）一气周流的基本原理

1. 一气周流的运转机制

黄元御认为，人与天地相参，"善言人者，必有验于大矣。天人一也，未识天道，焉知人理"。"阴阳肇基，爰有祖气"。祖气亦分阴阳，如天地清浊之气一样，阴阳之间是谓中气（土气）。人体的阴位于下，在脾主升清的作用下自左（肝心）化为清阳而上升；阳位于上，在胃土和降的作用下自右（肺肾）化为浊阴而下降，从而形成人体内如环无端的气机运动。胃主受纳，脾主运化，中气健旺，则胃降而善纳，脾升而善磨，水谷腐熟，精气资生。脾升则肝肾亦升，水木不会出现郁结的病变；胃降则心肺亦降，金水自然畅行。

黄元御提出"左路木火升发，右路金水敛降，中焦土气斡旋"结构，即是"一气周流"的理论模型，阐述了人体一气"如环无端，周流不息"的运行状态。"一气周流"有不同层次，从脏腑的层面来讲，肝、心主升，肺、肾主降，脾胃斡旋中焦。而脏腑、精神、气血，其内在的周流系统，同样存在着左升右降及中焦斡旋的气机变化规律。在人体不同的层次上，一气周流又是同时存在的，是其大无外、其小无内的。虽有层次不同，但是完全一体、浑然一气的。一气周流的左路与右路，并不仅是身体的左边和右边。左、右之中分别又有左右，因此左路和右路是指人体一气周流在所有层次上共同的运动趋势。

黄元御认为，首先，水与火的转化是中气枢转运动的结果，清气向左转为火，浊气向右转为水。而火在土上，寒热之气相互作用产生湿气。其次，水和火不是静止的，总是随着金和木的升降而上下运行。故《四圣心源·五味根源》曰："金木者，水火所由以升降也，木直则肾水随木而左升，金从则心火随金而右降。木曲而不直，故肾水下润，金革而不从，故心火上炎。而交济水火，升降金木之权，总在于土。"水与火如此协调运动，故使火降于下而水不下寒，水升于上则火不上热。水火、金木的升降运动的变化皆源于中气枢轴的驱动，中气是水与火、金与木升降的内在机制。关于水火与中气的关系，清代医家唐容川认为，水火两脏源于先天，"水火二脏，皆系先天。人之受胎，以先天生后天；人之既育，以后天生先天，故水火两脏，全赖于脾"，指出水火为肾心二脏，而此二脏的功能维护，则源于后天脾胃的给养，道出了黄氏理论之未发。黄氏只言中气乃水火升降之枢轴，左旋化火，右转化水。唐容川解释道：人受胎之始，心肾水火为先天，化生脾胃后天；而后天气动之时，则中气枢转为体，水火升降为用。黄元御强调，水之性主封藏，人体健康之时，火藏于里面，水包于外，水和火处于平衡状态。水之所以善于封藏，是因为三焦之火隐藏在肾脏中。水火相合，阴阳平衡，则人体健康，其本原于中气的作用。虽然水和火是不相容的，但中气的运作使水和火能够相互资助。若中土不用，升降失职，则水火分离，而生诸病。如果己土不能左升，水则停留，居于下则下寒；若戊土不能右降，火则滞留于上，火盛于上则上热，从而百病丛生。

2. 一气周流的应用

《四圣心源》运用"一气周流"理论，将人体脏腑、经络、气血、津液、皮肉、孔窍、精神等的阴阳、五行属性归纳阐释得透彻入微。"一气周流"理论强调阴阳二气上下回旋，彼此互根，上下环抱。阴升逐渐化阳，阳降逐渐化阴，而非指阴阳可独自由少而壮。"一气周流"具体表现为五行周流，"水、火、金、木，是名四象。四象即阴阳之升降，阴阳即中气之浮沉。分而名之，则曰四象，合而言之，不过阴阳。分而言之，则曰阴阳，合而言之，不过中气所变化耳"（《四圣心源·阴阳变化》），体现了黄元御的五行整体运动观点。人之五行对应天之六气，"人之六气，不病则不见，凡一经病则一经之气见""平人六气调和，无风、无湿、无燥、无热、无寒，故一气不至独见，病则或风、或火、或湿、或燥、或寒、或热，六气不相交济，是以一气独见"（《四圣心源·六气偏见》）。只有某一气处于"病态"时，才表现出单独的特征，如"木曰曲直""火曰炎上"。这显然与后世认为"金曰从革""水曰润下"是五行生理特征的观点有别。

脾胃升降功能是"一气周流"正常与否的决定因素。"脾升则肾肝亦升，故水木不郁，胃降则心肺亦降，故金火不滞。火降则水不下寒，水升则火不上热，平人下温而上清者，以中气之善运也"；反之，"中气衰则升降窒，肾水下寒而精病，心火上炎而神病，肝木左郁而血病，肺金右滞而气病……四维之病，悉因于中气。中气者，和济水火之机，升降金木之轴"（《四圣心源·中气》）。

黄元御认为，中气虚衰，升降失常，百病由生，而导致中气虚衰的病机主要为阳虚土湿，治疗以温阳补土为大法。阳虚土湿病机的形成，主要是由于"足太阴脾以湿土主令，足阳明胃以燥金化气，湿为本气而燥为化气，是以燥气不能敌湿气之旺。阴易盛而阳易衰，土燥为病者，除阳明伤寒承气证外不多见，一切内外感伤杂病，尽缘土湿也"（《四圣心源·六气偏见》）。《四圣心源》中论述各种劳伤、杂病、七窍病变等67种病证，绝大多数都以阳衰、水寒、土湿、木郁立论，治疗以"泻水补火，抑阴扶阳，使中气轮转，清浊复位，却病延年，莫妙于此"（《四圣心源·中气》）。

在具体用药上，黄元御认为："以故医家之药，首在中气。"《四圣心源》开篇第一方"黄芽汤"便充分代表了黄元御推崇中气的思想。方由人参、甘草、茯苓、干姜组成，并在方后注明"中气之治，崇阳补火，则宜参、姜，培土泻水，则宜甘、苓"（《四圣心源·中气》）。黄元御创制的诸多方剂也反映了"一气周流"的运行规律，其组方有左路升发的药物，如麻黄、桂枝、附子、细辛；有右路敛降的药物，如石膏、大黄、五味子；有中焦斡旋的药物，如半夏、茯苓、干姜、甘草，等等。

二、学 术 源 流

"一气周流"本质即气机的升降形式，而气机升降理论发源于秦汉时期，充实于金元明清时期，成熟于晚清至民国时期。

秦汉时期的医学著作以《黄帝内经》《伤寒杂病论》为代表。《素问·宝命全形论》曰："天地合气，命之曰人。"认为人处天地之间，和万物一样，都是由气构成的，为天地之气阴阳相感而成，也是物质规律运动变化的结果。且天地间一切事物的运动变化都遵循升降出入的基本规律。如《素问·六微旨大论》曰："气之升降，天地之更用也……升已而降，降者谓天；降已而升，升者谓地……出入废则神机化灭，升降息则气立孤危。故非出入，则无以生长壮老已；非升降，则无以生长化收藏。是以升降出入，无器不有。"指出气的升降出入运动，可以推动事物的发展和变化；在自然界则体现于万物生生不息，在人体则体现于生命活动有序，由此确立了气机理论的基本思想内核。并以此阐释人体之生理病理，归类药物的性能，指导确立治则治法等。如《素问·经络别论》曰："饮入于胃，游溢精气，上输于脾，脾气散精，上归于肺，通调水道，下输膀胱，水精四布，五经并行。"饮食入胃，其精微者升而向上，发挥濡养全身的功能，其浊者降而向下，排出人体。这些论述充分说明了气机升降理论在人体气、血、津液的生成与代谢过程中发挥的重要作用。《素问·举痛论》曰"百病生于气也"，说明气机紊乱是疾病产生的根本原因，"怒则气上，喜则气缓，悲则气消，恐则气下，惊则气乱，思则气结"。情志与气机运动密切相关，七情过用会导致气机升降失常，从而引发一系列疾病。《素问·阴阳应象大论》曰："清气在下，则生飧泄；浊气在上，则生䐜胀。"清气不升于上而反降于下，则会产生腹泻，浊气不降于下而反升于上，则会产生腹胀。这些都说明疾病的产生在于气机紊乱，在于气机升降运动失常。《素问·阴阳应象大论》提出"其高者，因而越之，其下者，引而竭之"等顺应气机升降规律的治则治法。汉代张仲景不但继承了《黄帝内经》中气机升降理论的学术思想，而且还进一步拓展，将气机升降理论运用于临床实践当中，并运用气机升降理论配伍组方，创立了诸多疗效卓著的方剂。

金元时期，诸多医家从各个不同的方面阐述气机升降理论。金代刘完素对升降出入理论独具创见，他在《素问玄机原病式》中提出"皮肤之汗孔者……乃气出入升降之道路也"，认为汗孔是气机升降的通路。这是对气机升降理论的又一补充。张元素根据《黄帝内经》"味厚者为阴，薄为阴之阳，气厚者为阳，薄为阳之阴"的论述，结合升降出入理论详细归类了药物的升降浮沉之性，创立了药类法象，对后世中医临床用药具有重大影响。李东垣认为脾胃为气机升降的枢纽。如《脾胃论》中记载："盖胃为水谷之海，饮食入胃，而精气先输脾归肺，上行春夏之令，以滋养周身，乃清气为天者也；升已而下输膀胱，行秋冬之令，为传化糟粕，转味而出，乃浊阴为地者也；损伤脾胃，真气下流，或下泄而久不能升，是有秋冬而无春夏，乃生长之用，陷于殒杀之气，而百病皆起；或久升而不降亦病焉。"脾胃斡旋中焦，通过对气机的升降，将水谷精微输布向上以滋养周身，向下传化糟粕，维持"清阳出上窍，浊阴出下窍"的状态，则气血调顺，百病不生。若脾胃受损，气机升降失司，久降不升或者久升不降，均可导致各种疾病。李东垣以脾胃气机升降理论为基础，创立了补中益气汤、升阳益胃汤等运用升清降浊的理论来治疗脾胃病的诸多著名的方剂，开创了"补土学派"。金元四大家之朱丹溪对脾胃协调气机升降的功能进行了更加详细的论述。如《格致余论》曰："脾具坤静之德，而有乾健之运，故能使心肺之阳降，肾肝之阴升，而成天地交之泰。"朱丹溪借鉴了李东垣的脾胃为气机升降枢纽的学术思想，并进一步从脏腑气机升降的角度来阐述脾胃在气机升降过程中所发挥的重要作用。认为脾胃斡旋中焦，使心肺之阳下降以暖肾水，使肾水不寒，同时使肝肾之阴上升以制心火，使心火不亢，升降有序，如同天地交泰之势。朱丹溪对于心、肺、肝、肾之间的升降运动的论述，体现了朱丹溪五脏气机升降的学术思想。

明清时期以《景岳全书》《读医随笔》《四圣心源》为主要代表。《景岳全书》载："盖天地不息之机，总惟升降二气，升本乎阳，生长之道也；降本乎阴，消亡之道也。"张景岳认为天地之所以能够生生不息是因为阴阳升降协调有序，这也是事物生长消亡的基本规律。治病需按照气机的升降规律来选方用药。《景岳全书》曰："余之立方处治，宜抑者则直从乎降，宜举者则直从乎升，所以见效速而绝无耽延之患。"根据病势需要沉降治疗者则顺从其下降的趋势而组方用药，根据病势需要升举治疗者则顺从其升举之势而组方用药，只有这样才能收到立竿见影的疗效而不至于延误病情。周学海在继承前人学术思想的基础上,进一步系统地论述了气机升降学说。他在《读医随笔》中说"升降出入者,天地之体用,万物之橐籥,百病之纲领,生死之枢机也",认为气机的升降出入是生老病死的关键;"升降者,里气与里气相回旋之道也……则内伤之病,多病于升降,以升降主里也",认为气机的升降运动是脏腑内部气机运动的规律,气机升降失常是内伤杂病产生的根本原因。

黄元御宗四圣之旨,妙悟岐黄,在尊崇经典的基础上,将其医学理论思维建立在天人相应理论的基础上,指出"阴阳未判,一气混茫",认为天地之间无形之气是阴阳升降,混沌初开的动力,"清则浮升,浊则沉降",产生四时云雨的往复;天人合一,中气是人体生命的核心和动力,化生阴阳气血且助其循环。黄氏以中气(即脾胃之气)为枢轴,四维(即肝心肺肾)为轮,中气脾升胃降,四维即肝肾随脾而左升,心肺随胃而右降。同时,四维之气即肝、心、肺、肾由左到右依次化生,枢运轮转,形成了一个以中气居中主升降,四维处四方而周流不息的动态的运动模式,此之谓一气周流。

晚清至民国时期以《医学衷中参西录》为主要代表。张锡纯汇通中西,著《医学衷中参西录》,非常重视脏腑气血之升降出入,且多有发挥。创制了一系列调理升降出入之名方,如治大气下陷之升陷汤方、治肝风内动之镇肝熄风汤、建瓴汤等,皆为后世所常用。

总之,一气周流的理论前提是以土为中心的土枢四象,这实际是先民土地崇拜的人身写照。认为土行位居中央,上承载木火,下蕴藏金水,构建了中土五行学说,并以河洛图谶呈现出来。中土五行体现了古人对时空的观察,展示了四方四季与中央的关系,中土五行将土放于特殊地位,使土具有调控四方的作用,强调了土的重要性。

第二节 述 评

一、当代研究

(一)理论研究

黄元御《四圣心源》归纳出了"左路木火升发,右路金水敛降,中焦土气斡旋"的一气周流理论模型。孙千惠认为脏腑气机是以中土为轴,"木、火、金、水"四象为轮的动态周流运动。一气周流就是元气在肾的激发作用下随脾升清作用而上升,升半即为木之温气,即肝胆之气,升全则为火气。升极而降,在胃的降浊作用下下潜,降半为肺金肃敛之气,降全归为肾之水气,降极而升,如此循环不已,左路阴升阳降,右路阳杀阴藏。梁海敏也认为一气周流理论,就是黄元御学术思想的高度概括,是人体一气如环无端,周流不息的运动状态。

重视中气是黄元御突出的学术思想。中气虚衰致使升降失常是变生百病的根本原因。历代医家对阴阳五行学说在医学上的运用都很少提及它们运动变化的基本动力和主宰。而黄元御却以阴阳水火的升降为核心,中气为主宰对其作了精辟的论述。高丹认为黄氏脏腑气机圆运动之核心在于脾胃,其次为肝,所谓"土虽克水,百病之作,率由主湿,湿则不能克水而反被水侮"。由此可见,中土脾胃与肝在脏腑气机圆运动中占据核心地位。

《黄帝内经》提出"天枢"强调的是在天地、人体的阴阳、上下之间,存在着一个使运动升已而降、降已而升,起制约作用的中枢机制。《黄帝内经》所谓神机,即阴阳升降之枢机也。神机即是人体的天枢。黄元御的中气理论既强调了太阴湿主脾,又阐明了阳明燥主胃,是在对《黄帝内经》"神机"概念进行全面、完整的理解基础上,进一步充实完善而形成的。一阴一阳,一燥一湿,阴阳互动,燥湿相济,二气亲和,共同构成脏腑气化运动的核心,协同完成上下左右的转运功能。

黄元御认为，阴阳二气始为一气，此一气即是太极，太极所生之两仪即是阴阳。既分阴阳，则有清浊，清升而浊降，升即为阳，降即为阴，阳气上升，浊气下降，清阳浊阴上下异位，清浊之间便是中气，此中气正是清阳浊阴升降的枢轴——中气，即五行之中的土。在中气枢轴运动的作用下，清气向左旋转，上升而化为火，浊气向右旋转，下降而化为水，向上化火则热，向下化水则寒。左旋上升之清气升至一半，尚未化而为火之时，其化为木，木之气性温，若性温之木气不停上升，其积攒的温性之气升极而化为火。右旋下降之浊气降至一半，尚未化而为水之时，其化为金，金之气性凉，若性凉金气不断下降，其积攒的凉性之气降极而化为水。

安建静认为黄氏所说的"气含阴阳，则有清浊"中的"阴阳"即是先天太极所化，而"清浊之间，是谓中气"中的"中气"即是由先天阴阳气化运动所产生出来的后天。另外，清气即阳气向左旋升；浊气即阴气向右旋降，主要是因为古人面南而背北，其左为东方日出之处，其右为西方日落之地，故有此说。

黄元御谓"肺藏气"，而"胃为化气之原"，原因在于胃土右转，方能带动"心火清降而化金"；同时因肺金乃心火之清降者，故肺气清凉而性收敛；谓"肝藏血"，而"脾为生血之本"，原因在于脾土左旋，方能带动肾水温升而化木，故说脾为生血之本，同时因肝木即肾水之温升者，故肝血温暖而性生发。黄元御将精神魂魄视为"一气"，则左路"阳气方升，未能化神，先化其魂，阳气全升，则魂变而为神。魂者，神之初气，故随神而往来"；而右路"阴气方降，未能生精，先生其魄，阴气全降，则魄变而为精。魄者，精之始基，故并精而出入也"（《四圣心源·精神化生》）。

（二）临床研究

1. 阳虚土败生患，水寒土湿为病

黄元御认为，土败即脾胃异常是许多疾病病机中的关键，而土败多由"水寒""土湿""木郁"等病因所造成，在这些病因中，又以土湿为主因。脾胃之体易受湿邪所伤，其用不及，则枢转失用，"湿则中气不运，升降反作，人之衰老病死，莫不由此"。人体阳气不足亦经常为患，阳气不足则肾水下寒。水暖则木气升发，水寒则木气凝滞。木郁则其用不及，表现为肝气疏泄失常，进而影响中土升降，中土升降失常又可影响阳气生发、肝气疏泄的功能。

黄元御对消渴的论述十分深入，认为消渴乃厥阴木郁为病。木郁则相火失藏而上逆，风火夹杂，耗伤津血，是以燥渴。消渴主要表现为多饮多尿，而黄氏对此有详细的阐述，"淋因肝脾之陷，消因胆胃之逆，脾陷而乙木不升，是以病淋，胃逆而甲木不降，是以病消。脾陷胃逆，二气不交，则消病于上而淋病于下"（《四圣心源·消渴根原》）。由此可以看出，病犯消渴时，虽风火之邪夹杂侵袭人体，而最根本的原因在于"土湿"为患，脾胃升降失常。治疗上，黄氏遵仲景之法，治消渴以肾气丸为主方。方中桂枝畅达木气，附子暖水助木气升发，茯苓、泽泻利湿燥土。土湿去，木气畅则升降复，相火得降。无论治上消下淋用猪苓汤，还是治饮一溲二自拟桂附苓乌汤，都用到茯苓、泽泻两药。可见，黄氏治疗消渴用药以调治中焦为先，对于消渴三证（饮一溲二、饮一溲一、饮而不溲）的治疗，均用茯苓、泽泻两药泻湿燥土，再配以清风疏木之品，药物多选用桂枝等。

黄氏提出，痰饮为肺肾之病，究其病因则在于土湿，"肺肾为痰饮之标，脾胃乃痰饮之本"。黄氏倡发了明代医家李中梓提出的"脾为生痰之源，肺为贮痰之器"之理，并进一步阐明了痰饮的生成，阳虚土湿则肺气不降而壅滞，气不能化水，郁于上则为痰；肾水寒凝则水不能化气，停积于下则为饮。黄氏认为，不仅是痰饮，鼓胀、噎膈、吐衄及惊悸等病因都归于土湿阳虚而造成的气滞津凝。治疗痰饮重在燥土泻湿，利气行郁。黄氏以小半夏汤为基础自拟姜苓半夏汤，全方燥土泻湿，利气行郁，方中半夏、茯苓、泽泻重在燥土之体，橘皮兼行肺气之用，半夏又可降逆胃气以助肺气降敛。

黄元御认为，"脾胃湿土，凡病必湿""及其病也，十人之中，湿居八九而不止也"。人体患病者，多是水寒土湿为因。水寒土湿与中土之体紧密相关，五行之中，火生土而水克火，火旺则土燥，水盛反侮则土湿，而五行生克总由中气升降所主。中气之用需要其体脾胃健运，所以黄氏在论治时首先以培土泻水，恢复中焦之体为先。另外，阳藏于下而温肾水，阳虚则水寒，水寒则木不升发而郁，木郁则土运不济，又可引起土湿为患。总之，人体之病多由"阳虚水寒""木郁土湿"所造成。"水寒""土湿""木郁"则中土之气郁结不通，其用枢转失常，则生百病。

2. 中气枢轴不运，四维轮转失常

黄氏认为土分戊己，脾为己土而主升，胃为戊土而主降，脾升则肝肾亦升，胃降则心肺亦降。中土脾胃在中心为轴，肝肾心肺四脏在四周为轮，轴运轮转，轮转轴运，平人之常也。中气枢轴不运，脾胃升降失常则四维生理功能障碍，百病皆起。《四圣心源》中论鼻衄之机在于肺逆失敛，血随气逆，故为衄血，而其根源在于胃气不降，中气不运，"肺气逆行，收敛失政，是以为衄，其原因于胃土之不降"（《四圣心源·衄血》）。治疗上，黄氏自拟仙露汤，方中麦冬、芍药清君相二火之热，贝母清金泻热，五味子、杏仁降敛肺气，甘草执中培土。方中"柏叶秉秋金之收气，最能止血，缘其善收土湿。湿气收则金燥而自敛也"（《长沙药解·柏叶》）。方中半夏降胃气，为必用之药，"半夏辛燥开通，沉重下达，专入胃腑而降逆气"。若因中下寒湿，当用温燥之药祛湿，常用干姜、茯苓等。全方合用，湿邪去则体健，其用复则中气枢转，四维轮转。

黄氏对于情志病也有独到的见解，论惊悸之证，"神发于心而交于肾，则神清而不摇。神不交精，是生惊悸，其原由于胆胃之不降"。黄氏认为惊悸之病，总由中气亏虚，脾胃气机升降失常所致。中气之体虚衰，升降失职，影响四维升降，"金水废其收藏，木火郁其生长"，人之精神相离而病生。此外，久病则脾肾寒湿，气机升降不利，相火不藏亦生惊悸。黄氏自拟金鼎汤，方中用茯苓健脾燥湿，半夏降胃气，桂枝畅达肝气，芍药收敛甲木相火，龙骨、牡蛎藏精聚神，甘草培补中土。全方本以复中气升降之体，升发木气，降逆相火，标以安神定志。标本同治，体用同疗。

3. 治求中气枢转，恢复一气周流

黄元御主张"胃主降浊，脾主升清，湿则中气不运，升降反作，清阳下陷，浊阴上逆，人之衰老病死，莫不由此，以故医家之药，首在中气"（《四圣心源·中气》）。中气是升降之主，所以治病用药，重视脾胃升降，恢复一气周流。中气运转是脏腑功能正常的根本，而中气的功能是通过脾胃体现出来的。黄氏以"中气升降"理论作为临证指导思想，认为脾胃气机升降失调则"一气周流"运转失常，从而导致其他脏腑受损，无法发挥正常的生理功能。

黄氏以四君子汤为基础，将白术易为干姜，组成黄芽汤，是用于治疗中气之病的基础方。方中人参、干姜温阳补中，甘草、茯苓培土泻水。全方泻水补火，扶阳培中，使中气轮转，一气周流。治中土之体时，亦需顾及四维之用。若心火上炎者加黄连、白芍以清心；肾水下寒者加附子、川椒以温肾；肝血郁结者加桂枝、牡丹皮以疏肝；肺气凝滞者加陈皮、杏仁以理肺。治疗阳虚时，以黄芽汤为基础方，合附子和桂枝成天魂汤。全方共奏培土泻湿，暖肾温脾之效，土湿祛则水暖木梳，中气升降复则周流畅。阴虚时用地魄汤，全方降逆胃气，清金益水，使阴液生而相火退，降逆胃气以助精液收藏。再如，黄氏认为咳嗽的病机就是胃土右降失职，肺金无法正常降敛而上逆，降肺气是治疗咳嗽最基本的方法。以"土枢四象"的正常运转为依据，可以很清楚地看到中土之气的斡旋推动着胃土的右转，胃土的右转又带动肺气的下降，是以咳嗽不作；治疗应运化中焦，使中土斡旋，降右路、收敛肺气以止咳。人体中气健旺，则脾升胃降如常，一气就能圆融周流。此外，黄氏认为"中气升降"是医学理论的核心内容，用脏腑气机的升降运动来解析人体的生理病理。治疗上，黄氏强调健旺中气，调畅气机，以恢复脾胃的升降、"一气"的周流。

黄氏学术理论的传承人麻瑞亭亦十分重视"中气升降"理论，脏腑气机升降紊乱可以导致多种病证。治疗时，根据各个脏腑的特点以复其升降。恢复各个脏腑升降，除了要考虑本身的升降属性，关键在于恢复中间的"核心"脾胃之气的升降，从而达到恢复人体"一气周流"之目的。

二、研究局限与未来展望

黄元御在继承四圣之学的基础上，结合其对于古代哲学的深入理解和认识，从而形成了对中医基础理论的独到见解。黄氏对于气化论、中气论、脾胃理论、六气学说等中医理论在其《四圣心源》中作了深入而生动的阐释，尤其是黄氏对于中气理论的重视是其学术最大的特色，亦是其学术理论的基础内容。然而目前尚缺乏一气周流理论的现代研究，不能从生物学机制上阐释一气周流的客观性。中医学的发展从来都会吸收其所处时代的主流意识，在当代，中医学发展也需要融合当前主流意识形态，因此，借鉴现代技术对一气周流理论进行研究，才能更好地理解黄氏的学术思想，从而为临床提供指导。

第三节　名家思想

一、国医大师张志远教授运用水火既济治疗失眠

心火不降，肾水不升，形成未济现象，阴阳失交而发为失眠，常以《易经》解释其发病原理："既济""未济"均由坎离二卦组成，而八卦的象征意义中离为火，坎为水，正常时离在下、坎居上，两者交感，谓之"既济"；反之，离居上、坎在下，火水不能相遇，失去了依存关系，即成"未济"，呈现上下不通发生隔绝之象。上焦之心与下焦之肾不得交通，心火不得下降而肾水偏寒，肾水不得上济而心火独亢，因而阴阳失和，水火不济，心肾不得交通而发生不寐。在症状表现方面，凡因心火不降，肾水不升所致的心肾不交证，常有以下三个特点，一是患者虽舌红口干而不大渴引饮；二是虽烦躁，夜卧不宁，睡时很短，却无法合眼即梦；三是虽有火热的表现，而大便不结，小便亦不短少。

 验案举隅

患者，女，47岁。2014年8月9日初诊。主诉：心烦失眠1年余，加重10余日。患者诉3年前出现月经周期不规律，1年多以前出现心烦失眠伴多梦，心悸不安，腰膝酸软，急躁易怒，烘热汗出，健忘，口干津少，五心烦热。舌红少苔，脉细而数。西医诊断：失眠；中医诊断：不寐（心肾不交证）。治之以交通心肾之黄连阿胶汤加减，处方：白芍9g，黄连9g，阿胶（烊化）9g，黄芩9g，鸡子黄（冲）1个，丹参6g，合欢花9g，柏子仁9g。7剂，每日1剂，水煎分2次服。

二诊（2014年8月16日）：服7剂后，诸症稍有减轻，仍有心烦心悸，腰膝酸软，舌红少苔，脉细而数。上方加龙齿（先煎）12g，肉桂3g。7剂，每日1剂，水煎分2次服。三诊（2014年8月23日）：患者诉心烦、腰酸明显减轻，效不更方，续服20剂，心烦、失眠基本痊愈。

按语　朱震亨《金匮钩玄》曰："阳常有余，阴常不足。以人之生也，年至十四而经行，至四十九而经断，可见阴血之难成易亏。"张志远教授认为该患者年近七七，天癸将竭，故月经周期不规律；阴气衰少，心肾失交，肾阴亏虚，心火独亢，故见心烦失眠、心悸多梦、腰膝酸软、烘热汗出。舌脉俱是阴虚内热之佐证。故以黄连、黄芩清心除烦，以阿胶、鸡子黄、白芍滋阴养血，加合欢花、柏子仁解郁养心安神，丹参清心调经。二诊时，患者症状减轻，药证相符，但患者仍觉心烦心悸、腰膝酸软，故于原方中加入龙齿重镇安神，提高安神疗效，又加入肉桂引火归原，与原方中黄连组合又寓"交泰丸"之意，可交通心肾，否极泰来。三诊时，患者心肾不交诸症明显减轻，效不更方，续服20剂，基本痊愈。

二、国医大师张震教授基于疏调气机理论治疗不孕症

不孕症是妇科常见疾病，始见于《黄帝内经》，中医学称"全不产""断续"。主要病机为肾气不足，冲任气血失调。肾虚先天不足，或房劳多产，或久病大病，或年逾五七，肾气亏虚，精不化血，则冲任虚衰，难以受孕；素体阳虚或寒湿伤肾，肾阳不足，胞宫失煦，则冲任虚寒，不能成孕；肾阴素虚，或久病耗损真阴，天癸乏源，胞宫失养，冲任血海空虚，或阴虚内热，热扰冲任，乃致不孕。如《女科经纶·嗣育门》引朱丹溪语："妇人久无子者，冲任脉中伏热也……其原必起于真阴不足，真阴不足，则阳胜而内热，内热则荣血枯。"此外，瘀滞胞宫亦为本病病机之一。《诸病源候论·妇人杂病诸候》之"结积无子候"，引《养生方》云"月水未绝，以合阴阳，精气入内，令月水不节，内生积聚，令绝子"。国医大师张震教授认为不孕症的病机责之于肝、脾、肾三脏功能失调。肝气不舒可致疏泄失司，血海蓄溢失常或气郁化火阴血暗耗，天癸不能以时下而孕不可成。脾胃虚弱，气血生化乏源致天癸量少而先后不定难以成孕，或因脾失健运，痰湿阻内，经脉不通而致不孕。此外气滞、血瘀、痰阻、宫寒、中任督带脉不调等皆可导致不孕。肾气亏虚则难以摄精成孕，肾阳不足不能温化肾精则难以成孕，肾阴不足，虚热内生扰动血海，致天癸不足，难养胞脉而难成孕。而妇人多忧忿郁伤情，且肝郁甚，故不孕症的治疗应结合女子生理特性。基于"疏调气机"，从多个角度进行综合考虑后多方面同时进行治疗。

验案举隅

郭某，女，32岁。2015年9月14日初诊。主诉：婚后未避孕而未孕2年。患者平素月经后期，经行量少，色暗，经前伴乳房胀痛、烦躁，舌微红，脉弦。末次月经2015年8月23日。此前未曾进行系统治疗，患者平素工作压力大，性情抑郁与烦躁交替，易感疲劳。查体：患者神清，精神可，近期体重无明显变化，腹部无压痛、反跳痛，无阴道流血。彩色多普勒超声报告示：盆腔、子宫、双侧附件、膀胱未见异常。性激素6项、支原体、衣原体、宫颈分泌物培养检查单示未见异常。其配偶检查报告未见异常。黄体生成素（LH）10.12mU/mL，FSH 5.67mU/mL，抗米勒管激素（AMH）3.97ng/mL。中医诊断：全不产；西医诊断：原发性不孕。辨证属肝气郁结证。予"疏调气机汤"加减。处方：醋炒柴胡10g，白芍10g，白术10g，茯苓20g，丹参15g，川芎10g，薄荷6g，香附12g，郁金12g，怀山药20g，山茱萸10g，熟地黄15g，党参20g，菟丝子20g，桑寄生15g，续断15g，淫羊藿15g，生甘草6g。6剂，水煎服，每日3次，2日1剂。患者自诉心情较前舒畅，时感多梦，睡眠不佳，舌淡红，苔薄白，脉沉细。予上方基础上加合欢皮15g，夜交藤20g。6剂，水煎服，每日3次，2日1剂。2016年1月26日复诊：患者2个月月经未至，β-hCG 37 594mIU/mL，孕酮36.77nmol/L，雌二醇1083.85pg/mL。彩超提示宫内早孕6周，确诊宫内妊娠6周。嘱患者心态平和，饮食清淡，定期孕检及复查，并定期随访。

按语 患者肝气不疏，气机不畅，气血瘀滞胞宫，日久胞宫失养不孕，方中醋炒柴胡疏肝解郁，白芍养血调经，柔肝缓急，两药相配使肝气得疏、肝血得养，共为君药。山茱萸补益肝肾、怀山药脾肾双补、熟地黄填精益髓，重在补肾，三药共为臣药，同补肝脾肾三脏，即"三阴并补"。香附疏肝解郁、调经止痛，郁金行气解郁、活血止痛，两药与醋炒柴胡相配增其疏肝解郁之功，并有养血调经之效。川芎活血行气，为血中气药，佐君药疏肝气、补肝血。气滞易致血瘀，瘀血不去则新血不生，丹参活血祛瘀通经，使瘀血去、新血生，助白芍补养肝血，与川芎相配则增活血行气之功。木郁克土，见肝之病，知肝传脾，当先实脾，故用党参、白术、茯苓健脾益气，使气血生化有源，并使气旺血行，助丹参、川芎行气活血。菟丝子、桑寄生、续断皆可补益肝肾，助山茱萸补益脾肾之功，肝肾同补则使肝血与肾精互相资助，相互化生。淫羊藿温补肾阳，意在微微生火，鼓舞肾气，

即"少火生气"。肝郁则易化火,薄荷辛凉,可助醋炒柴胡疏散郁遏之气,并可透达肝经郁热。生甘草可助党参、白术、茯苓健脾益气,调和药性,两者为使药之用。全方用药平和、气血兼顾、肝脾肾三阴同调,可达疏肝调经助孕之效用。

第四节 推荐文献

黄元御,2009. 四圣心源[M]. 孙洽熙 主编. 北京:中国中医药出版社.

孙千惠,许博文,李杰,等,2022. 基于"一气周流、土枢四象"理论探析胃癌的病机与辨治[J]. 中医杂志,63(22):2127-2129.

张庆祥,2019. 论肝为罢极之本的理论及临床意义[J]. 山东中医杂志,38(3):205-208.

孟庆岩,2018. 《内经》运气学说的发生学研究[D]. 济南:山东中医药大学.

安建静,孙岚云,2017. 诹述黄元御一气周流理论[J]. 国医论坛,32(3):25-27.

孟庆岩,常兴,张庆祥,2017. 从"百病生于气"论柴平汤治疗胃脘痛[J]. 上海中医药杂志,51(2):64-66.

孟庆岩,颜培正,相光鑫,等,2016. 从河洛文化谈中医学象思维特点与应用[J]. 时珍国医国药,27(11):2697-2699.

王亚伟,2015. 黄元御六经气化思想研究[D]. 广州:广州中医药大学.

庄嘉欣,2015. 黄元御中气学说的理论探讨及临床应用研究[D]. 北京:北京中医药大学.

许志超,张庆祥,2023. 从"一气周流"理论论治肺结节[J]. 中医药信息,9(4):68-71.

第五节 参考文献

安建静,孙岚云,2017. 诹述黄元御一气周流理论[J]. 国医论坛,32(3):25-27.

陈旭,贾波,2019. 《四圣心源》对仲景"苓桂"配伍的继承与发微[J]. 中华中医药杂志,34(12):5626-5628.

陈泽冰,周晖,伍慧慧,等,2019. 基于数据挖掘探讨《四圣心源》治疗消渴病的组方用药规律[J]. 中医药导报,25(7):21-25,38.

高丹,牛增辉,赵英强,2021. 浅论黄元御"圆运动"观[J]. 湖南中医杂志,7(6):114-116.

顾思浩,张薇,王冰,等,2020. 经典名方苓桂术甘汤历史沿革[J]. 中国医药导报,17(21):145-148.

何汝强,李蒙霞,李廷保,2015. 清代名医黄元御治疗内科疾病用药规律研究[J]. 中医研究,28(2):52-53.

梁海敏,余思思,田宁,2023. 基于黄元御"一气周流"理论探讨上热下寒证[J]. 河北中医,9(2):321-324,329.

刘辰昊,刘毅,2021. 从真气流行论郑钦安"六经仍是一经"[J]. 中华中医药杂志,36(11):6385-6388.

刘新新,于艳红,2020. 从"胆肾相关"理论探讨情志病防治[J]. 辽宁中医杂志,47(3):82-84.

刘圆圆,孟庆岩,纪立金,2022. 中医学五行哲学的思源与正误[J]. 中华中医药杂志,8(11):6337-6340.

刘志梅,肖长国,2011. 《四圣心源》"一气周流"理论探讨[J]. 山东中医杂志,30(6):365-366.

孟庆岩,2018. 《内经》运气学说的发生学研究[D]. 济南:山东中医药大学.

孟庆岩,常兴,张庆祥,2017. 从"百病生于气"论柴平汤治疗胃脘痛[J]. 上海中医药杂志,51(2):64-66.

孟庆岩,颜培正,相光鑫,等,2016. 从河洛文化谈中医学象思维特点与应用[J]. 时珍国医国药,27(11):2697-2699.

彭子益,2016. 圆运动的古中医学[M]. 菩提医灯主校. 北京:中国医药科技出版社.

普文静,2022. 国医大师张震基于疏调气机理论治疗不孕症经验[J]. 云南中医中药杂志,43(9):4-7.

钱琳琳,马晓北,2021. 《临证指南医案》对苓桂药对的应用发挥[J]. 江苏中医药,53(9):64-66.

孙千惠，许博文，李杰，等，2022. 基于"一气周流、土枢四象"理论探析胃癌的病机与辨治[J]. 中医杂志，63（22）：2127-2129.

王斌强，2011. 麻瑞亭辨证论治特点探析[J]. 实用中医内科杂志，25（5）：12-13.

王淞，朱俊楠，宋修道，等，2020. 国医大师张志远运用黄连阿胶汤加减治疗心肾不交型失眠的经验[J]. 中华中医药杂志，35（7）：3424-3426.

杨强，2020. 黄元御《四圣心源》方剂配伍规律研究[D]. 乌鲁木齐：新疆医科大学.

赵怡然，詹石窗，2022. 以易取象 循道解医：黄元御医道汇通思想蠡测[J]. 世界宗教研究，(5)：61-69.

周洁，喻斌，2019. 基于数据发掘分析《四圣心源》中内伤杂病的用药组方规律[J]. 中医药临床杂志，31（11）：2099-2102.

庄嘉欣，2015. 黄元御中气学说的理论探讨及临床应用研究[D]. 北京：北京中医药大学.

第16论　论气机升降出入

气的运动是生命存在的关键，其基本形式为升降出入。人体的所有生命活动皆是气升降出入的结果，气机升降出入异常贯穿在任何疾病的形成和发展过程中。对气机升降出入理论进行挖掘，有助于拓宽临证思维视野、深入认识外感疾病和内伤疾病中存在着的共同规律，为统一外感病和内伤病的多种辨证理论提供可能性理论依据，对提升临床水平具有重要意义。

第一节　概　　论

一、理论内涵

1. 气机的概念

气机，即气的运动。运动是气的根本属性，或者说，气的本性是运动的。机者，枢机、枢要、关键。正因为气的运动，才有了自然界一切事物的发生发展和变化，即气化，故称气的运动为气机。杨继洲《针灸大成》曰："《易》：'大哉乾元，万物资始。至哉坤元，万物资生。'是一元之气，流行于天地之间，一阖一辟，往来不穷，行而为阴阳，布而为五行，而万物由以化生。"人体之气无处不在，处于不断运动之中，时刻推动和激发着人体的各种生理活动。

2. 气机的形式

气机的形式有升、降、出、入四个方面。宇宙沧海桑田世事变迁、自然阴晴冷暖昼夜交替、万物的生生灭灭，皆是在气的升降出入中完成的，即《素问·六微旨大论》所述"非出入则无以生长壮老已，非升降则无以生长化收藏"。人体的所有生命活动，皆是气升降出入的结果，或者说，机体的各种生理活动都是气升降出入运动的具体体现。升降出入止息，则生命活动也就终止了，即《素问·六微旨大论》曰："出入废，则神机化灭；升降息，则气立孤危。"

3. 气机失调

气运行不畅或升降出入失去协调平衡，就会出现各种病理变化，前者包括气滞、气郁、气结，后者包括气陷、气逆、气闭、气脱。升与降，出与入，以及升降与出入，相互为用，相反相成，共同完成人体内部及与外界环境之间的气化过程。故《读医随笔·升降出入论》曰："无升降则无以为出入，无出入则无以为升降。升降出入，互为其枢者也。"总之，升降出入存在于一切生命过程始终。《素问·六微旨大论》曰："死生之机，升降而已。"是古人对生命规律的高度概括。

二、学术源流

气机升降理论的形成和发展大体经历了先秦、汉唐、宋金元、明清、晚清至民国几个时期。

先秦时期，升降理论最早萌芽于《周易·系辞上传》，其曰："精气为物，游魂为变。"《尚书·洪范》有"水曰润下，火曰炎上"之论。《黄帝内经》奠定了升降学理论的基础。如《素问·阴阳应象大论》曰："地气上为云，天气下为雨，雨出地气，云出天气。"天地之气的升降产生各种自然现象。《素问·刺禁论》曰："肝生于左，肺藏于右，心布于表，肾治于里，脾为之使，胃为之市。"讲的是脏腑的气机升降。疾病的发生常常是气机升降出入失常造成的。如《素问·举痛论》曰："余知百病生于气也，怒则气上，喜则气缓，悲则气消，恐则气下，寒则气收，炅则气泄，惊则气乱，劳则气耗，思则气结。"既然病之所生是气机升降出入的结果，治疗疾病也当致力于恢复气机升降，于是《素问·至真要大论》提出"结者散之""散者收之""上之下之""开之发之"，《素问·气交变大论》提出"高者抑之""下者举之"，是气机升降出入理论在治则治法上的具体应用。

汉唐时期，《伤寒杂病论》中太阳病以麻黄汤发汗、以桂枝汤调和营卫，是恢复气机之出入。以白虎汤除阳明大热、以承气汤下阳明腑实，是恢复气机之升降。以小柴胡汤调和少阳枢机，是恢复气机之升降出入，这些都是仲景将升降出入理论结合于临床的体现。

宋金元时期，对升降学说从理论上进行深入的阐发，当从金元诸家开始。在《素问玄机原病式》中，刘完素提出气的运动以玄府为通道："玄府者，无物不有，人之脏腑、皮毛、肌肉、筋膜、骨髓、爪牙，至于世之万物，尽皆有之，乃气出入升降之道路门户也。"若玄府阻塞，则气机闭郁，升降出入失常，即出现多种病证表现。此外，刘河间还提出了水火升降论。他认为天人一体，皆有水火升降运动，水升火降、坎离相交、阴阳合和，则为常；反之则为病，在治疗时当按照《素问病机气宜保命集·伤寒论第六》所述"补肾水阴寒之虚，而泻心火阳热之实"，即泻南补北。

张元素提出药物具有升降沉浮特性。以药物的气味厚薄进行阴阳属性区分，从而得到药物的升降沉浮特性，使中药学理论与临床效用紧密结合起来。不仅如此，张元素还将五行属性、五季之阴阳升降出入特点与药性相结合，把药物分为风升生、热浮长、湿化成、燥降收、寒沉藏五类。风升生，是味之薄者，能生发升举，如防风、羌活。热浮长，是气之厚者，具有夏气浮盛、阳和长养之义，如黑附子、干姜。湿化成，是指能补益脾胃湿土，而助化气、阳生阴长之品，如黄芪、人参。燥降收，是气之薄者，具渗泄下降者，或酸味收涩沉降者，均具有秋气收敛肃降之性，如茯苓、泽泻。寒沉藏，是味之厚者，沉降下行，泻去邪热，苦寒坚阴，均具有助冬季闭藏之义，如大黄、黄柏。以具有升降浮沉特性的药物来调整病机中的升降出入障碍。这些理论是张元素在中药学和中医临床中的杰出贡献。

李东垣认为，人体气机升降运动与大自然四季变化相同，且脾胃是全身气机之枢纽。脾胃升降失常是内伤疾病的主要病机之一。在升和降之间，李东垣尤其重视脾的升清作用。寒温不适、饥饱失常、劳役过度损伤人体，造成脾胃气虚、无力斡旋，清阳不升、阴火内炽，产生许多内伤疾病。鉴于此，治疗内伤疾病时，李东垣以补中、升清、泻阴火为治疗大法。

受李东垣影响，朱丹溪也认为脾胃是人体气机升降的枢纽。但与李东垣强调因中焦之虚而全身气机流动不畅有所不同，朱丹溪强调因中焦之实而导致气机郁滞。《丹溪心法》曰："结聚而不得发越也，当升者不得升，当降者不得降，当变化者不得变化也，传化失常。六郁之病见矣。"丹溪在治疗郁证时，"以苍术、抚芎开提其气以升之"；其用药原理认为"凡郁皆在中焦"（《丹溪心法·六郁》）。朱丹溪学术思想的另一个特色，是从水火升降来论心肾相关，《格致余论·房中补益论》曰："人之有生，心为火居上，肾为水居下，水能升而火能降，一升一降，无有穷已，故生意存焉。"提出火不宜亢，否则就会破坏阴升阳降的正常生理。以上金元诸家从各自不同的角度极大地发展了气机升降理论。

明清时期，越来越多的医家在辨证论治中注重气机升降，制方用药讲究性味升降浮沉，其中具有代表性的有《医纲提要》《读医随笔》《四圣心源》。李宗源认为阴阳升降是治病之纲要，在《医纲提要》中提出"阴寒阳热，热者多升，寒者多降，故升降者，亦阴阳之性也"；在临床用药中，"当升者不可兼用降药，恐其助下陷之势，而升药之力亦不济也。故内伤虚人，不但麻、葛、承气不可用，即栀子、芩、泻亦勿轻加。盖虚寒人，因忌发表攻里，而稍用降药，则阴气随之下脱，较之阳极而上脱者，其危尤甚其也"；再如"当降者可兼用升""升降法即天地阴阳之法"，将升降出入理论与药物临床应用充分结合。

周学海在《读医随笔》一书中专立"升降出入论",强调外感病机在于出入失常,内伤病机主要在于升降失常。全身气机升降出入的枢纽在肝,"肝者,贯阴阳,统血气,居贞元之间,握升降之枢者也""凡脏腑十二经之气化,皆必藉肝胆之气化以鼓舞之,始能调畅而不病"而非脾,"脾者,升降所由之径;肝者,升降发始之根也"。对气亢于上、气陷于下、气郁于内、气散于外诸般病机,不可鲁莽地直升直降、直散直敛,当审其病本。这些理论,皆发前人之未发,且确为临证的箴言。

在《四圣心源·天人解》中,黄元御认为人体生理即"一气周流变化于五行之间"。中土是人体阴阳、脏腑、气血、精神的化源,五行是中土之阴阳升降而成,中土脾胃之气是机体阴阳升降、脏腑运动变化的动力和枢轴。中土冲和,肝气宣升,肺气敛降,水火既济,形成一个以中气为轴心、为动力,肝肾之气左升、肺心之气右降的循环周流。在此水火既济的运行中,相火随着足少阳胆经的下降,也极其重要。在诸多病证发病和病机中,黄元御认为湿、寒是最重要的因素,《四圣心源·六气解》曰:"百病之作,率由土湿。"因此治疗方面着眼于"中土",制方常以泄水补火,扶阳抑阴为大法。

近代医家在临床应用中也多重视气机升降,其中又以张锡纯为突出。大气下陷理论是其在升降理论中最具代表性的例子。张锡纯认为,大气即胸中之宗气,若大气虚弱而且下陷,就会出现"气短不足以息。或努力呼吸,有似乎喘。或气息将停,危在顷刻。其兼证,或寒热往来,或咽干作渴,或满闷怔忡,或神昏健忘,种种病状,诚难悉数。其脉象沉迟微弱,关前尤甚。其剧者,或六脉不全,或参伍不调";并创制了升陷汤。另外,接受黄元御"一气周流"的理论,近代医家彭子益在《圆运动的古中医学》中将其描述为"人身中气为轴,四维如轮,轴运轮行,轮运轴灵"。这个理论对当今中医界有相当的影响。

事实上,由于气是构成人体和维持人体生命活动最重要的基本物质,由于气的运动而产生的气化是生命活动的根本特征,所以,任何疾病的病机中都存在着气机失调。无论医家在认识疾病时是否主动意识到这一点,但在疾病的治疗中都离不开调畅气机,因气机升降出入的异常贯穿在任何疾病的形成、发展过程中。

第二节 述 评

一、当 代 研 究

(一)理论研究

1. 气机升降的基础理论研究

关于人体之气运行的场所,刘绪银等提出膜府系统理论,认为人体内广泛分布着相互贯通的通道——膜系统,由三焦-膜原-络脉-腠理-玄府构成,以通为用,是通行元气、渗灌气血津液、贯通营卫的通道,能沟通内外、调节阴阳、固护形体、屏蔽约束气血浊气、抵御外邪、护卫机体。关于气的运动形式,吴强认为人体一气通过气机以"升-出-冲-降-入"为基本形式,进行"生-长-化-收-藏"之圆通气化,完成"水(阴)"与"火(阳)"之间的互相区分和互相作用、互相消长、互相转化,故气机是阴阳变化之枢纽、水火转化之门户,为至命之门,简称"命门"。一气分阴阳,命门分为火极和水极;火极在上,属"心"(脑);水极在下,属"肾"(小心);两者同属脑-脊髓系统而分位其首尾,具有神经(火)-体液(水)调节功能,构成"水火-气机-命门"调节体系,统辖和调节诸脏诸经络,达到水火和合,一气圆通。 此外,人体之气在运动中呈现出"少阳象-太阳象-中冲象-少阴象-太阴象"五象。通过对人之气象的观察和研究,可以掌握人体之气的存在及其运动、变化特征，进而探索人之生命活动的本质及其规律，指导防病治病。刘燚认为人体脏腑气机升降模型为脏腑气机三升三降：肝升肺降，升降之外轮；脾升胃降，升降之枢纽；心肾相交，升降之根本。进而总结出脏腑气机的升降观"体阴者用必阳，体阳者用必阴"。肝为体阴而用阳之脏，气机以上升为用；肺为体阳而用阴之脏，气机以下降为用；脾为体阴而用阳之脏，气机以上升为用；胃为体阳而用阴之腑，气机以下降为用；心为体阳而用阴之脏，气机以下交为用；肾为体阴而用阳之脏，气机以上济为用。各脏腑阴阳互根互用，升降相因，构成了脏腑阴阳升降模型。这个模型的提出丰富了气机升降理论，为临床以阴阳理论来指导脏腑辨证提供了新思路。蔡丽娜结合《医道还元》的论述，提出在辨证中应重视肺主气的枢机作用。张登本认为气化蕴涵着气机，气机是气化必须经历的过程和存在的状态；气化、气机是各脏腑功能发生的基本方式，而整体气化、气机是各个局部功能的综合作用；阳气是脏腑气机、气化活动的动力源泉，而气化、气机失常则是疾病发生的重要病机，对气机和气化的关系进行了概括。容颖诗针对世人多云伤寒之少阳病在足经而重表里出入，温病之少阳病在手经而重上下升降的观点提出，寒温本为一体，手足少阳本为一气，少阳实为横向气机与纵向气机的交汇纽带，共主升降出入。临证凡病及少阳，皆可握其枢之机，畅其上下之升降，达其表里之出入，则气之乖戾复安而愈。

2. 气机升降理论在诊断学中的研究

滕晶认为中医学辨证的前提在于辨气，气变脉随之变，脉变可早于症状和体征出现，气的六种变化（气逆、气陷、气郁、气闭、气脱和气虚）状态下脉象会产生不同的特征，诊脉贵在辨别气的变化。韩心以气一元论作为脉象研究的立论基础，明确"气机为脉象本质"、脉象是气机升降出入变化的显现，应当从意象思维、气机流变两方面对脉象特征、脉象要素进行分析，以中医学本体论、方法论来研究脉象。两者殊途同归。

胡志希从"气机升降"的角度，采用取类比象的思维方式来探讨舌诊的内涵，认为舌质在下，犹如大地，而舌苔在表，犹如地气上蒸而形成的浮云之象，其本质实为气的生化与升降；并以肝郁舌、裂纹舌、局部剥苔为例，从气机升降角度对它们的形成机制进行详细分析。

3. 气机升降理论在临床用药中的研究

张毅通过对《黄元御医集（五）》中的方药信息进行分析，总结出黄元御用药重中土崇脾阳、立足于中土枢转四旁，治疗时通过温里、益气、化湿以扶土建中为主，兼有达木清肝或泻热降逆以拨动中土恢复枢转。段雷通过对《神农本草经》中"轻身"药特色探析，认为"轻身"药是通过缓调阴阳、调和脾胃、通畅全身气机，从而使人身体轻健，反应敏捷。

4. 气机升降理论的现代医学基础研究

朱茜如从"圆运动气机升降"角度，动态阐释血糖波动的病机演变规律，得出土湿、水寒、火亢、木郁、金燥，脾胃-心肾-肝肺气机失衡，生物钟节律紊乱，是血糖波动的根本原因。肖觉生等认为人体内能量物质的代谢过程都应归属少阳经的生理学基础。进入机体的能量物质可以激活并参与干细胞的分裂分化过程，这一过程可能是少阳经血分证的生理学基础。

（二）临床研究

由于气机升降失调存在于几乎任何病证中，调理气机也就成为基本治则。从气机升降角度来进行病证辨治的案例不胜枚举。值得一提的是，近年来，不少医家在运用气机升降理论采用方药或针灸治疗疾病的同时，设立采用西药治疗的对照组进行观察，得出一些宝贵的结论。如袁伟智应用气机升降理论立法组方之三拗汤合逍遥散联合常规西药，可有效改善哮病肝郁气滞证患者急性加重期症状。梁育仪在西药治疗基础上，联合能够调整气机升降的和中顺气汤加减来治疗中虚气逆型胃食管反流病（GERD），能够有效改善中医症状积分，有效改善反酸、烧心、嗳气等典型症状，对于缓解焦虑状态也有一定疗效。刘寄龙发现虽然降逆平流汤和泮托拉唑钠肠溶胶囊均能对肝胃郁热型 GERD 患者的主要症状起到明显的改善作用，但降逆平流汤对次要症状的改善效果更好，总有效率较泮托拉唑钠肠溶胶囊高，其胃食管反流病自测卷（GerdQ）评分、复发率均较泮托拉唑钠肠溶胶囊低，且试验期间未见不良反应，肯定了在气机升降理论指导下使用的降逆平流汤治疗肝胃郁热型 GERD 的疗效及优势。

高薇基于对李瑞教授针刺中脘-天枢-气海穴可调节中焦气机、治疗全身疾病经验的研究，从针灸临床角度验证了中焦在人身之气血、津液、脏腑、经络的转输营运中的轴枢作用。

取嚏法，是通过鼻腔用药或非药物刺激，促使全身之气迅速向上、向外出于鼻，引发打喷嚏，从而振奋阳气，宣通气机，使得疾病缓解或痊愈。钱苏海等从取嚏法的优势、原理、各法应用和案例分析等方面入手，对这类能够调动气机上升、外出的治疗方法进行整理发扬，拓展其临床应用范围，为气机升降出入理论指导临床提供了新的思路。

郑伊芯发现心理及情绪的抑郁和气机升降失调有绝对互相牵动关系，提出调整气机、恢复身体的平衡是降低抑郁概率的最佳方法。韦细连等基于临床中抑郁症与呕吐症状存在高度相关性这一现象，从中医心胃相关、肝郁、脾虚、肾虚及西医神经递质和受体方面做出论述，揭示抑郁症与呕吐在发病机制上确有密切的联系，继而提出抑郁症中西医治疗的优化方案，即中医在辨证论治的前提下，要兼以调畅胃气，严谨选药，固护脾胃，可选用止呕中药加强抗抑郁的疗效，以弥补西医单用抗抑郁药来治疗抑郁症伴呕吐，或通过神经递质水平的检测来选用抗抑郁药的不足，以减少药物的不良反应，体现出气机升降理论对抑郁症这一当代多发病诊治的影响及对现代医学临床的启发。

蔡新生教授认为治疗肺癌使用的化疗药物作为一种"药毒"，进入人体后，会扰乱人体正常的气机运行，加重患者体内气机失衡、清浊相干，从而导致多种化疗副作用的产生。而升降散能够调整人体气机升降，可以用来对肺癌化疗副作用进行升清化浊法的干预。基于蔡新生教授的以上理论，朱光晓观察和评价了升降散对肺脾气虚型非小细胞肺癌化疗毒副作用的缓解情况及中医症状的改善情况，验证了化疗毒副作用的"气机紊乱、清浊相干"的发病机制，肯定了升清降浊法在肺癌化疗不良反应治疗中的疗效，丰富了对于这类疾病的治疗经验。钟敏在乳腺癌合并抑郁症患者中，采用氟西汀联合基于中医气机升降理论而拟定的柴胡疏肝散合丹栀逍遥散进行治疗，能通过上调血清神经递质水平来改善患者的抑郁情绪，提高临床疗效。

（三）实验研究

张宏贤总结出导师崔霞教授治疗小儿慢性束缚应激多发性抽动症（tourette syndrome，TS）善从气机论治，临床中"总以调畅气机为要"，擅长用药物的四气纠正气机升降失常。并使用崔霞教授拟定的健脾止动汤对 TS 大鼠模型进行干预，结果显示健脾止动汤可以对抗情志因素的影响，提高实验动物的学习记忆能力，明显改善其刻板运动。孙天石通过单程长时刺激（SPS）模型建立大鼠创伤后应激障碍（PTSD）模型，研究镇惊温胆汤对 SPS 模型大鼠的影响，发现镇惊温胆汤使得 SPS 模型大鼠焦虑和恐惧状态得到改善。以上探索为中药调理气机升降的机制提供了实验支持。

许继宗等在 30 例健康人的胃经附近播放基础频率相同（58.27Hz）、经过电脑软件以不同方法加工的低频率、正弦声波，诱导胃经产生共振，并以激光多普勒血流仪测量腧穴局部的经皮氧分压和微循环量，结果显示：基础频率相同，经软件应用不同方法加工的低频声波对胃经有不同的影响，可以调节胃经气机的升降出入。肖微等采用红外热成像技术，捕捉五元庄的五脏发音前后五脏募穴的红外热图变化，记录五脏募穴的温度，发现：发五元庄的五脏之音（肝脏之音"tü"、心脏之音"xin"、脾脏之音"gang"、肺脏之音"sang"、肾脏之音"ei"）后，其相应的募穴（期门、巨阙、章门、中府、京门）温度较发音前显著升高，最终得出五元庄的五脏发音可以强化五脏的精气，且不同五脏发音对五脏气机的影响不同的结论，为"音声引气"的理论提供了现代科学依据。

石子璇认为清阳不升，浊阴不降，久居脑室是引起脑胶质瘤发生发展病机中的核心环节之一。而微重力状态是克服正常重力的特殊环境，可以使气机趋于升调，达到清阳上升，清窍得以濡养，浊阴自降的效果。于是，在模拟微重力（MMG）处理后，观察其对脑胶质瘤细胞的增殖侵袭迁移及成瘤性的影响，并对 MMG 影响胶质瘤细胞侵袭及迁移能力的机制进行了初步研究，结果发现：MMG 处理可改善胶质瘤细胞的恶性，其影响胶质瘤细胞钙库操纵性钙内流（SOCE）的综合调节机制在于明显下调甘油三酯所引起的人恶性胶质母细胞瘤细胞 SOCE，使 SOCE 重要构成分子 Orail 表达水平下降，证实 MMG 通过下调 Orail 表达抑制胶质瘤细胞侵袭迁移力，为胶质瘤治疗策略的探索开辟了新视角。

二、研究局限与未来展望

气是中医学独有的概念，其不仅具有功能性，且具有物质性、信息性、能量性、关系实在性、波动性等多种特性。迄今为止，气的本质是什么？仍然无法从现代医学角度给出明确解释，于是，试图从现代医学角度对气机升降进行的研究也就受到了影响。

纵观目前关于气本质的研究，多局限于理论阐释或主思辨，或以经解经，缺乏利用现代仪器设备进行的实证研究，已有的理论研究只能对气机升降出入的内涵和外延有一定的探讨，但缺乏创新。

中医的气机升降出入理论及其气化学说贯穿中医生理、病理、诊断、防治等各个方面，其所强调的关系中心论严格区别于西方医学之关注局部的实物中心论医学思想。深入挖掘中医气机升降理论的科学内涵，是未来医学的发展方向。

今后，采用多学科知识，特别是研究世界复杂性的系统科学知识及与气本质相契合的现代检测设备，如红外热成像仪、太赫磁波细胞理疗仪等，对气的升降出入之本质进行探讨，也许有助于发现该理论的现代科学内涵。

气机升降出入异常贯穿任何疾病的形成和发展过程。对气机升降出入理论进行挖掘，有助于拓宽临证思维视野、深入认识外感疾病和内伤疾病中存在着的共同规律，对于统一外感病辨证理论如六经辨证、卫气营血辨证、三焦辨证，以及内伤病辨证理论如脏腑辨证、经络辨证等具有重要的指导意义，值得深入挖掘。

第三节 名家思想

一、国医大师张震"一体两翼，疏调气机"理论

张震教授认为"气"属于中医学表述人体生命最根本的范畴。人体之气由天（肺吸入的自然界清气）、地（脾胃消化吸收的水谷精气）、人（肾储藏的先天之精气）三气合一而成，充盈人体脏腑、经络，密切联系人体各部分，推动人体的生理活动。因此，人体内诸气升降出入规律、协调有序运动维系着人体呼吸、消化、循环、代谢等正常生理功能，体内气机有条不紊地运行是自身正气的综合表现。气机失常则引起相应的病理改变，通常因量的不足、或升降逆乱、或出入障碍、或情绪失常、或郁滞不行所致，气机异常可独自为病，亦可互相兼夹。疾病治疗时主张"疏其血气，令其调达，而致和平"。具体以"一体两翼"为基础（即以肝为核心，兼顾脾肾），以疏调气机为治法。疏肝能斡旋气机运行，健脾则气血生化有源、充实后天地气；养肾气可助先天人气，共同推动着气机在体内的运行。张震教授结合中药药理、临床经验、方剂配伍原理，设立了疏调人体气机通用方，即疏调汤，处方：柴胡、香附、郁金、丹参、川芎、枳实、白术各 10g，白芍 12g，茯苓、淫羊藿各 15g，薄荷、甘草各 6g。全方具有疏肝理气、调畅气机、补脾益肾、活血行血等效。气机失常均可以本方增损用之，达到矫枉纠偏的效果。并进一步总结出疏调解郁汤、疏调安神汤、疏调消核汤、疏调宁坤汤、疏调保育汤、疏调安胃汤、疏调通便汤、疏调生血汤、疏调增力汤、疏调健骨汤、疏调抗艾汤十一方供同道使用学习。

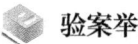 **验案举隅**

林某,男,80岁。2010年11月10日初诊。刻下症见:小便涩痛、频急,夜尿10余次,小腹胀痛,情绪急躁,双踝水肿,纳可,眠差,大便调。舌淡红,苔薄白,脉沉弦。中医诊断:淋证-气淋(膀胱气机不利,肾气不足证),治以疏调气机、益肾通淋,方用疏调汤加味,药物组成:柴胡10g,白芍15g,茯苓15g,枳壳10g,香附10g,淫羊藿15g,丹参15g,川芎10g,郁金15g,延胡索10g,桑寄生15g,续断15g,小茴香15g,淡竹叶10g,萹蓄10g,瞿麦10g,桑螵蛸15g,百合30g,甘草6g,4剂,3日1剂,温水煎,浸泡1小时,头煎40分钟,二、三煎各30分钟,饭后1小时温服。2010年11月17日二诊:上述症状均见缓解,双踝水肿渐退,夜尿10余次。舌淡红,苔薄白,脉沉弦。守上方加附子(先煎)30g,猪苓10g,泽泻15g。4剂,附子用温水先煎2小时,其余药物2小时后与附子同煎,其余同前。2010年12月8日三诊:小便时疼痛轻微,无尿急,夜尿7~8次,小腹胀痛缓解,水肿渐退。舌淡红,苔薄白,脉沉。上方去萹蓄、瞿麦,加益智仁10g,山茱萸10g。4剂,煎服法同前。2011年2月患者家属就诊时,代诉服药后无明显小便涩痛、急,夜尿6~7次。

按语 本病患者以小便涩痛、尿急、尿频为临床表现,辨病属"淋证"范畴,结合症状及舌脉,为淋证之气淋。患者性情急躁,肝失疏泄,气郁于膀胱,气化不利发病;夜尿频多亦增加患者心理负担,助向郁火转化。加之患者已逾八八之年,肾气渐衰,气化失常致膀胱气化亦失常。结合舌脉,辨证为膀胱气机不利,肾气不足证。以疏调汤为基础,畅达全身气机,加以益肾通淋,调畅膀胱气机。加小茴香利气疏导,延胡索伍香附理气止痛;桑寄生、续断补益肝肾,加桑螵蛸可益肾缩尿;淡竹叶、萹蓄、瞿麦利湿热通淋;加百合养心安神。诸药合用,共奏疏调气机、益肾通淋之效。二诊患者小便疼痛症状缓解,但仍水肿,遂加附子温阳利水,猪苓、泽泻利尿通淋,使邪从小便而去。三诊患者小便疼痛不明显,以夜尿频多为表现,遂去萹蓄、瞿麦,以免苦寒伤阴,加益智仁、山茱萸益肾气而缩尿。

二、首届全国名中医杨震"相火气机"学说

杨震教授秉承朱丹溪相火学说,遵循黄元御气机理论,融汇王新午、麻瑞亭学术经验,结合自己的临床实践,提出"相火气机"学说。杨老认为,相火是中医学对人体生命能量的高度概括的称谓,是人体生命的原动力,也可称之为人的"生命之火"。相火在人体运行时是一种"气"态物质,中医学称之为精微物质、真元之气。它包含诸多方面,如血液、津、水、气、精微物质、各种营养素、激素、电解质等生命要素。人体五脏六腑、四肢百骸、身体各部悉具相火。相火在位时,全身脏腑器官及周围皮毛均依赖相火得以温煦。相火在临床应用时应分为生理性相火和病理性相火两种。进一步提出"六型相火"病机理论来论治肝病,即郁热相火、血热相火、湿热相火、瘀热相火、阴虚相火、相火虚衰;并归纳总结出"治肝十法",提倡临床上多用"和法",仿黄元御治病之法,选用仲景"四逆散"畅达气机,调理肝脾,以达到"调整阴阳,以平为期"。在治疗气机失调疾病时,杨震教授强调左升右降、心肾相交、龙虎回环。左升右降指的是脾气左升,肝肾亦随之而升;胃气右降,心肺亦随之而降。心肾相交指的是水火既济。龙虎回环指的是中焦斡旋气机,肝气左升,肺气右潜。这三组脏腑的气机运动形式便构成了一个气的圆运动模型,即"一气周流"学说。

验案举隅

患者姚某,老年男性,陕西合阳牧民,有乙肝病史。2014年8月27日初诊。半年前因劳累后出现腹胀、尿少,在当地医院就诊后诊断为"乙肝肝硬化合并腹水",一直口服抗病毒药物"恩替卡韦片",病毒已经得到控制,但腹水难以消退,医院多次给予利尿和腹穿放腹水治疗,但效果不

满意。就诊前的1个多月，无明显诱因出现发热，到医院经检查后，诊断为"布鲁菌感染"，遵医嘱口服西药"多西环素片"规范治疗。但是患者腹胀难忍，身体日益消瘦，西医无特效疗法，所以寄希望于中医，于是经人介绍前来诊病。患者刚来时，被两人搀进诊室，望诊见患者单腹胀大，四肢消瘦，舌质红绛，舌体瘦，少苔，根部苔厚色黑；闻诊见患者语声低怯；问诊后患者自诉腹胀甚，两胁隐痛，午后低热，体倦乏力，双目干涩，口干、口苦，纳食及睡眠差，大便干燥，小便短赤；双脉沉细。查体发现：患者腹部膨隆，按之坚硬，腹壁青筋隐隐，移动性浊音阳性，存在大量腹水，双下肢膝以下中度凹陷性水肿。考虑西医诊断：乙肝肝硬化腹水，布鲁菌感染；中医诊断：鼓胀。处方：炙鳖甲（先煎）15g，生牡蛎（先煎）15g，阿胶（烊化）10g，龟板（先煎）12g，生地黄24g，白芍15g，麦冬15g，泽泻15g，冬葵子15g，夜交藤15g，猪苓20g，茯苓20g，火麻仁20g，百合20g，三七（冲服）6g，砂仁（后下）6g，白茅根30g，车前子（包煎）30g。14剂，水煎早晚温服，每日1剂。二诊（2014年9月11日）：患者来时被一人扶进诊室，精神有所好转，自诉服药后尿量增加，腹胀明显减轻，双目干涩、口干苦均有好转，但两胁仍有隐痛不适，饮食和睡眠有改善，大便通畅。舌脉基本同前。考虑到患者腹水有所减退，故上方去冬葵子，猪苓减半，正所谓"衰其大半而止"；加黄芪30g、怀牛膝15g扶正以祛邪；加鸡内金15g消食健胃，通过增加饮食来扶助正气。14剂，水煎早晚温服，每日1剂。三诊（2014年9月24日）：患者已能自己走进诊室，精神明显好转，腹胀进一步减轻，双下肢仅轻度水肿，双目干痒，稍有口干、口苦，纳食及睡眠可，舌暗红，体瘦，少苔，根部苔略黑，脉沉弦细。因患者腹水渐退，故去白茅根，加党参15g，天冬10g益气养阴，固护阴精。14剂，水煎早晚温服，每日1剂。四诊（2014年10月8日）：患者精神尚佳，语声如常人，腹水基本消退，双下肢已无水肿，双目干痒及口干、口苦均消失，纳食好，睡眠佳，二便调。舌质暗红，舌体瘦，苔薄少，脉沉弦细。诸症好转，效不更方，继续随症加减治疗2个月，患者病情稳定。随访1年，病情再未反复。

按语 该患者肝硬化晚期出现腹水，而且病情复杂，迁延日久，耗气伤阴，又因利尿过度，故导致肝肾阴虚为主要病机。加之后续大量利尿、放腹水，则阴愈虚，火愈甚，从而形成阴虚相火，有动血、动风的趋势。所以此时切不可再强行利水，而应注意固护阴精。同时患者还合并布鲁菌感染，该病属于"温病"范畴，因为发热已有1月余，温邪易耗伤阴津，温病后期更需注重固护阴精。所以治疗原则应为扶正祛邪同用，以扶正为主，兼顾祛邪，扶正即益气养阴，祛邪即软坚利水。整个病程的主方为甲苓饮，这是杨震教授治疗阴虚型腹水的经验方。此方由《温病条辨》中的"三甲复脉汤"与《伤寒论》中的"猪苓汤"组合而成。旨在滋阴潜阳软坚与清热养阴利水并用，利水不伤阴，滋阴不敛邪，使水气去，邪热清，阴液复，疾病向愈。初诊时，在甲苓饮原方基础上，加白茅根、车前子以增强清热利水之功；加冬葵子以通利二便；加百合、夜交藤来养心安神；因为三七入肝经，走血分，具有止血不留瘀，化瘀不伤正之效，可防止上消化道出血；加砂仁化湿醒脾以防诸药滋腻碍脾。

第四节 推荐文献

刘宁，张保春，赵进喜，等，2020. 苦欲补泻，顺应五脏天性；升降浮沉，参合脏气法时[J]. 环球中医药，13（10）：1712-1716.

徐伟超，李佃贵，刘建平，等，2019. 浊毒理论创新中医病因病机学[J]. 中国中西医结合杂志，39（8）：913-915.

吕梦菲，于红，张其成，2020. 象思维视野下的中医升降理论内涵辨析[J]. 中医杂志，61（19）：1685-1687，1695.

周明阳, 杨兰, 富晓旭, 等, 2017. 血糖变化与中医升降出入理论的关系[J]. 中医杂志, 58(18): 1612-1613, 1620.

郑重, 邹可, 杨从敏, 等, 2015. 从精神疾病脑非对称性变异论中医气机升降理论(四)[J]. 成都中医药大学学报, 38(4): 72-77.

吴强, 2018. 一气圆通, 气化五象[J]. 光明中医, 33(11): 1544-1547.

韩心, 鲁明源, 2020. 脉象理论研究述评[J]. 中医学报, 35(3): 573-578.

姚涛, 胡志希, 钟森杰, 等, 2019. 从"气机升降"角度谈中医舌诊[J]. 时珍国医国药, 30(12): 2955-2957.

石子璇, 2015. 基于中医气机升降理论的模拟微重力对胶质瘤细胞侵袭迁移力的影响及其相关机制研究[D]. 陕西: 中国人民解放军空军军医大学.

杨震, 2020. 基于"相火气机学说"论治肝病源流溯洄[J]. 陕西中医药大学学报, 43(5): 11-17.

第五节　参　考　文　献

蔡丽娜, 吴世彩, 2019. 从《医道还元》探讨肺主气的枢机作用[J]. 新中医, 51(7): 301-304.

段雷, 于璐, 胡文彬, 2021. 《神农本草经》"轻身"药特色探析[J]. 浙江中医药大学学报, 45(7): 797-800.

高薇, 2020. 中脘-天枢-气海调节中焦气机治疗全身疾病的理论探讨及临床治疗思路总结[D]. 北京: 北京中医药大学.

韩心, 鲁明源, 2020. 脉象理论研究述评[J]. 中医学报, 35(3): 573-578.

梁育仪, 2021. 基于气机升降理论治疗胃食管反流病的临床观察[D]. 广州: 广州中医药大学.

刘寄龙, 2021. 基于气机升降理论治疗肝胃郁热型胃食管反流病临床观察[D]. 武汉: 湖北中医药大学.

刘绪银, 雷霆, 2018. 膜府系统的生理初探: 中医膜府系统学说之二[J]. 湖南中医药大学学报, 38(12): 1359-1362.

刘燚, 2019. 脏腑气机升降阴阳辨析与应用规律研究[D]. 济南: 山东中医药大学.

钱苏海, 石森林, 丁兴红, 等, 2019. 中医取嚏的方法及其临床应用[J]. 浙江中医杂志, 54(12): 861-863.

容颖诗, 吴玥喆, 徐国峰, 2021. 寒温少阳论气机升降出入[J]. 长春中医药大学学报, 37(4): 716-719.

石子璇, 2015. 基于中医气机升降理论的模拟微重力对胶质瘤细胞侵袭迁移力的影响及其相关机制研究[D]. 陕西: 中国人民解放军空军军医大学.

孙天石, 高妍, 李卫红, 等, 2019. 镇惊温胆汤药物指纹图谱研究及对PTSD大鼠行为学影响的实验观察[J]. 世界中医药, 14(10): 2613-2617.

滕晶, 2018. 基于系统辨证脉学构建气变特色脉诊诊断体系[J]. 山东中医杂志, 37(3): 181-183.

韦细连, 李湘玉, 2019. 从抑郁症与呕吐的理论关联探讨抑郁症中西医治疗优化方案[J]. 中医药临床杂志, 31(6): 1004-1009.

吴强, 2018. 水火·气机·命门[J]. 光明中医, 33(10): 1388-1390.

吴强, 2018. 一气圆通, 气化五象[J]. 光明中医, 33(11): 1544-1547.

肖党生, 方辉, 杨介钻, 2020. 论能量物质在人体内代谢过程是少阳病的生理基础[J]. 中医临床研究, 12(33): 132-135.

肖微, 周俊, 朱国双, 等, 2021. 基于红外热成像技术探索音声引气对五脏气机变化的影响[J]. 中华中医药杂志, 7(6): 3314-3317.

许继宗, 杨建宇, 李彦知, 等, 2015. 低频声波诱导胃经共振调节气机升降出入的研究[J]. 中医学报, 30(8): 1227-1229.

杨震, 2020. 基于"相火气机学说"论治肝病源流溯洄[J]. 陕西中医药大学学报, 43(5): 11-17.

杨震, 郝建梅, 王少波, 2022. 杨震教授"相火气机学说"研习录[J]. 中西医结合肝病杂志, 32(3): 193-195, 192.

姚涛，胡志希，钟森杰，等，2019. 从"气机升降"角度谈中医舌诊[J]. 时珍国医国药，30（12）：2955-2957.

袁伟智，2019. 运用气机升降理论治疗哮病的理论探讨及临床研究[D]. 济南：山东中医药大学.

张登本，2021. 中医气化理论的意涵及其意义[J]. 中医药通报，20（3）：1-4.

张宏贤，2020. 健脾止动汤对慢性束缚应激TS大鼠海马BDNF表达及学习记忆能力的影响[D]. 北京：北京中医药大学.

张毅，李海，林嬿钊，等，2020. 基于聚类分析探讨黄元御"土枢四象"用药规律[J]. 山东中医杂志，39（9）：926-930.

郑伊芯，2019. 抑郁症患者气机失调的临床表现特点研究[D]. 济南：山东中医药大学.

钟敏，朱海军，蒋冬梅，等，2022. 基于中医气机升降理论的中西医结合治疗对乳腺癌患者抑郁情绪的影响[J]. 中国医药导刊，24（12）：1242-1245.

朱光晓，2019. 升降散对肺癌患者化疗副作用影响的临床观察[D]. 济南：山东中医药大学.

朱建平，田原，鲁欣羽，等，2022. 国医大师张震疏调气机治法临床运用撷英[J]. 中医药学报，50（12）：78-81.

朱茜如，胡志鹏，杨茂艺，等，2022. 基于生物钟节律从"圆运动气机升降"探析血糖波动[J]. 辽宁中医杂志，49（1）：76-78.

第17论 论血的生成

血的生成是中医基础理论中的重要内容，起源于《黄帝内经》，在宋金元时期逐渐成熟，并在明清两代得到进一步丰富。血由精化生而来，其物质基础主要为脾胃水谷之精微及肾中之精。五脏功能在血的生成中起关键作用，如脾主运化、心主血脉、肺朝百脉、肝藏血主疏泄、肾藏精生血等。通过认识血的生成过程，医者可以针对不同血液系统疾病进行个性化辨证施治。此外，该研究有助于预防血液系统疾病，推动中药研发和新药研制。因此，掌握血的生成理论，对于临床诊断治疗、药物研发及养生保健都具有非常重要的指导意义。

第一节 概 论

一、理论内涵

1. 血的基本概念

"血"在中医学中的基本概念是指人体内富有濡养作用的红色液体物质，是构成人体和维持人体生命活动的基本物质之一。《医方论·理血之剂》曰："血之取义，一为荣，荣者，发荣也，非血则无以润脏腑、灌经脉、养百骸，此滋长之义也；一为营，营者，营垒也，非血则无以充形质、实腠理、固百脉，此内守之义也。"而西医学中的"血"则指由"血浆""血细胞""血小板"等物质所构成的红色液体。

2. 血生成的物质基础

中医学认为血液生成的物质基础主要为脾胃水谷之精微及肾中之精，首先，血是由精所化生而来，精是血液甚至是生命之根本。其次，血液之生成亦与气、津、液等息息相关，即所谓"气血互生""津血同源""汗血同源"。

《灵枢·决气》曰："中焦受气取汁，变化而赤，是谓血。"中焦脾胃腐熟受纳水谷，汲取其中的精华物质，其中包含饮食水谷的精气和汁液的精华，两者进入脉中，经过变化而化生成赤色的血液。因此，由饮食水谷所化生的精微物质，如营气、津液，均是血液化生的所必备的物质基础，也是血液组成的基本物质成分。《赤水玄珠·调经门》曰："血者，水谷之精气也。"血液是由水谷精微所化生的，水谷精微中最富含养分的精华物质化生成营气，营气又与津液相合，上输至心肺，在肺中结合摄入的自然界之清气，再经心阳的温煦蒸腾作用而变化为赤色的血液。

《灵枢·痈疽》曰："中焦出气如雾，上注溪谷，而渗孙络，津液和调，变化而赤为血。"津液是转化精、血、髓、泪、涕、唾、汗、尿的基本成分，富含营养的液态物质，经孙络渗入血脉，便成为血液。同样，运行于脉中之血，从孙络渗入脉外，与脉外的津液化合，便可成为津液。《灵枢·邪客》曰："营气者，泌其津液，注之于脉，化以为血。"营气所生的津液注入脉后可化生为血，源源不断地充养血液，以使血液充盈。《侣山堂类辩·辩血》曰："中焦蒸水谷之津液，化而为血。"津液入脉化血，成为血液的重要组成部分。《读医随笔·自啮狂走是气血热极非祟也》曰："夫人身之血，如胭脂然，有色有质，可粉可淖，人血亦可粉可淖者也。其浊者，津液为之合和也。"津能化血，血含津液，津血互渗，故津与血的关系，有"津血同源"之说。

精是生命物质的基本组成成分之一，而肾藏精，精生髓，精髓也可化生血液。《诸病源候论·虚劳病诸候》曰："肾藏精，精者血之所成也。"明确指出肾中之精是生成血液的物质基础。《张氏医通·诸血门》曰："气不耗，归精于肾而为精；精不泄，归精于肝而化清血。"由于肾藏精，肝藏血，"精血互化"，精与血之间存在着相互转化的关系，因而肾精充足，则可"归精于肝而化清血"以充实血液。

二、学 术 源 流

血液生成理论的形成与发展主要分为先秦时期、宋金元时期、明清时期及晚清时期。

先秦时期以《黄帝内经》为主要代表。《黄帝内经》详细论述了血液生成的来源及方式，提出血液的生成离不开五脏的运作，血液化生是其共同作用的结果。《素问·痹论》曰："营者，水谷之精气也。"营气是由水谷精微所化生。《灵枢·决气》曰："营气者，泌其津液，注之于脉，化以为血。"脾胃运化而成的水谷精微先化生为营气和津液，再充养于脉道之中，最终化生为血液，故言脾胃乃血液生化之源。《素问·五运行大论》曰："心生血。"心主生血的生理功能在血液的化生中起着不可忽视的作用。《素问·五脏生成》曰："诸血者，皆属于心。"心主血而属营，为血脉之根，藏心脉之气。《素问·六节藏象论》曰："肝者，罢极之本，魂之居也，其华在爪，其充在筋，以生血气。"肝藏血而主筋，为阴中之少阳，主人身升发之气，是万物生化之源，故以生血气。《灵枢·经脉》曰："人始生，先成精……血气乃行。"肾主骨，藏精而生髓，为先天之本、精血之藏。《灵枢·营卫生会》曰："此所受气者，泌糟粕，蒸津液，化其精微，上注于肺脉，乃化而为血。"脾胃腐熟受纳饮食水谷，化为精微物质，通过经脉汇聚上注于肺脉，赖肺吐故纳新后，方化而为血。《黄帝内经》从各个方面详细阐述了血的生成与五脏之间的相互作用。

宋金元时期的医家多认为血的生成与脾胃最为相关，其中以《妇人大全良方》和《脾胃论》为主要代表。《妇人大全良方·调经门》曰："血者，水谷之精气也……故虽心主血，肝藏血，亦皆统摄于脾，补脾和胃，血自生矣。"人体所摄饮之食物，经中焦脾胃运化而成水谷精微，水谷精微是化生血液的最基本物质，故有脾胃为"气血生化之源"的说法。《脾胃论·脾胃虚实传变论》曰："中焦之所出，亦并胃中……乃化而为血。"《脾胃论·脾胃胜衰论》曰："夫脾胃不足，皆为血病。"故而临床上医治因脾气虚弱而导致的血虚病证，首当补益脾胃，增其运化，溯本求源，助脾生血。

明清时期以《景岳全书》和《类证治裁》为主要代表，进一步总结和完善了血的生成理论。《景岳全书·脏象别论》曰："血者水谷之精也，源源而来，而实生化于脾，总统于心，藏受于肝，宣布于肺，施泄于肾，而灌溉一身。"血的生成离不开上焦心肺、中焦脾胃、下焦肝肾的协同作用。《类证治裁·血症总论》曰："禀水谷之精华，出于中焦，以调和五脏，洒陈六腑者，血也。生化于脾，宣布于肺，统于心，藏于肝，化精于肾，灌输百脉。"饮食入于胃，经胃的腐熟后将水谷精微输送于脾，经脾的运化，将一部分水谷精微输送到肺，再经肺的作用，输注于脉中形成为营气；另一部分水谷精微或输送于肝中、或随心阳的作用变化为血、或充实肾精，化而为血。

晚清时期以《血证论》为主要代表。《血证论·阴阳水火气血论》曰："食气入胃，脾经化汁，上奉心火，心火得之，变化而赤是为血。"饮食水谷，经过脾胃的腐熟受纳，运化升清后，上传于心肺，注于心脉化赤而生血。心主血脉，心气推动血液运行以传输精微物质，使全身各脏腑经脉血液生化有源，进一步促成血液的化生。如若心阳不足，难以"奉心化赤"，则会导致心血生成不足。因此，临床上治疗心血生成不足而致的血虚病证，往往可采用温补心阳的方法。

第二节 述 评

一、当 代 研 究

（一）理论研究

中、西医对于血的生成的理论体系是完全不同的。由上文可知，在中医理论体系中，心、肝、脾、肺、肾都参与了血液的生成和运行，对血液化生有着至关重要的作用。脾胃为生血之源，肾精为生血之本，心主血脉，水谷精微注肺生清血，肾精归肝生血气，五脏协同，共生新血。新血供养的缺少，会造成生理功能紊乱和组织结构损伤。

1. 肾与血的生成

肾为先天之本，五脏六腑之根，主藏精，主水，主纳气，肾在血的生成中的作用也尤为重要，且"精血同源"最早来源于《黄帝内经》，其主要含义包括"肝肾同源"，肝藏血，肾藏精，两者化源相同，"精"与"血"两者相互资生、相互补充又相互影响。在《黄帝内经》和古代中医典籍中发现肾气、肾精、肾阳、肾阴对化生血液起着至关重要的作用，并为临床从肾脏入手治疗血虚证提供了理论支撑，并提出治疗由肾虚所致的血虚的治疗准则与治疗方法；现代生物学研究发现"精血同源"理论的本质与维生素D-成纤维生长因子23-Klotho蛋白轴（VD-FGF 23-Klotho轴）在血液系统与造血功能中的调节作用相关；且研究认为HSC作为先天之精的一部分，是精血互化功能的执行者，可体现精可化血，血能生精的中医思路。

2. 脾与血的生成

脾胃为气血生化之源，源自于《灵枢·决气》，其指出："何谓血？岐伯曰：中焦受气，取汁变化而赤，是谓血。"中焦，从藏象学说来说，即脾胃，说明脾胃受纳运化饮食水谷，吸取其中的"汁"，即精微物质，包含营气和津液，奉心神而化赤，这就是血。通过对10部与脾胃相关的中医典籍内容中关于血液生成的物质基础、血虚证及从脾胃论治血虚证相关资料的整理，发现脾胃所运化的水谷精微是血液生化的基础是从《黄帝内经》传承至今的观点，并从中挖掘出致使脾胃为病生血不足的病因和从脾胃论治血虚的处方用药规律。

3. 肝与血的生成

《素问·六节藏象论》曰："肝者，罢极之本，魂之居也，其华在爪，其充在筋，以生血气。其味酸，其色苍，此为阳中之少阳，通于春气。"肝脏是气血化生之所，肝应春之生发之气，能调节各脏腑生血功能，协助各脏腑完成血的生成，并为临床从肝论治血虚提供了理论基础。

4. 心与血的生成

"心生血"的理论源于《素问·阴阳应象大论》，其曰："南方生热，热生火，火生苦，苦生心，心生血，血生脾。"通过细胞实验研究，认为心脉生血的机制可能与内皮细胞分泌造血生长因子有关。但相关学者认为血是在心的蒸腾、气化作用下形成的储藏于心中的具有温煦和濡养作用的赤色精微物质，不能单纯地结合现代医学理论去解释。

5. 肺与血的生成

中医"肺生血"的内涵包括以下三个层面：一是诸气者，皆属于肺，气能生血行血；二是补肺生津，津血互化以生血；三是肺朝百脉。通过动物实验发现肺部储存有多种可用于恢复受损骨髓造血能力的造血祖细胞，以及补肺气的中药发挥作用的机制可能与血小板相关；所以，"肺生血"提示我们临证治疗血虚证时，不仅要从心、脾、肝、肾等脏着手，而且也要从肺论治，滋补肺阴，温补肺气，从本图治。

（二）临床研究

五脏功能减退或其他原因所致的血液生化或者来源不足容易导致血液亏虚。血液亏虚后不能濡养脏腑、经络、组织，表现为面色无华，眼睑、唇、爪甲色淡，舌色淡白，脉细、虚而无力等，这一系列综合性证候可归属于血虚证。这类血虚证主要是由血的生成异常所致，应区别于血液耗损过多，如大出血后或因大病、久病而劳神太过暗耗阴血等所造成的血液亏虚的血虚证。依据虚者补之的原则，临床又有益气补血、滋阴补血、补血活血等不同治则，补血作用的处方也有很多，如四物汤、炙甘草汤、当归生姜羊肉汤、小建中汤等。由血的生成异常所致的血虚证，在现代临床中常与各种贫血和慢性疾病相关，如缺铁性贫血、巨幼红细胞贫血、肾性贫血、再生障碍性贫血、放化疗所致骨髓抑制等多种疾病。

1. 缺铁性贫血

缺铁性贫血，是一种由于体内储存铁的缺乏或者不足而引起的小细胞低色素性贫血，属于营养性贫血的一种。中医学并无缺铁性贫血病名，临床根据其症状以"萎黄""虚劳""心悸""血虚"等病论治，并认为本病总体为虚，其病机主要涉及脾、胃、气、血，治疗以健脾和胃、双补气血为主。缺铁性贫血最常见的中医证型分别为脾胃气虚证、脾肾两虚证；最常用的药物是白术、黄芪、当归；常用药对为白术-黄芪、当归-黄芪、白术-当归。临床中也运用八珍汤联合蔗糖铁注射液、芪贞补血汤、薯蓣丸加味制膏、陶壶饮、气血双补汤等治疗缺铁性贫血，能显著缓解患者的临床症状，并改善其实验室及铁代谢相关指标减少不良反应的发生，其中研究表明气血双补汤能减少蛋白琥珀酸铁所引起的胃肠道不良反应的发生，具有临床推广意义。

2. 肾性贫血

肾性贫血，是由多种原因导致的慢性肾病患者肾脏促红细胞生成素产生不足或血浆中一些毒素物质干扰红细胞的生成和代谢而发生的贫血，是慢性肾病发展到终末期常见的并发症之一。中医学归于"虚劳""血枯""亡血""黄胖""心悸"等范畴。从血的化生角度来看，在肾性贫血的发展过程中，肾久病以致气虚精亏，故肾精化肝血的过程受阻；且久病使得脾失健运，不能有效地将水谷化为血液所需的营气、津液。肾失封藏，肾阳亏虚不能上助脾阳以运化，先天无法激发后天；脾气虚弱不能濡养肾脏，后天不能补充培育先天，致使脾肾亏虚、气血生化无源而致贫血。根据其病位主要在肾脾两脏的特点，治疗应以肾为根本，以脾为关键，肾脾相顾，标本兼治。并且近年有不少学者运用中医特色"治未病"治疗理念防治肾性贫血，可降低慢性肾病伴肾性贫血的发生率；临床上还有学者运用芪胶升白胶囊、滋肾生血方、生血宝合剂等联合促红素等治疗肾性贫血，临床疗效确切，改善患者症状及肾功能，提高患者生存质量；且研究表明益肾清利、和络泄浊方改善肾性贫血的作用机制可能与降低患者 IL-6、TNF-α 水平，减轻炎症状态，提高血红蛋白含量有关。

3. 再生障碍性贫血

再生障碍性贫血是一种因免疫功能异常介导的骨髓造血干/祖细胞缺陷而引起的外周血全血细胞减少的骨髓造血功能衰竭症，其主要表现为贫血、出血和感染综合征。中医治疗再生障碍性贫血从目前的临床研究来看，并无统一的治疗方案。主要治疗方案有：张亚茹等以"肝生血气"的理论为基础，调肝藏血防出血，养肝生血治贫血，治疗再生障碍性贫血；谢宝真等认为"瘀血不去，肾气难扶"是治疗再生障碍性贫血的理论基础，在补肾的同时，活血化瘀，调和脾胃治疗再生障碍性贫血；孙伟正教授则认为非重型再生障碍性贫血，肾虚是发病的关键机制，治疗当补肾填精、益髓生血；彭丽燕等将通络法作为治疗再生障碍性贫血的重要方法之一，认为"久病入络""久病必瘀"，若能及时清除病理因素，运用通络法，可使正气来复，脏腑功能恢复，进而有利于骨髓造血功能的恢复。

4. 放化疗药物所致的骨髓抑制

放化疗药物所致的骨髓抑制，以外周血中白细胞、红细胞或血小板计数下降为主要表现。由于是现代药物所造成的毒副作用，在经典的中医古籍文献中并未记载，中医对化疗所致骨髓抑制的病因病机也并未形成完全统一的认识，但以虚证为主的病机得到大多数医家的认同。目前临床研究结果显示治疗骨髓抑制主要以补气、补血、健脾、益肾的中药为主。其他临床研究主要集中在血虚型月经病，学者们通过整体疗效比较，认为在临床治疗中运用滋养方加减治疗血虚型月经过少，以及脱花煎加减方治疗血虚型月经后期、四物逍遥散联合布洛芬缓释胶囊治疗肝郁血虚型经行头痛和柴归汤联合雌二醇/雌二醇地屈孕酮片（芬吗通）治疗肝郁血虚型绝经前后诸证等疗效明确，安全性高，临床应用价值高。

（三）实验研究

在动物实验研究中，建立可靠的动物模型是研究中医证候病理机制的基本条件。把中医血虚证理论及辨证论治思想与现代医学实验动物模型理论相结合，将人类血虚证的某些特征在动物身上模拟，是建立血虚证动物模型的主要指导思想。现在建立血的生成异常所致的血虚证模型，主要有辐射损伤法血虚证模型和化学损伤法血虚证模型。其中，辐射损伤法是采用放射线来破坏骨髓造血功能，抑制造血干/祖细胞，致使血细胞生成减少，符合血虚证血液生成不足的病因。化学损伤法是利用化学药物（如化疗药物环磷酰胺）的毒性损伤作用，破坏血细胞或抑制血液生成而制备血虚动物模型。基于血虚证模型的建立，现代对于中医药治疗血的生成异常所致的血虚证小鼠的防治研究展开了丰富研究。韦洁等在血虚证小鼠的模型上运用九味补血口服液治疗发现该药可减轻肾脏炎症并具有促红细胞生成素（EPO）生成作用，能改善小鼠血虚症状，可能与 Toll 样受体 4（TLR4）/NF-κB 通路和低氧诱导因子-1α（HIF-1α）/EPO 通路相关；王芳等发现常用中药包括阿胶、当归、白芍、龙眼肉、大枣、桑椹、丹参等可激活 EPO 受体（EPOR）mRNA 的表达，改善血虚证；刘畅等研究发现鹿血可增加铁释放和血细胞数量，改善血虚症状，恢复脾脏损伤，提高机体免疫力；冯伟科等研究显示，四物汤可通过促进环磷酰胺致血虚证小鼠骨髓细胞中 Bcl-2 和 Bcl-xL 蛋白的表达，降低骨髓细胞凋亡率，减轻血虚症状；杨满琴等认为九味阿胶膏对血虚证小鼠具有明显的补血作用，可能与其调控促造血生长因子的分泌和减轻负向造血因子对造血功能的抑制有关。

二、研究局限与未来展望

近年来对于血的生成的理论研究不够深入仔细，大都停留在古籍研究的层面，五脏与血的生成的具体作用机制尚未用现代医学和科学的知识解释清楚，同时近年对于血的生成理论研究探讨少，没有创新性发展；对于血的生成异常所致的血虚证相关疾病的研究，从临床研究和实验研究来看，越来越精细，但对于实验研究的成模标准和中医药的疗效评估大多是以西医学的客观指标为标准，而中医血的生成异常所致的血虚证概念与西医的贫血也并不能完全等同，且相关细胞和分子机制研究很少。在未来的研究中需要从以下五方面进行：一是深入挖掘相关理论研究，如血的生成与血虚证相关的理论研究需加强；二是创新血的生成理论的探讨方向，跳出固定思维，引入新的思路，拓宽研究广度；三是用现代科学的研究思路证明中医血的生成的科学性，同时建立血的生成科学理论研究系统；四是在实验研究中增加细胞和分子机制研究，通过体内和体外、微观和宏观结合研究，为中医药治疗血虚证提供更多有力的证据；五是在今后的实验研究中引入小鼠血虚模型的中医症状诊断标准，建立健全中医药对小鼠血虚证干预后的科学的、系统的中医疗效评价体系。

第三节　名　家　思　想

一、国医大师裘沛然治疗再生障碍性贫血

国医大师裘沛然教授中医理论功底深厚，岐黄之术炉火纯青，临证洞察入微，立法缜密严谨，

组方配伍有度，用药出神入化。在用中医药治疗血证方面验实俱丰，疗效显著。裘沛然教授断病特点是：辨证重寒热虚实，诊断重在察神。"神者，正气也"，神是整个生命活动状态的集中概括，故曰断病贵在识神。这是中医学的特色和优势所在，对于临床医生来说，这是最重要的基本功。对于慢性病及危重病而言，神气之盛衰，决定了证之顺逆、病之预后、生存的长短，为决生死之要领。

验案举隅

顾某，女，17岁，1974年4月30日前来就诊，患者主诉：头晕乏力7年余。现病史：患者因头晕乏力、面色无华而赴外院就诊，经检查诊断为"再生障碍性贫血"，经常输血、口服激素及肌内注射丙酸睾酮等，疗效不显，现面色萎黄如蜡，伴面目虚浮，头晕乏力，时有齿衄，下肢略肿，胃纳不佳，月经量多色淡。血常规检查：血红蛋白35g/L，红细胞9×10^5/L，白细胞1.7×10^9/L。舌苔薄白，舌质淡，舌体胖，脉濡细无力。辨证为脾肾两虚，气血不足，肾精亏损。治当补益气血，滋肾填精。处方：炙龟板24g，补骨脂15g，淡苁蓉9g，大熟地24g，枸杞子9g，菟丝子12g，生地黄18g，全当归12g，鹿角粉（分吞）3g，仙茅12g，潞党参12g，生白术9g，川黄柏9g，炙甘草9g。服药半个月，齿衄止，月经量较前略有减少。血常规血细胞、血红蛋白等指标明显好转，患者面色转华，面目虚浮也消失，头晕已除，精神已振，月经量正常，经色也转红。裘沛然教授嘱其隔日服上药1剂，以稳定疗效。

按语 患者是一例较为典型的气血不足引起的眩晕，裘沛然教授在治疗中除了补益气血外，紧紧抓住精血同源的关键，重用补肾填精的药物，如炙龟板、补骨脂、淡苁蓉、大熟地、枸杞子、菟丝子、鹿角粉、仙茅等。再者气血不足，非旦夕可以补足，这需要一定时间方能奏效，因此，裘沛然教授坚持应用原方达半年之久，患者的血红蛋白稳步提高，直至接近正常。守方有时也是裘沛然教授治病的特点，对慢性病的治疗颇为重要。

二、国医大师班秀文治疗月经过少

国医大师班秀文教授认为任何内伤杂病的发生，均与气血不和、脏腑功能失调有关，妇科疾病也包括在内，肾藏精，主生殖，妇女经、带、胎、产均与肾有密切关系，肾气不足将影响天癸的成熟和冲任的充盈，肾阳不足、命门火衰，影响冲任胞宫的功能则出现月经后期、月经量少、痛经、崩漏等疾病。故补肾是治疗妇科疾病的重要方法之一，而在妇科之中又以温养脾肾为温法的主要内容。

验案举隅

莫某，女，27岁，工人，已婚。1992年6月18日初诊。自诉月经量减少2月余。近2个多月来无明显诱因出现月经量少（较原月经量减少1/3），月经色暗，且近半年来自觉小腹痛，阴部偶感刺痛，带下增多。刻诊：头晕腰酸，四肢无力，小腹隐隐作痛，二便未见异常。14岁初潮，月经量素来较多，伴经行腹痛，末次月经为1992年5月28日。结婚2年，安全期避孕。诊断为月经过少；辨证为脾肾气虚，肝郁血滞；治当补益脾肾，疏肝行血。处方：当归10g，川芎6g，白芍10g，白术10g，茯苓10g，泽泻10g，补骨脂10g，淫羊藿15g，仙茅10g，莪术10g，炙甘草6g。水煎服，每日1剂。二诊：服药半个月后，经行，月经量增多，色暗红夹块，伴小腹隐痛，块出痛减。现月经已净，头痛，腰酸乏力。舌淡红，苔薄白，脉细弦。处方：党参15g，炙黄芪20g，鸡血藤20g，丹参15g，当归10g，白芍10g，川芎6g，熟地黄15g，川断10g，益母草10g，炙甘草6g。7剂，水煎服，每日1剂。再服月余，月经量中等，色红，经前诸痛消失。

按语 脾为气血生化之源,肝为血海,主调节经血量;肾为气血之始,经血充盈、经期正常与否,皆关于肾、肝、脾的功能。脾肾气虚则血海不足,冲任失养,故月经量少。血虚肝郁,疏泄失常,瘀阻胞脉、冲任,故少腹、小腹隐痛。头晕腰酸、足软乏力,乃脾肾亏虚,气血不足所致。治宜温肾、养肝、健脾。一诊班秀文教授用当归芍药散加淫羊藿、仙茅、补骨脂,体现了温肾益脾、补益气血、养血疏肝的原则,故用药后月经量即多。效不更法,二诊用圣愈汤及当归芍药汤加味治疗。治疗的全过程以补肾兼顾肝脾,重在益精养血为主使脏腑阴阳平衡而达调理月经的目的。

三、国医大师郭子光治疗再生障碍性贫血

郭子光教授治疗贫血多年,认为血虚证之辨治,一则需重生化之源。《黄帝内经》曰:"中焦受气取汁,变化而赤是谓血。"故脾胃虚者,则易现贫血之证。治当以健运脾胃为要,即使一时脾胃不虚,也当注意固护。二则补血必当补气。"血为气之母""气为血之帅",故郭子光教授认为,若气盛则化血功能自强则血充,并宗《温病条辨·治血论》所言:"善治血者,不求之有形之血,而求之无形之气。"可通过补气以收补血之效。

验案举隅

周某,女,48岁,干部。1998年6月2日初诊。患者1年前头晕乏力,体力不支,纳少眠差,下肢出现紫癜,去某市级医院检查,血压低,全血细胞皆低,服中西药无效。继则转省肿瘤医院进一步检查血细胞,报告:骨髓增生低下。又转某医科大学附属一院诊治,病理科报告:骨髓造血细胞增生低下。予IL-6等治疗,白细胞由$3.6×10^9$/L升至$5.6×10^9$/L,血小板由$21×10^9$/L升至$91×10^9$/L,其他血象也升至正常。但随着IL-6的停用,血小板、白细胞等又迅速下降,尤以血小板下降最速。准备使用雄激素治疗,但考虑用雄激素升血小板亦困难,且有男性化副作用,于是患者自动出院求治于中医。现症:自诉头晕乏力,腰脊酸软,两腿无力,畏寒神怯,衣服较常人穿得多,且易感冒,眠差纳可,口和便正,小便清长。查其形体偏瘦,神萎息匀,面色苍暗少华,唇甲淡白,上下肢皮肤均有少许针尖样紫癜,下肢不温,舌淡,苔白润,六脉沉细且弱。实验室检查:血小板$37×10^9$/L,白细胞$4.3×10^9$/L,余均正常。辨证:肝脾虚损证。乃肝血不足,脾不统血所致,当大补肝血,健益脾气。处方:党参、黄芪、鸡血藤各40g,白术、谷芽、阿胶(烊化)、墨旱莲各20g,山药、生地黄、枸杞子、龙眼肉各15g,大枣60g,仙鹤草30g,炙甘草6g。每日1剂,浓煎,日3夜1服。1998年7月9日二诊:上方服月余,未能控制血象下降,尤以血小板下降为甚。今日查血小板$22.8×10^9$/L,其余均下降,而脉症如前。考虑到五脏之虚,穷必及肾,肾藏精、主骨、生髓,"精血同源"也。其病不在肝脾而在肝肾虚损,皆因肝血不足,肾精亏乏所致。当大补肝血,温肾填精兼顾脾气,仿右归加味治之。处方:党参、黄芪、鸡血藤各40g,仙鹤草30g,熟地黄、墨旱莲、阿胶(烊化)、枸杞子、龙眼肉、淫羊藿、续断、巴戟天各20g,红参、白术、补骨脂、仙茅、菟丝子各15g,大枣60g。每日1剂,浓煎成膏,日3夜1服。1998年7月16日三诊:诸症均好转,体力增加。今日查血小板$35.6×10^9$/L,白细胞$5.6×10^9$/L,但上升缓慢。认为病至肾精、骨髓之深层,草木之品已鞭长莫及,非血肉有情之物难毕其功。又患者陈述服药后有腹胀满之感,是大队滋补药碍脾之故。故重新处方:①二诊方加砂仁12g,服法同前。②鹿茸、龟甲胶各5g,鸡子1枚,冰糖适量,同蒸至鸡子熟,每晨空腹服。嘱服鹿茸期间,忌食青菜、萝卜,以免降低疗效。1998年10月27日四诊:上方服至今日,体力大振,精神好转,体重增加,且家人多次感冒均未被传染,半个月前已恢复全日上班工作。前两日查全血,血小板升至$115×10^9$/L,白细胞$5.7×10^9$/L。余均正常。为巩固疗效,上方续进至骨髓检查正常,才可减缓服药。上方服至1999年4月20日,仍在某医科大学附属一院骨髓检查。报告显示:全片巨核细胞30个,生成血小板好,基础代谢(BM)未见特殊异常。1999年4月26日诊断报告:骨髓造血组织增生活跃,与前次活检比较,增生增加,仍以红系增生为主。于是,撤除汤药,只服鹿茸以巩固。

按语 本例患者系以贫血为主症的慢性再生障碍性贫血,当属中医学"血虚"范畴。初从肝脾血虚论治,认为肝血不足,疏泄不及,故血小板等减少,加之脾虚不统血,故有紫癜等发生。及至补益肝脾无效时,才认识到肾虚精亏是其主要病机。由于肾虚精亏,不能"归精于肝而化精血",故全血细胞降低,以血小板为甚。由此可见,血资生于脾,藏化于肝,而本源在肾。一般的血虚,补脾养肝即可,而久病再生障碍性贫血之血虚,则更深一层,非补肾填精,促其精以化血,则难毕其功。补肾气、温肾阳,草木之品就能收效,而填精补髓,则非血肉有情之物不可,故加鹿茸等药后,疗效显著提高。其二诊方实为左、右归饮与归脾汤三方化裁而成,其中以巴戟天代附片,鸡血藤代当归,又去肉桂,加龟甲胶与鹿茸同服等措施,均有防其辛温而燥动浮火之意。更因患者脾胃运化尚可,能胜任滋补,又通力合作,故疗效满意。

第四节 推荐文献

苏洪佳,陈国忠,谢君艳,2018. "血"与"五脏"关系阐析[J]. 江苏中医药,50(3):31-33.
麻丽萍,易杰,2009. 论中医五脏生血[J]. 辽宁中医药大学学报,11(8):5-6.
王一然,李统,蓝肇熙,2019. 基于《内经》对肺藏象属性及肺生血的解读[J]. 世界最新医学信息文摘,19(52):244-245.
吴江,郭平,2018. 血虚证的现代研究进展[J]. 山东中医杂志,37(9):780-782.
付秋月,王小平,2021. "肾生血"及肾血虚证理论探讨[J]. 江苏中医药,53(8):31-34.
刘竞男,张会永,于莉,等,2021. 血虚证中医疗效评价量表条目筛选[J]. 中华中医药杂志,36(8):4583-4586.
刘竞男,张会永,于莉,等,2020. 基于文献分析的血虚证诊断标准比较研究[J]. 世界科学技术-中医药现代化,22(6):2050-2055.
张静娴,陈信义,田劭丹,2023. 益血生胶囊基于肾主骨生髓化血理论治疗贫血的临床实践[J]. 北京中医药大学学报,46(5):731-735.
阮冬冬,袁军,曾毅,等,2021. 基于"肾生髓,髓生血"理论探讨肾性贫血的机制与治疗[J]. 世界中西医结合杂志,16(10):1948-1951.
张朝宁,2019. 试论"肺生血"及肺血虚证[J]. 中国中医药信息杂志,26(8):117-119.

第五节 参考文献

班胜,黎敏,李莉,2011. 国医大师班秀文[M]. 北京:中国医药科技出版社.
陈伟,曹敏玲,管连城,等,2021. "精血同源"现代生物学本质理论探析[J]. 山东中医药大学学报,45(4):429-433.
崔家康,姜泉,2019. 试论"血之源头在乎肾"[J]. 中医学报,34(4):686-688.
方邦江,裘世轲,2017. 国医大师裘沛然:治疗疑难危急重症经验集[M]. 北京:中国中医药出版社.
冯伟科,吴江,刘俊志,等,2019. 四物汤对环磷酰胺致血虚证小鼠骨髓细胞凋亡及 Bcl-2、Bcl-xL 蛋白表达的影响[J]. 时珍国医国药,30(3):579-581.
郭振奇,王圣治,2023. 基于"治未病"理论探讨中医在防治慢性肾脏病(CKD)3~5 期伴肾性贫血上的作用[J]. 实用中医内科杂志,37(3):124-126.
胡娟娟,许陵冬,王素芹,等,2022. 益肾清利、和络泄浊方治疗慢性肾脏病肾性贫血临床研究[J]. 河南中医,42(12):1862-1866.

刘畅，李志满，吴修利，等，2021. 鹿血改善环磷酰胺致小鼠血虚证的作用研究[J]. 时珍国医国药，32（9）：2102-2104.
刘渊，2003. "心生血"理论与实验研究[D]. 成都：成都中医药大学.
卢娟，2019. 四物逍遥散治疗经行头痛肝郁血虚证临床观察[D]. 长沙：湖南中医药大学.
马继松，2011. 国医大师学术经验研读录-第3辑[M]. 北京：人民军医出版社.
马西虎，刘晓，黄志惠，2022. 薯蓣丸加味制膏辅助治疗缺铁性贫血的临床效果[J]. 中国医药导报，19（24）：128-131.
彭丽燕，钟晓燕，陈凤，2021. 浅析络病理论指导下再生障碍性贫血的治疗[J]. 内蒙古中医药，40（7）：150-152.
孙锁锋，2012. 基于十部中医古籍脾胃生血理论研究[D]. 沈阳：辽宁中医药大学.
王芳，马威，2022. 常用补血中药对于血虚证的影响[J]. 中外医学研究，20（18）：12-17.
王瑞，孙伟正，王金环，2022. 陶壶饮治疗气血两虚型缺铁性贫血的临床观察[J]. 时珍国医国药，33（6）：1375-1377.
韦洁，蓝晓东，朱涪翠，等. 基于抗炎和促红细胞生成作用的九味补血口服液改善血虚证小鼠造血功能的机制研究[J]. 广西科学：1-21.
温双吉，段翔宇，钟新林，2022. 芪贞补血汤治疗气血不足型缺铁性贫血疗效观察[J]. 山西中医，38（10）：14-15.
武美南，2021. 自拟滋养方加减治疗月经过少（血虚证）的临床研究[D]. 长春：长春中医药大学.
武晓妹，董叶朋，何宇川，等，2022. 滋肾生血方对维持性血液透析肾性贫血的疗效及对铁代谢、血脂的影响[J]. 河北中医药学报，37（4）：44-47.
向启蒙，2022. 生血宝合剂联合rHuEPO对MHD肾性贫血患者氧化应激及微炎症状态的影响[D]. 南昌：江西中医药大学.
谢宝真，陈毅宁，廖斌，2022. 基于"瘀血不去，肾气难扶"思想论治慢性再生障碍性贫血[J]. 中医临床研究，14（29）：74-77.
谢建，2021. 柴地汤治疗月经过少肝郁血虚证的临床观察[D]. 长沙：湖南中医药大学.
谢秀仪，2022. 八珍汤联合蔗糖铁注射液治疗缺铁性贫血的临床观察[J]. 中国民间疗法，30（10）：79-81.
熊文娟，2021. 脱花煎加减治疗月经后期（血虚证）的临床观察[D]. 长春：长春中医药大学.
许献光，黄进，丁富平，等，2018. 基于造血干细胞的"精血同源"理论探讨[J]. 时珍国医国药，29（5）：1185-1187.
杨满琴，谢若男，徐玥玮，等，2018. 九味阿胶膏对血虚证小鼠的补血作用及其机制研究[J]. 中国药学杂志，53（24）：2096-2101.
于孙婉琪，谷梦宇，史文萱，等，2022. 孙伟正教授从肾论治非重型再生障碍性贫血经验撷英[J]. 中医药信息，39（3）：25-28，54.
张亚茹，张蒙蒙，邢露露，等，2022. 从"肝生血气"论治儿童慢性再生障碍性贫血[J]. 中国中西医结合儿科学，14（1）：6-9.
张元君，2023. 芪胶升白胶囊联合人促红素注射液治疗肾性贫血的临床观察[J]. 中国民间疗法，31（1）：89-91，124.
郑冉，2021. 气血双补汤治疗气血两虚型缺铁性贫血的临床疗效研究[D]. 南昌：江西中医药大学.
Lefrançais E，Ortiz-Muñoz G，Caudrillier A，et al，2017. The lung is a site of platelet biogenesis and a reservoir for haematopoietic progenitors[J]. Nature，544（7648）：105-109.

第18论 论津液代谢

津液代谢隶属于气血津液，本节在明确津液基本内涵的基础上，主要阐述津液代谢的失常，梳理学术渊流，整理当代研究，同时荟萃名家，聚焦临床，可以进一步提升有关津液代谢的生理病理全方位、多层次的系统认识。

第一节 概 论

一、理论内涵

（一）津液代谢的基本概念

津液代谢是多个脏腑功能相互协调作用的复杂生理过程，包括津液的生成、输布和排泄。《素问·经脉别论》将津液代谢过程简要概括为"饮入于胃，游溢精气，上输于脾，脾气散精，上归于肺，通调水道，下输膀胱，水精四布，五经并行"。

1. 津液的生成

津液来源于水谷，主要通过脾胃、大小肠等脏腑的气化功能而生成。饮食入胃，经胃的腐熟消化，输送于脾，再通过脾之运化及小肠之受盛化物、泌别清浊，吸收其中的液态物质而生成津液。大肠在传化糟粕的过程中，也能吸收部分水分，使粪便成形。可见，津液的生成取决于两方面因素：一是有充足的水饮类食物摄入；二是在脾的主导作用下，结合胃、小肠、大肠的功能而共同完成。

2. 津液的输布

津液的输布是指津液在体内转输和布散的过程。津液在脾、肺、肾、肝和三焦等脏腑的协调配合下，完成津液在体内的运行输布。

脾　脾气转输布散津液有两种途径：一是脾气直接散精，将津液布散于全身，发挥濡养脏腑组织的功能；二是脾气主升，将津液转运于上，上归于肺。

肺　肺为水之上源，主通调水道，在肺气的宣发肃降作用下，将津液进一步向上向外布散于头面肌表，向下向内输布于内脏，以供头面肌表和脏腑利用，利用后的水液通过肺气的肃降作用下达于肾。

肾　肾主宰整个津液代谢过程。首先，肾为一身阴阳的根本，可激发和推动脾、肺、小肠和三焦等脏腑发挥正常津液代谢的生理功能。其次，由肺下输至肾的津液，经肾阳的蒸腾气化转化为清、浊两部分，清者经三焦复归于脾、肺而布散全身，为人体所用；浊者生成尿液下输于膀胱。

三焦　三焦是津液运行的通道，三焦气化功能正常，水道通利，则津液畅通无阻，运行全身。

肝　肝主疏泄，调畅气机，津液的输布有赖于气的升降出入运动。气行则水行，气滞则水停。

3. 津液的排泄

津液输布于周身，被机体利用之后，其剩余水分和代谢废物的排泄，主要是肺、肾、大肠和膀胱功能协同作用的结果。肺气宣发，外合皮毛，促使津液从皮肤以汗液形式被排出和从呼吸道以水汽形式被带出；肾为主水之脏，在其气化作用下，将浊者化为尿液，下注膀胱而外排；大肠主传导，粪便中也夹杂部分水分。因此，剩余水分和代谢废物的排泄途径包括出汗、呼气、排尿和排便四个方面，其中尿液的排泄又是调节津液代谢动态平衡的主要环节。如《灵枢·五癃津液别》所载："水谷入于口，输于肠胃，其液别为五，天寒衣薄则为溺与气，天热衣厚则为汗。"

综上所述，津液来源于饮食水谷，经脾胃、小肠和大肠等脏腑气化而生成。津液的输布和排泄，是肺、脾、肾、肝、三焦等脏腑共同作用的结果。《景岳全书》曰："盖水为至阴，故其本在肾；水化于气，故其标在肺；水惟畏土，故其制在脾。"此论是对津液代谢中肺、脾、肾三脏生理功能的高度概括。肺、脾、肾三脏中任何一脏功能失常，均可引起津液代谢障碍，出现津液不足，或津液输布排泄障碍。

（二）津液代谢失常致病的基本原理

津液代谢失常是指津液生成、输布或排泄失常，包括津液不足及津液滞留体内的病理变化。

津液代谢失常，主要可分为两个方面：一是由于津液的生成不足和消耗过多，而致津液不足的病理状态；二是由于津液输布或排泄异常，导致体内水液停聚的病理状态。

1. 津液不足

津液不足指津液亏少，导致脏腑、形体、官窍失于濡润、滋养，引起干燥枯涩的病理状态。多因脾胃虚弱，津液化源不足；或外感阳热病邪，或五志化火，消灼津液；或多汗、剧烈吐泻、多尿、失血；或因久病，精血枯泄；或过用辛燥之物等引起津液耗伤所致。由于津和液在性状、分布部位、生理功能等方面有所不同，因而津和液的亏损在病机及表现上也有一定差异。如秋季气候干燥，常见口、鼻、皮肤干燥，即以伤津为主；若热病后期，或久病耗阴，症见形瘦肉脱、舌光红无苔、肌肉𥆨动、手足震颤等，则以脱液为主。在程度上，伤津不一定脱液，脱液则必兼伤津。

2. 水液停聚

水液停聚指津液输布或排泄障碍，导致体内水液停聚的病理状态。多由外感六淫，或饮食不节，或内伤七情等导致肺、脾、肾、肝、三焦等脏腑功能异常所致。其主要病机是津液得不到正常转输和布散，导致其在体内运行迟缓，或津液转化为汗液和尿液的功能减退，排泄障碍，致水液滞留体内，而水湿内生，酿痰成饮。如肺失宣降，水道失于通调，津液不布；脾失健运，津液运行迟缓，水湿内生；肾阳不足，蒸腾气化失职，水液内停；肝失疏泄，气机不畅，气滞水停；膀胱气化失司，浊液不降，水气不行；三焦气机不利，水道不畅，津液输布障碍等。津液的输布障碍和排泄障碍，常相互影响，互为因果，导致湿浊困阻、痰饮凝聚、水液潴留等多种病变。

二、学术源流

津液是构成人体生命活动的基本物质，从先秦两汉到宋元明清，历代医家从不同角度围绕津液在人体中发挥的作用及其重要意义展开相关论述。

先秦时期以《黄帝内经》为代表，对于津液论述较详，《灵枢·五癃津液别》曰："水谷皆入于口，其味有五，各注其海，津液各走其道，故上焦出气，以温肌肉，充皮肤，为其津，其流而不行者为液。"人之所存，不离形神，津液可养形化神，《素问·六节藏象论》曰："五味入口，藏于肠胃，味有所藏，以养五气，气和而生，津液相成，神乃自生。"津液亦可变髓，《灵枢·五癃津液别》曰："五谷之津液，和合而为膏者，内渗于骨空，补益脑髓。"津液还可化生血液，《灵枢·痈疽》曰："中焦出气如露，上注溪谷，而渗孙脉，津液和调，变化而赤为血。"津液化生血液，周流全身，对脏腑发挥着濡养、滋润作用，《灵枢·邪客》曰："营气者，泌其津液，注之于脉，化以为血，以荣四末。"《灵枢·营卫生会》曰："中焦亦并胃中，出上焦之后，此所受气者，泌糟粕，蒸津液，化其精微，上注于肺脉，乃化而为血，以奉生身，莫贵于此，故独得行于经隧，命曰营气。"津液为水谷精微所化，布于表可滋润皮毛肌腠，渗于内可濡养脏腑经脉，输注孔窍可滋五官九窍。若津液不足，则失去滋润和濡养作用，《灵枢·百病始生》曰："其著于输之脉者，闭塞不通，津液不下，孔窍干壅。"

东汉时期张仲景所著《伤寒论》中时时不忘固护津液，把津液是否损耗或亡失作为临证汗、吐、下等立法制方的依据，《伤寒论·辨可发汗病脉证并治》曰："凡发汗……一时间许益佳，不可令如水流离。"桂枝加厚朴杏子汤、葛根汤等方后均注"取微似汗"；麻黄汤为发汗峻剂，须"覆取微似汗，不须啜粥"。若发汗不使微汗，不仅病不解，反易变证频出，如"发汗，遂漏不止""大汗出后，大烦渴不解""发汗后，身疼痛，脉沉迟"等，所以仲景谆谆告诫，津液亏损不可攻邪，如"脉微""尺中脉迟""咽干""淋家""衄家""亡血家""汗家"等，文中多次提及"不可发汗""不可利小便""急下以存津液""以复其阳"等，这些立法莫不从"津液"观点立论。《伤寒论》重视津液在人体中的重要地位，在治疗中常用甘草、人参、大枣等"补津液"，从扶正与祛邪两方面凸显"存津液"思想；并在煎服法中也体现了"保胃气，存津液"的思想，如桂枝汤服后"啜热稀粥一升余"，白虎汤、桃花汤、竹叶石膏汤的煎法中均有"煮米熟"，意在补养胃津，以助药力。

隋代巢元方将津液流通与五脏调和、营卫和顺相关联，《诸病源候论·癖病诸候》曰："夫五脏调和，则荣卫气理，荣卫气理，则津液通流，虽复多饮水浆，不能为病。"若津液不能正常输布，壅塞阻滞，则易患水病，《诸病源候论·肿满水气候》曰："水病，由体虚受风湿，入皮肤，搏津液，津液痞涩，壅滞在内不消，而流溢皮肤。"巢氏将水液代谢失常归之于脾肾功能失调，"脾为土，主克水，而脾候肌肉。肾水停积，脾土衰微，不能消，令水气流溢，浸渍皮肤而肿满"。巢氏认为内热盛则易伤津液，《诸病源候论·渴病候》曰："五脏六腑，皆有津液。若脏腑因虚实而生热者，热气在内，则津液竭少，故渴也。"

唐代孙思邈通过详察津液的流通布散预判疾病的病理变化，《备急千金要方·五脏脉所属第四》曰："呼吸出入，上下于中，因息游布，津液流通。"随着呼吸出入，津液上下流通，并依此变化察时观脉。《备急千金要方·气极第四》曰："治气极虚寒皮毛焦，津液不通，虚劳百病，虚损力乏方，黄芪汤。"《备急千金要方·气极第四》曰："平人不饮不食七日而死者，水谷精气津液皆尽，故七日而死矣。"孙氏认为治法上如果丢失津液太多易致坏病，《备急千金要方·气极第四》曰："不须汗而强汗之者，出其津液，枯竭而死。"

金元时期朱震亨提出人体"阳有余而阴不足"的观点，认为阴精难成易亏，相火易夺阴精，故在治疗上常采用滋阴降火法，其代表方为大补阴丸。李杲认为津液不生，血海枯竭，《兰室秘藏·妇人门》曰："夫经者，血脉津液所化，津液既绝，为热所烁，肌肉消瘦，时见渴躁，血海枯竭，病名曰血枯经绝。"为津血同源的认知提供了理论依据。

明代张景岳认为津液相互依存，相互转化，本为一体，故常以"津液"并称，《类经·藏象类》曰："津液本为同类，然亦有阴阳之分。盖津者，液之清者也；液者，津之浊者也。津为汗而走腠理，故为阳；液注骨而补脑髓，故属阴。"

清代医家陈修园在《长沙方歌括·劝读十则》中指出："《伤寒论》一百一十三方，以存津液三字为主。"叶天士在《温热论》中强调对于温热病的治疗主要在于救阴，言"救阴不在血，而在津与汗"，提出"热邪不燥胃津必耗肾液"的观点。吴鞠通在《温病条辨》中指出"本论始终以救阴精为主""正气日虚一日，阴津日耗一日，须加意防护其阴"。温病之邪以传变迅速、伤津耗液为特点，津液的存亡与疾病的传变、预后密切相关。吴鞠通从扶正与祛邪两方面提出了对阴液的固护，即"坚阴"与"育阴"两法。"坚阴"即撤热救阴，谨慎使用化燥伤阴的药物；"育阴"即滋养阴液，或用甘寒，或用咸寒。

清代《冯氏锦囊秘录》强调人体津液的重要性，谈道"夫人之有津液，犹天之有雨露，海之有潮汐也。天无雨露则旱，海无潮汐则涸，人无津液则渴，甚至痘后变症丧亡""治法贵分虚实，而大略不外乎除热生津二者而已。然更有釜下无火，而锅盖干燥者，当用水中补火之法，尤为生津液之源也"。

清末民初的唐容川强调津液的化食作用在脾胃运化功能及疾病中的重要性。《血证论》曰："夫人之所以能化食思食者，全赖胃中之津液……有津液则能化食，能纳食，无津液则食停不化。观停食病，食入反吐，粪如羊屎，可知无津液则食不能化之故也。观噤口痢，咽干津竭，食不得下，可知无津液则不能纳之故矣。"唐氏在阴阳水火气血论中，围绕水液运行及气水之间的关系论述甚详，"气生于水，即能化水；水化于气，亦能病气。气之所至，水亦无不至焉……太阳之气上输于肺，膀胱、肾中之水阴即随气升腾而为津液，是气载水阴而行于上者也。气化于下，则水道通而为溺，是气行水亦行也。设水停不化，外则太阳之气不达，而汗不得出，内则津液不生，痰饮交动，此病水而即病气矣"。气行则水行，水行则津液生，水病生痰饮则致气病，强调了气水之间的密切关系。

清末民初的张锡纯在《医学衷中参西录》中驳斥一贯的贵阳抑阴论，认为阴阳互根，相互维系，乃天地之气化，不应厚此薄彼，他谈道："是以人之全身，阴阳互相维系，上焦之阳藏于心中血，中焦之阳涵于胃液，下焦之阳存于肾水，凡心血、胃液、肾水皆阴也。充类言之，凡全身津液脂膏脉腺存在之处，即元阳留蓄之处""医者当调其阴阳，使之归于和平，或滋阴以化阳，或泻阳以保阴，其宜如此治者，又恒居十之八九。倘曰不然，试即诸病征之"。

第二节 述 评

一、当代研究

（一）理论研究

1. 津液的概念及内涵

《灵枢·决气》曰"腠理发泄，汗出溱溱，是谓津""谷入气满，淖泽注于骨，骨属屈伸，泄泽补益脑髓，皮肤润泽，是谓液"。《类经·藏象类》曰："盖津者，液之清者也；液者，津之浊者也。津为汗而走腠理，为阳；液注骨而补脑髓，属阴，二者同属一类物质，可互补转化。"古人对于津和液的内涵、性质、功能阐释翔实。

当代学者或医家基于古人的认识，从多方面进行补充、完善和拓展。刘渡舟认为津液实际包括了血液、精液、髓液、汗液、唾液，它们是一个相互连接又相互转化的机体。韩玲等依据津液作用，把津液分成两个方面：一为具有营养滋润作用的液体；二为机体排出的液体，如机体代谢的水液。谷峰认为津液除了由饮食精微所化生的津液主体之外，人体脏腑组织间隙的正常水液、各类正常水液分泌物及代谢产物，如汗、泪、涕、唾、涎、胃液、肠液、尿液、关节液、乳汁等，亦统称为津液。赵勇厚等认为津液是腺体的分泌液和微小动脉血管壁的滤出液。于海亮等认为津液有广义和狭义之分：广义津液指人体一切正常水液，包含血液；狭义津液指人体脏腑官窍化生的体液和正常分泌物，不包含血液。张敏根据津液的作用，认为津液主要包括外分泌腺所分泌的外分泌液（唾液、涕、泪）及腺上皮细胞、结缔组织细胞分泌的含有糖基化程度较高的蛋白质分泌液，汗腺分泌的汗液不在此内。

2. 津液的代谢

刘渡舟认为津液之间的彼此联结和相互化生的有机联系与"链"类似，提出"津液链"。他说"津液是一个相互联接又能相互转化的有机体，好像一条链连在一起，所以我把它叫做津液链""津液具有润泽、荣养、调节、变化、代谢、抗御等生理作用，然必须接受脏腑的气化功能而后实现"。

董宝强基于"津液链"学说,从津液的结构和功能角度,提出津液链的代谢源头是乳糜状物质。《医医病书》曰:"胃化及毕,乃传于脾,传脾之物,悉成乳糜。"明确指出胃传于脾的津液呈"乳糜"状,色白而质稠,经过脾的"散精"、肺的"通调水道"及肾的"水精四布"等脏腑的相互配合,使得乳糜进一步化生成为血液、精液、髓液等。尽管血液、精液、髓液等可以独立行使其生理功能,但它们之间却是联结在一起,就像链条一样,一环接一环。精血同源、汗血同源均系一条津液"链"上的衍生和生化。

穆杰等认为胃气与津液是同荣卫不和、表里不和一样的一对概念体系,引申出"津液-胃气轴"的联动关系,认为"津液-胃气轴"生理状态下津液与胃气处于调和状态,病理状态下"津液-胃气轴"失调,形成具有此消彼长特点的病理变化。

邢加兴等认为津液代谢异常会产生痰饮、水湿等病理产物,首当责之脾胃,《医门法律·痰饮门》曰:"痰饮之患,未有不从胃起者矣。"脾胃虚弱而不能运化水液,水液不得传化而致病者,"或停于心下,或聚于胁间,或注于经络,或溢于膀胱"(《杂病广要·水饮》)。其次,津液的正常输布,也有赖于肺肾与三焦,若肺气宣肃不利,肾不蒸腾气化,三焦气化失司,均易导致津液输布障碍,而水饮停聚于内,《圣济总录·痰饮门》曰:"三焦气涩,脉道闭塞则水饮停滞,不得宣行。"

(二)临床研究

现代中医学者遵从古训,将存津液的思想贯穿在外感、内伤疾病的治疗始终。如陈新宇在外感热病的救治中或泻下通腑,或辛凉透邪,或滋养肺胃,或益气养阴,治法不一,不离"存津液"一理。

王大伟等在代谢综合征的治疗中通过调解脾胃寒热,顾护胃气津液来恢复人体气血运化和津液输布。

马广瑞以《伤寒杂病论》中"存津液"(津伤的程度、祛邪需防伤津、配伍用药以生津、煎服方法需护阴)四个方面为理论依据,将"存津液"思想运用到干燥综合征的治疗中,并提出了泻热育阴法、酸甘化阴法、滋阴润肠法、益气生津法、和调枢机法来治疗干燥综合征。

陈天祥等认为放疗射线有"火邪"的特点,提出以顾护津液为根本,清热解毒、通调津液、养阴生津为治疗大法,并根据病证的不同阶段给予六味地黄丸、八珍汤、沙参麦冬汤、养阴清肺汤、一贯煎等益气养阴生津方加减治疗。

陶雨晨等根据急性白血病的发病机制,认为自身正气不足,外感温热毒邪内侵伏于阴分是重要病因,提出治疗和预后应始终重视养阴救津,运用黄连解毒汤、清营汤、三才封髓丹加减补阴泻热来激活和帮助人体自身免疫功能。

陆家龙认为肺胀迁延难愈的主要因素是津液亏虚、布散失常,在肺胀的病情进展过程中常易引起津液的不足和输布失常,治疗中又常易损伤津液。因此,提出"存津液"分层治疗方法:在急性期、早期以辛凉解表,凉润生津为主;在中期以甘润滋养肺胃为主;治疗后期重在调补,以扶脾气、固肾精、养肾增液、育阴潜阳为主。

孙智玲等认为津液代谢失常所致痰浊在 COPD 的病程中扮演着重要的角色。COPD 患者肺脾肾俱虚,内生痰浊水饮,严重者夹有血瘀。通过宣降肺气,调节津液敷布之上源;温运脾土,渗利水湿,调节生痰之源;温肾阳,化水饮,调节水之下源,从而恢复津液代谢,控制 COPD 急性发作。

由凤鸣等从"津液"角度认为津液异常积聚、津液输布障碍等津液代谢异常既是肿瘤的发生病机和代谢结果,又是癌性疲乏的病理基础。《灵枢·百病始生》曰:"温气不行,凝血蕴里而不散,津液涩渗,著而不去,而积皆成矣。"治疗肿瘤的核心在于恢复自身津液的调节与代谢。

（三）实验研究

近年来，人们非常重视津液的研究，借助现代科技手段，从多方面、多角度探寻津液的内在实质及与病证之间的关系。

唐旭东等通过分析黏蛋白5AC（MUC5AC）与幽门螺杆菌（Hp）黏附的关系，认为黏蛋白5AC作为胃上皮细胞分泌的黏蛋白，属于"津液"范畴，尤其与"液"更为贴合，而Hp可通过降低MUC5AC的表达量发生胃内定植，提出中医药抑制Hp黏附，重视养阴清热法的运用，滋补脾胃之阴从而化生津液。

李鑫等认为生理状态下MUC5AC正常分布于胃腔，属于中医学"津液"的范畴，具有濡养滋润的作用，保护脾胃免受毒邪损伤，抑制胃癌的发生发展；病理状态下MUC5AC异常分布于其他脏腑，犹如水液代谢输布失常，归为"痰饮"范畴，可导致相应脏腑的肿瘤产生。

韩晓伟等认为，津液是免疫系统的重要组成部分。在津液中存在着大量不同种类的免疫分子，如呼吸道和消化道分泌液中的IgA、IgE、IgG，组织液中的补体，唾液、泪液、尿液中的溶菌酶等，以及体液中一切免疫分子，包括细胞分泌的乙型溶素、细胞因子、神经递质、激素及参与免疫应答的各种离子等，这些物质在机体免疫应答中发挥着重要作用。

马淑然等从分子生物学角度认为AQP的正常表达可能是水液代谢正常的分子生物学基础，AQP的异常表达会影响脾运化水液的功能，从而推测脾与AQP均是水液代谢的枢纽，脾主运化水液功能与AQP的表达呈正相关，AQP可以作为反映脾主运化功能的客观指标之一。

此外，《素问·宣明五气》阐述了"五脏化液，心为汗，肺为涕，肝为泪，脾为涎，肾为唾"，提出五脏主五液的理论。对于五脏与五液的关系及五液的现代实质，人们也进行了积极探索。近年来对于唾液的相关研究越来越多，由于唾液采集具有非侵袭性，受试者基本无痛苦和不适，有较高的可重复性，唾液与血清水平之间的联系使得唾液检测正在成为一种重要的诊断方法。人们借助现代科学技术手段深入研究脾与唾液的生理、病理及实验研究，全方面阐释"脾在液为涎""肾在液为唾"的科学内涵。郑丽红、孙理军等以脾虚大鼠模型作为研究对象，发现其IL-6、唾液溶菌酶水平升高，分泌型免疫球蛋白A（SIgA）水平降低，提示人鼠脾虚证与唾液免疫有一定的关系。李翠娟等通过动物模型发现，肾虚体质模型组唾液中α-亚麻酸、γ-亚麻酸等含量升高，肾虚证候模型组大鼠唾液中二十碳五烯酸、二高-γ-亚麻酸等含量下降，说明伴随着"正常体质-肾虚体质-肾虚证候"的动态演变过程，唾液中的代谢物成分发生了变化，这些物质可能为肾藏象相关疾病发生发展过程中的生物标志物。李建华等提出，代谢组学技术与唾液诊断技术相结合，可为中医脾肾证候及疾病的诊治提供客观依据。

二、研究局限与未来展望

津液学说作为中医基础理论的重要组成部分，人们从多方面、多角度进行了相关研究，虽然取得了不少成绩，但还存在诸多问题，如对于津液的概念，虽然在认识上趋于类同，然而关于津液的实质仍未能完全规范统一。关于津液的代谢，主要从肺、脾、肾、三焦进行论述，对于心、肝等相关论述较少。利用现代科学技术手段对津液进行的相关研究，也主要停留在简单的理化指标检测水平，研究内容和切入点相对单一，存在低水平重复，研究层次及深度不够，缺少多指标、多角度的同步监测与动态观察。多数研究仅仅限于解释单一病证或单一病种，缺少从整体系统动态角度全面揭示津液学说的内涵和实质。因此，今后的研究应侧重于从中医学整体恒动观出发，将传统中医学理论与系统生物学等现代生命科学新技术、新方法相结合，采用系统的、综合的思路和手段，从多层面、多维度动态观察人体的津液代谢，为津液的现代化研究提供客观依据，并进一步完善和丰富津液理论。

第三节 名 家 思 想

一、国医大师张磊从"涤浊法""燥脾论"治疗糖尿病

国医大师张磊教授认为，津液是人体的重要组成部分，维持人体的生理平衡，既不能泛滥，也不能损伤，尤其是津液虚损，为害更烈。张磊教授在糖尿病的临床治疗中，总结"浊邪"致病理论，通过"燥脾"来补阴液，以此来创新糖尿病的治疗理论。张磊教授认为浊邪为糖尿病发病的主要因素，糖尿病正是在浊邪的影响下发展演化，故治疗糖尿病先要去除浊邪。此外，张磊教授以燥脾来论治糖尿病，糖尿病虽消谷善饥，胃阴不足，但脾阴未伤，若大补阴液则恐伤脾阳，以致脾失健运，运化更为乏力。基于《黄帝内经》"脾居中央以灌四旁"的理论，调脾胃以安五脏六腑，顺其性而补之，燥脾当重视脾阳，若脾气健旺，水谷运化正常，则津液可生。若大用补阴之法则过于滋腻，易生水湿，脾气必伤，不利于津液的输布。湿邪也是糖尿病的重要致病因素，湿浊困脾，日久化热伤阴，炼液为痰，痰瘀互结，故而燥脾则湿无所生，更无生热生瘀伤阴之弊。通过燥脾以健运脾气，行胃之津液，来调理中焦气机升降，进而疏通全身气机，则气血津液均能正常运行，加快津液的布散。再者，脾统血脉，脾运得健，则血行正常，以防血行脉外致瘀化热，从而伤阴。总的来讲，张磊教授对糖尿病的治疗重视脾胃调理，补阴不忘燥脾。

验案举隅

患者，女，62岁。2015年3月11日初诊。主诉：口渴8年余，头晕伴双下肢水肿2年，加重1个月。患者自2006年8月出现口渴、饮水较多症状，当地县人民医院诊断为2型糖尿病，后续几年常口服二甲双胍缓释片。2014年9月患者出现头晕乏力，双下肢水肿，当地医院给予胰岛素控制血糖治疗。2015年2月患者头晕乏力、双下肢水肿加重。为求进一步治疗，隧来就诊。血压170/105mmHg，尿常规：尿微量白蛋白212mg/L，肾功能：血尿素氮19.3mmol/L，血肌酐165μmol/L，尿酸430μmol/L，空腹血糖10.23mmol/L，糖化血红蛋白7.8%。刻下症见：面色微黑，口干口渴，纳差，双下肢水肿，周身乏力，怕冷，夜间烦渴加重，盗汗，夜寐多梦，便干尿略黄，舌红暗苔白，脉沉细略数。西医诊断：2型糖尿病，高血压2级，糖尿病肾病（临床蛋白尿期）。辨证为浊阻下焦。治以清热利尿，生津益肾。处方：白茅根30g，冬瓜仁30g，生薏苡仁30g，桃仁10g，连翘10g，赤小豆30g，滑石（先煎）30g，怀牛膝10g，干地龙10g，琥珀（冲服）3g，冬葵子15g，茯苓10g，苍术15g，桂枝10g，生甘草6g。10剂，水煎服，每日1剂，早晚温服。2015年3月20日二诊：患者服上药后诸症均有减轻，偶有盗汗，怕冷，纳差，睡眠好转，偶有便溏，舌淡红偏暗苔白，脉沉细。复查肾功能：血尿素氮11.7mmol/L，血肌酐140μmol/L，尿酸403μmol/L，空腹血糖7.53mmol/L，糖化血红蛋白7.1%，尿微量白蛋白123mg/L。上方去连翘、滑石，加炒白术15g，干姜10g。10剂，水煎服，每日1剂，早晚温服。

按语 患者为老年女性，患糖尿病8年余，浊邪下注于肾，肾阳气化乏力，浊瘀久蕴化热，耗伤肾阴，终致阴阳俱损。肾阳不能蒸腾气化，津液运行输布失常，则口渴、双下肢水肿。肾阳不温脾土，则怕冷乏力纳差。浊瘀久蕴化热，肾阴受损，虚热蒸腾，则小便黄浊，虚热上扰则失眠多梦。患者舌红暗，面微黑，为浊邪久蕴成瘀之象。治疗以化肾中浊邪为主，兼以健脾。张磊教授首诊用白茅根、冬瓜仁、赤小豆、滑石、连翘，清肾中尿浊之热。冬葵子与生薏苡仁清肾中久瘀之热。茯苓与苍术健运脾土，燥脾生津。干地龙与琥珀通肾中之瘀浊。怀牛膝引诸药入肾，补肾清浊。桂枝温阳化气，既助真火以生真阴，又使肾阳蒸腾，气化得力。二诊患者症状减轻，仍怕冷纳差，故增炒白术与干姜两药，一则温阳，二则燥脾健脾，则津液化生有源，且利水消肿。

二、国医大师路志正从"阴火论"调治干燥综合征

中医学中并无干燥综合征的明确记载,但相关症状论述散见于古籍,《素问·五常政大论》曰:"燥盛不已,酝酿成毒,煎灼津液,阴损益燥。"指出燥邪日久伤阴灼津,益增其燥。《素问·痹论》曰"痹或痛……或燥""寒合于湿,热合于燥也……燥痹逢热,则筋骨不濡,故纵。纵,弛纵也。弛纵则痛矣",言痹证可与燥邪相兼为病,燥为阳邪,若复遇热,则累及筋脉骨节,终致肢节疼痛、废用、痿软无力。

国医大师路志正教授首提燥痹,将本病归属为中医学"燥痹"范畴,认为本病病机与李杲所论"阴火"内涵类似,阴火与燥痹的病机均不离脾肾不足、瘀血痹阻,同具火盛化燥伤阴的特点,但燥痹更缠绵难愈,其病机根本为津液枯涸、瘀血痹阻、积热蕴毒,病理基础为脾肾不足。路志正教授沿袭李杲"补脾胃治阴火"之法并予以发挥,提出十八字方针:"持中央,运四旁;顾润燥,纳化常;怡情志,调升降。"路志正教授长于培补中土以治疗燥痹,临证以健脾益肾为基础,滋阴生津为大法,行气通络为佐助。在燥痹的不同阶段,用药亦有侧重:疾病活动期,干燥症状明显,以生津养阴、消瘀解毒为主,是为"散阴火",同时重视行气活血;病情稳定期,或正气不足时,以补脾益肾为主,润燥生津为辅,是为"补中土"。路志正教授从阴火的治疗中汲取思路并予以创新,形成了"持中健脾、顾护肾精、滋阴养血、生津润燥、行气通络、消瘀解毒"的治法。

验案举隅

患者,女,66岁。2019年5月10日初诊。主诉:口干、眼干、鼻干,对称性手指关节痛20余年。患者自1999年起无明显诱因出现口干、眼干、鼻干,对称性手指关节痛,未进行系统治疗。2013年干燥症状加重,12月无明显诱因出现双下肢紫癜,牙龈出血,诊断为"原发性干燥综合征",服用泼尼松、免疫抑制剂等治疗,症状缓解。刻诊症见:形体中等,面色萎黄,口干、鼻干、眼干,偶有对称性手指关节疼痛,可自行缓解。神疲乏力,情绪急躁,耳鸣如蝉,纳眠可,二便调。唇干暗,舌质淡暗,苔薄白有裂纹、干燥,脉沉弦缓,关粗大寸尺弱。既往史:慢性泌尿系统感染史。西医诊断:原发性干燥综合征。中医诊断:燥痹(气阴两虚、瘀血阻络证)。治法:益气养阴,运脾生津,佐以柔肝和血。处方:太子参15g,功劳叶15g,天冬10g,麦冬10g,荆芥穗12g,莲子10g,炒酸枣仁15g,麸炒白术12g,炒山药20g,石斛12g,谷芽20g,麦芽20g,佛手8g,玫瑰花12g,炙甘草6g,生姜1片。28剂,每日1剂,水煎分早晚两次温服。醋酸泼尼松龙片5mg,隔日1次口服。服药后诸症缓解。依法调治一年余,停服西药。干燥症状基本不影响生活,尿频、尿痛偶发。嘱其不适随诊,定期复查。

按语 患者病程20余年,起病隐匿,面色萎黄,实为中土不足、阴火上燔之象;神疲乏力为气血亏虚,充养乏源;情绪烦躁乃阴虚失潜,燥火内扰;耳鸣如蝉提示累及元阴,肾失封蛰。证属气阴两虚、瘀血阻络证,以益气养阴、运脾生津为法,佐以柔肝和血,予以太子参、莲子、麸炒白术、炒山药、谷芽、麦芽、炙甘草缓补中土,以资化源;功劳叶、天冬、麦冬、石斛养阴益肾,清散阴火;炒酸枣仁养血生津,佛手、玫瑰花疏肝行气以散瘀,荆芥穗升散清阳,生姜鼓动胃气,诸药合用,健脾充肾。

三、国医大师干祖望从"调治脾土生津液"治疗慢性咽炎

国医大师干祖望教授曾说过:"三炎一聋,劳而无功。"其中"三炎"就包括慢性咽炎。《喉科心法》论其"即老医难以下手",可见其为难治性疾病。慢性咽炎属中医学"慢喉痹"范畴,多为虚火上炎所致,又称"虚火喉痹"。干祖望教授"以脾论治"慢性咽炎为其特色。

干祖望教授认为咽需液养,喉赖津濡,而脾主运化,为津液生化之根本,因此《素问·阴阳类

论》的"喉咽干燥，病在土脾"具有极强的临床意义，肺金不足和肾虚火旺的根源当为脾胃受损。

干祖望教授将造成脾虚不化津液的原因归为以下五种：一为呼号多言，伤津损气；二为烟酒辛辣，热伤三阴；三为七情抑郁，思虑伤脾；四为久病无虚，中土衰落；五为寒凉湿浊，久困伤脾。此五种情况均可造成脾胃受损，损则伤，伤则病，脾失健运，不化精液则渐致慢性咽炎。因此干祖望教授对慢性咽炎的治疗重在调治脾土，擅以培土生金法治之，常用参苓白术散合增液汤以健脾益气养阴。同时干祖望教授指出，慢性咽炎的疗程一般需长达3个月，患者容易失去信心，不易坚持，医生应多鼓励患者，同时患者需注意饮食调治，忌辛辣烟酒，多饮水，忌多言。

验案举隅

罗某，男，66岁。1996年9月3日初诊。主诉：发病4年，干燥、阵发性咽痛及烧灼感，痰潴难咯，咳嗽阵作，发音嘶哑及费劲，右侧颈部有痛感，有慢性气管炎病史。检查：咽后壁泛红，声带肥厚，欠清白，运动可，闭合尚可，舌染苔黑，脉细。证属肺怯金衰，痰难畅豁，治当养金润肺消痰。处方：桑白皮10g，熟地黄10g，生地黄10g，百合10g，玄参10g，川贝母10g，桂枝6g，天竺黄6g，射干3g，枇杷叶10g。14剂，水煎服。1996年9月17日二诊：药进14剂，咽喉干燥疼痛烧灼感、咳嗽、颈部痛俱已减轻，咯痰亦较前为爽，唯发音好转不明显。检查：咽后壁泛红改善，但黏膜变性明显，声带仍然肥厚，充血（晦暗型），舌苔黑（染），脉细。处方：黄芪10g，当归10g，益母草10g，积雪草10g，百合10g，熟地黄10g，玄参10g，川贝粉包10g，射干3g。7剂，水煎服。

按语 肺怯金虚，为慢性咽炎最常见证型，干祖望教授认为很多医者往往舍简从繁，屡治鲜效。本案历经4年，症状表现为干燥、阵发性咽痛及烧灼感，痰潴难咯，咳嗽阵作，辨为肺阴不足、咽失润泽之证，选方百合固金汤。一诊采用养阴清肺而获效，说明辨证思路正确。二诊时咽炎已荣，咽喉干燥疼痛缓解，唯有发音好转不明显，声带仍然肥厚充血。虑及患者年属高龄，气血两衰，循行失畅，而致浊痰内滞，证属本虚标实。因迁延日久，病证错杂，治当循序渐进，宜鼓舞气血，兼以益肺，故二诊取养阴益肺继续调治。

第四节 推荐文献

王少锋，李佳欣，郝彦伟，等，2023.《伤寒论》"津液-气"理论辨析[J]. 中华中医药杂志，38（9）：4089-4092.

王雅蓉，许筱颖，2023. 基于《内经》解读"水谷之道路"：三焦[J]. 河北中医，45（8）：1370-1375.

沈爱花，赵鲁卿，李丹艳，等，2023."三焦-玄府-气液"与慢性腹泻理论阐微[J]. 吉林中医药，43（8）：878-881.

穆杰，吴凯，邵兵华，等，2023. 基于《伤寒论》从广所论"津液"探讨"津液载邪"的理论内涵[J]. 环球中医药，16（8）：1614-1616.

刘旎，孙鹏程，傅延龄，等，2022. 基于张仲景津液理论探讨小便利的内涵及意义[J]. 中医学报，37（12）：2530-2534.

齐聪聪，许二平，牛学恩，等，2021. 从"四神"角度探讨《伤寒论》存津液思想[J]. 中华中医药杂志，36（4）：1826-1828.

王伟，王姝琛，2019. 浅析《伤寒杂病论》之"存津液"[J]. 中医临床研究，11（10）：46-49.

唐荣，刘渊，2021. 从津液气化论发汗、利尿法的对立性与相通性[J]. 成都中医药大学学报，44（3）：28-31.

马梅青, 田思胜, 赵雨薇, 2020. 赵绍琴 "保存津液, 调畅气机" 治疗温病学术思想探析[J]. 山西中医药大学学报, 6 (1): 45-46, 49.

佟晓红, 谷松, 2017. 从汗法论伤寒 "存津液" 与温病 "护阳气"[J]. 中国中医基础医学杂志, 23 (12): 1676-1677.

第五节 参 考 文 献

陈路军, 孙智玲, 陈文静, 等, 2022. 从 "津液代谢" 探讨变通小青龙汤在慢性阻塞性肺疾病急性期的应用[J]. 中医药临床杂志, 34 (10): 1811-1814.

陈天祥, 向麒积, 付西, 等, 2018. 基于津液解析肿瘤放疗[J]. 世界最新医学信息文摘, 18 (A5): 246, 249.

陈小宁, 严道南, 2020. 国医大师干祖望耳鼻喉科临证精粹[M]. 2版. 北京: 人民卫生出版社.

成西, 马淑然, 邱莎, 等, 2016. 中医脾主运化水液理论与水通道蛋白的关系发微[J]. 环球中医药, 9 (10): 1215-1216.

程增玉, 徐浩东, 庞枫韬, 等, 2022. 路志正从阴火论治干燥综合征经验[J]. 中医杂志, 63 (6): 516-520.

耿锰行, 袁利梅, 张磊, 等, 2022. 国医大师张磊治疗糖尿病经验[J]. 时珍国医国药, 33 (5): 1211-1213.

龚天瑶, 祝捷, 郑川, 等, 2018. 基于 "津液" 论癌因性疲乏[J]. 湖北中医杂志, 40 (2): 40-42.

巩振东, 李翠娟, 刘子瑄, 等, 2017. "正常体质-肾虚体质-肾虚证候" 唾液代谢组学研究[J]. 中华中医药杂志, 32 (11): 5084-5087.

谷峰, 2010. 中医学 "津液" 概念探析[J]. 中国中医基础医学杂志, 16 (6): 445-446.

韩玲, 贺娟, 2017. 对膀胱 "津液藏焉" 的认识与思考[J]. 环球中医药, 10 (12): 1509-1511.

韩晓伟, 马贤德, 关洪全, 2009. 中医 "气血津液" 学说与现代免疫学思想[J]. 中华中医药学刊, 27 (7): 1380-1381.

呼睿, 李翠娟, 2016. 津液学说的现代研究进展与展望[J]. 辽宁中医杂志, 43 (2): 428-430.

蒋中秋, 2020. 国医大师干祖望辨治慢性咽炎的思路拓展[J]. 中医药通报, 19 (4): 31-34.

赖钰, 朱惠鉴, 刘云涛, 等, 2021. 《伤寒论》顾护胃气津液思想及其在代谢综合征中的应用[J]. 湖北中医杂志, 43 (11): 53-56.

李鑫, 赵爱光, 杨金祖, 等, 2020. 基于 "津液" 及 "痰饮" 理论探讨黏蛋白5AC在恶性肿瘤中的作用[J]. 辽宁中医杂志, 47 (8): 51-54.

林星星, 董宝强, 王树东, 等, 2017. 论人体津液链的特性[J]. 中华中医药杂志, 32 (3): 1215-1217.

刘越美, 陈新宇, 刘佑晖, 2022. 陈新宇教授基于存津液思想辨证论治外感热病[J]. 光明中医, 37 (17): 3098-3101.

马广瑞, 2017. 《伤寒杂病论》 "存津液" 理论在治疗干燥综合征中的应用[J]. 山东中医杂志, 36 (4): 271-273, 277.

穆杰, 刘文平, 苏悦, 等, 2021. 《伤寒论》 "津液—胃气轴" 在少阴心肾 "水火轴" 中的联动作用[J]. 环球中医药, 14 (7): 1243-1245.

孙理军, 张登本, 李怀东, 等, 2004. 大鼠脾虚模型的唾液免疫学研究[J]. 陕西中医, 25 (7): 665-666.

陶雨晨, 陆嘉惠, 2019. 浅析 "存津液" 思想在急性白血病治疗中的重要性[J]. 上海中医药杂志, 53 (8): 41-42, 52.

王庆国, 2013. 刘渡舟医论医话100则[M]. 北京: 人民卫生出版社.

邢加兴, 周雨龙, 司廷林, 2022. 从津液角度论治《伤寒论》太阳病[J]. 中国医药导报, 19 (6): 139-142.

于海亮, 郑杨, 鞠海洋, 等, 2013. 中医学津液理论探析[J]. 中医药信息, 30 (4): 3-5.

张爱华, 杨春艳, 景海卿, 等, 2019. 陆家龙教授运用 "存津液" 理论治疗肺胀经验举隅[J]. 中国民族民间医药, 28 (22): 89-91.

张磊, 2018. 浅谈《伤寒论》 "存津液"[J]. 河南中医, 38 (4): 487-488.

张敏, 2015. 中医西解: 中西医学理论的深度融合[M]. 长沙: 湖南科学技术出版社.

张泰，张北华，马祥雪，等，2022. 从"津液"学说探讨黏蛋白 5AC 与幽门螺杆菌黏附的关系[J]. 中医杂志，63（11）：1022-1025，1063.

赵永厚，赵玉萍，柴剑波，等，2014. 神志活动与精、髓、气血津液的关系阐析[J]. 辽宁中医杂志，41（11）：2273-2275.

郑欢，秦书敏，吴皓萌，等，2020. 唾液代谢组学技术在中医脾肾证候与疾病研究中的应用探讨[J]. 广州中医药大学学报，37（12）：2481-2484.

郑丽红，2007. 脾气虚证唾液代谢组学的初步研究[D]. 广州：广州中医药大学.

第19论　论气为血之帅

"气为血之帅"是中医学理论之一，包括气能生血、行血、摄血三个方面，它深刻反映了气血之间相互依存的关系。气血失调是多种疾病的病理基础，气血病变更是临床诊治的辨证基础。调畅气血可达到"疏其血气，令其条达而致和平"的治疗目的。研究"气为血之帅"，阐明气血关系的生理、病理特征，总结历代医家基于气血理论调治诸病的经验，对临床辨治气血病变具有重要意义。

第一节　概　　论

一、理论内涵

（一）气为血之帅的基本概念

气为血之帅是气对血作用的高度概括，主要包括气能生血、行血、摄血三个方面。

1. 气能生血

气能生血指血液的化生依赖气及气的运动变化。《医方考·血证门》曰："有形之血不能自生，生于无形之气故也。"可见气与血之间有着生化关系。首先，营气、津液和肾精是血液的物质基础，它们在生成和转化为血液的过程中，每一环节都离不开相应脏腑之气的推动和激发作用，此为血液生成的动力。其次，气能生血还包含了营气在血液生成中的作用，营气与津液调和，共同注入脉中，化生血液。气化能力越强，脏腑的功能则越旺，化生血液的功能亦强；反之，气化能力越弱，脏腑的功能则越差，化生血液的功能亦弱。

2. 气能行血

气能行血是指血液在脉中稳定循行需依赖气的推动作用。《血证论·阴阳水火气血论》曰："运血者，即是气。"血属阴主静，其之所以能在脉中运行，动力源泉来自于气。其一，气直接推动血的运行，如宗气贯心脉以行气血；其二，气激发脏腑的功能活动，以达推动血行的目的，如心气的推动、肺气的宣发布散及肝气的疏泄条达等。反之，若气虚或气滞，气推动血行的力量削减，致使血行迟缓而形成血瘀；若气血逆乱，血行亦随气的升降出入异常而出现血液妄行的病变。

3. 气能摄血

气能摄血是指血液在脉中循行而不逸于脉外，需依赖气的固摄作用。《血证论·脏腑病机论》曰："血之运行上下，全赖乎脾。"说明气能摄血实指脾气统血的生理作用。脾旺健运，则气能上输心肺，下达肝肾，外而灌溉四旁，保证了血液的正常运行及其濡养功能的发挥。若脾气虚弱，失去统摄，则血不循常道而逸出脉外，产生诸类出血病变，临床称此为"气不摄血"或"脾不统血"，常见便血、崩漏、肌衄等病证。

（二）气病及血的原理

气非血不和，血非气不运，气属阳，血属阴，一阴一阳，互相维系。由于气血之间的关系非常密切，生理上相互依存，病理上亦常相互影响。

1. 气虚致血虚

气虚则化生血液的功能减退，致使血的物质来源匮乏，因此演变为血虚或气血两虚的病机变化。气血两虚是指气虚与血亏并存的一种病机变化。久病不愈，气血俱伤；或脾胃虚弱，气血生化不及；或先有失血，气随血耗；或气虚日久，不能生化血液，均可形成气血两虚。由于气血俱虚，既失温煦，又失濡养，故见短气、懒言、乏力、心悸、失眠、面色苍白或萎黄、唇舌色淡、脉细弱等症状。此外，气虚日久，可损及阳，血虚不复，可损及阴，阴阳俱损，则逐渐演变为虚损重证。

2. 气滞致血瘀

血的正常循行，有赖于气的推动，气行则血行。当气行迟缓阻滞，血运便会随之发生瘀阻，这种病机变化称"气滞血瘀"。气滞血瘀是在脏腑气机失调的基础上形成的，临床常见的有肝失疏泄，气滞血亦滞，演化成气滞血瘀。更有学者认为，中医学的气与现代生物学中的能量均有推动人体生长发育、维持机体正常运转的作用，因此"气"与"能量"间存在着千丝万缕的联系，当气推动血液运行的能力减弱，血液循行减慢，会导致脉管的阻塞，经络不通。

3. 气虚致血瘀

气虚不能充分推动血液运行，致使血行不畅，因而出现气虚血瘀的病理表现。气虚血瘀多责之于久病正虚或年老体虚，致气不足，气不足则不能充分推动血的运行，运血无力，血行不畅，以致瘀滞的一种病机变化。临床表现在短气、心悸、乏力、自汗等气虚症状的基础上，兼见病变部位刺痛，面色紫暗，舌质有瘀点、瘀斑等血瘀症状。

4. 气逆致血逆

气机升降失常，升发过度，或有升无降，上逆为患，血亦随之上逆或上溢出现血随气逆的病机变化。临床常见如肝气横逆、胃气上逆和肺不肃降等。血亦随之俱逆，发为吐血、咳血、咯血乃至鼻衄、目衄和舌衄等症状；更甚者，血随气上溢于脑，发为昏厥等重危病证。诚如《素问·调经论》曰："血之与气，并走于上则为大厥。"

5. 气虚致出血

气虚不足，其统摄血液的生理功能减弱，血不循经，逸出脉外，可产生各种出血的病机变化。气不摄血与脾的关系密切，久病伤脾，使得气虚而血液失去统摄。临床过程中，脾气虚不摄血的病变主要表现为皮下紫癜、咯血、吐血、便血、尿血、崩漏等，以血色淡而质稀、淋漓不断为特征，兼见面色无华、倦怠乏力、口唇色淡、舌质淡嫩、脉细或弱等症状。

综上所述，气虚无以生化必致血虚，推动、温煦之功减弱必致血瘀，统摄无权必致出血；气滞则血因之而瘀，气机逆乱则血亦随之而上逆或下陷。此谓气病则血随之亦病。

二、学 术 源 流

"气为血之帅"理论发源于秦汉时期，形成于隋唐时期，发展于宋金元时期，成熟于明清时期，完善于近现代。

秦汉时期以《黄帝内经》和《伤寒论》为代表。《黄帝内经》中主要从"气血""血气"两个概念探讨气血关系，而"血气"论述内容又远高于"气血"概念。《素问·生气通天论》曰："是以圣人陈阴阳，筋脉和同，骨髓坚固，气血皆从。"此气血是相互独立而又密切联系的生理物质。血气既指人体运行的基本物质，如《素问·阴阳应象大论》曰："阴阳者，血气之男女也。"也单指血液，如《素问·宝命全形论》曰："人有此三者，是谓坏府，毒药无治，短针无取，此皆绝皮伤肉，血气争黑。"《伤寒杂病论》中有独立的气理论及血理论。关于血、气关系，《伤寒杂病论》并未明言，仅有"气实血虚""血弱气尽"的描述。从意谓的层次看《伤寒杂病论》气血关系，可知气血作为一种辨证手段，血病的病位当在气病之里；气血的关系也体现在两者共同变化造成某种病变，共同变化可以有"血弱气尽"的表现形式，也可有"气实血虚"的表现形式。

隋唐时期以《诸病源候论》和《备急千金要方》为代表。巢元方《诸病源候论》最先将气血病证系统分候，并且罗列有序，论述详尽。在"气病候"中，巢氏将气病诸候分为"上气候""短气候""逆气候""乏气候"等25种证候。在"血病候"中，将血证分为"吐血候""大便下血候""小便血候"等9种证候。孙思邈继承了张仲景"开通诸脉"和"益人气血"的思想，特别重视脏腑经脉的气血通塞情况。《备急千金要方·论大医精诚》曰："五脏六腑之虚盈，血脉荣卫之通塞，固非耳目之所察，必先诊候以审之。"孙氏总结了许多脏腑气血的治法，诸如"凡心劳病者，补肺气以益之""凡脾劳病者，补肺气以之"等此类补益气血的有效方法。

宋金元时期以《仁斋直指方》和《医学发明》为代表。"气为血之帅"这一说法最早见于杨士瀛撰写的《仁斋直指方·血荣气卫论》，书中记载："气者血之帅也，气行则血行，气止则血止，气温则血滑，气寒则血凝。"此处杨氏分别从病理生理两方面阐述了气与血的关系，也重点阐明了气是血液循行的动力，气对血起到主导和统率作用。同时，杨士瀛还进一步强调："人以气为主，一息不运则机缄穷，一毫不续则穿壤判。阴阳之所以升降者气也，血脉之所以流行者亦气也。"解释了气滞会影响经脉运行不畅，血运受阻，甚则产生瘀血等病理产物。李东垣在《医学发明·本草十剂》中指出："血不自生，须得生阳气之药，血自旺矣。"明确提出补血需得益气，临床治疗血虚证可在应用补血药时配伍补气药以助生化之源，抑或是重用补气药以生血。

明清时期以《温病条辨》《医林改错》《血证论》为代表。《温病条辨·治血论》曰："血虚者，补其气而血自生；血滞者，调其气而血自通；血外溢者，降其气而血自下；血内溢者，固其气而血自止。"强调了血病应治气，正如吴氏所言"善治血者，不求之有形之血，而求之无形之气"。王清任总结了瘀血证的病因病机，《医林改错·论抽风不是风》曰："元气既虚，必不能达于血管，血管无气，必停留而瘀。"此则描述了气虚血瘀的病理机制，认识到气虚而致的血病证，多为久病所致的元气不足，脏腑功能衰退无力推动血运，致使血行迟缓而形成血瘀。根据瘀血证的诊断标准、治则与治法，王氏创立了22首活血化瘀的专方。唐容川深入研究瘀血证，总结了瘀血证的病因有四：气机逆乱、血随气出；气泄于下、血亦泄下；血外渗；血中瘀。《血证论·脉证死生论》曰："气也，人之生也，全赖乎气。血脱而气不脱，虽危犹生，一线之气不绝，则血可徐生，复还其故。血未伤而气先脱，虽安必死。"说明血需气的统率，强调了气功能的重要性。在临床实践中，唐氏还发现血证的病机大多与气的病变有着密切的关系，气病则血病。此外，新安医家吴昆也认为，气与血互根互用，一损俱损，气血互生，气病可及血，血病可及气，临证治疗应统筹兼顾，气血并调。

近现代以《中医基础理论》为代表。精气血津液神学说是中医基础理论的主要内容，当中提到"气为血之帅"是指气对血的统率作用，包含气能生血、气能行血、气能摄血三方面。

第二节 述 评

一、当代研究

（一）理论研究

1. 气血与营卫的关系研究

气血与营卫关系密切，两者可通，却又不可混同。有学者认为营卫与气血是体用关系。《灵枢·营卫生会》曰："营卫者，精气也。血者，神气也。故血之与气，异名同类焉。"《灵枢悬解·营气三十四》曰："营卫者，经络之气血，气行脉外为卫，血行脉中曰营。"《医宗金鉴·辨太阳病脉证并治上篇》曰："卫即气中之剽悍者也，营即血中之精粹者也，以其定位之体而言，则曰气血，以其流行之用而言，则曰营卫。"若将营卫之体按气血分，则营之体可以血概言，聚于脉中，循经而行，内注脏腑，外荣四末；卫之体可以气概之，散于脉外，不循经行，外濡腠理，内溉脏腑。因此，可言营卫与气血是在一气分阴阳下的体用关系，其体用关系虽隐藏在经文背后，可据营卫与气血应用的需要相互转换，体现于经文，应用于临床。

周东浩等从"气为血之帅"理论来源出发，追根溯本，提出"气为血之帅"化生于《黄帝内经》的"营卫相随"之说，其现代实质是指疾病过程中活化的防卫系统会迫使机体的营养代谢分配和流向模式发生急剧改变。刘宛欣等以"药群法"分析黄芪桂枝五物汤证治进而解析营卫气血的关系，认为营卫气血虽为同宗同源，但营卫必须通过心肺气化方变为气血，从这一层面上看，营卫和气血同源不同位：在外周腠理经络之间为营卫，在脏腑之间称为气血。

2. 基于"气为血之帅"辨治血证的研究

血证是指由多种原因引起火热熏灼或气虚不摄，致使血液不循常道，或上溢于口鼻诸窍，或下泄于前后二阴，或渗出于肌肤所形成的一类出血性疾患。气病则血病，体现在血的运行和功能方面。"气实者则上干，气虚者则下陷"，气逆不降，致血随气升，气血逆上可导致吐血、衄血等症状；气虚则冲任不固，固摄无力，致经血妄行，血失统摄而导致崩漏、便血等症状。因而，唐容川认为"血之所以不安，皆由气之不安故也，宁气即是宁血"。并提出宁血原则为"上者抑之，使气不上奔，血不上溢，降其肺气顺其胃气，纳其肾气，气下则血下，气上而血亦平复"，如急性大量失血者宜用益气固脱之独参汤或参附汤以回阳救逆；对慢性出血者则宜气血双补，如当归补血汤之补气生血。

"气有余，便是火"，指气机郁滞，而致化火，火性炎上，造成气升而不降，从而破坏了阴升阳降的生理平衡。因此，朱丹溪推出阴血不足、气血妄行是各种血证的主要病因病机。他提出了著名的升阴散火治法，即在滋阴清热的同时兼以升提阴液、发散邪火的一种治疗血证的方法。

新安医家汪机宗《黄帝内经》法、师仲景说，博采丹溪、东垣各家之长，临证重视调养气血，善用人参、黄芪等补气生血之品。他诊治血证尤重视健脾补气，其在血证用药中以参、术、芪为主药，益脾气，助统血之功，防血外溢，亦可增强脾之运化，以补气生血。

清代医家吴澄在《不居集》中提出血证治疗八法：气虚、气陷、气逆、气滞、虚火、实火、内寒、外寒。吴澄认为八法"以气为主，贯通寒热虚实"，他在血证八法扼要总纲中，将八法简化为气虚、气实、气寒、气热四法。气为血之帅，吴澄立血证八法，以气为统领，抓住了失血的本质。

（二）临床研究

1. 从气血调治心系病证研究

心与血液的生成有着密切联系，《素问·阴阳应象大论》曰："心生血。"血液的运行有赖于心和脉的相互合作，起主导作用的是心气的推动。气血关系的失调可威胁到心的正常生理，演化为胸痹、心痛、心悸、心衰等诸类心系病证。

程丑夫教授认为，胸痹心痛的病机在于气机逆乱，继发寒凝、痰浊、血瘀等，故应从气论治。杨晖等进一步指出，胸痹与大气息息相关，大气居于上焦，能够统领全身气机运转，人体生理活动皆赖大气的运化，大气运化异常——虚、陷、逆、滞、散成为胸痹的主要病机，改善大气病变成为治疗胸痹的关键。邱东等总结吴颢昕教授临证经验，提出气为血帅，气虚推动乏力，气血运行不畅则邪实内生，瘀阻心脉发为心悸，胸阳痹阻则胸痛闷，脉络不通则甲紫不仁，故吴颢昕教授常以三棱、莪术、水蛭、芍药、桃红一类养血活血之品，化瘀结而不伤胃，与芪、桂相伍，使瘀血得阳气推动而流水不腐，阳气得新血依附则周流不息。

郭维琴教授是心系疾病益气活血研究的先行者，在辨证论治心系疾病时将"益气活血"贯穿始终，主张以气血调神，气血和顺，则神自安，心悸得止。他在辨治心悸时，从气、血、神三个角度入手，以党参、红芪之类补脾益肺以养心气，以丹参、红花之类活血化瘀以通心脉，以炒酸枣仁、远志、五味子、磁石之类安定神志以止心悸。徐慧媛教授认为心悸除其常见证型外，不能忽视气虚血瘀一证，尤其重视宗气在心悸发病过程中的作用，宗气不足必帅血无力，血脉不通心失所养则为悸，故常以升陷汤配伍活血通脉药物治疗。

根据诸多研究报道，单纯运用益气类药物与单纯运用活血类药物均可以改善心力衰竭患者的症状和预后。从中不难发现，气血理论在心力衰竭领域的重要性，尤其是益气活血法贯穿始终。重视心肌缺血再灌注早期由实到虚病机的微观转化，积极采用益气活血、化瘀通络法进行干预，减少铁离子过量累积和脂质过氧化物沉积，延缓痰瘀互结向气虚血瘀痰浊的进行性改变，以期逆转心肌纤维化进程，从而稳定心脏结构和功能，恢复机体气血平衡状态。

2. 从气血调治妇科病证研究

《妇人大全良方·调经门》曰："夫人之生以气血为本，人之病，未有其不先伤其气血者。"说明气血与女性生理病理间的密切联系，是女性经孕产乳的物质基础。在长期妇科病证临床中，相关医家学者运用调理气血法治疗妇科病证积累了大量的经验。

鲍美如等通过横断面调查对全国 1895 例子宫内膜异位症患者的中医证候特征进行分析，结果提示气滞血瘀证占比最高，验证了气为血之帅，若气虚则血滞而不行，蓄血而为瘀，日久聚为癥瘕。张妮等利用全身气机在调节瘀血方面的重要作用，以活血化瘀消癥、温阳消肿止痛为主要原则，予加味桂枝茯苓丸治疗气滞血瘀型子宫肌瘤，有助于减轻患者的炎症反应，调节性激素水平，缩小肌瘤体积，改善临床症状，提高临床疗效。谢小男等指出三焦是人之元气通行之道，总司全身之气，气行则血行，气行则水行，三焦通，则气血通，由此采用通调三焦针刺法，取百会、膻中、中脘、天枢、关元、气海等治疗气滞血瘀型慢性盆腔炎，临床疗效显著。肖远德等根据中医学"久病多虚""久病多瘀"理论，认为盆腔炎症性疾病多由初起外邪侵袭损及胞宫，留于冲任，气行郁滞，气血不畅，血液运行障碍，产生"瘀血"，或因情志内伤，抑郁不遂，气机阻滞，而致血瘀，故采用针刺结合逍遥坤汤治疗气滞血瘀型盆腔炎症，可有效缓解患者临床症状，其作用机制可能与调控基质金属蛋白酶（MMP）-2、细胞间黏附分子（ICAM）-1 表达，控制炎症，纠正细胞免疫功能紊乱有关。陈奕强等认为不同阶段女性气血状态呈动态变化，气血状态决定着人的生理病理状态，辨治女性失眠当考虑其整体气血关系，包括单纯气有余、单纯血不足、气有余为标，血不足为本、气有余便是火四个证型。

3. 从气血调治其他病证研究

李媛丽等强调结节性红斑患者由于先天不足，或病久气虚，或饮食不节，长期反复使用寒凉之品伤及脾胃，脾虚气血生化乏源，致气虚则推动、温煦血液的功能减弱，无力行血，而致血行瘀滞，气虚血瘀相兼为病。李军茹等在长期临床过程中发现青海地区慢性糜烂性胃炎具有发病率高及治疗后复发率高的特点，认为这一现象可能与青海地区高寒、缺氧、干燥的气候环境使得人体宗气亏虚，气虚气滞，进而瘀血内阻、胃络失养有关，故以益气化瘀生肌法组成益气化瘀生肌方治疗，取得良好疗效。姜翠红等根据血与气的关系——"气为血之帅，气行则血行"，对益气活血法联合化疗治疗中晚期胃癌的国内外相关研究文献进行 Meta 分析，结果表明益气活血法不仅能提高中晚期胃癌患者的有效率，而且能改善患者的生命质量，同时可减少患者不良反应发生率，改善免疫指标自然杀伤细胞（NK）水平，具有一定的疗效优势。胡钢等认为老年髋部骨折患者存在脾肾亏虚、气血不足的基础，加之骨折等因素损耗气血，气虚则运行不畅，气不畅则血行滞缓，瘀血痹阻脉络，营血回流受阻，水湿运化失常，水津外溢，停滞肌肤则肿，而补气活血通络汤能够纠正气虚血瘀型老年髋部骨折围手术期血栓前状态，预防静脉血栓形成，具有安全、有效、方便等优势。

（三）实验研究

近年来，基于"气为血之帅"理论，我国中医药科研人员开展了大量的基础实验研究，取得了可喜的成果。

首先，张启明团队明确了"气"和"血"的功能性质与生物学基础。气是维持人体生命活动的能量，分为两种：推动之气，又称元气，即化学能；温煦之气，又称元阳，即热能。血即血液，分为三种：载气之血，即红细胞和血浆，能承载 O_2 和 CO_2；免疫之血，即免疫细胞和免疫分子；摄血之血，即血小板、凝血因子、抗凝系统和纤溶系统。西旺则发现，如 S-腺苷同型半胱氨酸水解酶等这类与能量有关的物质可作用于血管内皮，并且广泛存在于人体血细胞之中，成为血管病变的前置因素，进而影响血液的正常运行。他认为气和血密切相关的代谢物或功能蛋白可以在多条途径中相互转化或促进，可为"气为血之帅"理论提供生物学依据。孙莹等通过对差异表达蛋白进行生物信息学分析，揭示了气滞血瘀证的发生与 MMP-8、MMP-9、组织金属蛋白酶抑制物（TIMP）-2、乳铁蛋白（LTF）等差异表达蛋白密切相关，涉及多个生物学过程和通路；以上蛋白质组学的结果也提示，气滞血瘀证的发生与炎症反应、血管内皮功能障碍、免疫功能失调、代谢紊乱、缺氧反应密切相关。宋昱娇等认为肝纤维化的病理机制与气、血、津液运行障碍密切相关；其中刺猬信号通路（Hedgehog 信号通路）具有调控肝脏细胞分化、增殖的作用，该通路激活后所导致肌成纤维细胞的大量聚集，可阻碍物质交换的正常运行，与气滞的病机过程类似；导致肝血窦壁内皮小孔丧失，与血瘀病机过程类似。

欧阳林旗等采用注射肾上腺素及冰水中游泳双因素复合刺激制备寒凝气滞血瘀证大鼠模型，结果发现实验大鼠中医证候积分，血液流变学（全血黏度、血浆黏度、红细胞聚集指数、纤维蛋白原），血浆 ET 含量，胸主动脉 cAMP、cGMP 含量，磷酸二酯酶（PDE）5A 蛋白表达水平均显著升高，血浆 NO 含量和胸主动脉可溶性鸟苷酸环化酶（sGC）蛋白表达水平显著降低；用乌药挥发油能有效改善以上状况。彭召云等观察肺抑瘤膏对非小细胞肺癌气滞血瘀质模型的干预作用，结果显示气滞血瘀组亚组 1 的小鼠瘤体体积增长快、肿瘤瘤重增加明显、VEGF-C 平均光密度分布广，表明气滞血瘀质较平和质对小鼠皮下种植瘤的生长起到了促进作用，且能促进 VEGF 高表达，这与中医"气为血之帅"理论不谋而合，气行则血行，气滞则血瘀，气滞血瘀日久则是诸多有形之邪形成的病理基础。宋文婷等采用荧光微球致多发性脑梗死复合睡眠剥夺法制备气虚血瘀型脑梗死的病证结合模型，该实验大鼠负重力竭游泳时间明显缩短，脉搏幅度也明显下降，各切变率下的全血黏度和血浆黏度显著升高；用益气活血方可显著改善以上现象。王冬芝采用睡眠剥夺及腹腔注射大鼠血小板的方法制备原发免疫性血小板减少症气不摄血证的模型，发现血小板计数、红细胞计数、血红蛋白测定、$CD3^+$、$CD3^+CD4^+$、$CD3^+CD8^+$、Treg 细胞较正常组均明显下降。

二、研究局限与未来展望

"气为血之帅"理论的相关研究近年来得到了中医学术界的广泛关注。理论研究主要涉及营卫与气血关系，更有诸多医家重视血病治气的相关研究。在对理论的深入挖掘中，相关学者明确了"气为血之帅"的现代实质；详细论述了营卫与气血两者虽可通，但不可混同的深刻内涵。通过对中医气血关系的多维度深入研究，为临床辨治血证提供了可靠的理论保证。当然，"气为血之帅"理论在当代的发展，同样需要立足于临床实践能力的进步与突破，避免单纯从推理而来的主观想象结论，不能将中医理论研究虚化。尽管气血病涉及临床多系统多脏器病变，但目前的临床研究多集中在心系病证、妇科病证等病因病机证治方面，可选用的治疗方法亦不少，充分体现中医辨治相关病证的优势。实验研究上，诸多学者不同程度地对"气为血之帅"理论进行了现代科学解读，特别是通过对差异表达蛋白进行生物信息学分析，以探讨证候发生发展机制的可能生物学通路，这大大丰富了气血理论的深刻内涵。但实验研究仍存在不足，这主要体现在动物造模上。在多因素造模基础上再造疾病模型制作病证结合动物模型，实验动物难以承受过大的打击，死亡率高，实验的可行性差；中西医两种模型结合在一起可能互相影响，互相掩盖，很难达到病与证都符合的动物模型要求；另外，模型评价体系缺乏量化规范化的宏、微观诊断标准。后期应建立统一规范、简便易行、重复性好的病证结合气血病证动物模型和评价体系，客观科学地探讨气血病证病理生理基础，可大大推动证候相关临床与基础研究的进展。

第三节 名 家 思 想

一、国医大师颜德馨教授之"气为百病之长，血为百病之胎"观

《素问·调经论》曰："五脏之道，皆出于经隧，以行血气。血气不和，百病乃变化而生，是故守经隧焉。"气血为人体阴阳的主要物质基础，气血失衡，必然会导致体内阴阳失衡，而引起多种病变。颜德馨教授在学术上推崇气血学说，提出"气为百病之长，血为百病之胎"为纲，倡立"久病必有瘀，怪病必有瘀"理论，并认为气血以流畅、平衡为贵，自创"衡法"，处方用药多从"通"字着眼，以达到"疏其血气，令其条达而致和平"的治疗目的。

《难经本义》曰："气中有血，血中有气，气与血不可须臾之相离，乃阴阳互根，自然之理也。"颜德馨教授认为八纲中虽无"气血"两字，但气血内容确实贯穿八纲之中。故总以气血通畅条达为要。人之有生，全赖此气，人有此形，惟赖此血。调气和血，以衡为期，"衡法"为治病之总则也。千因百结，不离气血，气血病变是临床辨证的基础，同时气血失调也是各种疾病的病理基础。通过调畅气血，以达到"疏其血气，令其条达而致和平"的治疗目的。临床上主要采用的方法有疏畅气机法、升降气机法、降气平逆法、补气升阳法、通补阳气法、清热活血法、温经活血法、活血止血法、活血通络法、活血祛痰法、理气活血法、益气活血法等。

验案举隅

罗某，女，55岁。2004年10月13日初诊。胸闷1月余。有冠心病病史，曾行冠状动脉球囊扩张术加支架植入术。诊见：胸闷，疲乏无力，上腹胀，纳差，嗳气，恶心，口干，大便结，舌淡暗有瘀斑、苔薄白，脉细缓。查体：心率56次/分，律齐，心尖部可闻及收缩期杂音。BP 127/75mmHg。西医诊断：冠心病；冠状动脉球囊扩张术加支架植入术后。中医诊断：胸痹，证属气虚血瘀。治以益气活血法，方以益心汤加减。处方：黄芪、决明子各30g，麦冬、党参、生地黄、葛根各15g，川芎、当归、降香、苍术各9g，砂仁（后下）、甘草各6g，水蛭4g。7剂，每日1剂，水煎服。2004年10月18日二诊：服药后胸闷缓解，精神稍好转，腹胀减，仍觉食欲差，嗳气，恶心，疲倦，舌淡，苔白腻，脉细。治宜醒脾化痰。处方：五爪龙30g，藿香、佩兰、白芍、葛根、苍术各15g，川芎、降香各9g，紫苏梗12g，砂仁（后下）、木香（后下）、甘草各6g，胆南星12g。7剂，每日1剂，水煎服。药后诸症均除。

按语 患者年老，气血不足，脏腑失养，故见脏气虚衰，瘀血内阻之病证。病机为心气不足，瘀阻心脉。故治以益气活血法。方以党参、黄芪补益中气以助心气，气行则血活，善调气机是颜教授用药特色；葛根升清阳；川芎活血行气；降香、决明子降浊气；水蛭、当归活血通脉，水蛭具有破瘀血、散积聚、通经脉、利水道之功，散瘀之力尤强，故用于通心脉之瘀痹；患者尚有口干、大便结、脉细等阴液不足之证，加生地黄、麦冬滋养阴液，配砂仁醒脾理气，苍术化浊，以制滋润药而不腻。二诊辨证以气虚痰瘀为主，故去麦冬、生地黄、水蛭等滋阴及破血之品，加藿香、佩兰芳香醒脾，胆南星清热化痰。诸药合用，共奏益气化痰，活血通络之功，故收效颇佳。

二、国医大师薛伯寿教授之"气以通为补，血以和为补"观

清代名医王清任在《医林改错·气血合脉说》中写道："治病之要诀，在于明白气血，无论外感内伤……所伤者无非气血。"《素问·六微旨大论》曰"出入废则神机化灭，升降息则气立孤危，

故非出入则无以生长壮老已，非升降则无以生长化收藏""升降出入，无器不有"，充分强调升降出入运动在人体生命活动中的重要地位。机体脏腑不断地升清降浊、吐故纳新，是人体新陈代谢、维持生命活动的基础，是健康的根本保障。

国医大师薛伯寿教授是著名中医临床家蒲辅周先生的亲传弟子，深得蒲辅周先生真传。蒲辅周先生指出："气以通为补，血以和为补，气血通为生命之道。"人体只有升降有序、阴阳交泰、气血和畅，才能维持人体正常生命活动。薛伯寿教授继承发挥蒲氏畅气血、重升降的医疗经验，临床非常重视调畅气血，升清降浊。薛伯寿教授认为各种疾病发生的根本原因为人体的"失和"，其原因有内因、外因、不内外因，治疗的关键在于气血、五脏六腑功能和谐，临床擅长应用四逆散、柴胡剂及其他和解方剂，来调畅脏腑气血。气血失调最易发生妇科疾病，《素问·调经论》曰："血气不和，百病乃变化而生。"但气为血帅，血为气母，气行则血行，气滞则血瘀，气通血和则诸病不起。故治血必须理气。所以，薛老认为妇科当以调理气血为主，常用逍遥散、四逆散、当归芍药散。

验案举隅

黄某，女，30岁。2005年10月25日初诊。闭经3个月，伴疲乏无力，凌晨背部汗多，膝以下有冷感，睡醒后手胀，舌麻，面部时发痤疮，形体较胖，舌暗胖大有瘀斑、苔白腻，脉沉涩。诊为闭经，证属阳气郁闭。治以温经活血通经，方以四逆散加味。处方：柴胡、白芍、赤芍、枳壳、桔梗、桂枝、防风、川牛膝各10g，炙甘草、桃仁、红花各8g，当归12g，浮小麦、大枣各30g，细辛3g，生姜3片。7剂，每日1剂，水煎服。二诊：疲乏、舌胀发木感减轻，膝下冷好转，汗出明显减少，眠可，舌暗稍胖、苔薄白，脉沉弦。守方去浮小麦、生姜、大枣、细辛、防风，加女贞子、旱莲草各15g以补肾阴。继服14剂，行经1次，仍续服前方以增效。

按语 经者，血也，血随气行，气行则经血运行正常，故调经必先养血，而调经养血当先调气。女子以肝为先天，肝气条达则气血流畅，月经亦按期而至。本例治疗先注重调肝，结合活血补肾。肝体阴而用阳，血为阴，气为阳，肝血不足则肝阳偏亢，郁结化热化火，即所谓"气有余便是火"，表现为面部痤疮之阳实证；肝气横逆克土，脾胃受制，运化失司，痰湿积聚则身体肥胖。血得热则行，得寒则凝，故续以温通为治。

三、国医大师孙光荣教授之"气血中和百病消"观

《素问·调经论》曰："人之所有者，血与气耳。"气血相互渗透，相互促进，相互转化，相互依存，相互制约，相互作用，须臾不可分割，两者必须达到和谐相处，才能保证气血生理功能的正常发挥。

孙光荣教授倡行的中和学术思想将"中和"定义为："中和是机体阴阳平衡稳态的基本态势，中和是中医临床遣方用药诊疗所追求的最高佳境。""中和"是人体精气神健康稳态的具体描述，更能在人的躯体和心理层面阐释机体的生理、病理变化和特点。"气为血帅，血为气母"，两者互根互用互联互动之关系，是"中和"之"和平共处""互为化生"之体现。只有两者关系"中和"才能健康长寿。气血不和万病生，气郁则血涩、血凝则气止、气随血脱等。气血贵在疏通，需谨防郁滞，气行则血行，气盛则血旺等。只有气机调畅，才能气血和谐"中和"。只有气血中和，气帅运动和气化作用才能在血母的支持、努力下得以完成。孙光荣教授也进一步指出，气机升降出入的枢纽在中州脾胃，脾土安则气血中和。

验案举隅

李某，女，48岁。2017年4月5日初诊。主诉：失眠5年。患者诉失眠心慌，难入睡，早醒，精神容易紧张，经常胸闷气短，头晕眼花，食欲不振，四肢乏力，精神萎靡，大便溏软，小便正常，

月经不规则，无血块。舌淡红、苔薄白，否认既往系统疾病史和药物过敏史。查体未见明显异常。考虑患者为中年女性，处在更年期，气血不调，情绪失畅，脾胃运化失常，脾胃虚弱，津液代谢失司，水湿集聚，出现以上症状。结合舌脉表现，中医诊断为不寐，中医证型为气机郁滞，气血失和。治以益气活血，养血安神。处方：熟党参15g，丹参10g，黄芪10g，茯神10g，炒酸枣仁10g，牛膝10g，杜仲10g，北柴胡10g，郁金10g，浮小麦15g，大红枣10g，全当归10g，甘草片6g。共14剂，每日1剂，水煎服。二诊：患者服此方半个月，入睡较快，夜间醒后能很快入睡，诉诸症明显好转，效不更方，继续守方30日。三诊：患者诉无失眠表现，精神好转，面色红润有光泽。遵患者意愿，以此方加阿胶、龟胶、饴糖制成膏方调理2个月，半年后随访，诸症悉除。

按语 此方以孙光荣教授的常用三联药组生晒参、丹参、黄芪为君药，广东地处岭南，多湿多热，以熟党参替换生晒参，配黄芪、丹参以益气活血祛邪，炒酸枣仁、茯神、全当归以养肝血、安心神，加之治疗妇人脏躁的甘麦大枣汤。另外，更年期女性失眠以气机不畅、肝肾虚弱为多见，加入北柴胡、郁金疏肝解郁，牛膝、杜仲补益肝肾，每获良效。孙光荣教授用药剂量不大，大多数药物均为10g，达到四两拨千斤之奇效。彰显孙师"重气血、调气血、畅气血"之基本临床思想，反映出孙光荣教授"扶正祛邪益中和、存正抑邪助中和、护正防邪固中和"的学术观点。

第四节 推荐文献

葛亚如，王承龙，2023. 从气血理论探讨基于心肺运动试验的心肺功能研究思路[J]. 中西医结合心脑血管病杂志，21（14）：2692-2695.

智猛，那俊夫，曹奇，等，2023. 基于中医气血理论探究AMPK/mTOR信号通路与自噬的关系[J]. 中华中医药学刊，42（3）：80-84.

刘思琳，夏明峰，李静，2022. 基于营卫气血理论与PIEZO1通道探讨血管重构[J]. 时珍国医国药，33（9）：2216-2218.

唐慧，白雪，李双阳，2021. 基于玄府气血理论研究风药组方对血管性痴呆大鼠海马突触兴奋性氨基酸受体的影响[J]. 亚太传统医药，17（3）：23-28.

刘建勋，陈进成，郭浩，等，2020. 气血交互于脉的理论基础与实践[J]. 中医杂志，61（2）：98-102.

吴振起，王贵帮，王雪峰，等，2018. 从"气血流通"探析通补理论[J]. 中华中医药学刊，36（2）：381-383.

颜乾麟，2015. 中医气血证治学[M]. 北京：中国中医药出版社.

胡晓贞，2015. 颜德馨中医气血理论与临床实践[M]. 北京：科学出版社.

张光霁，张庆祥，2021. 中医基础理论[M]. 4版. 北京：人民卫生出版社.

第五节 参考文献

鲍美如，杨新春，杭天，等，2023. 1895例子宫内膜异位症患者证候分布及特征[J]. 中国实验方剂学杂志，29（6）：128-136.

陈奕强，谢雪姣，2022. 基于经典理论的气血关系辨治女性失眠[J]. 中医药临床杂志，34（11）：2037-2040.

邸东，孙焱，刘瑞亿，徐淑怡，朱博冉，史俊，薛文达，吴颢昕，2023. 吴颢昕教授运用补气活血法治疗心系疾病经验[J/OL]. 辽宁中医杂志，8：28-31.

高瑜倩，窦晋芳，张洪嘉，等，2021. 郭维琴教授以"气血调神"治疗心悸分析[J]. 中西医结合心脑血管病杂志，19（14）：2473-2478.

胡钢，严松鹤，俞云飞，等，2022. 补气活血通络汤对老年髋部骨折血栓前状态的影响[J]. 中国老年学杂志，42（3）：605-607.

姜翠红，刘睿，王佳，等，2021. 益气活血法联合化疗治疗中晚期胃癌随机对照试验的 Meta 分析[J]. 世界中医药，16（8）：1250-1257.

李军茹，许文文，邹小云，等，2018. 益气化瘀生肌方加减治疗青海地区慢性糜烂性胃炎气虚血瘀证 63 例临床研究[J]. 中医杂志，59（24）：2117-2119，2147.

李露露，颜新，韩天雄，等，2012. 国医大师颜德馨应用气血病机学说治疗疑难病的经验[J]. 浙江中医药大学学报，36（11）：1168-1170，1176.

李媛丽，陈瑞萍，高梅，等，2020. 浅谈从瘀论治结节性红斑[J]. 中华中医药杂志，35（11）：5601-5604.

刘宛欣，都广礼，2022. 基于黄芪桂枝五物汤方证相关性理论探讨营卫与气血间关系[J]. 上海中医药大学学报，36（5）：97-100.

刘文军，2012. 薛伯寿教授应用升降散方证规律及临床传承研究[D]. 北京：中国中医科学院.

刘文军，薛燕星，胡东鹏，2015. 薛伯寿教授调畅气血升清降浊治疗疑难杂症经验[J]. 环球中医药，8（2）：213-215.

欧阳林旗，蒋司晨，陈镇，等，2022. 乌药挥发油对寒凝气滞血瘀证大鼠血液流变学及 NO-s GC-c GMP 信号通路的影响[J]. 中草药，53（15）：4730-4737.

彭召云，郑心，鲁兴隆，2015. 肺抑瘤膏对气滞血瘀质 Lewis 肺癌小鼠肿瘤生长及 VEGF-C 表达的影响[J]. 时珍国医国药，26（12）：2895-2896.

宋文婷，苗兰，孙明谦，等，2021. 益气活血方及其拆方对气虚血瘀型脑梗大鼠影响的比较研究[J]. 中国中医基础医学杂志，27（6）：921-926.

宋昱娇，高展翔，2023. 从气、血、津液运行障碍角度浅谈肝纤维化的病理机制[J]. 福建中医药，54（2）：50-52.

孙光荣，2012. 气血中和百病消[J]. 中国中医药现代远程教育，10（3）：82-87.

孙莹，左茜茜，刘杨杰，等，2022. 原发性痛经气滞血瘀证患者血浆蛋白质组学研究[J]. 中华中医药杂志，37（11）：6757-6763.

王冬芝，2019. 益气摄血颗粒及其拆方对 ITP 气不摄血证模型的药效及机制研究[D]. 北京：中国中医科学院.

王朔，孙星怡，董雨蓉，等，2023. 从"气血理论"探讨铁代谢紊乱与心肌缺血再灌注损伤的关系[J]. 天津中医药，40（2）：265-272.

西旺，2020. 基于代谢/蛋白质组学研究补益气血剂对增龄小鼠影响及气血关系探析[D]. 哈尔滨：黑龙江中医药大学.

肖远德，邱志芳，吴佳欣，等，2022. 针刺结合逍遥舒坤汤治疗气滞血瘀型盆腔炎症性疾病的疗效及对免疫学指标和炎症因子的影响[J]. 河北中医，44（12）：2023-2027.

谢小男，倪光夏，2020. 通调三焦针刺法治疗气滞血瘀型慢性盆腔炎临床疗效观察[J]. 中华中医药杂志，35（1）：473-476.

严夏，李际强，颜德馨，2005. 颜德馨教授益气活血法治疗胸痹经验介绍[J]. 新中医，37（8）：7-8.

颜德馨，2001. 中医临床家：颜德馨[M]. 北京：中国中医药出版社.

叶培汉，2018. 国医大师孙光荣中和辨证学术思想研究[D]. 长沙：湖南中医药大学.

张妮，周娟，赵凤容，2023. 加味桂枝茯苓丸对子宫肌瘤气滞血瘀型患者 VEGF、IL-6、D-D 及性激素水平的影响[J]. 广州中医药大学学报，40（2）：342-348.

张启明，王义国，张健雄，等，2021. 精气血津液的功能性质和生物学基础[J]. 环球中医药，14（5）：841-847.

赵玲，李达，薛燕星，等，2007. 薛伯寿教授临证运用四逆散经验举隅[J]. 新中医，39（3）：74-75.

钟玲，张炜宁，2023. 程丑夫从气论治胸痹心痛经验[J]. 湖南中医杂志，39（4）：42-45.

周东浩，刘光，夏菲菲，等，2019. "气为血之帅"理论溯源及现代实质探讨[J]. 国医论坛，34（5）：11-12.

第20论　论　经　脉

经脉理论是中医学理论体系的重要组成部分，自《黄帝内经》以来，外感、内伤诊断体系的建立，经脉理论无不为其贡献了重要的理论支撑，对中医临床各科，尤其是针灸临床实践具有重要的指导作用。近年来，学者们围绕经脉的表里关系、经脉与脏腑的联系规律及机制等重要理论开展了系列研究，针对经脉的实质、经脉病候及其应用、经络辨治规律的总结与创新等方面进行了积极探索，对经脉理论的发展和应用做出了积极贡献。

第一节　概　　论

一、理　论　内　涵

（一）经脉的基本概念

经络是由诸多经脉和络脉组成的一个颇为复杂的系统，是人体内运行气血的通道，以经脉为主体，经络系统的理论贯穿于中医的生理、病理、诊断和治疗等各个方面。人体内大而长、纵行于肢体深层的脉，称为经脉。经脉包括十二经脉和奇经八脉，其中最主要的是十二经脉，包括手三阴经、手三阳经、足三阳经和足三阴经；奇经八脉，包括任脉、督脉、冲脉、带脉、阴跷脉、阳跷脉、阴维脉和阳维脉。十二经脉和任脉、督脉合称"十四经脉"。

十二经脉是经脉的主体，与奇经（八脉）相对来说称为"正经"，有一定的起止部位、循行规律、走向交接规律，与脏腑有直接的属络关系，阴经和阳经之间也有表里关系。而奇经八脉与脏腑没有直接的属络关系，也就没有表里关系。《黄帝内经》对十二经脉进行了系统的理论阐述，在《灵枢·经脉》中有专篇论述。

（二）经脉的基本原理

1. 经脉脏腑相关理论

经脉脏腑相关，又称体表内脏相关，是经脉穴位与脏腑之间的一种双向联系，指脏腑病理或生理改变可反映到体表相应的经络、穴位或躯体部位，表现出特定的症状和体征。它是脏腑经络学说的核心内容之一，是指导中医诊断和治疗的重要理论基础，经络和经脉脏腑相关研究体现了中医的整体观。

经脉脏腑相关最早见于《帛书》，但其记载经脉脏腑间的相关性不明确。《帛书·阴阳》曰："大（太）阴脉，是胃（脉）也，彼（被）胃。"有且只有一条经脉涉及脏腑名，循行病候中也无对应脏腑的病证。《黄帝内经》中明确记载各经脉分别属一脏或一腑，《灵枢·经脉》《灵枢·经别》记载了经脉在体内循行过程中，与相表里的脏腑发生属络关系，也与其他脏腑通过经脉循行路线发生关系。《灵枢·经水》曰："经脉十二者，外合于十二经水，而内属于五脏六腑。"《灵枢·海论》曰："夫十二经脉者，内属于脏腑，外络于肢节。"明确经络与脏腑间的密切联系。《黄帝内经》中五脏与经脉的相关性具有较为坚实的实践基础，其来源于脉诊实践，手足脉均诊相应五脏之气，有关五脏生理脉象和病理脉象的记载也详细充实。在脉诊实践的基础上，对五脏的病候表现进行阐述，因此，五脏的病候表现与相应经脉较为一致，而其治疗也主要选择该经脉四肢肘膝关节以下的五输穴，尤其是原穴，即"五脏有疾，应出十二原"。《黄帝内经》中有关六腑的生理、病理表现及其治疗论述均不及五脏充分。这一点在脉诊上得以体现。《灵枢·经脉》虽然将六腑与六阳经建立了相应的联系，但并非直接联系，而主要是通过经别实现，因此六腑与阳经的联系密切程度相对较低。

经脉脏腑相关理论的形成过程较为漫长，受不同时期哲学文化因素的影响，如"天六地五"学说，"天之十二"学说，"二十八宿"学说、三阴三阳学说、古代官制理论，其理论发生了更替、变革。受"天六地五"学说影响，早期经络文献只记载十一脉，"天之十二"学说将经脉之数由十一发展为十二，十二经脉之外的联系之脉则归入络脉、奇经八脉范畴。受古代职官制度的影响，心为君主之官，心包代心受邪，将主治心脏病证的手厥阴脉与心包相配，手少阴脉独无腧。因此，《黄帝内经》基本构建了经脉脏腑相关的理论框架体系；《黄帝内经》五脏的经脉脏腑相关理论框架体系具有完整性，六腑的经脉脏腑相关理论框架体系不完整；奇经八脉也具有经脉脏腑相关的特征，有力补充了十二正经的经脉脏腑相关的不足。有研究通过对相关古代文献和现代研究的整理，分别总结了原穴与相应脏腑对应关系的形成过程、原穴与脏腑原气的关系及原穴与脏腑关系的相关研究，进而分析从原穴角度探讨经脉脏腑相关的可行性，认为注重文献研究、结合现代技术和关注穴位组合，将是今后经脉脏腑相关研究的重要方向。

2. 经脉的标本理论

经脉的标本理论最早见于《灵枢·卫气》。"标"本意指树枝的细末部分，《素问·六微旨大论》曰："标者病之始。""本"指事物的本源、根本。"标"指树梢，在上部与人体头、面、胸、背相对应，"本"指树根，在下部与人体四肢的末端相对应。经脉的"标本"指十二经脉之气集中和弥散的部位，内容如下。

手太阴肺经的标在腋动脉处，极泉、中府穴附近；本在寸口，即经渠、太渊穴处。手阳明大肠经的标在面颊和下颌迎香穴近处；本在肘骨中，上至别阳、曲池、肘髎、五里、臂臑穴近处。足阳明胃经的标在面颊，人迎、颊车穴处；本在厉兑穴近处。足太阴脾经的标有两处，一处在背部脾俞穴处，一处在舌本廉泉穴处；本在肝经的中封穴前上4寸，三阴交穴处。手少阴心经的标在背俞、心俞穴处；本在掌后锐骨端，当神门穴处。手太阳小肠经的本在外踝之后，养老穴处；标在目之上1寸，攒竹、鱼腰穴近处。足太阳膀胱经的标在睛明穴处；本在足跟上昆仑、跗阳5寸间。足少阴肾经的标有两处，一处在背部肾俞穴，一处在舌本廉泉穴；本在内踝下，太溪、大钟、水泉、照海、复溜、交信处。手厥阴心包经的标在腋下3寸，天池穴处；本在掌后两筋之间内关穴处。手少阳三焦经的标在耳后上角和目外眦，翳风、角孙、丝竹空穴处；本在手小指、无名指之间，中渚、液门穴处。足少阳胆经的标在窗笼，听会、耳门、听宫穴处；本在阴窍之间，足窍阴、夹溪穴处。足厥阴肝经的标在背部肝俞穴处；本在中封、三阴交穴处。

标本理论在针灸学主要指十二经脉中腧穴分布的部位关系，一般指腧穴上与下的对应关系，"标"与身体较高位置的头胸背相应，"本"对应人体四肢下端。如治疗痛证，可选疼痛部位及相应的腧穴即"标"针刺，再选患侧相应经脉的井穴或指（趾）端处和输穴即"本"针刺，可以沟通经脉、调畅经气、解除疼痛，疗效显著。

二、学术源流

经脉理论的发展可分为秦汉时期、魏晋南北朝时期、隋唐时期、宋金元时期、明代时期、清代时期几个主要阶段。

秦汉时期是经脉理论的初步形成阶段。现存最早记载经脉的《足臂十一脉灸经》和《阴阳十一脉灸经》，论述了十一脉的命名、循行分布、疾病表现及灸法，书中只称"脉"，而非"经脉"，但这是我国现存最早记录经脉的专书。认为经脉在"分肉之间"的走行分布是通过寻按相应体表上下不连续部位的脉动点而推知的。这是中医学中最早出现天人相应、阴阳五行、五脏六腑和经络气血相结合的医学理论体系。《黄帝内经》特别是《灵枢》部分对经脉的论述彰显了经络理论在中医学中的重要性。《黄帝内经》问世后才有了十二经脉的记载，书中除详细记述了十二经脉的循行及病候内容，对于经脉的数目、命名、分布规律、循行、病候、与营卫气血运行关系、与藏象关系等都作了较为详细的论述。构建了十二经脉的循环流注模式，有经脉循行与营卫气血运行关系的记载，认为十二经脉是人体经络系统的核心，是气血运行的主要通道，遵循十二经脉流注衔接的顺序，并与任、督二脉构成首尾相接，如环无端的路线。《难经》则以问答的形式对《黄帝内经》经脉理论进行了重要的充实，首创"奇经八脉"一词。

魏晋南北朝时期的代表作有王叔和的《脉经》、皇甫谧的《针灸甲乙经》，对前期经络理论有重要参考价值。《脉经》确立"寸口脉诊法"，将寸尺二部脉法发展为寸、关、尺三部脉法，解决了脉诊与脏腑相应定位的关键问题。《针灸甲乙经》基本保存了《明堂经》的主要内容，对古代经脉理论的研究有重要参考价值。《针灸甲乙经》提出了"分部依线检穴法"，这对《黄帝内经》中的十二经循经取穴是一次重大改革。

隋唐时期是经脉理论的发展时期。杨上善著有《黄帝内经太素》，记述了关于经脉与络脉的区别，作了进一步的注释。王冰对《素问》重新进行次注，写成《素问释文》，指出经脉气血多少的关系。如说："夫人之常数，太阳常多血少气，少阳常少血多气，阳明常多气多血，少阴常少血多气，厥阴常多血少气，太阴常多气少血，此天之常数。"

宋金元时期，在我国中医学发展史上占有重要地位。张从正著有《儒门事亲》，认为应循经辨证，按经取穴；行补泻是根据经脉主病的虚实病候及经脉气血多少而采用或补或泻的治疗方法；辨脏腑病循经取穴等。朱丹溪著有《丹溪心法》，根据经脉循行理论增加经脉病候，如足厥阴肝经病候，增加了"暴痒""便难""洞泄""骂詈"等诸症；根据表里经理论扩大经脉病候，对"手足阴阳经合生见证"，作了33条补充。滑寿，元末明初著名针灸学家，把督任二脉与十二经合论为十四经，使经脉与腧穴相结合，并论述了经络与腧穴的关系，推进了经脉理论的发展。

明代医家辈出，这个时期的著作均是大成类著作及专科著作，在继承了《黄帝内经》思想的同时，又提出了独创的理论。明代医家李梴编著《医学入门》一书，是对之前医学基础知识的归纳总结。杨继洲《针灸大成》是明以来三百年间流传最广的针灸学著作，重新考定了穴位的名称和位置，并附以全身图和局部图；开启了针刺补泻分强弱的先河。明代的杰出医学家张介宾，著《类经》三十二卷，以图解的形式，对阴阳经脉等理论进行了系统阐述。对于经脉的认识，不仅仅局限于理论基础方面，对于藏象诊疗方面也有较为细致的记载。

清代经脉理论在逆境中发展。张志聪与其门生撰写《黄帝内经素问集注》与《黄帝内经灵枢集注》，对《黄帝内经》作了较详细的注释，有较多发挥；名医李学川著有《针灸逢源》，完整地列出了361个经穴，校正了铜人经穴的错误，完善了经脉理论。经脉理论经过历代的传承发展，已经基本形成，在疾病的辨证论治方面，完善、丰富了经脉理论，发挥了其与藏象之间的联系，深化了脏腑、经络的内在关联。

第二节 述 评

一、当代研究

（一）理论研究

经脉是联系体表与内脏的通路，这既概括了十二经脉总的特点，又说明了十二经脉的重要功能是沟通脏腑与体表肢节的联系，是中医诊疗疾病的重要理论基础，也为临床针灸治疗疾病提供了理论依据。经脉理论是中医临床诊疗疾病的基础，为中医临床贡献了重要的理论基础，针灸临床中包含的腧穴主治及总结的某些规律也多来源于经脉理论的指导，这些都体现了经脉理论在中医临床诊疗方面的积极意义和指导价值。

1. 经脉表里关系理论研究

经脉表里关系理论自《黄帝内经》确立以来，一直受到历代医家的普遍关注。近年来，不少学者对"经脉表里关系"及与其密切相关的"脏腑表里关系"开展了一些积极探索，分别从不同研究角度、内容范畴等方面分析、论证了经脉表里关系的丰富内涵。肖少卿研究认为，在脏腑表里相关的同时，又有独立的经脉表里相关。"论其脏腑、表里，关系至密：盖肺合大肠，脾合胃，心合小肠，肾合膀胱，心包合三焦，肝合胆，故有六合之称；然其经脉之间，又有表里之分"。彭静山也指出，六脏六腑有表里关系，经脉在体外循行也有表里关系，同时进一步提到，络穴起到表里经互相沟通的作用，与其他经无关。蔺晓源将脏腑表里的经穴影响因素概括为，脏与腑之间的表里关系是以经络联系为基础，以腧穴的枢纽作用为支柱的。另外，根据张艳、付琳研究来看，此研究范畴中关于肺与大肠表里关系的经脉专题研究内容最为丰富。

关于经脉表里的形态结构，赵京生通过分析经脉分支理论认为如果没有这 11 条分支的连接，就不能完成经脉对气血循环流行、脏腑表里相合、阴阳协调转化等认识的严密表达……足少阳经分支"绕毛际"，乃是以足少阳、足厥阴两经的循行联系表达肝胆的表里关系。黄龙祥认为，十二经筋与十二经脉相伴循行，十二经筋为十二经脉"着床"提供载体，十二经脉为十二经筋的"活动"提供气血……除足少阴之筋合足太阳之筋外，其余经筋之间皆无表里相合关系。由于经筋不能像经脉那样运行气血，循环无端，故人们对经筋的走向及表里关系对临床的影响研究较少。韦英才不仅列出并说明表里关系的经脉在四肢部位的对应关系，还深入分析了躯干表里关系经脉的相应分布，如足三阴经皆行于躯干之里各与其相表里之经脉相对应的部位。

关于经脉表里的气血阴阳，马廷辉认为，表里经相交接阴阳二气为等量变化，手足相交者，阴阳性质互变，因表里经相交于手足部位，手足为阳气和阴气的变换之所。何玲认为，脏腑表里关系的阴阳经均一一内外对应，即阴气最盛的太阴经对应阳气最盛的阳明经，阴气最弱的厥阴经对应阳气最弱的少阳经，阴气次之的少阴经对应阳气次之的太阳经，使四肢的阴阳之气维持平衡状态。手足六经之表里血气多少是一致的，即具有表里关系的厥阴与少阳为少血多气，表里关系的少阴与太阳为多血少气，太阴与阳明为多血多气。李鼎的观点似有不同，通过研究《素问》《灵枢》《黄帝内经太素》《针灸甲乙经》等古典文献的有关记载，提出到底是以三阴经的血气多少以表里相同为合理，还是以表里相反为合理的疑惑，但也指出《黄帝内经》3 篇的记载多数是表里相反。《黄帝内经》不仅以经脉循行相互联属关系划分阴阳经之表里关系，而且以阴经和阳经气血多少来相互配合……太阳多血少气，少阴少血多气，两者表里协调，气血平衡；厥阴多血少气，少阳少血多气，两者协调，阴阳平衡；阳明多血多气，太阴多血少气，两者配合，共同生化气血，使气血旺盛。

2. 经脉脏腑与脑相关理论

随着对经络理论的不断发展，出现了诸多研究方向，如以"经"统率的纵向研究，以"脏"统率的横向研究，经脉脏腑表里相关的研究，以及 21 世纪以来，将经脉、脏腑和大脑有机联系的研究。周逸平提出"经脉脏腑与脑相关是中西医理论结合的突破口"，进一步深化了"经脉脏腑相关"理论。

周逸平团队在长期从事心经经脉效应与心脏-脑联系的生物学机制研究中发现，心肌缺血大鼠下丘脑室旁核（PVN）内 NE 和 DA 含量明显下降，而电针心俞和内关穴分别能提高两者含量，促进心肌缺血大鼠恢复，表明针刺心相关经穴能调节下丘脑单胺类递质的释放达到保护心肌的作用，且结果显示心俞配合内关穴增强效果大于单穴治疗组，穴位间的配伍作用可影响针灸疗效。在高脂血症合并急性心肌缺血（AMI）模型大鼠中，电针神门穴或内关穴可影响中枢神经系统分泌 5-HT，并与 PVN 中的 5-HT 受体结合，引起交感神经兴奋，减少心肌细胞损害，从而治疗 AMI。针刺引起中枢单胺类神经递质如 NE、DA、5-HT 含量的改变，共同参与心脑血管等内脏功能活动，表明单胺类神经递质是针刺抗心肌缺血损伤的中枢调控物质，且针刺心相关穴位的调节作用优于其他穴位，更能有效地减轻心肌缺血损害。有研究采用微量注射、微阵列多通道记录等技术，发现针刺信号经外周神经传入中枢后，在边缘系统海马进行整合，通过海马与 PVN、迷走神经核（NTS）之间的神经纤维联系，调控 PVN 和 NTS 内神经元的兴奋性，再通过下行纤维将信号传至交感神经和迷走神经，发挥针刺抗急性心肌缺血的作用，由此探索出"海马-室旁核-交感神经"通路和"海马-孤束核-迷走神经"通路在调控心血管中的协同作用，其中，PVN 中间神经元、NTS 中部分中间神经元是起作用的关键神经元。再者，对 PVN 神经元放电序列、频率、频谱进行分析，进一步明确了电针心经经穴能抑制 PVN 区中间神经元活动，发挥下丘脑调控机制。在电针预处理干预心肌缺血再灌注损伤（MIRI）大鼠实验中，通过微透析、高效液相-电化学、免疫组化的方法分析大鼠小脑顶核、下丘脑外侧区细胞间液中 DA、5-HT 含量，以及检测两个脑区的核内磷酸化蛋白（c-fos 蛋白）表达，发现小脑顶核-下丘脑外侧区通路是针刺心经改善急性 MIRI 效应的重要机制之一。

经脉-脏腑-脑的联系是中西医理论相结合的一个突破口。以脏腑心为研究主体，结合针灸干预，运用先进的技术手段探讨心与脑的关联，经研究发现心与脑之间存在多途径联系，其中，神经递质的调节和神经通路的传递最为关键，为针灸治疗心脑疾病提供了充实的理论依据。随着科技的进步，病毒示踪、光遗传等相关技术也逐步进入针灸研究领域，开阔了视野，挖掘了深层次的信息，结合新技术的应用，将为开展经脉脏腑与脑相关研究提供强有力的帮助。

（二）临床研究

1. 经脉病候研究

经脉理论的构建，有着深厚的临床实践基础。如《黄帝内经》数次提到"察其所痛，左右上下；知其寒温，何经所在"的临床实践，这种对于病痛所在部位及与上下左右等远隔部位联系的认识和关注，既是构建十二经脉理论的临床实践基础，反过来又是在十二经脉理论指导下临床需要反复实践的诊疗环节之一。从临床实际出发，十二经脉具有各自的循行部位和脏腑络属，使得十二经脉在功能上既可反映本经脉的病变，又能够反映络属于本经的脏腑的病证，其中尤以手足六阳经疼痛性病候最为突出。

经脉的分布部位、联系的脏腑器官，以及所主病证，是临床上判断病证所在经脉的主要依据。由于各经脉在体表有特定的分布区域，在体内有相应的脏腑联系，《灵枢·经脉》还载有各经脉病候，据此可以分析辨别患者表现的症状和体征属于哪条经脉的病变，这种方法称"经脉辨证"或"辨证归经"。如足太阳经分布于下肢后侧，下肢后侧疼痛即病在足太阳经；心烦失眠，在脏腑属心的病证，手少阴经联系于心，所以在经脉属手少阴经的病变；小腹、前阴肿痛，见于足厥阴经病候，所以病在足厥阴经。在某条经脉的分布区域内有明显的压痛或结节或皮肤颜色、形态异常等，也有助于对所病经脉的诊断。

因此，在临床上可以根据疾病的症状表现，结合十二经脉循行的部位及其所属脏腑来诊断疾病。如两胁胀痛，多属于肝胆疾病，因为两胁是足厥阴肝经和足少阳胆经所过之处；又如头痛，可由不同经脉的病变引起，临床上可以根据经脉在头部的循行分布规律而加以辨别。若痛在前额者，多与阳明经有关；痛在两侧者，多与少阳经有关；痛在颈项者，多与太阳经有关；痛在巅顶者，多与厥阴经有关。可见，无论是结构还是功能方面的异常，疾病证候无论是"形"还是"气"的异常，如结合经脉理论原理进行辨证分析，有针对性地选取临床治疗方法和措施，对提高临床疗效具有较好的指导意义。还有研究对《灵枢·经脉》中手少阳三焦经病候病机证治进行系统研究后认为，三焦经病候症状群均以经气郁滞为核心病机，或郁而化热、相火上炎，或气滞血瘀、不通则痛，体现了三焦经主气所生病的深刻内涵；针灸治疗循三焦经选穴，特别是五输穴，特定穴多可查及阳性病灶点，虚补实泻。

2. 经脉治疗研究

经脉脏腑相关理论认为，刺激体表一定的经络、穴位或躯体部位，又可对相应脏腑的生理功能和病理改变起到调节作用。针灸临床研究者运用经脉脏腑相关理论，有效地指导不同系统疾病的针灸治疗。

在经络辨证的基础上，即可选取病变相关经脉的腧穴进行针灸治疗，这种选穴方法称作"循经取穴"。例如，腰背部疼痛，与行经于此的足太阳经有关，可循经远取足太阳经在腘窝处的委中穴；口歪、面痛、齿痛等，可循经远取手阳明经的合谷穴等。还可以视病情所需，根据经脉的表里关系、阴经阳经各自在分布部位上的共性等，选取几条相关经脉的腧穴配合治疗。此外，对特定穴的选择应用、刺络出血、浅刺皮肤等多方面的针灸治疗方法，也都是在经络理论的指导下进行的。经脉脏腑相关理论运用于心系、肺系、脾胃等病证的治疗，诸多研究者结合自身临床体会，提出各有侧重的方法，均取得较好的疗效。经脉脏腑相关理论中强调刺激体表、躯体部位，可对相应脏腑病理变化起到调节作用，使其恢复正常。经脉脏腑相关理论已广泛运用于临床，对疾病的诊断、治疗发挥着独特的作用。目前已有众多研究者对其作了大量临床研究，在各个系统疾病治疗中，结合自身临床经验，总结出诸多方法，并对某些疾病选取特殊治疗，取得相对肯定的疗效。如学者们基于"肺与大肠相表里"理论，从循经穴位按摩治疗 COPD 便秘、从肺论治溃疡性结肠炎和肠道菌群对肺癌影响等角度对其治疗思路进行了探讨，为中医临床诊疗提供了参考。

（三）实验研究

1956 年，经络研究被列为全国自然科学发展规划重点项目，标志着现代经络研究的正式开始。20 世纪 60 年代，朝鲜金凤汉称发现了经络实体结构，我国为验证此事，调集了中国医学科学院、北京医学院等单位的多位西医专家组成经络研究所，由此形成经络研究的第一次高潮。20 世纪 80 年代，在欧洲学者用同位素示踪经络方法的启发下，我国开始了"七五"攻关经络研究，随后是"八五"和"九五"，连续 15 年的大规模经络研究，形成第二次高潮。近年来，美国学者使用先进的活体观察技术，在脑组织中发现间质通道，又在外周组织间质中发现了液相组织液，引发了对"经络间质组织液说"的热议。此外，国家对经络研究重新立项，经络研究或将再掀高潮。在长达 70 多年的经络研究中，世界各国医、理、工等专业的研究者均参与其中，各种新技术和新学科不断向经络研究渗透，形成了多学科交叉的鲜明特色。

近年来，应用红外辐射成像技术，把古人描述的十四经脉的循行路线，客观地显示出来，使之成为"可见"，解答了"经络看不见"的难题。提示经脉路线在"体表"必然有其相应的物质基础，是近年来中国经络研究的一个重要进展。从"不可见"到"可见"，也可以说是经络研究的一个阶段性突破。对经脉穴位功能的相对特异性的研究既强调经脉的研究，也注意对穴位功能的探讨。

针刺经脉可以对内脏功能起到调整作用，这种经脉-脏腑相关的理论是世界上最早提出的躯体内脏相关学说，是最早的躯体-内脏联系理论。有学者认为经络理论的精髓和科学价值，在于其揭示的体表与体表、体表与内脏之间特定联系和上下内外联系的规律，探讨人体上下内外联系规律的科学价值及其与现代生命科学的关系。近年来，随着现代科学技术研究手段的发展，经脉脏腑相关研究逐步深入。在"七五""八五""九五"国家攀登计划、"973"计划中，经络的研究进入高潮，其间取得了大量实验数据和成果，其中包括经脉脏腑相关的研究。孟昭威等在 20 世纪 80 年代提出"膀胱经是十二经脉的核心，背俞穴是联系通达内脏体表的重要穴位所在"。周逸平在 20 世纪 90 年代提出"经脉脏腑相关是经络理论的核心",之后又提出"经脉脏腑与脑相关研究是中西医理论结合的突破口"。研究人员在尸体解剖中发现交感干、交-脊的联系点投影线与膀胱经背部内侧腧穴总重合率达80%,从神经解剖学角度描述了经脉与脏腑之间的相关性。近年来,有关经穴-脏腑相关机制的探索成为国内外医学工作者关注的热点之一,不断推动针灸学科的发展。其中经脉脏腑和脑相关,反映出人体是一个有机整体,具有多种功能调控方式,该系列研究为许多神经退行性疾病发病机制及治疗打下了重要的基础,有研究认为"肺脑轴"的发现拉开了神经免疫系统疾病发展和治疗的新篇章,亦为阐明经脉脏腑与脑相关的神经机制提供了依据。

二、研究局限与未来展望

经脉是人体的一个复杂功能体系,单纯用一种方法,从一个研究方向是难以揭示经脉的原理的。经络研究的难度大,工作周期长,是一项重大的基础理论研究。经脉与脏腑的联系可能包括多个层次的联系,在系统水平应该包括以神经系统为主的快反应联系和以神经-内分泌-免疫系统为主的慢反应联系。后者即针刺效应通过神经-内分泌-免疫调节网络,产生一系列的小分子物质,再通过内分泌或旁分泌的作用,调节局部或远处器官和组织的功能。目前对经脉脏腑相关的研究与假设,大多是从某一经脉或某一疾病进行,尚无全面系统的阐述。经络虽然一直未能明了其物质基础,但在细胞和分子水平,应该是细胞间的通讯,细胞内信号转导网络联系,从而构成细胞的整体功能和组织水平的"整体"。经络虽然不完全等同于神经,但经络的某些功能与神经系统密切相关,因而从脑神经科学入手是当前的一个重要趋势。经脉脏腑相关揭示了人体表反应与内脏器官变化之间存在必然联系的秘密。经脉脏腑相关研究是指导中医诊断和治疗的重要理论基础。经脉脏腑相关的科研途径,应以中医针灸临床为先导,多学科融合,临床基础相结合,站在立体的角度做研究,充分利用先进技术,充分借鉴循证医学的科研方法,推动针灸学科的发展,为世界医学和生命科学的发展提供新的内容。随着研究的不断深入,未来经脉研究应在更精准的多学科交叉基础上展开,为揭示经脉的生物学内涵提供更有力的科学证据。

第三节 名家思想

一、国医大师程莘农教授注重经络辨证施治

《灵枢·海论》曰:"夫十二经脉者,内属于脏腑,外络于肢节。"《难经》曰:"经脉者行血气通阴阳以荣于身者也。"经络具有运行血气联络脏腑与周身的作用。外邪侵入经络,影响经气运行,可通过经络影响所属脏腑,脏腑有病,可在所属经络的循行部位出现相应症状。根据这些症状可以了解病在何经或在何脏腑,为辨证提供依据。

程莘农教授认为经络辨证与脏腑辨证有着密切联系,但又区别于脏腑辨证。程莘农教授对经络辨证理论有比较全面系统的认识,推崇《灵枢》《素问》,临床辨证重视经络理论。程莘农教授通过数十年的临床实践,深感十二经病候与针灸临床关系密切,深入研究十二经病候对指导针灸临床提高疗效具有指导意义。程莘农教授认为所谓"病候"就是疾病外候的总称,即指疾病反映出来的现象包括症状和体征。十二经病候就是以十二经为纲的病候分类。经脉病候早在《帛书·经脉》中就有记载,较完整的十二经病候则见于《灵枢·经脉》。《灵枢·经脉》和《黄帝内经》其他章篇较完整地记载了经脉、病候、腧穴及前人宝贵而丰富的针灸临床经验。程莘农教授认为在《黄帝内经》有关十二病候的针灸处方中取阴经腧穴还是阳经腧穴,与病候分布有一定关系。在治疗头面五官、颈项躯干、四肢部病候时,多取阳经,脏腑病候多取阴经治疗。其次为阴阳经并调,神志病候多为阴阳经并治。

奇经八脉是经络系统的重要组成部分，而奇经辨证作为祖国医学辨证方法之一，对此进行系统论述者尚不多见。程莘农教授亦认为深入研究奇经八脉和辨证施治规律具有重要的现实意义。程莘农教授治疗弛缓性软瘫属虚证者，先取大椎、大杼、肩髃、曲池、合谷，以振奋阳气、疏通经络。上肢下垂，瘈疭无力，不能上举者加天宗、肩髃、臑俞。其中肩髃、臑俞分别是手阳明、手太阳与阳跷脉交会穴；伴有下肢软弱无力，手足无力者加后溪、申脉，以振奋阳气、温养四肢。其中申脉为足太阳与阳跷脉交会穴，后溪为八脉交会穴通于督脉。中风后遗症有足内翻或足外翻者，加照海、申脉。但足内翻者常泻照海，补申脉；外翻者泻申脉，补照海。

验案举隅

陈某，女，62岁。1986年10月22日初诊。主诉面部疼痛2年余，加重2个月。患者于1984年2月无明显诱因出现右侧面部疼痛。曾在某医院诊为"三叉神经痛"，经服用药物治疗而好转。近2个月因着急而诱发。就诊时症见面部虚浮，面痛以耳前至上唇部位为主，每次疼痛时间不定，经针药治疗以后，痛已减轻，伴胸闷、心慌、气短、咳喘、咽干不欲饮、时有下肢浮肿。饮食及睡眠好，大便调，夜尿多。舌淡多裂纹，少许微黄苔，脉沉弦。诊断：面痛，证属肝郁络脉。治则：理气通络止痛。处方：风池、膻中、外关、内关、合谷、足三里、阴陵泉、蠡沟、三阴交、太溪、太冲；左侧翳风、下关、太阳、颧髎、禾髎、地仓、颊车。针刺手法用泻法。治疗经过：复诊时加列缺，共治疗17次，面痛渐止，余症明显好转。

按语 太阴脾虚不运，水湿内停，少阳经气壅滞，兼以患者年事已高，下元亏虚，虚火内郁，络脉不通而痛。风池、翳风疏散风邪，疏通经气；下关、太阳、颧髎、禾髎、地仓、颊车、合谷、外关疏导经气，散邪止痛；膻中、内关、足三里宽胸理气降逆；阴陵泉，脾经之合水穴，配足三里胃经之合土穴，健运中焦而渗利水湿；加三阴交健脾胃，益肝肾，以助健运化湿。蠡沟肝经络穴，太冲肝经原穴，疏肝理气活血；太溪肾经输穴、原穴，五行属土，培土生金，益肾纳肺。

二、国医大师张缙教授擅用循经感传指导针灸临床

针灸循经感传是指刺激腧穴后，可引起一定的得气的感觉，如麻、胀、酸、痒等，并沿经络循行径路向病所或远处传导的现象，与古典医籍中所记录的经络循经路线基本相同。所以循经感传即指针灸时沿十四经出现的感觉，即经气传导。这种循某经出现的感觉传导，把循经感传所趋向有病部位的特性称作气至病所。

张缙教授指出针感性质与针感传导密切相关，临床上针刺后大多数有麻的针感，但路线窄，持续时间短，相比较胀酸针感的线路宽，持续时间长。所以要通过针刺手法调整针感，并将适宜的针感控制住，防止消失。《灵枢·终始》把针感描述为"邪气来也紧而疾，谷气来也徐而和"。徐而和缓的"谷气"是控制针感的前提。如果进针后针下空虚无物，这时要用手法进行调整。术者要通过手指体察针下的感觉，同时询问患者的描述，观察患者出现的局部变化等。一般而言，最易远传的是麻的针感，胀、酸则不易感传。针刺时为了使针感向病所方向感传，要先调针感，一般是在麻的基础上控制针向，使气至病所。但是需要注意因人而异，施术有度，如果患者基础针感不佳，调整针感不能达到目的，切不可强求，给患者造成不必要的伤害。就机体一般情况而言，四肢部位的大穴容易出现感传和控制其传导方位，而背腹部次之。运用手法激发感传，针刺手法运用娴熟者，感传出现率高，感传距离也远，临床效果也好，手法不熟练者则效果差，所以合理运用针刺手法就显得尤为重要。张缙教授认为，针刺后，术者能根据机体出现的循经感传现象，预知针刺疗效。他强调，循经感传规律性的理论可以用作指导针灸临床针刺手法，并且是行之有效的，所以循经感传规律性的研究不但能够完整地与古典经络理论结合成为经络理论的组成部分，而且还可以说明解释在针灸临床上使用针刺手法时所产生的所有临床现象，循经感传规律

性理论的提出与发展，使针刺手法的经络理论得以丰富，而针刺手法的进一步规范发展又为循经感传理论提供了临床实践依据。

验案举隅

张某，女，33岁。2008年12月7日初诊。因第二胎难产致子宫脱垂6年。患者腹部有下坠感，腰酸痛，白带多，伴口苦口干，大便不畅，尿欠清，舌淡红，苔薄黄，脉滑。诊断：子宫脱垂，证属肾精亏虚，冲任不固。治疗：取气海、中极。气海：按针速刺，搓针得气，气至病所，施烧山火手法送热至胞宫，留针30分钟，如操作得当可见气满自摇之征。中极：推针速刺，得气后推针运气，气至病所，以九阳之术施提插捻转补法，使冲任调和，留针30分钟。每日1次。治疗10次后少腹下坠感改善，口苦口干好转，便畅尿清。经3个疗程后患者神清气爽，气息调和，诉腹部有下坠感、腰酸痛缓解。

按语　子宫脱垂属中医学"阴挺""阴脱"等范畴。其发病原因，《医宗金鉴》曰："妇人阴挺，或因胞络伤损，或因分娩用力太过，或因气虚下陷，湿热下注。"因此，针灸治疗本病应根据补中益气和升提固脱的原则选穴施治。张缙教授临床用针少，取穴巧，擅长飞经走气、气至病所及针刺取热取凉等手法，运用手法激发循经感传提高临床疗效，尤其运用针刺疗法治疗眼科、妇科及胃肠等疾病疗效颇佳。

三、国医大师贺普仁针灸三通法治疗疾病

"病多气滞，法用三通"是贺普仁教授针灸三通法的核心内容。三通之一通是用毫针通调经络的"微通法"；二通指用火针产生温热效应的"温通法"；三通指用锋针刺络放血的"强通法"。其中"通"字有着深刻的内涵，通过毫针用"通"的手段达到"通"的目的，一个"通"字，既是对病因病机的阐述，也是对治疗方法的概括，这便是"三通法"的精髓所在。

贺普仁教授认为如果人体脏腑组织气机不调，则会产生疾病，临床调气即为调理脏腑经络的功能，所以气滞是重要病机之一。气滞则不通，不通即患病；气通则通畅，通调即病愈，贺氏三通法能够通过微通、温通、强通，使经脉气血贯通上下，通达内外，沟通表里，保证脏腑经络的正常功能活动，进而使人体处于阴阳平衡的健康状态。使用毫针、火针、锋针，虽然针具不同，方法有异，但功效只有一个，就是使经络"通"畅。

验案举隅

患者，女，57岁。主诉：阴道有下坠感10余年。患者自10余年前开始阴道有下坠感，腰酸腿沉，尤其在走长路后明显加重，小腹亦有胀感，绝经后阴道仍有下坠感。经妇产科检查诊断为"子宫脱垂Ⅱ度"，纳眠可，二便正常。舌苔薄白，舌质淡，脉沉细。辨证为素体虚弱，肾气不足，气虚下陷所致。治以补益肾气，收摄胞宫。取穴：关元、大赫、水道、曲骨、三阴交。刺法：以毫针刺入穴位1.5寸，用补法，留针30分钟。初诊后，患者自觉子宫上收。后由于洗澡出汗过多，站立过久，病情出现反复，子宫脱垂Ⅰ度。针刺上穴，用补法，症状又减轻，子宫上收。共治疗10次，子宫恢复原位，阴道下坠感消失。

按语　阴挺多由过劳或多产导致气虚下陷所致。贺普仁教授认为，导致阴挺的原因与肾气不足关系最为密切。肾气亏虚，带脉失约，冲任不固，无力维系胞宫，故胞宫下垂，小腹坠胀。腰为肾之府，肾主骨，肾虚则腰膝酸软，两腿沉重，劳累后症状加重为明显特征。患者舌质淡，脉沉细，均为肾虚之象。处方中关元、大赫穴补益肾气，曲骨穴固冲任，水道穴补脾胃之气，四穴合用，益气固胞。三阴交为脾经穴，可通调足三阴经之经气。故综合针刺后，患者子宫有上收感，10次而愈。

第四节 推荐文献

张春红，2017. 国医大师石学敏学术思想传承录[M]. 北京：中国医药科技出版社.
周逸平，王富春，2010. 经络脏腑相关理论与临床[M]. 北京：科学技术文献出版社.
石学敏，2018. 国医大师石学敏针灸验案特辑[M]. 北京：中国医药科技出版社.
贺普仁，2012. 国医大师贺普仁"一针一得"治百病[M]. 广州：广东科技出版社.
路广林，2016. 经脉的"开、合、枢"及国医大师李士懋对厥阴病的认识[J]. 现代中医临床，23（6）：7-10.
王桂玲，胡俊霞，薛立文，等，2022. 基于"脏腑别通"浅谈国医大师贺普仁针灸治疗咳嗽经验[J]. 中华中医药杂志，37（10）：5746-5749.
蔡荣林，崔帅，吴子建，等，2018. 电针心经经穴对心肌缺血大鼠下丘脑室旁核神经元电活动的影响[J]. 针刺研究，43（7）：406-413.
熊志刚，郭虹君，李雅歌，等，2021. 国医大师李士懋脉学思想之"重脉象而非至数"[J]. 中华中医药杂志，36（12）：7108-7110.
贺林，2009. 国医大师贺普仁教授针灸三通法原理[J]. 环球中医药，2（6）：454-456.
蔡荣林，胡玲，2016. 试论针灸研究的传承、创新与回归[J]. 中国针灸，36（8）：785-787.
张光霁，2006. 论十二经脉气血运行始自手太阴肺经[J]. 中华中医药杂志，21（12）：717-718.

第五节 参考文献

陈美桐，2022.《灵枢·经脉》篇手少阳三焦经病候因机证治系统研究[D]. 沈阳：辽宁中医药大学.
付琳，2023.《黄帝内经》肺与大肠相表里理论临床体会[J]. 光明中医，38（3）：549-551.
高金柱，2007. 程莘农教授学术思想研究[D]. 北京：中国中医科学院.
何玲，刘思攸，2005. 论经脉分布的阴阳平衡及病理失衡[J]. 上海针灸杂志，24（3）：33-34.
黄龙祥，2001. 中国针灸学术史大纲[M]. 北京：华夏出版社，316-317.
蒋慧，李兴燕，张锡锋，2022. 基于"肺与大肠相表里"的循经穴位按摩治疗慢性阻塞性肺疾病便秘临床研究[J]. 陕西中医药大学学报，45（5）：144-147.
蔺晓源，李西林，2007. 读《黄帝内经》中经络脏腑表里关系[J]. 陕西中医学院学报，30（6）：47-48.
刘兵，赵京生，2011. 经脉表里关系理论研究述略[J]. 中国中医基础医学杂志，17（5）：588-590.
刘正楠，2019. 基于张缙教授循经感传理论探讨感传气至病所治疗中风后尿潴留的临床研究[D]. 哈尔滨：黑龙江省中医药科学院.
柳伟婷，张亮平，郑美凤，2018. 经脉脏腑相关的研究与思路[J]. 针刺研究，43（7）：430-432.
马佳，周美启，孙叶晗，等，2023. 从肺与脑关联探讨经脉脏腑相关的研究思路[J]. 中医药临床杂志，35（2）：201-205.
马廷辉，2002. 十二经络阴阳二气和经脉交接规律的认识[J]. 针刺研究，27（4）：308-310.
彭静山，1983. 关于经络学说的五个问题[J]. 安徽中医学院学报，2（1）：46-47，50.
宋晓晶，王广军，李宏彦，等，2021. 经络研究60年：一条多学科交叉之路[J]. 针刺研究，46（6）：527-532.
王桂玲，郭静，谢新才，等，2013. 贺普仁治疗妇科病验案举隅[J]. 中医杂志，54（8）：643-645.
韦英才，2007. 浅释经筋与经脉的异同及其临床意义[J]. 广州中医药大学学报，24（3）：247-249.
吴菁菁，2018. 对张缙教授经气及十二经流注顺序理论的研究[D]. 哈尔滨：黑龙江省中医药科学院.
肖少卿，1986.《灵枢·经脉》之研究[J]. 江苏中医杂志，18（4）：24-25.
许金森，2016. 经络研究的现状与展望[J]. 中华中医药杂志，31（11）：4355-4360.

杨鎏，王卫锋，鱼涛，2023. 基于"肺与大肠相表里"从肺论治溃疡性结肠炎思路探析[J]. 临床医学研究与实践，8（8）：178-181.

苑家敏，钟兰，2012. 背俞穴概述[J]. 实用中医药杂志，28（3）：236-237.

张国磊，王宇立，诸君，等，2023. 基于"肺与大肠相表里"理论探讨肠道菌群对肺癌影响[J]. 现代中医临床，30（1）：90-93.

张建斌，2013. 十二经脉理论临证指要[M]. 北京：人民卫生出版社.

张倩，2019. 《黄帝内经》经脉脏腑相关理论研究[D]. 合肥：安徽中医药大学.

张艳，邵岩，2022. "肺与大肠相表里"理论的研究进展[J]. 医学理论与实践，35（21）：3630-3632，3636.

赵京生，1999. 经脉分支的形成过程与意义[J]. 上海中医药大学学报，13（2）：11-13.

周逸平，1999. 经脉-脏腑相关是经络理论的核心[J]. 针刺研究，24（3）：238-241，197.

周逸平，周美启，汪克明，等，2008. 经脉脏腑与脑相关研究是中西医理论结合的突破口[J]. 安徽中医学院学报，27（1）：1-7.

朱佳敏，黄水花，许金森，等，2021. 从原穴角度探讨经脉脏腑相关的研究思路[J]. 中国民族民间医药，30（8）：5-7，34.

Benias P C, Wells R G, Sackey-Aboagye B, et al, 2018. Structure and distribution of an unrecognized interstitium in human tissues[J]. Scientific Reports，8（1）：4947.

Iliff J J, Wang M H, Liao Y H, et al, 2012. A paravascular pathway facilitates CSF flow through the brain parenchyma and the clearance of interstitial solutes, including amyloid B[J]. Science Translational Medicine，4（147）：147ra111.

Zhao Y D, Zhang Z C, Qin S R, et al, 2021. Acupuncture for Parkinson's disease: efficacy evaluation and mechanisms in the dopaminergic neural circuit[J]. Neural Plasticity，2021：9926445.

第21论　论　络　病

络脉是经络系统的重要组成部分。"络病"是一种广泛存在于多种内伤疑难杂病和外感重症中的病机状态，其共同病机特点为"不通"，"通"为治疗络病的主要方法，临床上多使用辛味、虫类药物以达通络之目的。近年来，学者们在传承历代医家关于络病的学术思想、临证经验的基础上，不断充实和完善"络病"理论，并结合现代科学技术，融合多学科知识创新了"络病"理论，使其在多种疾病的诊治中发挥着重要指导作用。对"络病"的研究不仅促进了经络学说的发展，也丰富了中医学术理论体系。

第一节　概　论

一、理　论　内　涵

1. 络病的基本概念

络，即络脉。络脉有广义和狭义之分，广义的络脉包括从经脉支横别出、运行气血的所有络脉；狭义的络脉分为经络之络和脉络之络，经络之络运行经气（气络），脉络之络运行血液（血络）。络病之络一般指广义之络。络病并非一个独立的病种，而是广泛存在于多种内伤疑难杂病和外感重症中的病机状态。络病的内涵是疾病发展过程中，不同致病因素伤及络脉所致的络脉功能障碍及其结构损伤的自身病变，络病的外延同时包括络脉病变的致病因素及其继发性脏腑组织的病理变化。

2. 络病的病变机制

络脉是经脉的分支，络脉系统由别络、浮络、孙络构成。络脉布散全身，具有渗灌气血、沟通表里经脉、贯通营卫、津血互渗等作用。络脉在渗灌气血濡养脏腑组织的同时，成为该部位脏腑组织的有机组成部分，络脉既是气血运行的道路，也是病邪传变的通道。

外邪侵袭（六淫、疠气）、七情内伤、饮食起居异常（饮食失宜、劳逸失度）、病理产物阻滞（痰饮、瘀血）、久病入络（久病、久瘀、久痛）、虫兽、跌仆、金刃、外伤等多种致病因素均可伤及络脉，导致络脉功能失调、结构受损，而发生络病。常见的络病有如下几种。

络虚　络脉渗灌气血，络中的气血阴阳是络脉正常发挥功能的主要物质基础。络脉通畅，络中气血充沛，则气血输布渗灌正常，五脏六腑、四肢百骸皆能得养。在多种致病因素影响下，络脉本身的气血阴阳不足或络中气血阴阳不足以濡养五脏六腑、四肢百骸，从而使机体出现相应的病理变化，皆为络虚病变。

络滞　因外感六淫，或外感温热火毒疫疠之邪，或内伤七情，或痰瘀阻滞，导致络气运行不畅发生郁滞，形成络滞，也可因络气虚，运行无力而发生络滞。临床常表现出闷、胀、痛等症状。络滞为络气郁滞，但若进一步发展，则易导致络脉器质性病变的发生。

络瘀　或因络中气机郁滞导致血瘀，或因络气虚运血无力导致血瘀，或因痰浊导致痰瘀互结，阻滞络脉，而发生络瘀。络瘀可使脏腑血液供应失常而出现疼痛、麻木、痿废等症状。络瘀是络滞的进一步发展，也是络病发展到器质性阶段的表现，即所谓久病入络、久瘀入络、久痛入络。痰、瘀久留不去，留而成积，日久可形成癥积。若络瘀进一步发展，络脉完全阻塞，则可发生危重病情。

络痹　因外邪侵袭、情志过极或劳累过度等，导致络脉出现收缩、挛急，而发生络痹，络痹往往伴随疼痛。络痹既可单独发生，也可在络滞、络瘀基础上进一步发展，而络痹又会加重络滞、络瘀。

络损　络脉在各种致病因素作用下，发生的络体破损或伤断，使得气血外溢或不通，导致络脉功能失常，出现疼痛、出血、痿废等临床表现，引发机体的相应病变。

络病病变类型多种多样，络虚、络滞、络瘀、络痹、络损等既可单独出现，也可兼见。络病类型虽多，但共同病机特点为"不通"，常见的临床表现有疼痛、麻木、痿废、出血、水肿等。"通"为治疗络病的主要方法，针对导致络病的原因，而采用补虚通络、行气通络、活血通络、化痰通络、搜风通络等不同通络方法。临床上多使用辛味药物、虫类药物以达通络之目的。

二、学 术 源 流

络病理论从奠基到向临床证治发展，大致可以分为秦汉时期、魏晋隋唐时期、宋金元时期、明清时期及近代。

秦汉时期，是奠定络病理论基础，络病证治初步向临床发展的阶段。《黄帝内经》为络病奠定了理论基础。《黄帝内经》提出了络脉的概念及循行分布规律。《黄帝内经》之前，"经络"统称为"脉"，《灵枢·邪气脏腑病形》曰"阴之阳也，异名同类，上下相会，经络之相贯，如环无端"，首次提出"经络"一词。《灵枢·经脉》曰："经脉十二者，伏行于分肉之间，深而不见……诸脉之浮而常见者，皆络脉也。"《灵枢·脉度》曰："经脉为里，支而横者为络，络之别者为孙。"说明了络脉的循行和分布。《黄帝内经》记载，络脉的病理变化主要有络脉瘀阻、络脉绌急、络邪传经和络脉损伤等，并有望络、扪络诊断法，以络脉色泽、形态等方面的异常变化作为诊断络病的依据。针对络病提出了治疗方法，如《素问·调经论》提出："病在脉，调之血，病在血，调之络。"《黄帝内经》中记载的"络"多数用作动词，意为"络属"之义，而用之为名词时则多为络脉、络病之类。

《伤寒杂病论》为络病奠定了临床证治基础。张仲景重视"经络"在疾病发生和传变中的作用。《金匮要略·脏腑经络先后病脉证》曰："经络受邪，入脏腑，为内所因也……四肢九窍，血脉相传，壅塞不通，为外皮肤所中也。"指出病邪通过经络传入脏腑，加之经脉本身的壅塞不通而导致病变的发生。《伤寒杂病论》中记载的诸多内伤杂病，如血痹、虚劳、癥瘕等的治法方药均体现了从络病论治。在治疗络病的方药中，张仲景对虫类通络药的应用一直受到后世医家的推崇。在《金匮要略》18首化瘀方剂中大黄䗪虫丸、鳖甲煎丸、抵当汤、抵当丸、下瘀血汤、土瓜根散六方应用了动物药，特别是虫类活血化瘀通络药，开启了后世虫类通络药应用的先河。

魏晋隋唐时期络病继续向临床证治发展。王叔和《脉经》在论及某些脏腑病证时，提出通过相关络脉对疾病进行治疗。如《脉经·胆足少阳经病证第二》曰："胆病者……刺足少阳血络，以闭胆；却调其虚实，以去其邪也。"孙思邈《备急千金要方》记载有通过观察小儿络脉的异常变化来诊断痫病的方法，《备急千金要方·少小婴孺方上》曰："耳后完骨上有青络盛，卧不静，是痫候，青脉刺之令血出也。"

宋金元时期在络病的病因病机及治疗方法上都有了发展。《太平惠民和剂局方》中载有小活络丹，化痰通络，祛风除湿，活血止痛，用以治疗中风、痹证等。金元时期，医家在临床实践中重视疾病病因病机中的痰瘀阻络，在治疗中运用活血通络、化痰活血通络等方法治疗疾病。如朱丹溪认为"痰夹瘀血"是多种疾病产生的原因，痰与瘀血结聚生成的窠囊，常见于痞、噎膈、积聚等病证中，《脉因证治》中记载积聚的成因有："如盛食多饮，起居过度，肠胃之络伤，则血溢于肠外，肠外有寒汁沫，与血相抟，则气聚而成积。"多用活血化瘀、消痰通络之药治疗。

明清时期络病取得了较大发展，特别是在清代，涌现出一大批络病学说的倡导者和实践者。喻嘉言在其著作《医门法律》中设专篇"络脉论"讨论络脉。"十二经生十二络，十二络生一百八十系络，系络生一百八十缠络，缠络生三万四千孙络"。在《黄帝内经》基础上将络脉进一步分层细化为络—系络—缠络—孙络。对络病学贡献最大的当属叶天士，他在《黄帝内经》络病基础上，结合仲景络病用药经验，发展了络病学。叶天士在《临证指南医案》中记载了18种络病，对每一种络伤又作了详细的分类，认为络病的产生，因素甚多，广泛存在于中医各种病证之中，如疼痛、麻木、痹证、痿废、癥积、水肿、青筋、出血等。在前人认识的基础上提出的"久病入络""久痛入络"之说，指出了内伤杂病多是病邪由经入络、由气及血、由功能性病变发展为器质性病变的慢性过程，标志着络病成为中医学重要的病机概念。叶天士针对络病的各种证候，以"通络"作为治疗络病的总原则，叶氏的通络之法多达20种。并提出"络以辛为泄"的观点，创立辛味通络之大法。针对虚证则提出"大凡络虚，通补最宜"，采用"络虚通补"法。王清任则认为络脉瘀阻与元气亏虚有关，在治疗上多用活血化瘀通络法及补气活血通络法，并创制了补阳还五汤、血府逐瘀汤、通窍活血汤，对络病的治疗做出了贡献。

近代中西汇通派医家在临床上不断发展络病及通络理论。如张锡纯在《医学衷中参西录》中治疗络病擅长益气活血通络、重视辛凉通络、强调通补结合并以活络效灵丹为治络基本方。

络病在发展过程中经历了三个里程碑式的阶段。一是成书于春秋战国时期的《黄帝内经》首次明确提出"络"的概念，奠定了络脉与络病的理论基础；二是《伤寒杂病论》首开辛温通络、虫药通络用药之先河，"络病证治"也微露端倪；三是清代名医叶天士提出"久病入络""久痛入络"的病机理论，并发展了络病用药，将络病学说发展到一个新的高度。络病经过历代医家的不断补充和完善，得到很大发展，但仍未形成系统的络病理论。

第二节 述 评

一、当代研究

近年来，络病学的继承和创新形成了现代发展的三个阶段。

第一阶段：文献整理，临床研究。这一时期，国内一批学者已开始关注"络脉"这一研究领域，主要集中在对既往古代文献的整理挖掘和单病种临床研究方面。

第二阶段：系统构建"络病证治"。这一阶段，学者们继续整理络脉、络病相关古籍文献，并对络病的内涵、外延、临床证治方面进行阐发，逐渐形成了络病理论，并提出了络病学研究的理论框架——三维立体网络系统。在络病理论指导重大疾病治疗方面，已由前期指导少数内科疾病治疗逐渐扩大至多个学科领域，2005年启动国家重点基础研究发展计划（"973"计划）项目"脉络学说构建及其指导血管病变防治基础研究"成为后续络病学科研究发展的重点内容。

第三阶段：络病理论全面发展与创新。对络病的研究从2007年进入了全面发展时期。这一时期络病学研究成为中医、西医、中西医结合领域，内科、外科、妇科、儿科等多个学科共同关注的焦点和热点，对络病理论和通络药物疗效的认可使得相关基础与临床研究不断充实和丰富。并在前期建立的"络病证治"体系基础上，构建了脉络学说、气络学说。

（一）理论研究

络即络脉，对络脉概念的研究关系到对络病之"络"的界定。目前学者一致认同络脉有广义和狭义之分，但对广义和狭义的定义又稍有不同，主要有两种观点。第一种：雷燕认为，广义的络，包涵"经络"之络与"脉络"之络，经络之络是对经脉支横旁出的分支部分的统称；脉络之络系指血脉的分支部分。狭义的络，仅指经络的络脉部分。络病学说所涉及的络，一般是指广义的络。第二种：吴以岭认为，广义的络包括从经脉支横别出、运行气血的所有络脉；狭义的络分为经络之络和脉络之络，经络之络运行经气，脉络之络运行血液。络病之络一般指广义之络。造成这两种不同的观点多是因为"经""络"的本义就有多种解释。但两者的共同点在于，都认为广义络脉发挥的是"行气血"的功能，既包括气络，也包括血络，是络病之络。可见，络病之络，应是发挥运行气血的气络和血络的总称。

在络病相关概念的研究中，王永炎认为，病络与络病不同。病络是络脉的病理过程、病机环节、病证产生的根源。"病络"生则"络病"成。病络是中医学的一个重要病机。刘敏等认为络病与血瘀证有本质的区别。络有气血之分，络病包括气络病变和血络病变。血络病变是以络脉的病变为核心而展开，在很大程度上反映络脉自身功能的失常。血瘀证反映的是血液瘀滞、运行不畅的状态。血瘀证在治法上仅有活血化瘀，而络病的通络之法包含了宣络、通络、清络等多种治法。

在络病病因病机的研究中，刘敏等认为，凡是络脉都极易受邪而发生滞塞不通之证。伤阳络者多为新入之邪，由外感六淫邪气所引起，由阳络伤而入脏腑者，络病常为轻证；而伤阴络者常为久羁之毒，归于内聚之热毒痰瘀等病理因素，由脏腑而入阴络者，络病常为重证。滞塞不通是络病病机的共有特点。雷燕认为络脉病变的产生，其基本的病机主要有络脉结滞、络脉空虚、络毒蕴结、络脉损伤。络病的病机可概括为"滞、虚、毒、伤"，"瘀阻"是共同病机。王显等认为络脉是气络、血络和络脉缠绊结构与功能的统一。病络是络脉的病理过程、病机环节、病证产生的根源。络脉为病出现动风征象称为"络风内动"。络风内动是"病络"的表达形式，包括络虚动风、热毒生风及外风引动三种。张木森认为，络病的发生是因为宗气虚弱，心血亏虚，推动无力，引发络脉瘀阻所致。邱幸凡等将络病中的"久病入络"解释为经脏久病，可以由气入血而病络；或经脏久病，邪气也可直接扩散入络。"久病入络"可解释为"久病入血"，是多种经脏久病由气及血，血伤入络，或者由经传络，络病累血，而表现出络脉阻滞的共同病机。可见，多种致病因素导致的"不通"是络病最为基本的病因病机。

对络病的临床表现，徐光福在综合历代医家对络病阐述的基础上，将主要临床表现概括为疼痛，结聚或包块，闷胀或痞满，出血，痹证，寒热不均，发黄，肌肤甲错，皮肤青筋暴露或血缕赤痕，舌质紫暗或有瘀斑瘀点，脉涩。

关于络病的治法和方药，史常永在研究《临证指南医案》的基础上，总结了叶天士的通络之法，共有 20 种。韩家密等认为，元气与络病关系密切，元气可以激发络阴、络阳，修复病理状态的络脉，促进络脉血液流通，滋养和激发五脏阴阳，促进脏器储藏的精气作用于脏络。在此基础上确立了以培元为核心，辅助通经、活络、调脏的综合论治法则。刘敏等认为络病以滞塞不通为基本病机，所以治疗以疏通为要。通络含义非常广泛，清温补消皆涵盖于内。可以说，凡是以达到络脉的流通为目的的方药都可以列入治络的范畴，而不仅是限于活血化瘀或者是虫类搜剔。

在当代医家的整理、发掘中，络病理论不断完善，形成了系统的络病理论，补充和发展了中医学理论体系。近年来，在此基础上系统构建的脉络学说和气络学说，又使络病理论得到了进一步的丰富和发展。

（二）临床研究

随着近年络病理论的创新与发展，络病理论在心系疾病、肾系疾病，如冠心病、心律失常、慢性心衰、脑卒中、糖尿病及糖尿病肾病防治中发挥了重要指导作用，有效提高了临床疗效，应用日益广泛。柴苗苗等从络病学说出发，结合现代医学对缺血性心肌病的认识，提出络虚为缺血性心肌病的病机根本，血络瘀滞是缺血性心肌病的病机核心，瘀停络脉久则水饮停聚，各种邪气相互胶结，最终导致络息成积的病理变化。临床治疗从络出发，使"通络"贯穿治疗终始，补虚以荣络，活血以通络。曹式丽认为膜性肾病的中医病因以"风、湿、瘀、虚"为主，病位在肾络，病机关键是肾络失和，提出从络论治膜性肾病的观点，倡导应用辛通畅络法、养脏和络法辨证论治膜性肾病。

同时，在络病理论指导下对肝系疾病、肺系疾病，如肝纤维化、肺纤维化、肺结节等疾病进行的临床探讨也较广泛。李霞等基于对络病理论的认识，认为肝纤维化的病机是经络气虚为本，脉络瘀滞为标。治疗当以通为用，予辛味虫蚁通络与补虚通络相结合，标本并治，可使气血通畅，肝积得消。彭博等基于络病"络息成积"理论探讨肺结节的辨治。肺结节是由影像检查所发现的现代疾病，现代医学对该病缺乏早期内科干预手段。临病时，根据络脉的生理特点和病理实质认为"通（肺）络"是治疗无症状肺结节的原则，又根据络气虚、络气郁、络中败血、凝痰等不同病理因素，结合CT影像表现，制订具体治法。

在其他学科疾病的诊治中，络病理论的指导作用也在积极探索。如常丽萍等基于络病理论提出脑之气络与脉络相偕而行，在结构和功能方面"唇齿相依"，为脑主神明功能的重要基础。提出络气虚滞/郁滞、脉络瘀阻、神识失用为阿尔茨海默病的主要病机。在"络以通为用"治疗原则指导下研制的通络代表药物通心络胶囊具有微血管保护优势。贾振华应用络病理论指导新型冠状病毒感染证治研究，指出肺络包括气络与血络，疫毒袭肺、气道壅滞、邪盛正退、气络虚滞是该病早期特点，毒热内生、气道壅阻、"换气转血"功能失常是该病发展加重的关键环节，气病及血、血伤入络、耗血动血是该病后期转归。并提出首重病因、驱逐毒邪、先证用药、积极干预、整体调节、多靶治疗的早中期积极干预的治疗原则。查安生基于络病理论分析溃疡性结肠炎常见的病因病机，认为脾胃虚弱为发病之根本，肠络瘀阻为发病关键，毒损肠络为转归的重要因素。王童童等认为，儿科难治性疾病抽动障碍，是因风痰袭扰，阻滞经络，络脉瘀阻而形成，具有病程长久、缠绵难愈的特点，契合络病"久病入络"的病程变化规律及"易虚易疲"的病理特点。因此在治疗中要重视通络药物的使用。杨杰等以"络病理论"为基础，结合痛风的自然病程及现有的治疗体系，分析痛风的病情演变及传变规律，以前、早、中、后四期论治，并依据各期不同临床及证候特点，提出相应的治法，并尝试建立痛风的络病防治体系，以达预防痛风复发及并发症发生之效。

此外，还有学者在络病理论指导下对膝关节炎、肿瘤、脱发等疾病进行临床探讨。可见，络病广泛存在于多种疑难疾病的病理过程中，针对络病的治疗可能是临床多种难治性疾病治疗的新方向。

（三）实验研究

在络病理论指导下，实验研究方法运用于各种疾病的研究中。其中，吴以岭团队在脉络学说、气络学说指导下研制出通心络胶囊、八子补肾胶囊等药物。学者们围绕着这些药物在血液保护、保护内皮细胞、改善微循环、保护心肌微血管内皮细胞、对多个系统的功能减退和衰老相关疾病的改善作用等方面进行了大量的实验研究。如但俊等基于AMPK-mTOR信号通路探讨通心络胶囊通过调节自噬改善高糖环境下大鼠胚胎心肌传代细胞（H9C2）损伤的机制，实验结果表明通心络胶囊对高糖环境下的H9C2具有保护作用，可能与其降低氧化应激，通过AMPK-mTOR通路上调细胞自噬水平有关。宋亚辉等基于免疫-炎症-衰老探讨八子补肾胶囊对自然衰老小鼠老化过程的延缓作用，实验证明八子补肾胶囊具有调节自然衰老小鼠衰弱表征，调节机体免疫稳态及炎症水平，减少免疫细胞衰老的作用，起到了延缓衰老的作用。

基于络病理论，探讨通络方法在多种病证中改善血液循环、微血管病变的作用机制，学者进行了大量的实验研究。如曲妮妮等基于络病理论探讨益气活血法对低氧性肺动脉高压大鼠血管重构的影响及其作用机制。认为益气活血法能够参与调控Ras同源基因/Rho相关螺旋卷曲蛋白激酶（Rho/RoCK）信号通路，改善肺小动脉血管重构，降低肺动脉压力。杜韬以中医络病理论为基础，通过活血通络中药改善兔心肌缺血再灌注损伤的心肌梗死面积和无复流面积，并通过酶学、细胞凋亡指数和基因表达等方面初步探讨银杏叶提取物对心肌缺血再灌注损伤心肌保护作用的机制，同时也为络病的治疗提供了科学的理论依据。仝小林等认为糖尿病络病是由血糖增高等因素所引起的络脉损伤，因此无论在络病的哪个病理阶段，都适合用在《伤寒论》抵当汤基础上化裁而来的活血通络药物——络通粉。在此基础上周水平等进行了实验研究，认为络通对糖尿病大鼠视网膜微血管病变早中期的周细胞凋亡有较好的抑制作用。何继勇基于络病理论探析皮肤光老化中医辨治体系构建具有重要意义。通过实验研究认为和血通络代表方桃红四物汤可有效改善皮肤光老化小鼠的表皮层增厚、真皮层纤维组织排列紊乱、炎性细胞浸润等病理表现，遏制树突状细胞对 T 淋巴细胞的活化作用进而介导细胞免疫水平，调控 Th17/调节性 T 淋巴细胞（Treg）平衡以抑制炎症反应和氧化与抗氧化平衡体系失衡状态，潜在机制与下调 IL-17A、促分裂原活化蛋白激酶 7（MAP3K7）、IκB 激酶（IKK）、NF-κB、丝裂原活化蛋白激酶（MKK）、转录因子激活蛋白-1（AP-1）关键因子表达进而调控 IL-17 信号通路密切相关。

大量实验研究证明，基于络病理论而采用的通络方药对血液保护、改善微循环、调节机体炎症水平等都方面都起到了积极作用。

综上所述，络病学是中医学理论体系的组成部分之一，是在传承历代医家关于络病的学术思想、临证经验的基础上，结合现代科技技术，融合多学科知识所构建的创新理论。理论研究中，由于历史上络病并未形成完整的理论体系，近年来学者围绕着络病概念、病因病机、治法方药等方面进行了大量研究，并创新性地提出了气络学说和血络学说，不断充实和完善络病理论，这不仅对完善中医学术理论体系具有积极作用，也为临床实践和实验研究提供了理论支持。临床研究中，因络病是广泛存在于多种内伤疑难杂病和外感重症中的病机状态，所以络病理论在心脑血管病变、糖尿病、肿瘤等重大疾病，以及一些疑难杂症的诊治中发挥重要指导作用，应用也日益广泛。实验研究中，基于络病理论指导下，方药的研发，融合现代科技手段的各类病证的研究在广泛开展，这也是多学科交叉创新发展中医的切入点。

二、研究局限与未来展望

由于络病广泛存在于多种疾病的病理变化过程中，这就增加了络病研究的复杂性，也有许多问题有待进一步探讨。理论方面，络病的概念尚不统一，有待进一步加强络病学名词术语标准化研究。络病的诊断方法还较缺乏，加强络病诊断方法的研究，多学科指标体系参与、交叉、综合研究在络病的诊断中具有现实意义。临床研究方面，应进一步加强络病理论对多种慢性病、疑难病治疗的指导作用。另外，现在对络病的研究多停留在既病和显证阶段，"络病"是一种病理改变，病络时可能处在亚健康状态，干预这种状态对防治疾病和保健康复的意义如何，尚需探讨。在实验研究中，一方面应加强络病理论在多种疾病治疗中作用机制的科学价值研究，另一方面在治疗药物上，通络类药物的研发尚有很大的发展空间，应充分发挥理论到临床到新药的创新和转化模式。相信随着络病理论的进一步发展，临床实践的不断丰富，络病理论对各科疾病，特别是疑难杂症的指导将会愈加深入，将为临床疾病的证治提供更多的思路和方法。

第三节　名　家　思　想

一、国医大师周仲瑛从络病论治骨关节炎

周仲瑛教授认为骨关节炎是一种以关节软骨退变及关节周围骨质增生为病理特征的慢性进行性疾病，属于祖国医学"痹证""骨痹"范畴。骨关节炎的病程较长，缠绵难愈，临床表现以关节

沉重、疼痛、肿胀、变形,甚至拘挛屈曲为主要特征,具有络病"久、痛、顽、杂"的病理特点。周仲瑛教授基于络病理论探讨骨关节炎的发病机制,认为肾虚血亏、络脉空虚为发病基础,络脉痹阻为致病关键,病理性质属本虚标实。提出补虚充络、散滞通络的治疗原则,以补虚充络、辛味通络、虫蚁搜风通络三法论治。

验案举隅

李某,女,69岁。2019年8月15日初诊。患者因"双膝关节伴腘窝肿痛1年余,加重1周"就诊。症见双膝关节、腘窝肿痛,以右侧为甚,伴晨僵,恶风畏寒,头晕偶作,纳寐可,二便调。舌质暗,苔白腻,脉弦缓。查双膝关节彩超示双侧膝关节积液伴滑膜增生,关节间隙狭窄,关节面骨赘形成,内侧半月板膨出。患者诉平素较贪凉,近年来双膝关节时有不适,未予重视,于2018年8月因双膝关节疼痛,以右侧为甚,至当地医院检查膝关节X线片示右膝关节退变。西医诊断:膝骨关节炎。中医诊断:骨痹,证属肾虚血亏,络脉空虚,风湿痹阻,痰瘀阻络。治宜补肾养血充络,祛邪蠲痹通络。处方:桑寄生15g,骨碎补30g,鸡血藤30g,续断15g,千年健30g,威灵仙20g,独活30g,防风10g,白芷12g,焙蜈蚣3g,麸炒僵蚕10g,炒蜂房5g,泽泻10g,盐车前子(包煎)15g,黄柏10g,炒薏苡仁30g,炙甘草6g。二诊:患者诉腘窝肿痛已平,晨僵、头晕明显减轻,双膝关节肿痛减而未尽,继以上方去盐车前子、泽泻,加炒白芥子10g,3个月后愈。其后电话随访,患者诉双膝关节肿痛未见复发。

按语 该患者肾虚血亏、络脉空虚,又因贪凉而外感风寒湿邪,邪由表攻入络内,络脉气血运行失畅,日久致痰瘀痹阻筋骨关节而发为本病。关节肿痛、僵硬是痰湿瘀邪阻络的表现;恶风畏寒乃是络脉空虚,风寒乘袭所致;头晕时作为肾虚血亏,不能上荣清窍之象。周仲瑛教授遵补虚充络,散滞通络的治疗大法,以骨痹方为基础方加减。桑寄生补虚充络,鸡血藤养血和络,两者合用补肝肾、益精血、强筋骨而充养络脉,共为君药;独活、威灵仙以其辛温之性味通散络中寒湿之凝滞,骨碎补、续断、千年健助君药荣养络脉,共为臣药;再佐白芷助辛温通络之性,泽泻、盐车前子、黄柏以清为通,防风辛润通络,炒薏苡仁健脾除湿,柔筋和络,使络内痰瘀无以搏结;因有形之邪壅滞关节深处而致肿痛,故以焙蜈蚣、麸炒僵蚕、炒蜂房剔邪深入,引药直达病所,增强搜风通络之力,炙甘草调和入络,共为使药。诸药配伍,以络为中心,以通补为要义,以达标本同治之效。

二、国医大师朱良春扶正通络法治疗支气管哮喘

朱良春教授认为,支气管哮喘属中医学"哮证"范畴。基于肺系难治病与络病理论的关系,朱良春教授认为支气管哮喘的病机为肺络亏虚、痰瘀毒阻络,比一般意义上的"痰瘀阻络"更为深伏、沉痼,致病情迁延反复,缠绵难愈。痰包括风痰、寒痰、热痰、湿痰;包括炎性细胞浸润引起的呼吸道分泌物增多即"有形之痰",以及参与发病的细胞因子和炎性介质、免疫细胞、黏附分子等的"无形之痰""毒邪"。支气管哮喘因病程日久,反复发作,致阳气虚衰,阴精暗耗,痰瘀毒深伏于肺络,复因外邪触动内疾而致,证属标本俱急,治当标本同治。在化痰平喘、解毒逐瘀基础上,需注意温肾暖脾,补肺通络。

验案举隅

夏某,男,47岁。主诉:反复发作性咳嗽、气喘2年余,再发半个月。现病史:2年多以来反复发作性咳嗽、气喘,发作时喉间闻及哮鸣音,查胸部CT无特殊,肺功能等检查示支气管舒张试验阳性,诊断为支气管哮喘,平素每月发作1~2次,间隙应用解痉平喘药物。近半月来受凉后咳嗽,痰白,气喘,背冷,大便次数增多,小便清长。舌淡苔白厚腻,脉细弦。中医诊断:哮证。证

候诊断：脾肾不足，痰浊内蕴，肺失肃降。治法：温肾健脾，化痰平喘，活血通络。处方：黄荆子15g，炒白芥子15g，白苏子15g，金沸草20g，法半夏10g，炒白术20g，细辛6g，干姜6g，五味子6g，炙麻黄8g，制附片12g，地龙10g，蜂房10g，炙甘草6g。1周后复诊诉咳嗽、气喘改善，痰少色白，背部冷感减轻，便频亦有改善，舌淡苔薄白，脉细。继从温阳健脾，化痰平喘，活血通络论治。效不更方，原方继进7剂。三诊：患者咳喘明显改善，痰少，一般情况可，背部冷感明显减轻，听诊肺部无啰音。舌质淡，苔薄白，脉细。予加味定喘散调补善后：党参20g，炒白术20g，五味子10g，细辛6g，干姜6g，白苏子15g，法半夏10g，地龙10g，炒白芥子10g，诃子10g，蜂房10g，补骨脂10g，款冬花10g。

按语 该患者反复发作性咳嗽、气喘2年余，病程日久，反复发作，致阳气虚衰，阴精暗耗，痰瘀毒深伏于肺络。复因受凉后，外邪触动内疾而再发。证属标本俱急，治当标本同治。方中针对标证温肺化痰平喘，用白芥子、白苏子、金沸草、法半夏理气化痰，通络止咳，细辛、干姜、炙麻黄温肺化饮平喘，黄荆子祛风化痰，五味子收敛固涩；针对本虚，用炒白术益气健脾，制附片补肾助阳；在此基础上又用地龙、蜂房化痰通络。朱良春教授认为"久病多瘀，久病入络，久病多虚，久必及肾"，因络病乃痼疾，寻常化痰祛瘀解毒药难以深达络脉，必须借助通络之药，在普通化痰活血、解毒散结药物基础上加用辛味通络、虫类通络及藤类通络药物，体现了络病以"通"为用的治疗原则。

三、国医大师南征基于络病理论治疗消渴肾病

对于消渴肾病的治疗，南征教授主张从"毒"论治，久病入络，久病成毒，"毒损肾络"是消渴肾病的病机关键。针对消渴肾病的病因病机，治疗上从解毒通络入手，认为解毒通络保肾法为消渴肾病的治疗大法，并依此组方解毒通络保肾汤。

验案举隅

郑某，女，62岁。2011年3月16日初诊。患糖尿病8年，糖尿病肾病6个月。就诊时症见乏力，腰酸，畏寒，皮肤瘙痒，双下肢轻度水肿，右眼视力下降，纳差，时有恶心，睡眠欠佳，尿频，大便干。舌质淡红，苔少，脉沉。尿常规示尿蛋白（++），隐血（+）；肾功能示尿素氮14.5mmol/L，肌酐338μmol/L，尿酸428μmol/L。处方：大黄10g，土茯苓60g，黄芪50g，黄精50g，覆盆子10g，生地黄10g，枸杞子10g，丹参10g，血竭（冲服）3g，淫羊藿20g，肉桂10g，金荞麦10g，猫爪草10g，秦艽10g，白茅根50g，地榆30g，鸡内金30g。20剂，每日1剂，水煎取汁400mL，早、午、晚、睡前各口服100mL。同时配合灌肠方（略）。药尽复诊：患者腰酸、尿频减轻，睡眠较前好转，偶有恶心。尿常规示尿蛋白（±），隐血（−）；肾功能示尿素氮8.5mmol/L，肌酐308μmol/L，尿酸382μmol/L。患者病情明显缓解，守上方加苏叶10g、黄连10g，续进20剂。三诊：患者饮食及睡眠尚可，无恶心症状，诸症明显减轻。尿常规示尿蛋白（±），隐血（−）；肾功能示尿素氮7.8mmol/L，肌酐292μmol/L，尿酸380μmol/L。上方去苏叶、黄连，加小茴香10g，续服，以资巩固。2011年6月5日又诊：患者无明显不适症状，尿常规示尿蛋白（−），隐血（−）；肾功能转为正常。改服院内制剂消渴肾安胶囊，并嘱患者每2周化验尿常规，定期复查肾功能，合理控制饮食，密切观察病情。

按语 消渴肾病是由消渴日久不愈，内生湿浊、郁火、痰瘀、燥热，互结为毒邪，伏于膜原，药石所不及，久伏而不出伤及肾络。毒邪损伤肾络，肾体受损，气血逆乱而发为消渴肾病。"毒损肾络"是该病的根本。该患者的消渴肾病为消渴日久，瘀毒损肾络而致的脾肾阳虚兼瘀毒证，治疗以解毒通络，温肾健脾，活血化瘀为主。方中大黄解毒排毒、推陈出新，土茯苓入络，搜剔湿热之蕴

毒，通利关节。黄芪益气升阳、扶正抗毒，黄精补脾益气、滋阴生血，覆盆子滋补肝肾，三药合用益气养阴，滋补肝肾。方中淫羊藿具有补肾助阳、强筋健骨功效，肉桂具有补火助阳、散寒止痛、活血通经之功效。生地黄、枸杞子养阴生津，滋补肝肾。丹参、血竭活血化瘀通络。金荞麦可利咽清热，与丹参、血竭合用，可增强解毒通络、活血化瘀之效。白茅根、地榆凉血止血。猫爪草、秦艽解毒消肿，清热除湿。全方补肾气、生排毒之力，通肾络、扩排毒之路，解肾毒、扶抗毒之力。瘀浊祛，元气旺，肾络通，毒解肾安。

第四节 推荐文献

吴以岭，2017. 络病学[M]. 2版. 北京：中国中医药出版社.
李红蓉，吴以岭，2022. 络病研究的传承与创新[J]. 南京中医药大学学报，38（12）：1075-1085.
魏聪，贾振华，常丽萍，2015. 中医络病学科研究回顾与展望[J]. 中医杂志，56（22）：1971-1975.
雷燕，1998. 络病理论探微[J]. 北京中医药大学学报，21（2）：18-23.
刘敏，王庆国，2010. 络病理论研究现状及展望[J]. 中华中医药学刊，28（6）：1200-1202.
王永炎，常富业，杨宝琴，2005. 病络与络病对比研究[J]. 北京中医药大学学报，28（3）：1-6.
邱幸凡，陈刚，2003. "久病入络"理论探讨[J]. 中国中医基础医学杂志，9（9）：8-9.
史常永，1992. 络病论发范[J]. 中国医药学报，7（4）：3-10，65.
常成成，魏聪，常丽萍，等，2021. 络病理论研究概述及对当前临床的影响[J]. 时珍国医国药，32（6）：1432-1434.
王显，王永炎，2015. 对"络脉、病络与络病"的思考与求证[J]. 北京中医药大学学报，38（9）：581-586.

第五节 参考文献

常成成，魏聪，常丽萍，等，2021. 络病理论研究概述及对当前临床的影响[J]. 时珍国医国药，32（6）：1432-1434.
常丽萍，张宝瑜，李梦南，等，2023. 络病理论指导基于神经-血管保护的阿尔茨海默病理论探讨[J]. 中国实验方剂学杂志，29（7）：216-221.
但俊，王小梅，2023. 基于AMPK-mTOR信号通路探讨通心络胶囊通过调节自噬改善高糖环境下H9c2心肌细胞损伤的机制[J]. 中药新药与临床药理，34（3）：322-327.
管玉洁，何晓瑾，周学平，等，2021. 国医大师周仲瑛从络病论治骨关节炎经验[J]. 南京中医药大学学报，37（2）：287-289.
韩家密，王宏志，2014. 元气与络病的关系探析[J]. 黑龙江医学，38（3）：348-349.
贾振华，2020. 络病理论指导新型冠状病毒肺炎证治探讨[J]. 中国实验方剂学杂志，26（12）：18-22.
雷燕，1998. 络病理论探微[J]. 北京中医药大学学报，21（2）：18-23.
李红蓉，吴以岭，2022. 络病研究的传承与创新[J]. 南京中医药大学学报，38（12）：1075-1085.
刘翀羽，年莉，2009. 叶天士络病理论研究[J]. 天津中医药大学学报，28（3）：116-119.
刘敏，王庆国，2010. 络病理论研究现状及展望[J]. 中华中医药学刊，28（6）：1200-1202.
米佳，朴春丽，王秀阁，等，2016. 南征教授基于"络病"理论治疗消渴肾病的经验[J]. 国医论坛，31（5）：24-26.
彭博，庞立健，臧凝子，等，2023. 基于络病"络息成积"理论中医诊疗肺结节辨治思路探析[J]. 辽宁中医药大学学报，25（4）：52-55.

邱幸凡，陈刚，2003."久病入络"理论探讨[J]. 中国中医基础医学杂志，9（9）：8-9.
曲妮妮，秦一冰，石晓乐，等，2022. 基于络病理论益气活血法调控 Rho/ROCK 通路对低氧性肺动脉高压大鼠血管重构影响[J]. 辽宁中医药大学学报，24（8）：5-9.
史常永，1992. 络病论发范[J]. 中国医药学报，7（4）：3-10，65.
司丹丹，邵静，2020. 络病学说的形成与发展探析[J]. 中国中医药现代远程教育，18（8）：43-45.
宋亚辉，马坤，张雅萍，等，2023. 基于免疫-炎症-衰老探讨八子补肾胶囊对自然衰老小鼠老化过程的延缓作用[J]. 中国实验方剂学杂志，29（9）：146-155.
仝小林，赵昱，毕桂芝，等，2007. 试论中医"治未病"及"络病"理论在糖尿病微血管并发症治疗中的应用[J]. 中医杂志，48（6）：485-486，494.
王显，王永炎，2015. 对"络脉、病络与络病"的思考与求证[J]. 北京中医药大学学报，38（9）：581-586.
王永炎，常富业，杨宝琴，2005. 病络与络病对比研究[J]. 北京中医药大学学报，28（3）：1-6.
魏聪，贾振华，常丽萍，2015. 中医络病学科研究回顾与展望[J]. 中医杂志，56（22）：1971-1975.
吴以岭，2017. 络病学[M]. 2版. 北京：中国中医药出版社.
徐光福，2005. 络病的内涵及其外延释义[J]. 中医药学刊，23（1）：96-98.
杨家美，查安生，杨月，等，2023. 查安生基于络病理论运用益气解毒化瘀法治疗溃疡性结肠炎[J]. 中医药临床杂志，35（1）：63-67.
张木森，2013. 浅谈宗气虚弱是络病之源[J]. 光明中医，28（1）：9-10.
周水平，仝小林，潘琳，等，2006. 络通对不同病程糖尿病大鼠视网膜微血管细胞凋亡的影响[J]. 中华中医药杂志，21（5）：273-275.
朱金凤，2015. 朱良春扶正通络法治疗肺系难治病经验及治疗支气管哮喘的临床研究[D]. 南京：南京中医药大学.

第22论　论体质的分类

体质学说是以中医理论为指导，研究人体体质的概念、形成、特征、类型及其与疾病发生、发展、诊断、治疗和预防关系的理论体系。不同体质影响着人对环境的适应能力，对疾病的抵抗能力，以及发病过程中对某些致病因素的易感性和疾病发展的倾向性等，进而影响着某些疾病的证候类型和个体对治疗措施的反应性，从而使人体的生命过程带有明显的个体特异性。明确体质的分类及运用，对于认识疾病的发生、病变性质、发展趋向及养生保健意义重大。

第一节　概　　论

一、理论内涵

（一）体质的基本概念

体质是指人类个体在生命过程中，由遗传性和获得性因素所决定的表现在形态结构、生理功能和心理活动方面综合的相对稳定的固有特质特性，是人类在生长、发育过程中形成的与自然、社会环境相适应的人体个性特征，因而有着先天与后天的不同，突出了个人与环境、先天与后天、心与身统一的思想。体质在生理上表现为功能、代谢及对外界刺激反应等方面的个体差异，在病理上表现为对某些病因和疾病的易感性，以及病变类型与疾病传变转归中的某种倾向性。

（二）体质的分类

1. 体质的分类方法

体质的分类方法是认识和掌握体质差异性的重要手段。中医学体质的分类，是以整体观念为指导思想，以阴阳五行学说为说理工具，以藏象及精气血津液神学说为理论基础进行的。

古今医家从不同角度对体质进行了不同的分类，如《黄帝内经》有阴阳分类法、五行分类法、体型肥瘦分类法、脏腑形态分类法、心理特征分类法等，张仲景的阴阳虚实分类法，张介宾的藏象阴阳分类法，叶天士的阴阳属性分类，章虚谷的四分法等。现代医家多从临床实践出发，根据发病群体的体质变化、表现特征进行分类，但由于观察角度、分类方法不同，对体质划分的类型、命名方法也有所不同，如九分法、六分法、十二分法等。在正常生理条件下，个体之间存在着一定的脏腑精气阴阳和经络气血的盛衰偏颇，导致了个体之间在生命活动表现形式上的某种倾向性和属性上偏阴偏阳的差异性，从而决定了人类体质现象的多样性。运用阴阳的分类方法对体质进行分类是体质分类的基本方法。

2. 体质的阴阳分类及其特征

《素问·宝命全形论》曰："人生有形，不离阴阳。"体质的基本分类，归根结底要以人的阴阳盛衰为基本标准，阴阳作为纲领并贯穿整个体质体系之中。机体的精气阴阳在正常生理状态下，总是处于动态的消长变化之中，使正常体质出现偏阴或偏阳的状态。故人体正常体质大致可分为阴阳平和质、偏阳质和偏阴质三种类型。

阴阳平和质是功能较为协调的体质类型。《素问·调经论》曰："阴阳匀平……命曰平人。"《素问·生气通天论》曰："阴平阳秘，精神乃治。"平和质是不偏不倚的生理体质状态。此类体质多身体强壮，具有较强的自身调节和对外适应能力。

偏阳质是指具有亢奋、偏热、多动等特点的体质类型。《灵枢·行针》对此类体质的行为和形态表现描述为"重阳之人，熇熇高高，言语善疾，举足善高，心肺之藏气有余，阳气滑盛而扬，故神动而气先行"，说明此类体质人群素体阳盛，易导致阴液亏少而出现"火旺"的表现。

偏阴质是指具有抑制、偏寒、多静等特点的体质类型。《景岳全书·传忠录》提到："禀有阴阳，则或以阴脏喜温暖而宜姜桂之辛热。或以阳脏喜生冷而宜芩连之苦寒，或以平脏热之则可阳，寒之则可阴也。"说明偏阴质具有喜暖的特点。此类体质多属阴不制阳，具有容易疲劳、畏寒肢冷的特点。

后世对于体质分类方法不外乎围绕阴阳分类法，并结合临床实践，提出藏象阴阳分类法、阴阳虚实分类等方法，丰富和发展了阴阳分类法。

二、学术源流

《黄帝内经》最早提出了比较全面的体质分型，秦汉、晋隋唐、宋金元、明清时期历代医家又进一步丰富和发展了体质理论。

中医体质理论渊源于《黄帝内经》，它以"天人相应""形神合一"为指导思想，以阴阳学说、五行学说为方法论，以脏腑理论、气血理论为基础，初步勾画出体质理论的框架，并在一定程度上揭示了不同体质类型的基本特征。《黄帝内经》中虽然尚无"体质"一词，但个体之间在形体、功能、心理状态等方面存在差异性的思想在书中多有体现，明确指出人在生命的过程中可以显示出阴阳、五行、刚柔、强弱、高低、肥瘦等显著的个体差异，如《灵枢·通天》以人体中阴阳的偏颇为依据，将体质划分为多阴缺阳的太阴人、多阴少阳的少阴人、多阳缺阴的太阳人、多阳少阴的少阳人、阴阳之气平和之人等。《灵枢·阴阳二十五人》中根据五行学说将体质划分为"木、火、土、金、水"5个主型，每个主型下又分5个亚型，共25种体质类型。《灵枢·逆顺肥瘦》中依据人体的形态和功能特征将体质划分为肥人、瘦人、壮人。《灵枢·论勇》用"勇、怯"分类，《素问·血气形志》用"形、志、苦、乐"分类，《灵枢·卫气失常》中又将肥人划分为"膏、脂、肉"3型。《黄帝内经》对体质的分类方法是建立在形态结构、生理功能和心理特征等方面的整体观察基础上，体现了"形神合一""心身合一"及人与自然相统一的整体观念。这些分类方法奠定了中医体质学的基础，对后世的研究具有重要的启迪意义。

东汉时期以张仲景的《伤寒杂病论》为代表。《伤寒杂病论》中诸多条文都涉及"体质"类型的描述。书中以"家"前多连接某症状或痼疾，如"喘家""淋家""汗家""疮家""衄家""亡血家"等，常指代某种特殊的体质状态。如《伤寒论》第18条："喘家，作桂枝汤加厚朴、杏子佳。"此处"喘家"指有易喘体质状态的人，此类人患太阳中风证时，当以厚朴、杏子降气平喘，可为辨体论治之例。书中还提到"盛人""强人""羸人"等体质类型，"素盛今瘦""其人本虚"等体质差异现象。《伤寒论》体质思想贯穿张仲景治病的理、法、方、药之中，从不同体质与发病、辨证、治疗用药及疾病预后关系等方面作了进一步的阐述，蕴含了丰富的辨质论治精神，使体质理论在临床实践中得到了进一步充实和提高。

晋隋唐时期是中医体质理论的积累与发展时期。以《脉经》《诸病源候论》《备急千金要方》为主要代表。王叔和所著《脉经》对不同体质脉象的表述为后世留下了珍贵史料，明确描述了不同"性气"或"形性"的人，其脉象有别，"性气""形性"实是重要的体质特征。脉象表述成为中医体质理论的一个重要特色。巢元方在《诸病源候论》中对病源、证候与体质的相关性研究方面做出了重要的贡献,如《诸病源候论·漆疮候》对特禀体质的描述:"人有禀性畏漆,但见漆便中其毒……亦有性自耐者,终日烧煮,竟不为害也。"说明过敏性疾病的发生是其先天禀赋决定的,是比较早期的中医特禀体质理论。孙思邈在《备急千金要方·平脉大法》中提到"凡人禀形,气有中适,有躁静,各各不同。"还描述了因地域或禀赋不同而出现的体质差异,如《备急千金要方·治病略例》提到:"江南岭表,其地暑湿,其人肌肤薄脆,腠理开疏,用药轻省。关中河北,土地刚燥,其人皮肤坚硬,腠理闭塞,用药重复。"晋隋唐时期的著名医家为中医体质分型理论的积累做出了重要的贡献,丰富了中医体质学说内容。

宋金元时期以《小儿药证直诀》《养老奉亲书》《素问玄机原病式》为主要代表。钱乙《小儿药证直诀》将小儿的体质特征精辟地概括为"成而未全""全而未壮""脏腑柔弱,易虚易实,易寒易热""小儿易为虚实,脾虚不受寒温,服寒则生冷,服温则生热",明确提出了小儿脏腑柔弱,易虚易实,易寒易热和脾脏多弱的体质特点,为后世医家认识小儿的体质特点及进行干预提供了依据。陈直在《养老奉亲书》中提出老年人中有"虚阳"体质之说,认为"高年之人,形羸气弱,理自当然";同时,对老年不同体质的生理、心理特点、机制及食养、食疗方法等,进行了较全面的论述。刘完素的《素问玄机原病式》则强调"脏腑六气病机",从理论上阐述了各型病理体质的形成与内生邪气的关系,强调了内在基础对体质形成的影响。宋代医家对小儿与老年体质的描述及金元四大家的理论变革,加深了中医对体质类型的认识与理解,进一步发展了中医体质理论。

明清时期以《景岳全书》《临证指南医案》《温病条辨》等为主要代表。张景岳在《景岳全书·杂证谟》中首次明确提出"体质"一词,"矧体质贵贱尤有不同,凡藜藿壮夫及新暴之病,自宜消伐,惟速去为善"。张景岳极其重视以阴阳分万物"医道虽繁,而可以一言蔽之者,曰阴阳而已",认为人体也有阴阳之分"脏气各有强弱,禀赋各有阴阳",论述了阴脏、阳脏体质的寒热喜好及适宜药物等,将丰富的体质理论运用到对外感、内伤杂病的辨证论治之中,对临床体质类型的判定和治疗有一定意义。叶天士在《临证指南医案》中提出了贴近临床的体质分类方法,倡导从体型、色、脉等察知体质,明确提出"以分其体质之阴阳为要领""治法总宜辨其体质阴阳,斯可以知寒热虚实之治",认为分辨体质之阴阳属性是辨识体质、了解病证寒热虚实、确定论治法则的纲领,并从温热病学角度,对体质的分型及临床脉症、体质与温病的发生、发展、转归、治疗、用药关系作了新的探讨。《临证指南医案》中的体质理论是对前者的继承与创新,深化了《黄帝内经》对体质差异性的认识,其对体质辨识在临床中的应用做出了比较突出的贡献。吴鞠通虽未系统明确地对体质进行分类,但在《温病条辨》中也提到多种体质类型"暑兼湿热,其有体瘦质燥之人""大凡体质素虚之人,驱邪及半""此中焦阳气素虚之人,偶感温病"等,为后世医家体质分型研究提供了宝贵经验。明清医家的体质分类不仅关注个体体质的生理、病理特点,还注重不同体质的诊断和治疗,为中医体质学说的完善和临床上进行辨体调治留下了宝贵财富。

尽管历代医家从不同角度对体质的分类进行了详尽、细致的研究,并且有效地将体质理论运用于临床实践中。但这些论述中缺乏明确而科学的体质概念,对体质分类的论述也比较分散,并未形成完整、系统的关于体质学说的理论体系。

第二节 述 评

一、当 代 研 究

(一)理论研究

1. 体质的分型研究

当代医家从临床应用出发,以人体脏腑经络气血阴阳津液的差异表现、体质变化及与疾病的关系等方面为理论依据进行了体质分类研究。

田代华以阴阳气血津液等构成人体的基本物质作为体质分类的基础，将人群中的个体分为9种基本类型，即阳虚质（含阴盛质，阳虚则阴盛）、阴虚质（含津亏质，阴虚则津亏）、气虚质、血虚质、阳盛质、气滞质、血瘀质、痰湿质和均衡质。匡调元遵循两纲（阴阳）、八要（气血、寒热、燥湿、虚实）的体质分型准则，在中医临床实践经验的基础上，以临床所见人体的形证脉色的特征判定体质类型，将体质分为六型，即正常质、迟冷质、燥红质、晦涩质、腻滞质、倦㿠质，并从体型、面色、肌肤、二便、脉象、舌象等方面对各型体质进行了比较，从人体宏观整体层次上阐述了中医学个性化诊疗原理，与现代医学从微观基因层次上提出的个性化诊疗观点相辅相成。黄煌将不同的方药性质归类不同的体质类型，部分医家还结合现代统计学方法聚类分析进行体质分型等。王琦在《中医体质学》（人民卫生出版社，2009）中以古代及现代体质分类方法的临床应用性原则及阴阳气血津液的盛衰虚实变化为依据，将原来的七种体质分类增减并概括为九分法，即平和质、湿热质、痰湿质、阳虚质、阴虚质、气虚质、瘀血质、气郁质、特禀质，去掉七分法中的气滞血瘀质、阳盛质，增加了特禀质、气郁质，使中医体质分型的命名更为规范、统一，反映的体质类型更为全面合理，是目前比较认可的现代体质分类方法。

与古代医家以阴阳五行等哲学思想为主的体质分类方法相比，现代医家的体质分类多立足于人体本身进行研究，从阴阳、气血、津液、脏腑、体型、年龄、情志、地域、寒热、虚实等进行研究，无疑更加客观、实用，丰富了中医体质学研究的内容，具有重要的意义。

2. 体质形成机制研究

体质是由先天禀赋和后天获得共同作用于机体的结果。体质形成机制包括先天遗传性与后天获得性两个方面，体现了基因和环境的交互作用。

现代分子生物学认为，遗传物质是体质相对稳定的前提，也是体质可以分类的基础。遗传物质源于先天禀赋，是父母给予子女的天资和体质。人之出生，先天禀赋即有阴阳之别、强弱之分。因此，子女的生长发育如何，是否具有长寿基础，与源于父母的遗传物质有密切关系。体质是对机体整体性状的概括，一个基因或一个蛋白质难以诠释其差异性，基因组表达谱与测序技术、单核苷酸多态性技术等逐渐应用到体质形成的机制研究中。王琦团队开展了基因组学的研究，并获得9种体质类型的基因表达特征，发现各种偏颇体质在基因表达上普遍存在失调，对于从宏观与微观相结合的角度解释体质分类具有重要的意义。标志现代体质的形成机制探索研究向基因水平的深入研究迈出了一步，为患者体质调理及疾病防治提供了理论依据。

后天生活环境及调理也是影响体质形成的重要因素。不同地域的人，具有明显的体质差异。地域不同，自然产物也不同，因此饮食习惯也不同。个人体质的形成不仅与所在的整个区域的饮食有关，还与个人饮食嗜好相关。饮食的长期偏嗜使体内五行配属发生偏向，影响脏腑功能强弱不同，从而影响了体质的形成。

王琦提出了中医体质学的四个基本原理，即"禀赋遗传论""生命过程论""环境制约论""形神构成论"，体质的形成极大程度受先天禀赋影响，并且也同样受个体发育和环境因素的时序性调节。表观遗传学、微RNA（microRNA）、长链非编码RNA（lncRNA）检测等方法，也逐渐应用到后天生活环境、饮食、药物等因素对体质形成的影响中，为中医体质客观可分、微观基础研究创新提供了科学依据。

（二）临床研究

1. 体质类型与发病

体质是人体各项生理功能的基础，是正气盛衰偏颇的反映。体质和发病密切相关，不同体质类型具有不同疾病易感性。

如对痰湿体质的研究发现，此类体质多有肥胖丰满、腹部肥满松软、眼睑浮肿、面部油腻等特征，易患高血糖、高血压、高血脂等代谢性疾病。也是哮喘患者常见的体质类型。肥胖引起脂肪组织过度蓄积，降低胸壁顺应性，增加呼吸系统负担，从而影响肺功能。其特定的生理病理学基础和遗传基因的易感性，使该类体质成为哮喘疾病发生的土壤，也影响着哮喘的发生、转归和预后。对全国9省市2万多例一般人群进行的中医体质流行病学调查，结果显示平和质和偏颇体质之比约3：7，其中湿热体质在偏颇体质类型中位居第二，易患男性不育症、脂溢性脱发、多囊卵巢综合征、动脉硬化、慢性胃炎、高胆固醇血症和高尿酸血症、胆囊结石等。对体质相关疾病进行总结，有利于找出疾病之间的共性，更好地把握疾病的形成、发生及预后。

体质与疾病还相互影响，互为因果。某些偏颇体质可能导致疾病的发生，而发病后持续的疾病状态则可导致人体阴阳气血失衡，迁延日久会进一步加重体质的偏颇。探索个体体质类型对疾病发生和证候的影响，有利于把握个体化用药的内在规律，为个体化医疗提供了有效的方法和工具。

2. 体质类型与个体化诊疗

中医体质辨识是个体化诊疗的重要前提和关键环节。充分发挥中医体质辨识优势，辨识不同体质的特点并以此为依据进行临床治疗，对疾病的防治与诊疗发挥着重要作用。

田甜等以《伤寒杂病论》六经辨证为例，发现气虚质的人多数形体不健，肌肉松软，易神疲乏力，所患证候以太阳表虚证、太阴证居多。太阳表虚证，可辨证选用桂枝汤类方；里证多为太阴证，可选择人参或者黄芪类方等。国医大师郭子光善治心血管疾病，在谈到其诊疗经验时提到，心血管疾病在针对疾病的共性病机气虚血瘀进行补气活血外，还要充分考虑到患者的体质特点：体质虚寒者加炮附子、北细辛散寒止痛；阴寒内热之人常加酸寒的白芍益阴止痛；气虚体质的人，则常重用炙甘草甘缓益气止痛。黄煌也指出：辨方证的关键在于识人体质，在"以人为本"的医学思想指导下，创造性地提出了"药人""方人"体质学说，认为长期服用某种药味及其类方的体质类型，患者服用相应的中药及其类方，多取效快而安全，并用药物名、方名来命名体质，如桂枝体质、柴胡体质、麻黄体质、大黄体质、黄芪体质、桂枝茯苓丸体质等，充分运用了取象思维、方证对应、腹证诊察等思维方法，使中医体质学理论呈现出"以人为本"的基本特征，体现了中医学整体观念的基本特点。辨体论治还为一些难治性疾病提供了新的思路和视角。如伏邪所致疾病多缠绵难愈，容易复发，而伏邪致病与特禀体质具有一定的相关性，采用"脱敏调体法"治疗过敏性疾病，通过改善伏邪积聚的"土壤"和"环境"，可使机体对外界因素刺激的适应性逐渐增强。在体病相关的基础上，王琦提出防治疾病的"辨体用方，方体相应"新思路。研究并发现人的不同体质状态与其所应用方剂之间的应答关系，即根据不同人群及不同个体的特征体质-方剂的反应表达，把握内在规律，从而提高用方的疗效和安全性。

当代医家在疾病诊治中，多应用辨体施治的体质观，重视辨体与辨病、辨证相结合，在临床上突破单一"证"的认识层次，形成丰富多元的视角，充分发挥中医学整体观，达到更好的治疗效果。

（三）实验研究

近年来不少学者从临床患病群体的体质病理表现上寻找体质分类的方法与指标，致力于体质分型标准的规范化、定量化及物质基础研究，结合疾病诊断的微观指标进行体质及证候的辨别，取得了可喜的进步。

孙淑娴等的研究表明，Th17分化的自稳调节现象与中医体质学的阴阳生克、五行制化等思想有一定相似性，有学者通过分析不同体质Th17细胞及其因子表达水平的差异及中药干预调节作用，初步揭露了Th17与中医体质分类和调理的相关性。杨玲玲等通过对痰湿体质人群的胰岛素抵抗相关因子表达进行了研究，发现其胰岛素抵抗指数与非痰湿人群有显著差异，认为胰岛素抵抗可能是痰湿体质潜在的病理机制，通过调整痰湿体质可能对防治糖尿病、高胰岛素血症有一定作用。黄超东等研究了气虚体质证候相关的潜在生物标志物，发现气虚质主要影响糖酵解/糖异生，半胱氨酸和甲硫氨酸代谢，甘氨酸、丝氨酸和苏氨酸代谢，甘油磷脂代谢，色氨酸代谢等途径，与气虚体质免疫力低下、易疲劳、精神不振和记忆力下降等状态相符，为体质分类判定提供了客观化依据。张翠珍等对中医阴阳物质基础的研究发现，cAMP、cGMP 这种拮抗性调节作用与阴阳学说理论中阴阳之间的对立、消长相似，cAMP、cGMP 相对浓度和适当比值在信息表达和调控及对维持机体阴阳平衡具有重要作用。随着中医体质学说研究的不断深入，越来越多的学者尝试从人类白细胞抗原（HLA）基因的多态性、共刺激分子遗传多态性、单核酸多态性、表观遗传学、转录组学、microRNAs、蛋白质组学、代谢组学、肠道微生物等不同侧面探究中医体质的物质基础，取得了诸多成果，从生物学上证实了"体质可分""体质可调"的本质依据。

中医体质学说的研究往往以人体为对象，但受伦理学因素、疾病特殊性或其他条件所限，无法重现某些医学现象，王济等开始致力于体质动物模型的构建和评价研究，拟定了评价 8 种偏颇体质的观察指标，对深入探究体质形成机制及其微观生物学特征具有一定指导意义。

二、研究局限与未来展望

体质分类研究是中医体质学研究的关键环节，其研究内容和方法上呈现出传统与现代相辅相成、宏观与微观紧密结合的态势，体现了理论与实践、科研与应用的紧密结合与互相转化。

理论研究主要集中在人体脏腑经络气血阴阳津液的差异表现，人体的形证脉色，不同性别、年龄、地域等人群的体质类型特点等研究方面。这些理论体系有效地指导着中医临床和养生康复实践活动。临床研究主要集中在不同体质的疾病易感性、体质类型对发病和证候的影响、体质的个体化诊疗等方面。在体病相关理论的指导下，逐步建立"辨体-辨病-辨证"的诊疗模式，改善体质也成为中医防治疾病的新途径。实验研究涉及体质分型标准的规范化研究、物质基础研究及动物模型评价及研究，不断丰富和发展着中医体质学说。但在研究中尚存在一些问题，不同学者研究时采用的中医体质分型标准尚有不同，虽有中医体质量表及判定标准，但量化指标主要以患者的主观感受判别，体质类型可能会存在一定程度的主观偏差；部分体质分类特征交叉重叠，界限不清；单一体质内部各因素之间缺乏足够的关联性；体质是否属"病质"，不同群体生理性的体质辨识与病理状态下的中医辨证的概念混淆，是"调体质"还是"治疗疾病"难以区分。实验研究借助了现代分子生物学和流行病学研究为主的体质分型，但从不同组学研究体质得出的结果多数比较孤立，未能充分实现体质与系统生物学的结合，难以很好地指导临床实践。不同体质类型的动物模型造模量化评价标准及稳定性仍是影响体质深入研究的基础问题。此外，重大疾病的体质学基础也值得进一步深入研究。

第三节　名　家　思　想

一、国医大师王琦从气郁质论治偏头痛

偏头痛属于中医学"内伤头痛"范畴，古有"头风""脑风""首风"之名，是以患者自觉头部疼痛为特征的一种常见病证。临床上女性多见，大多有家族史。精神紧张，外界刺激，食用含酪氨酸、谷氨酸或苯乙胺的食物（巧克力、红酒）等均可诱发。中医学对此病多从"风""火""痰""瘀"论治。

国医大师王琦根据诊疗偏头痛的经验，将偏头痛体质分为阳虚质、气虚质、痰湿质、湿热质、瘀血质；证候分为风寒外袭、风热上扰、痰瘀阻络、肝阳上亢、清阳不升等类型。在治疗中将辨体、辨病、辨证密切结合，建立了"辨体-辨病-辨证诊疗模式"，在体质、疾病、证候三者之间内在联系的前提下，根据"体病相关""体质可调"的理论，以辨体论治为核心，把握偏头痛患者疾病的整体状态，积极调整和改善疾病赖以形成的体质基础，强调专病专药，临床疗效卓著。

验案举隅

患者，女，42岁。2016年11月9日初诊。主诉：反复发作头痛20余年，初为经前头痛，后发作无规律。午后、睡眠不足、饱食尤其肉食后加重。原为一侧偏头痛，现起始于眼内眦，眼眶至额头及整个头顶均有痛感。近1个月头痛加重影响睡眠，需服安眠药入睡，头痛时伴有恶心。时感阵发性潮热、怕冷，潮热发作时吹凉风可缓解。患者平素容易情绪波动，遇事紧张焦虑。2015年9月起闭经1年余（服用补肾调经药后头痛加剧，遂不敢服）。舌质淡红，苔略厚腻，脉细弦。中医诊断：头痛；西医诊断：血管神经性头痛。处方：柴胡15g，黄芩10g，党参10g，甘草6g，半夏12g，生姜10g，大枣9g，川芎15g，白芷10g，焦山楂15g。15剂，水煎服。复诊：患者诉服药后头痛未再发作，胃口开，睡眠好。后随访头痛发作频次明显减少，程度减轻，仅在紧张、劳累后偶有发作。发作时患者即取原方服用。断续服药半年余，随访告知月经复至。

按语 偏头痛是由于颅内外血管、神经调节障碍而引起的反复发作的阵发性头痛，主要表现为一侧头部搏动性疼痛，多伴有恶心呕吐，往往反复发作或两侧交替发作，呈周期性、发作性、剧烈性、搏动性疼痛。本例患者王琦根据其体质特点辨为气郁体质，结合寒热往来的表现，处以小柴胡汤加川芎、焦山楂、白芷。主方小柴胡汤和解少阳、疏泄肝气之郁滞。加白芷解阳明头痛；川芎止少阳、厥阴头痛；焦山楂开胃消食，用方极简却构思精巧。患者服用此方后头痛程度及发作频率大减，且闭经1年余月经复至。用方不仅解决了患者头痛之疾，通过调理气郁体质使其肝气畅达，继而月经恢复。辨体结合辨证，标本得以兼顾。

二、国医大师丁樱辨体质治疗小儿外感热病

外感发热是小儿时期的常见病证，具有发病快、病程短、传变迅速、四季发病的特点。小儿脏腑娇嫩，形气未充，古人用阴阳理论将小儿体质特点概括为"稚阴稚阳"，这一生理特点也决定了其发病传变迅速的病理特点。《温病条辨·解儿难》曰："脏腑薄，藩篱疏，易于传变，肌肤嫩，神气怯，易于感触。"丁樱认为小儿脏腑娇嫩，藩篱不固，易受外邪侵袭，虽邪有六淫之分，但其病机主要为外感风寒、风热所致。因小儿体属纯阳，外感之邪易从热化，故本病总以风温居多，临床表现为寒热错杂之证，或寒多热少，或热多寒少，或外寒内热。

丁樱治疗小儿外感发热紧密结合小儿体质特点，注重既病防变、未病先防的治未病思想，强调治疗一定要用药及时准确。临证用药不拘寒温，根据小儿年龄、体质、病情轻重等情况灵活掌握。在正确辨证基础上，处方轻巧灵活，擅于使用经方和温病名方及散剂化裁。治疗用药中病即止，强调祛邪不伤正，邪去重顾本，重视饮食调理顾护脾胃。

 验案举隅

张某，男，3岁10个月。2014年7月16日初诊。主诉：发热、咳嗽3日。患儿3日前开始发热，体温最高39℃，咳嗽，流浊涕，服头孢克肟、小儿豉翘清热颗粒、蓝芩口服液等效差。刻下症：发热，中低热为主，咳嗽，有痰，流浊涕，纳食差，大便2日未行。舌质红，苔黄厚，指纹紫滞。查体：急性热病病容，咽充血明显，扁桃体Ⅱ度肿大，未见脓性分泌物，心肺查体无异常。诊为"急性上呼吸道感染"，中医学属"感冒（风温夹滞证）"，治以解表清热，消食导滞为法，方选桑菊饮合升降散加减。处方：桑叶9g，桔梗6g，连翘9g，芦根9g，生甘草3g，浙贝母9g，赤芍6g，炒僵蚕9g，蝉蜕6g，炒莱菔子10g，大黄3g。中药散装颗粒3剂，每日1剂，水冲服。二诊：服药2剂后热退，咳止，纳增，便畅。扁桃体缩至Ⅰ度肿大，咽充血，舌红，苔黄微厚，指纹紫、略滞。续服本院制剂消积健脾颗粒（焦山楂、焦神曲、焦麦芽、鸡内金、陈皮、白扁豆等）、葶苈颗粒（葶苈子、炒僵蚕、射干、贝母等）、养阴颗粒（沙参、麦冬、生地黄、石斛等）各3g，3剂调理善后。

按语 外感发热是小儿时期最常见的疾病，相当于现代医学急性上呼吸道感染，可发生于任何年龄，具有热证多寒证少、年龄愈小兼证愈多的特点。本案为外感风温发热，故选用桑菊饮合升降散加减。处方宜轻巧灵活，体现了小儿脏腑娇嫩，形气未充的用药规律。桑菊饮有疏风清热止咳的作用，用药轻灵疏泄，体现了"肺为清虚之脏""治上焦如羽，非轻不举"的观点。患儿舌苔厚腻，指纹紫滞，大便2日未行，当属阳明积滞，内有伏邪，故合升降散加减，可辛凉宣泄、升清降浊、清热解毒、逐秽祛邪、表里双解。对于风温发热兼中焦积滞者效佳。加炒莱菔子条畅气机，消食导滞。患儿咽部充血，扁桃体明显肿大，此乃邪热上炎犯咽所致，方中浙贝母、赤芍化瘀散结，切合病机，取效也速。热退表证已解，用药当顾护小儿稚阴稚阳特点，调整药物以消积健脾颗粒、养阴颗粒顾护脾胃，葶苈颗粒解毒利咽兼顾余邪，药少而法理俱在，故而应手。

三、国医大师洪广祥从特禀质论治哮喘

中医学没有明确提出"过敏体质"一词，但对过敏体质有初步的认识。《诸病源候论》已有对油漆过敏的描述："漆有毒，人有禀性畏漆。但见漆便中其毒。"过敏体质是特禀体质最主要的类型，中医体质研究者往往将"过敏体质"作为"特禀体质"的代名词加以应用，其发病多与肺脾两脏虚损及先天肾精不足有关。因脏腑薄弱，阴阳平衡易受干扰，机体内生成痰饮、郁热、内风等伏邪，易为异气侵袭，引动伏邪，相激为患，产生过敏反应。

洪广祥认为，血分瘀热是哮喘过敏体质的病机特征，常见唇色红赤、舌质暗等。其病位在血分，热邪郁滞于血分，"血分瘀热"是哮喘患者过敏体质的病机特征。血分瘀热作为一个独立的病理因素，与"痰瘀伏肺"宿根、气阳虚弱证等其他病理因素一起导致哮喘发生、反复发作。

验案举隅

患儿，女，8岁。2001年9月1日初诊。患儿自幼有支气管哮喘史，近1年发作频繁，多次急诊静脉滴注解痉平喘及激素等药治疗。近1周夜间咳嗽明显，喘息喉中有声，鼻塞、晨起鼻痒、喷嚏时作，纳差，大便偏干结，2～3日1次。唇红如胭，舌质红暗，苔白黄稍腻，脉浮。查体双肺闻及少量哮鸣音。过敏原测定：总IgE 235 U/L，对尘螨、粉螨、屋尘过敏（+++）。西医诊断：支气管哮喘急性发作；中医诊断：哮病，热哮证。治法：宣肺透热，祛痰抗敏，利气平喘，方用麻黄连翘赤小豆汤合蠲哮汤，药用：葶苈子10g，牡荆子8g，青皮8g，陈皮8g，卫矛8g，生大黄4g，槟榔6g，生姜3片，生麻黄4g，连翘8g，赤小豆8g，杏仁8g，桑白皮8g，大枣4枚，生甘草3g。7剂，水煎服，每日1剂，分早晚2次温服。二诊（2001年9月8日）：患儿喘息大减，咳嗽减轻，夜能安卧，守原方继进7剂，煎服同前。三诊（2001年9月15日）：患儿咳喘基本缓解，饮食增，大便平，仍时感鼻痒、打喷嚏，平素易感冒。唇红，舌质红暗，苔白黄，脉细。目前瘀热、气壅标象减缓，治以益气护卫固本为主，兼祛瘀透热御敏，方用益气护卫汤合丹赤紫汤加味，药用：生黄芪15g，白术8g，防风8g，仙茅6g，淫羊藿8g，桂枝8g，白芍8g，生姜3片，红枣4枚，炙甘草4g，牡丹皮8g，赤芍8g，紫草8g，蝉蜕6g，苍耳子6g。14剂，煎服同前。四诊（2001年9月29日）：患儿咳喘未作，鼻痒、打喷嚏偶有。唇红略减，舌质偏红，苔白，脉细。继予上方加减调服半年，其间曾因咳嗽复作1次，改用射干麻黄汤加减治疗1周而缓解。此后患儿间断服药治疗近1年，哮喘未作。

按语 过敏性哮喘在儿童尤为常见，唇红如胭、舌质红暗的特征性表现明显，洪老从"血分瘀热"关键病机着手，以麻黄连翘赤小豆汤、丹赤紫汤为主辨证合方治疗，临床疗效明显，患者临床症状消失，病情得以缓解，唇红、舌质红暗表现也减轻。蠲哮汤由葶苈子、牡荆子、青皮、陈皮、卫矛、生大黄、槟榔、生姜组成，具有涤痰行瘀、利气平喘作用，用于发作期气机壅塞征

象突出者，也可用于缓解期涤除痰瘀伏肺之宿根；益气护卫汤由生黄芪、白术、防风、仙茅、淫羊藿、桂枝、白芍、生姜、红枣、炙甘草组成，具有益气护卫作用，用于缓解期气阳虚弱证。辨证加减，疗效满意。

第四节 推 荐 文 献

罗辉，王琦，2020. 中医体质与疾病相关性临床研究的方法学挑战和设计实施建议[J]. 中医杂志，61（1）：20-26.

王济，王琦，2017. 从研究方法的运用看中医体质学科发展[J]. 中华中医药杂志，32（6）：2380-2382.

李玲孺，王济，李英帅，等，2017. 中医病证关系的基础研究现状及引入中医体质维度的必要性[J]. 中华中医药杂志，32（6）：2347-2349.

朱燕波，2022.《中医体质量表》应用中的问题及其使用规范[J]. 中华中医药杂志，37（9）：5066-5070.

倪诚，李英帅，王琦，2019. 中医体质研究40年回顾与展望[J]. 天津中医药，36（2）：108-111.

杨粤戈，池晓玲，2021.《内经》体质学说与现代体质学说差异探寻[J]. 时珍国医国药，32（6）：1537-1538.

梁金凤，王琦，俞若熙，2022. 生物钟与中医体质[J]. 中华中医药杂志，37（1）：24-27.

郑洪新，2003. 评匡调元教授《人体体质学》的原创性研究[J]. 中医药学刊，21（10）：1615-1616.

许少芬，侯政昆，2022. 中医"气质-形质-体质"心身一体观的源流和内涵分析[J]. 中华中医药杂志，37（9）：4903-4907.

袁冰，2016. 体质医学发展面临的问题及推进方略[J]. 中华中医药杂志，31（3）：917-921.

第五节 参 考 文 献

白彤彤，李玲孺，马明越，等，2018. 从《伤寒杂病论》"诸家"论张仲景辨体论治[J]. 环球中医药，11（2）：236-237.

邓琼琪，曾子纯，罗素萍，等，2021.《临证指南医案》辨体质论治思想研究进展[J]. 西部中医药，34（10）：154-157.

董思颖，孟翔鹤，王济，2021. 国医大师王琦辨湿热体质论治疾病的临床思路[J]. 中华中医药杂志，36（4）：2089-2091.

黄超东，李冰涛，张启云，等，2022. 基于血清代谢组学的中医气虚体质代谢特征研究[J]. 中药药理与临床，38（5）：131-136.

寇子祥，陈宝贵，陈慧娲，2012. 中医体质学说源流探讨[J]. 山西中医，28（10）：1-3.

匡调元，2003. 两纲八要辨体质新论[J]. 中医药学刊，21（1）：108-110.

匡调元，2011. 再论人体体质与气质及其分型[J]. 中华中医药学刊，29（7）：1478-1481.

李向峰，闫永彬，2017. 丁樱教授治疗小儿外感热病用药特点分析[J]. 中医学报，32（7）：1196-1198.

刘亚平，田松，2017. 明清医家体质分型的探析[J]. 中医药信息，34（6）：50-51.

钱会南，2020. 从《临证指南医案》探析叶天士体质论治特色[J]. 现代中医临床，27（6）：39-41.

孙淑娴，倪诚，王济，等，2018. Th17细胞分化的自稳调节及其在中医体质研究中的应用[J]. 中华中医药学刊，36（3）：603-605.

谭雪菊，李炜弘，曾跃琴，等，2012. 试论体质学说在中医诊治中的应用[J]. 时珍国医国药，23（12）：3143-3144.
田代华，2005. 体质与中医证候的关系[C]//中医药学术发展大会论文集，杭州：120-122.
田甜，钱会南，马淑然，等，2017. 辨识体质与方证对应在个体化诊疗中的应用价值[J]. 环球中医药，10（10）：1231-1233.
王东坡，2006. 论历代著名医家对中医体质理论的贡献[J]. 北京中医药大学学报，29（2）：83-84.
王济，李玲孺，孙淑娴，等，2016. 关于用现代分子生物学技术研究体质形成机制的探讨[J]. 中华中医药杂志，31（8）：2977-2979.
王济，李英帅，李玲孺，等，2014. 9种中医体质类型的基因组学研究[J]. 中华中医药杂志，29（12）：3871-3873.
王济，赵晓山，周玉美，等，2021. 基于九种体质分类建立体质医学研究动物模型的思考[J]. 北京中医药大学学报，44（4）：318-322，357.
王济，赵永烈，王琦，2020. 国医大师王琦教授中医体质学理论在疼痛性疾病诊疗中的临床应用[J]. 天津中医药，37（3）：255-258.
王琦，2005. 9种基本中医体质类型的分类及其诊断表述依据[J]. 北京中医药大学学报，28（4）：1-8.
王琦，2019. 从发病学看体病相关的新视角[J]. 天津中医药，36（1）：7-12.
王琦，2020. 痰湿体质系列研究及在代谢性慢病防控中的应用[J]. 天津中医药，37（1）：4-8.
王琦，2021. 中医体质学[M]. 北京：中国中医药出版社.
王忠敏，丁文婧，任嘉彦，等，2022. 张仲景体质理论窥析[J]. 中国中医基础医学杂志，28（8）：1264-1267.
吴山永，黄煌，2019. 浅析黄煌体质学理论构建思想[J]. 上海中医药杂志，53（2）：37-39.
杨玲玲，王琦，王济，等，2014. 肥胖痰湿体质、非痰湿体质与代谢综合征人群胰岛素抵抗相关指数的比较研究[J]. 中华中医药学刊，32（4）：763-765.
张翠珍，王天芳，1999. cAMP、cGMP拮抗性代谢调节与中医证候关系研究进展[J]. 北京中医药大学学报，22（6）：51-53.
张子菱，郑燕飞，李竹青，等，2021. 试论中医体质辨识在个体化诊疗中的应用[J]. 天津中医药，38（10）：1231-1235.
章程，徐超，张元兵，2022. 国医大师洪广祥辨治哮喘讨敏体质经验[J]. 中华中医药杂志，37（2）：779-781.
郑秦，罗梅宏，2014. 论体质与证的形成、传变及转归的关系[J]. 上海中医药杂志，48（10）：5-6，13.
郑曙琴，梁茂新，2015.《中医体质分类和判定》标准质疑[J]. 世界科学技术-中医药现代化，17（6）：1305-1309.
周妍妍，康倩倩，于淼，等，2020.《黄帝内经》体质分类解析[J]. 中国中医基础医学杂志，6（7）：866-868.
宗玉涵，李玲孺，杨帆，等，2023. 基于中医体质学"体病相关"理论探究痰湿体质与哮喘的相关性[J]. 北京中医药大学学报，46（2）：149-153.

第 23 论　论外感病因

外感病因是中医病因学中的重要内容之一。按照中医理论，外感病因主要包括风、寒、暑、湿、燥等外界因素对人体的侵袭。这些外界因素可以通过气候变化、环境污染、人际传播等途径进入机体，引发各类疾病。外感病因可以导致人体正气受损，免疫力下降。此外，外感病因还与内在因素相互作用，导致脏腑功能紊乱，引发多种疾病。近年来，随着现代医学技术的发展，越来越多的研究开始关注外感病因与人体相互作用的微观变化。研究外感病因，对改善临床诊断和治疗，为人们提供更有效的预防和健康管理方法具有重要意义。

第一节　概　　论

一、理 论 内 涵

（一）外感病因的基本概念

外感病因包括六淫和疠气，是指来源于自然界，多从肌表、口鼻入侵人体，导致人体发生外感病的致病因素。当外感病因作用于人体，可破坏相对平衡的状态，引起脏腑经络功能的失调，精气血津液代谢的失常，以及形体官窍等的病理变化，从而使人体产生疾病。因病邪自外而入，故而引起外感病初期阶段多见表证。这里主要针对外感病因的六淫进行分析和探讨。

（二）外感病因致病的基本原理

1. 影响气机

外感病邪致病，首先可影响人体气机，使气的升降出入失常，甚则逆乱无序，进而引发疾病，故治宜调理气机为首要。

风为阳邪，气易轻扬开泄，善行主动　风邪侵袭，可使腠理疏松，玄府张开，人体之气随玄府而外泄，体现了气机的"开与出"。这可导致患者出汗、恶风等临床表现。故《素问·风论》曰："外在腠理，则为泄风……泄风之状，多汗，汗出泄衣上，口中干，上渍，其风不能劳事，身体尽痛则寒。"风邪入经络，可扰乱经络气血的正常运行，因为风性善行主动，可引动经络气血运行加快而紊乱，甚至不循常道，体现了气机的"妄行"，可致患者眩晕、颈项强直、口眼㖞斜、震颤、抽搐、角弓反张等临床表现。故《素问·至真要大论》曰："诸暴强直，皆属于风。"又《素问·风论》曰："风者，善行而数变，腠理开，则洒然寒，闭则热而闷。"

寒为阴邪，气易收引、凝滞　寒邪侵袭，可使腠理致密，玄府闭合，经络筋脉收缩挛急，体现了气机的"合与敛"。这可导致患者恶寒，筋脉、关节屈伸不利，拘挛疼痛等临床表现。故《素问·举痛论》曰："寒气客于脉外，则脉寒，脉寒则缩蜷，缩蜷则脉绌急，绌急则外引小络，故卒然而痛。"寒邪入侵，还可以使气血运行缓慢，这是因为，人体气血需要阳气的温煦和推动，才能运行畅通，而寒邪伤阳，气血失于阳气的温运，运行不畅，甚至凝滞不通，不通则痛，体现了气机的"滞阻"，可致患者疼痛等临床表现。故《素问·痹论》曰："痛者寒气多也，有寒故痛也。"

暑为阳邪，气易升散　暑邪侵袭，可致腠理开泄而大汗；此外，暑邪还可致人体阳气上升，阳气胜于上，如不能及时疏散，则可郁而化热，这两方面体现了气机的"升与泄"，可致患者头昏、目眩、面赤、心烦、大汗，甚至突然昏倒，不省人事等临床表现，故《素问·举痛论》曰："炅则腠理开，荣卫通，汗大泄，故气泄矣。"

湿为阴邪，其性黏滞、气易阻滞　湿邪侵袭，可致人体气机运行缓慢，这是因为湿性类水，属阴，湿聚为饮，为有形之邪，可阻滞气机；又湿性黏滞似油，可直接减缓气机运行，体现了气机的"滞缓"。因湿邪停滞部位不同，故致患者症状亦不同，如湿阻胸膈，则见胸闷、咳喘；湿困脾胃，则见脘腹痞胀、大便不爽；湿停下焦，则见小便短少、水肿等临床表现。故《素问·六元正纪大论》曰："湿胜则濡泄，甚则水闭胕肿。"

燥邪为病，气易干涩　燥邪侵袭，最易损伤人体的津液，津亏则气无以濡润而运行艰涩，且津亏严重，可致血燥，血燥则血稠，更会加重气行艰涩，体现了气机的"干涩"，可致患者口鼻干涩、皮肤燥裂、小便短涩、大便干结不通等临床症状。故《素问玄机原病式·燥类》曰："物湿则滑泽，干则涩滞，燥湿相反故也。"

火为阳邪，气易炎上、生风动血　火邪侵袭，引动机体阳气，两阳相合，可出现病理性热象亢盛；且火有升腾向上的特性，亦可带动人体气机向上运行，气郁于上则化火，又可加重人体上部火热之象的表现，体现了气机的"炎上"，可致患者头痛、咽喉红肿等临床表现。故《素问·至真要大论》曰："诸逆冲上，皆属于火。"火邪侵袭，还可引起内风（肝风），因风借火势，火助风威，可致风火相煽；又火邪可燔灼肝经，耗伤肝经阴血，肝筋失于濡养，进而动风。此外，火邪入血分，因血得温则行，得寒则凝，故可迫血妄行，体现了气机的"妄与迫"，可致患者两目上视、颈项强直、角弓反张、或衄血、吐血、便血、肌衄、妇女月经过多、崩漏等临床表现。故《素问·至真要大论》曰："诸热瞀瘛，皆属于火。"

2. 伤及脏腑

六淫侵袭，由表及里，更伤五脏。六淫不仅从皮毛口鼻直接侵袭，犯肺而入，而且各随其所擅分袭五脏。故《素问·生气通天论》曰："是以春伤于风，邪气留连，乃为洞泄……四时之气，更伤五脏。"

风邪易伤肺脾肝　风邪侵表，可使卫气受损。卫气与肺脾关系密切，这是因为卫气生于中焦（脾胃），宣于上焦（肺），故肺脾气虚，可致卫气亦虚，卫气不固，则风邪易袭，反之，风性轻扬开泄，可致卫气耗散，如卫气耗散太过，亦可损伤肺脾，故《灵枢·营卫生会》曰："人受气于谷，谷入于胃，以传与肺，五脏六腑，皆以受气。其清者为营，浊者为卫，营在脉中，卫在脉外。"又《灵枢·决气》曰："上焦开发，宣五谷味，熏肤，充身，泽毛，若雾露之溉，是谓气。"《灵枢·平人绝谷》曰："上焦泄气，出其精微，慓悍滑疾。"

风邪侵袭脏腑经络，可出现各种动风症状，临床表现为眩晕、震颤、四肢抽搐、角弓反张等，这些动风的症状，常因风邪扰动体内阳气逆乱所致，故有外风引动内风之说。故《素问·至真要大论》曰："诸风掉眩，皆属于肝。"

寒邪易伤心脾肾　寒为阴邪，易伤阳气。五脏的生理功能正常运行，赖阳气升降出入的正常运行。肾寄元阳，可化生其他脏腑之阳气以温运全身，是以元阳盛则寒无以为侵，元阳虚则寒邪乘虚而入。故《素问·至真要大论》曰："诸寒收引，皆属于肾。"在临床中，寒邪还可直中少阴，损伤心阳；或者直犯脾胃，损伤中阳。虽然心脾肾是寒邪易伤之脏，但不代表寒邪仅伤此三脏，肺肝两脏亦可被寒邪侵袭，如肺为娇脏，不耐寒热，稍有寒变则失宣肃；又如肝体阴而用阳，虽然阳气常盛，但如果不加以顾护，依然可以出现阳气受损寒侵之象，故《素问·评热论》曰："邪之所凑，其气必虚。"

暑邪易伤心脾　暑为阳邪，易扰心神。暑邪为火热之气所化，五行之中火与心相应，是以暑邪易犯心，可扰乱心神，出现头昏、心烦不宁等症状，故《素问·阴阳应象大论》曰："南方生热，热生火，火生苦，苦生心。"又暑多夹湿，湿应之于脾，因此暑邪亦伤于脾，而脾为仓廪之官，暑可随食气侵袭为害，故临床常见胸闷呕吐、大便不爽等脾湿为害的症状。

湿邪易伤脾 湿为阴邪，易伤阳气。湿性类水，水属阴，故湿邪属阴，又阴胜则阳病，故湿邪侵袭可损伤人体阳气，而五脏之中，脾喜燥恶湿，故湿邪最易犯脾。临床常见泄泻、小便短少、水肿等脾阳不振，水湿内停之证。故《素问·至真要大论》曰："诸湿肿满，皆属于脾。"

燥邪易伤肺 燥邪干涩，易伤于肺。燥为秋令之气，秋气通于肺，而肺为娇脏，喜润恶燥，且肺开窍于鼻，燥邪最易从口鼻而入犯肺。临床可见干咳少痰，或痰黏难咯，痰中带血，或喘息胸痛等肺阴亏虚，宣降失司之证。故《素问·阴阳应象大论》曰："西方生燥，燥生金，金生辛，辛生肺。"

火邪易伤心肝胃 火（热）为阳邪，易伤心肝胃。火性躁动，心为火脏，两阳相从，可加重火势，且心主血脉藏神，故火（热）之邪易侵血脉，扰乱心神，出现心烦失眠，甚至狂躁不安，神昏谵语等症。故《素问·至真要大论》曰："诸热瞀瘈皆属于火。"又肝性属木，木可助火势，风火相煽，出现口苦易怒、胁肋胀痛，甚至颈项强直，四肢抽搐等症。故《素问·脏气法时论》曰："肝病者，两胁下痛引少腹，令人善怒。"此外，胃属阳明燥土，受纳腐熟水谷，气血充盛，故易生热，火（热）之邪，因其同气相求，或循经犯胃，或通过饮食犯胃，可致胃失和降，出现口干口臭、恶心呕吐、消谷善饥、大便秘结等症。故《灵枢·邪气脏腑病形》曰："胃病者，腹膜胀，胃脘当心而痛，上肢两胁，膈咽不通，食饮不下。"

3. 影响疾病传变

病邪的性质不同，引起病变及其传变途径也有差别。六淫之中，风寒热燥之邪，常按六经传变，而湿邪及其夹杂之邪，常按卫气营血和三焦传变。同一病邪，也可因机体感邪程度不同，而传变不同。如风温之邪按照卫气营血的传变途径，由浅入深影响身体；而春温之邪，初起即见气分证候。此外，在传变的过程中，外感病邪由于各种原因，致使病邪性质发生改变，也会影响传变规律。

二、学术源流

"六淫"一词最早由宋代陈无择提出，其在《三因极一病证方论·三因论》中写道："六淫，天之常气，冒之则先自经络流入，内合脏腑，为外所因。"其后又指出"夫六淫者，寒暑燥湿风热是也"。然而六淫学术体系的形成与建立是循序渐进发展的。

早在《左传·昭公元年》中就提出了"六气和六疾"的概念："天有六气，降生五味，发为五色，征为五声，淫生六疾。六气，曰阴、阳、风、雨、晦、明也，分为四时，序为五节，过则为灾。阴淫寒疾，阳淫热疾，风淫末疾，雨淫腹疾，晦淫惑疾，明淫心疾。"这段内容是秦国名医医和在给晋候诊病时的内容，文中的"六气"与中医教科书中的"六气"概念相似，而文中的"六疾"当是"六淫"的前身。但是文中提到的"晦、明"，并非气候化所致，当与房事、情欲有关。因此，《左传·昭公元年》所探讨的"六疾"如果针对天气而言，其实只有"四疾"即"风雨寒热"。这与《管子·度地》提出外感"四刑"观点不谋而合。所以，可以认定，早期的病因以风雨寒热（暑）作为主流学术观点。这与四季、四方、四海等紧密相呼应，也体现了中国古人天人相应思想的最初应用。

此后，《黄帝内经》进一步发展了外感病因学说，在《黄帝内经》中有两种学术思想，第一种是以五为代表的学术体系，如《素问·阴阳应象大论》提出："天有四时五行，以生长收藏，以生寒暑燥湿风。"并进一步指出这五种外感病邪的性质和致病特点："风胜则动，热胜则肿，燥胜则干，寒胜则浮，湿胜则濡泻。"另一种是以六为代表的学术体系，这与唐代王冰有着密切的关系，王冰因为《黄帝内经》有所遗失，补录了运气七篇，因而出现了火邪。《素问·至真要大论》曰："夫百病之生也，皆生于风寒暑湿燥火，以之化之变也。"之所以加入火邪，是因为"运气学说"提到了"三阴三阳"，为了能配合一岁中的"六节之气"，故而加入了火邪。自此六邪开始形成。

宋代陈无择进一步推动了病因学的发展（前文已经论述）。金元时期，刘完素深研《黄帝内经》病机十九条，在其书《素问玄机原病式》中提出了"诸涩枯涸，干劲皴揭，皆属于燥"的观点，补充了《黄帝内经》对燥邪的论述。朱丹溪在《丹溪心法·中暑》中提出"暑，乃夏月炎暑也；盛热之气者，火也"的观点，对暑邪进行了论述。

明清时期，叶天士《临证指南医案》提出："湿为重浊有质之邪，若从外而受之者，皆由地中之气升腾；从内而生者，皆由脾阳之不运……若外感湿邪，不易化热；若内生之湿，多因茶汤生冷太过，必患寒湿之证。"补充了湿邪的特性。

第二节 述 评

一、当代研究

（一）理论研究

1. 气象相关研究

六淫是用来描述外界气候变化与人体疾病关系的概念。这些气象因素与人体之间存在着密切的相互作用。气候的变化可以直接影响人体的生理状况，进而导致疾病的发生。不同的气象因素对人体有着不同的影响。

李连方等认为，"六淫"所概括的气象要素，主要包括大气的温度、湿度和气流方向及速度。"六淫"中的寒、热（火）、暑是对大气温度两极的定性描述，而湿、燥是对大气水汽含量的定性概括，风是对空气流动的概述。对此，现代气象学都能做出精确定量的概括，并且都具有十分明确的物理学意义。李顺保等认为，当从"六淫"学说的气象生理学基础、"六淫"因子组合的气象学基础、"六淫"致病临床表现和治疗的气象学基础等方面进行研究。李其忠也认为"六淫"致病主要包括两种生态因子，一是各种气象因子，如日照、气温、湿度、风速、气压等理化因素直接对人体的影响；二是生物性致病因子，包括细菌、病毒等微生物侵犯人体引起的病理变化。陈宪海认为，"六淫"应当重点从气象因素、生物性致病因子和机体反应性三个层次入手，而不能单单局限于四时不正之气的论述。

2. 病因病理相关研究

六淫侵袭人体，可扰乱人体的阴阳平衡与气血运行，进而引发人体内部的病理变化，如气血不足、阴阳失调等。六淫作为疾病的外因，与病理的发生、发展关系密切。

杨路等从病因病理学的角度概括，认为"六淫"是一个复合性概念，它是指直接或间接受气象性因素影响的、导致或诱发疾病的所有原因，包括机体的敏感性、受气象因素影响的免疫状态及病理生理状态，同时还包括生物、化学、物理等受气象影响的致病原。还有研究者从致病微生物的角度对"六淫"邪气进行了研究。许亚娜认为，风寒病邪的病理学实质与现代微生物学、气象学、物理学有一定的相关性。认为风寒环境中生存的各种病原微生物，低温下宿主的免疫功能，以及风寒二气的气象性、物理性刺激直接作用于人体才是风寒邪气致病的真正实质。陈刚认为，外感湿邪应该包括单纯的水湿之邪和致病的空气微生物，适当的湿度等条件是生物病原体繁殖、传播、流行的必要条件，认为在某些外湿致病过程中，空气微生物发挥了协同作用甚至是主导作用。张丽君等从湿邪与人体水液代谢失调、病原微生物、机体免疫功能紊乱及微量元素、激素代谢异常等方面的相关性进行了探讨。

3. 证候相关研究

六淫是外感病因，而证候是人体在某一阶段对病因反应的总体表现和特征。不同的六淫侵袭人体会引发相应的证候表现。

吴华强认为，将生命活动的整体与自然界的整体联系在一起才能较为清楚地观察到"六淫"的存在和作用。因为气候的变化规律是客观存在的，而人体是与气候的变化相适应的，所以自然气候的变化是完全可以影响机体功能而产生病理紊乱的。因此认识"六淫"，更需要结合到人体的反应来进行综合的分析。"六淫"概念的提出，不仅指出了疾病的致病因素，而且还概括了疾病发生的反应，可以直接为辨证论治提供方向。李连方也认为，"六淫"实际上包含了病因学和证候学的双重含义，《黄帝内经》将气象学中的风、寒、暑、湿、燥、火（热）六种气象现象的太过、不及或非时之候，以及人体疾病证候状况类似上述六种气象现象的类型统称"六淫"。前者为外感疾病病因分类，后者为证候分类。于是，"六淫"就有了双重含义。此外，陆保磊等基于"六淫"致病的临证表现必须由人体的病理变化体现出来的特点，认为"六淫"实质上不仅是指外感病因，还应包含受邪后的临床证候，证因一体，无法分割。

4. 燥邪阴阳属性的研究

在外感六淫邪气中，燥的阴阳属性一直在教材中有所争议，有人主张燥属阳，这是因为，就"燥"本字而言，其属形声字。从火，喿声。本义指干燥。《说文解字》曰："燥，干也。"又《易·乾》曰："同声相应，同气相求，水流湿，火就燥。"水火属阴阳，水湿为阴，火燥为阳，因此燥与湿相对，燥属阳。总结燥属阳的依据有以下几个方面：①造字结构的分析；②属性对立的认知；③审证求因的认定；④用药原则的确立。

也有学者赞同燥属阴，持这种观点的以金元四大家的刘完素和清代喻昌为代表，刘完素在《宣明论方·燥门》中曰："燥干者，金肺之本，……故《经》云：风热火同，阳也，寒湿燥同，阴也。"需要明确的是，此处的"经"非《黄帝内经》之"经"，而是其自撰的《素问玄机原病式》中所述之内容。但刘完素在《素问玄机原病式》中还补充道："又燥湿小异也，然燥金虽属秋阴而异于寒湿，故反同其风热也。"这句话看似与之前的观点相矛盾，但细思之，刘完素似乎想表达燥邪属阴，但其形成机制却与风热相似，就如肝是体阴用阳的生理特性一样。清代喻昌也持类似的观点，喻昌认为：在五行中，火能克金，且火热易生风，火热胜可助风气，形成风火（热）相煽之势，而风能胜湿，且火热易伤津耗液，因此在风火热的加持下湿去津伤，于是转令阳气（风、火、热）更胜，以致阴虚而为燥。可见燥气（邪）的形成过程，与火热关系密切，是通过阴阳五行的相互制胜，实现由湿向燥的转化。后世医家对燥属阴进行了概括：①五行属性的确立。燥在五行中属金，主清肃、收敛，而金之性属阴，故燥为阴。②六气制化的认同。六气之间存在着生克制化的关系，就湿与燥而言，"风胜湿""热胜燥"。可见制约燥的是热，制约湿的是风，湿燥二气并无对立的相克关系，且湿性趋下而沉静，燥性清肃而收敛，两者本性趋同，因此认定燥与湿为阴阳是错误的。③《黄帝内经》的首肯。《黄帝内经》关于燥气性质及致病、生化等众多描述，无处不表明燥属阴。如《素问·六元正纪大论》曰："金郁之发，天洁地明，风清气切，大凉乃举，草树浮烟，燥气以行，霜雾数起，杀气来至，草木苍干，金乃有声。"其中的"风清气切""杀气来至"等词，都能体现燥属阴的特性。④燥属阴异于阴。最具代表的是刘完素、喻昌。

通过上面的分析可以看出，以《黄帝内经》经典理论为依据，燥属阴是毋庸置疑的。凉燥与温燥之论不应作为辨别燥的阴阳属性，因燥在形成的过程中及临床表现多以阳为主，可以这样认为：燥的属性是体阴用阳。

（二）临床研究

近年来，关于六淫所致病证的临床研究也成了讨论的焦点，这里集中展示风邪的相关临床治疗进展,探讨了风邪的治疗方法,并基于中医经典理论进行了分析和讨论。

1. 风邪外感病证研究

风为阳邪,气易轻扬开泄,善行主动,风为百病之长。这是风邪的性质和致病特点。那风动是如何导致人体发生疾病的?相关研究可以进行佐证。现代气象学、医学的研究也表明,风是由气温和气压的变化而引起大气流动形成的,因为风常以"气溶胶"的形式存在,多种病毒、细菌等能通过气溶胶的方式传播,且风的流动性大,变化多样,穿透性强,故而更容易引发疾病。

风邪(风速)与脑卒中　风邪具有活动、变动和发散的特性。当风邪侵袭人体时,尤其是头部和颈部,可引起脑卒中的发生。Tamasauskiene 等应用自回归综合移动平均法评估气象因素对 10 年间 4038 例患者脑卒中发生的影响,结果显示,在 55～64 岁的人群中,当天高风速会增加缺血性脑卒中的发生率。通过多层感知器神经网络预测上海老年中风患者的入院率,发现风速与老年脑卒中急诊入院人数有一定的相关性。土耳其的一项研究则证实了风速对出血性脑卒中的影响,在调整了平均气温和气压等因素后,风速与出血性脑卒中的入院增加仍显著相关且存在滞后效应,当天风速每增加 1 节(0.5144m/s),第 2 天和第 4 天发生出血性脑卒中的风险分别增加 63.1% 和 42.7%。韩国的一项研究通过病例交叉匹配模型研究济州岛地区脑卒中发病与风速的联系,结果显示,风速每增加 1m/s,缺血性脑卒中风险增加 20%,且存在滞后效应。这些研究都显示了风速增高对脑血管事件的影响。

风邪(风速)与肺系疾病　风邪是一种外感病邪,具有活动、变动的特性。当风邪侵袭肺部时,容易引发各种肺系疾病。中国的一项研究应用分布滞后非线性模型对 2004～2011 年的 COPD 和肺炎患者分析后发现,在炎热季节,风速与 75 岁以上老年人的肺炎住院率显著相关,而在寒冷季节,风速对 60 岁以上老年人的肺炎住院率、COPD 住院率也有明显影响。德国一项研究指出,不同地域的风速致病作用也不同,在巴伐利亚的北部,风速增加对 COPD 就诊量有 1%～2% 的影响,而在巴伐利亚南部地区,风速的影响则不显著。巴西的一项研究也证实了风速与肺炎住院率呈正相关关系。

2. 风邪临床治疗研究

包丽等从《素问·至真要大论》中得到启发,认为:以风属木,辛为金,金能胜木,故治以辛凉。辛主发散,过辛则易伤真气,故佐以苦甘,以苦能胜金,甘能益气故,木性急,故以甘缓之,木喜条达,故以辛散之。此又与"五脏苦欲补泻"中"肝苦急,急食甘以缓之;肝欲散,急食辛以散之"之意合。帅云飞等亦从《黄帝内经》理论出发,认为:如果人体酸味不足,不能收纳风气,风气就会在体内多余,此为外风,所以治疗外风病证,只需增加酸味即可,如辛温解表的桂枝汤中的白芍,其养肝柔肝,则多余的外风入肝,与酸味和合,以达到治疗外风的目的。孙朝润更加明确了《黄帝内经》作为经典指导治疗风邪的依据,如《素问·阴阳应象大论》曰:"其在皮者,汗而发之。"《素问·至真要大论》曰"风淫于内,治以辛凉";又言"风淫所胜,平以辛凉"。以此三条作为外风治疗的基本原则。施烽峰等认为,风邪中有一种是伏风,可以伏藏于人体之内而不立即发作,由于其具有隐匿性和病位较深的特点,故治疗时往往用虫蚁等灵动之品。

(三)实验研究

近些年随着人工模拟气候模型的建立,中医科研工作者进行了大量的动物实验加以验证。这里主要论述风邪的研究进展。

风为春季主气,与肝木相应,其性主动,具有轻扬开泄、善行数变的特征。目前风邪动物模型的建立主要依靠人工气候箱、电吹风等控制风速实现。由于"风为百病之长",常携寒、湿等邪气一起侵犯人体,故目前单纯风邪致病动物模型较为少见,大部分动物模型均是基于风寒、风寒湿病邪相关的疾病或证候动物模型。

杨士友等通过控制电风扇的转速和距离,使 SD 大鼠感受到的风力为 5～6 级,并将环境温度控制为3~7℃，建立风寒模型，实验6日后，大鼠出现发热、恶风寒、打喷嚏等症状。徐锡鸿等用低于Wistar大鼠生活环境5℃的冷风，每日刺激大鼠15分钟，建立风寒模型，并借用二氧化硫，使大鼠出现咳嗽、喘息、乏力等症状，建立肺气虚证动物模型。杨胜等同样利用此风寒+二氧化硫模型，发现玉屏风散能增强大鼠免疫功能，减轻大鼠的肺、支气管炎症反应。肖长虹等对胶原诱导性关节炎Wistar大鼠外涂葡萄球菌肠毒素，并采用特制造模箱，控制风速为18m/s、相对湿度100%、温度7~10℃或36~38℃模拟风寒湿或风热湿条件，建立类风湿关节炎疾病中的风寒湿痹和风热湿痹动物模型。李文露等在低铁饲料喂养KM小鼠建立血虚模型的基础上，在人工气候箱中铺垫细碎化学布料，置入冰袋降温，利用电吹风冷风档吹风30分钟，并持续喷洒60℃、pH=9的Na_2CO_3溶液建立风燥病邪，模拟老年人瘙痒症血虚风燥证候。

二、研究局限与未来展望

外感病证的相关研究是中医学界近年来研究的热点。各类学者相继开展了大量的研究工作并取得了一定的成绩。理论研究中，主要围绕六淫气象学、六淫病理学、六淫证候学及燥邪阴阳属性的古今文献等方面进行研究。在对理论的深入挖掘中，不断扩展了六淫理论的内涵和外延，尤其是相关概念的界定为临床实践提供了基础。临床研究中，集中在六淫病证的证治研究。中医六淫病证涉及的疾病种类较多，临床上治疗方法丰富多样，特别是中医辨证思维在六淫中的风邪病治疗中的应用，充分体现了中医以《黄帝内经》理论为指导，灵活运用辨证思维指导外感病邪侵袭的优势。实验研究上，有关中医外感病邪（风邪）的现代机制研究不断揭示着中医理论的科学性。但是，中医外感病证的复杂性和发病的多样性，各方面的研究仍处于探索阶段，至今还有许多问题有待研究。理论方面，我们对六淫的概念、六淫病证的范畴、分类至今尚不统一，使得外感病证的诊断及辨证缺乏规范性，较难开展量化的系统研究工作。从实验研究来看，目前仍有一些不足。一方面是模型的选择问题，目前关于"六淫"病邪的研究程度深浅不一。关于风邪、寒邪、湿邪、燥邪的研究较多，但是对暑邪、火邪的研究相对较少。另一方面是造模缺乏统一的标准，同一病邪的动物模型的建立方法未进行统一规范；对于病邪模型的建立是否成功尚缺乏统一的评价标准。此外，"六淫"为外感病邪，属于外因，不同于七情内伤等内因，故目前"六淫"模型的建立主要是控制环境、气候等参数。然而，中医对于所感受邪气的判断是建立在对患者症状、体征的分析基础之上，即机体对于外邪处理反应后的结果，不单纯是外邪的种类。因此，需要不断提出创新性的假说，筛选出更理想的模型，并建立量化评价标准。特别强调的是："六淫"理论与实验的研究，必须立足于中医传统的思维方法之上，才能对其实质内涵予以准确诠释。如此，才能保持中医本色，体现"六淫"理论的实践价值。

第三节 名家思想

一、国医大师李士懋教授从汗法论治外感病

《灵枢·百病始生》曰："风雨寒热，不得虚邪，不能独伤人。卒然逢疾风暴雨而不病者，盖无虚，故邪不能独自伤人，此必因虚邪之风，与其身形，两虚相得，乃客其形。"中医学认为，外感病多因气候变化反常（如暖冬、凉夏），或气候变化急骤（如忽冷、忽热），超过人体所能承受的正常范围，致使气机逆乱，脏腑功能失调，从而导致人体发病。国医大师李士懋教授提出，针对外感病可用汗法（广义汗法和狭义汗法）进行论治。

国医大师李士懋教授认为，狭义汗法，是指经服发汗剂或用针熨灸熏等法之后，必令其正汗出的一种方法；广义发汗法，是指用汗、吐、下、和、温、清、补、消八法，使阴阳调和，可使正汗

出者。国医大师李士懋教授进一步指出，六淫依其属性，分阳邪与阴邪，寒湿属阴邪，风暑燥火属阳邪。阳邪易引发温病，而温病忌汗，自非狭义汗法所宜。所以，适宜狭义汗法所治的表证，是指阴邪所引起的表证而言，国医大师李士懋教授特别强调在应用狭义汗法时，必加辅汗三法，即连服、啜粥、温覆。辅汗三法的作用有三：一是助其发散之力，促使汗出；二是调节汗出的程度，防其汗出不彻或过汗；三是益胃气，顾护正气。

验案举隅

刘某，男，11岁。1993年5月12日初诊。5日前患腮腺炎，右颊部肿大，高热不退，已住院3日，体温仍40.5℃。昨晚出现惊搐、谵语、神识昏昧。其父母与余相识，异常焦急，恳请往院诊视。碍于情意，姑以探视身份赴院诊治。

患儿脉沉数躁急，舌暗红苔薄黄而干。大便2日未解，睾丸无肿大。证属少阳郁热内传心包。方宗新加升降散。僵蚕9g，蝉蜕3g，姜黄5g，大黄4g，淡豆豉10g，焦栀子7g，黄芩8g，连翘12g，薄荷5g，马勃1.5g，板蓝根10g，青蒿12g。2剂，汗透神清热退，颐肿渐消。

按语 此为热郁少阳，少阳郁火循经上行而发颐。少阳枢机不利，郁热不得透达，逼热内陷心营而见谵语、悸搐、神识昏昧。经云"火郁发之"，王冰以汗训发，过于偏狭。发者，使郁火得以透发而解之意。景岳喻为开窗揭被，赵绍琴老师喻为吃热面，须抖搂开，热才可散。火郁的治则，赵绍琴老师总括为"祛其壅塞，展布气机"，气机畅达，热自易透达于外而解。

如何"祛其壅塞，展布气机"？视其阻遏气机之邪不同、部位之异、程度之别而祛之。寒邪者当辛温散之，湿邪者当化之，气滞者当疏之，热结者当下之，瘀血者当活血祛瘀。邪去气机畅达，郁火自易透于外而解。

透邪固为其要，然既有火热内郁，亦当清之，故余治郁火，概括为"清透"二字。透者，即祛其壅塞展布气机，清者即清泄郁伏之火热。郁火之清，不同火热燔灼者，不能过于寒凉，以防冰伏气机，使郁热更加遏伏，必以透为先，佐以清之。此案是少阳郁火、内逼入心，故以透散少阳郁火为主，热得透达，神自清。王孟英曰"凡视温证，必察胸脘，如拒按者，必先开泄""虽舌绛神昏，但胸下拒按，即不可率投凉润，必参以辛开之品，始有效也"。柳宝诒亦云："凡遇此等重症，第一为热邪寻出路。"邪虽入营，以其郁热未解，不可率用凉开，亦必求其透转，疏通气机，透发郁火。

二、国医大师周仲瑛教授从瘀热论治外感热病

《素问·阴阳应象大论》曰："风胜则动，热胜则肿，燥胜则干，寒胜则浮，湿胜则濡泻。"六淫邪气各有其属性，然而六淫侵袭人体，可因体质不同等原因而发生转化。国医大师周仲瑛教授提出，外感瘀热的形成常与外感六淫化火或温邪疫毒入侵有关。故临床上多以凉血散血治疗外感急性热病，疗效显著。

国医大师周仲瑛教授认为，六淫之中，风、暑、火、燥为阳邪，侵入人体之后，既可直接阳盛化毒，壅遏血分，又可耗伤阴津，炼血为瘀。寒、湿虽为阴邪，但若久留不去，亦可郁而生热。因此，刘河间力倡六气皆能化火，何廉臣《重订广温热论》也说："风寒燥湿，悉能化火。"火热一旦形成，一方面可以波及营血，致气血壅滞，血流不畅；另一方面，也可劫灼营阴，耗伤血液，致使血液稠浊，停滞为瘀。最终，热与瘀壅滞在血分，相互搏结，难舍难分，酿成瘀热。外感温热火毒疫疠之邪，既可以直入经脉，侵及营血，也可以由表入里，随经传变，波及血分。因温热疫邪火热之性尤为酷烈，热愈炽则毒愈盛，热毒深入营血，不仅耗伤营阴，而且熏蒸煎熬，更使血液黏稠，血液不能随经畅行；同时热入血分壅遏不散，与有形之血相搏，留滞于脉络之中，遂致瘀热互结。此即所谓"邪热久羁，无由以泄，血为热搏。留于经络，败为紫血是也"。

验案举隅

张某，男，71岁。2012年9月12日初诊。有吸烟史30余年，肺气肿病史10年，兹因周身出现成片状红斑、发痒来诊，尤以两上肢、躯干部、下肢部发红、发痒，夜间烦躁，口干，大便偏干，舌苔薄黄、舌质暗红，脉细滑。诊为风毒夹湿毒，侵及营血，治拟祛风解毒，凉血化瘀。处方：荆芥10g，防风10g，蝉衣6g，秦艽10g，苍耳草15g，苦参10g，水牛角30g，赤芍10g，牡丹皮10g，生大黄（后下）6g，炙僵蚕10g，姜黄10g，白鲜皮10g，生地黄10g，地肤子15g，怀牛膝10g，生薏苡仁20g，黄柏10g，苍术6g，连翘10g，赤小豆20g。7剂，水煎服，每日1剂，分2次服用。2012年9月19日二诊：诉药后大便得通，口干、夜间烦躁减轻，周身红痒亦减，后又予原方加紫花地丁20g、土茯苓20g，再服7剂，诸症即除。

按语 本案抓住周身发红、发痒，夜间烦躁，口干，大便偏干等症状，诊为风毒夹湿毒，侵及营血，尤其两上肢、躯干部、下肢部发红、发痒显示风毒、湿毒并见之证，故选用犀角地黄汤、升降散以清营凉血、化瘀解毒，配用消风散、四妙丸及赤小豆、紫花地丁、土茯苓辈以加强祛风利湿解毒之力，诸药合用，药证合拍，取效迅捷。

三、国医大师张学文教授诊治外感热病十法

六淫致病，自外而入。《三因极一病证方论》曰："然六淫，天之常气，冒之则先自经络流入，内合于脏腑，为外所因。"六淫侵袭人体，属性各异，其中寒热鉴别，尤为重要。国医大师张学文教授认为当热病阴阳寒热错杂难辨时，要慎之又慎。

国医大师张学文教授进一步指出，外感发热一般发病急、病程短、变化多，根据感受邪气之不同，有风寒、风热、风毒、湿温。在鉴别上，国医大师张学文教授引用了《重订广温热论》何廉臣提出的辨气、辨色、辨舌、辨神、辨脉五种辨别寒热的方法，同时，又根据自己长期临证总结出辨口气、辨鼻气、辨鼻涕、辨面色、辨小便五个方面。何廉臣认为，风寒面色多绷急而光洁；温热面色多松缓而垢晦；风寒在表，舌多无苔，既有白苔亦薄而滑；湿热一见头痛发热，舌上便有白苔，且略厚而不滑，或色兼淡黄，或白苔即燥。风寒之人，如头痛寒热之类，皆自知之；温热初起，大概烦躁者居多。温热之脉，初起时与风寒迥别，风寒从皮毛而入，一二日多脉浮，或兼紧、兼缓；温热自里出表，脉始数，或兼弦或兼大。国医大师张学文认为，患者自觉口气热或燥者为热，自觉口中不热不燥或凉者为寒；患者自觉鼻燥，所出之气热者为风热，出气无燥热感或觉凉者为寒；鼻涕易出且清晰者为风寒，鼻涕稠浊自觉热者为风热；面白唇青或皮肤起粟粒而恶寒甚者为风寒，虽恶寒明显但面白唇红为风热；患者自觉小便微有热感者为风热，无热感而清长者为风寒。国医大师张学文所补充的这五条内容丰富了对辨别外感热病寒热属性的诊断价值。

验案举隅

患儿，2岁。5日前因气温骤降而洗浴着凉，晨起发热咳嗽，精神萎靡，食欲不振，经西药及输液（药物不详）治疗，热稍退，但药未停，又发热且甚于前。于张教授处就诊时，见其嗜睡，呼之能醒而即刻又睡，肌肤灼热，口渴，面赤气促，但无鼻煽之象，四肢活动如常，腹软，大便2日未行，小便黄，苔黄，舌尖红，脉数。查：腋温39.5℃，呼吸30次/分，心率101次/分，律齐，两肺呼吸音粗糙，但无干湿啰音，咽两侧扁桃体Ⅱ度红肿。血红细胞$6.0×10^{12}$/L，白细胞$11.0×10^9$/L（因为门诊患者，余未详查）。张师据症辨为毒热过盛，灼血为瘀，治宜清热解毒，活血化瘀，方用清解汤加减。处方：生石膏30g，柴胡6g，黄芩6g，薄荷6g，葛根10g，金银花10g，金连翘10g，丹参6g，牛蒡子6g，大黄3g，玄参6g，2剂。并嘱其住儿科急诊观察，急服中药1剂以观进退，次日晨起，母告之曰：患儿服药后至子夜时热已退，并能下地活动。

按语 在治疗热病急症方面，国医大师张学文教授还提出"毒瘀"致病学说，认为热病急症多为六淫化毒，毒灼气血为瘀，毒瘀交夹为外感热病急症之病机；正邪相拒、气血壅盛为邪之化火成毒之始因；邪遏阳气，阻遏气机，灼津耗血为瘀为毒；血气败坏为毒瘀交夹之结果，可见于卫气营血之不同病理阶段，清热解毒、活血祛瘀为其治疗大法。

第四节 推荐文献

袁晖戍，2013. 六淫病辨证[M]. 北京：中国中医药出版社.
张卓之，2001. 六淫与杂病[M]. 成都：四川科学技术出版社.
李士懋，田淑霄，2015. 李士懋田淑霄医学全集-上卷[M]. 北京：中国中医药出版社.
李士懋，田淑霄，2015. 李士懋田淑霄医学全集-下卷[M]. 北京：中国中医药出版社.
周仲瑛，2021. 中医临证技巧[M]. 北京：中国中医药出版社.
周仲瑛，周学平，2022. 中医病机辨证学[M]. 3版. 北京：中国中医药出版社.
刘绪银，张宏伟，2014. 国医大师张学文临床经验传承集[M]. 北京：人民卫生出版社.
张光霁，张庆祥，2021. 中医基础理论[M]. 4版. 北京：人民卫生出版社.

第五节 参考文献

包丽，李冀，郭文峰，2001. 六淫主治浅析[J]. 中医药学报，29（5）：8-9.
陈刚，2003. 外感湿邪的本质探讨[J]. 光明中医，18（2）：6-7.
陈宪海，2006. 六淫病因层次论[J]. 吉林中医药，26（7）：1-2.
李连方，尚品洁，杨金莲，1999. "六淫"致病的科学性及定量标准探讨[J]. 气候与环境研究，4（1）：87-93.
李其忠，2002. 中医基础理论研究[M]. 上海：上海中医药大学出版社.
李士懋，田淑霄，2015. 李士懋田淑霄医学全集-上卷[M]. 北京：中国中医药出版社.
李顺保，1985. 六淫学说的气象学原理初步探讨[J]. 兰化科技，3（S1）：41-45.
李文露，黄妍丽，张文军，等，2011. 老年性瘙痒症小鼠模型的研制[J]. 中国老年学杂志，31（18）：3531-3533.
陆保磊，2003. 六淫新识[J]. 山东中医杂志，22（10）：581-582.
申锦林，于为民，1995. 张学文教授治疗热病急症经验之一：毒瘀[J]. 中国中医急症，4（3）：127-129.
施烽峰，石强，2022. 伏风初探[J]. 江西中医药，53（7）：13-16.
帅云飞，葛君芸，李鑫，等，2019. 刍议风邪发病原理及治疗[J]. 中华中医药杂志，34（12）：5762-5764.
孙朝润，2016. 中医学对"风"的认识[J]. 中医研究，29（3）：2-5.
吴华强，1987. "六淫"辨析[J]. 安徽中医学院学报，6（3）：8-10.
肖长虹，顾为望，李留洋，等，1996. 类风湿性关节炎风寒湿痹与风湿热痹动物模型研究[J]. 中医杂志，37（6）：361-365，324.
徐锡鸿，孔繁智，虞小霞，等，1994. 大鼠肺气虚"证"模型的建立[J]. 中医杂志，35（4）：230-232，196.
许亚娜，汪寿鹏，2000. 中医风寒病因实质探讨[J]. 安徽中医临床杂志，12（1）：59-60.
杨路，陈新，1993. 关于六淫概念的讨论[J]. 湖北中医杂志，15（4）：28-29.
杨胜，张仲林，袁明勇，等，2016. 玉屏风散对肺气虚证模型大鼠免疫功能的影响[J]. 中国药房，27（22）：3041-3044.
杨士友，孙备，裴月梅，等，1997. 风寒表证和寒凝血瘀证动物模型的研究[J]. 中国中医基础医学杂志，3（1）：54-56，60.
张丽君，彭广华，贺新怀，2008. 湿邪病理实质探微[J]. 实用医技杂志，15（23）：3153-3155.

周仲瑛，周学平，2022. 中医病机辨证学[M]. 3版. 北京：中国中医药出版社.

Çevik Y, Doğan N Ö, Daş M, et al, 2015. The association between weather conditions and stroke admissions in Turkey[J]. International Journal of Biometeorology, 59 (7): 899-905.

de Souza A, Fernandes W A, Pavão H G, et al, 2012. Potential impacts of climate variability on respiratory morbidity in children, infants, and adults[J]. Jornal Brasileiro De Pneumologia: Publicacao Oficial Da Sociedade Brasileira De Pneumologia e Tisilogia, 38 (6): 708-715.

Ferrari U, Exner T, Wanka E R, et al, 2012. Influence of air pressure, humidity, solar radiation, temperature, and wind speed on ambulatory visits due to chronic obstructive pulmonary disease in Bavaria, Germany[J]. International Journal of Biometeorology, 56 (1): 137-143.

Kim J, Yoon K, Choi J C, et al, 2016. The association between wind-related variables and stroke symptom onset: a case-crossover study on Jeju Island[J]. Environmental Research, 150: 97-105.

Lam H C Y, Chan E Y Y, Goggins W B 3rd, 2018. Comparison of short-term associations with meteorological variables between COPD and pneumonia hospitalization among the elderly in Hong Kong-a time-series study[J]. International Journal of Biometeorology, 62 (8): 1447-1460.

Meng G L, Tan Y, Fang M, et al, 2015. Meteorological factors related to emergency admission of elderly stroke patients in Shanghai: analysis with a multilayer perceptron neural network[J]. Medical Science Monitor: International Medical Journal of Experimental and Clinical Research, 21: 3600-3607.

Tamasauskiene L, Rastenyte D, Radisauskas R, et al, 2017. Relationship of meteorological factors and acute stroke events in Kaunas (Lithuania) in 2000-2010[J]. Environmental Science and Pollution Research International, 24 (10): 9286-9293.

第24论　论七情内伤

七情内伤是中医病因学的重要内容。七情作为致病因素，可以伤及脏腑功能，导致气机失调、五脏不和，引发各种心身问题。七情内伤病因适用于指导中医情志疾病、心身疾病的临床诊疗。目前，医学模式已经更新为"生物-心理-社会-环境"医学模式，心身问题日益突出，情志病及心身疾病成为临床研究的热点。研究七情内伤，发挥中医心身整体观的优势，对临床处置心身问题及辨治情志疾病具有重要意义。

第一节　概　　论

一、理论内涵

（一）七情内伤的基本概念

喜、怒、忧、思、悲、恐、惊等情绪是人的正常情志活动，正常情况下不会对人体产生伤害。当情志活动突然强烈或长期持久刺激，超过了人体本身可承受的生理范围，就会造成人体气机紊乱，脏腑阴阳气血功能失调，导致疾病的发生，这时的七情就成为致病因素，直接影响相关的脏腑，成为导致内伤疾病的主要因素之一，故被称为"七情内伤"。

（二）七情内伤致病的基本原理

1. 伤及脏腑功能

《素问·阴阳应象大论》曰："人有五脏化五气，以生喜怒悲忧恐。"七情活动以脏腑气血为物质基础，是五脏气化功能的一部分。当七情过用则会影响脏腑气机，直接伤及本脏，甚至波及其他脏腑，使病从内发。

肝在志为怒，郁怒不解，肝气郁滞，气逆不下，容易伤肝。《素问·阴阳应象大论》曰："暴怒伤阴。"《素问·本病论》曰："人或恚怒，气逆上而不下，即伤肝也。"肝体阴而用阳，暴怒则肝阳亢逆于上，气血上逆，引发头晕头痛、胁肋胀痛，甚至脑卒中。另一方面，肝主疏泄情志，喜条达而恶抑郁，当情志不畅、抑郁忧思，也会伤肝，导致肝气郁滞，表现为胸胁胀满、善太息、嗳气、便秘等。因此，情志活动与肝的关系十分密切，七情内伤于肝，常常有暴怒直接伤肝，以肝气上逆为主要病机；或由情志不畅伤肝，以肝气郁滞为主要病机。

心在志为喜，过喜甚至暴喜，均可损伤心阳，使心气涣散不收，甚则可见狂乱之症，《素问·阴阳应象大论》曰："暴喜伤阳。"《医碥·气》曰："然过于喜则心神散荡不藏，为笑不休，为气不收，甚则为狂。"心气涣散，上焦之气不守而伤及心肺。

劳神费思，过思则脾气郁结，《医述·卷七》曰："思则气结，结于心而伤于脾也。"脾土具敦阜之性，气结则脾不能运化升清，失其健顺之性，出现胸闷口淡、食后胀饱、食欲减退、饮食不馨、日渐消瘦等症状。

忧伤悲哀过度，上焦闭塞不通，留滞胸中而致气消，伤及肺脏，悲忧之情导致肺气发动外张，过忧会导致气结和气消的双重影响。《素问·举痛论》曰："悲则心系急，肺布叶举而上焦不通，营卫不散，热气在中，故气消矣。"《医醇賸义·劳伤》曰："悲则气逆，膹郁不舒，积久伤肺。"

过恐则伤肾，过恐则气下行太过，超出肾封藏的限度，而致二阴失守，遗精滑泄，崩中漏下等病。《灵枢·本神》曰："恐惧而不解则伤精，精伤则骨酸痿厥，精时自下。"

七情内伤五脏，具有一定的选择性，但由于五脏之间关系密切，一种情志刺激可伤及多个脏腑，多种情志刺激又可以同时伤害一个脏腑。如忧思恐怒均可伤及肺气，《诸病源候论·妇人杂病诸候》曰："忧思恐怒，居处饮食不节，伤动肺气者，并成病。"心主神明，心神如能光明如焰，则情志自不会过极，故喜怒忧思悲恐等情绪虽然对应着不同的脏腑，但总不离乎心。

2. 影响气机

七情内伤致病，影响气机，使体内气机升降出入失常，甚则升降逆乱无序，往往损伤脏腑气机功能发病，故宜调理脏腑气机为先导。

怒则气上，气机上逆为怒伤肝的致病特点。暴怒则肝气上逆，或血随气逆，并走于上，可见面红目赤、胸中气满、呼吸急促、头晕头痛，或呕血，甚则卒然昏厥。《素问·生气通天论》曰："大怒则形气绝，而血菀于上，使人薄厥。"亦可因郁怒不解，使肝失条达疏泄，导致肝气郁结，可见胸胁、乳房、少腹胀痛，善太息；气郁化火，肝火偏旺，出现烦躁口苦、头痛眩晕、小便赤热、大便秘结；气病及血，则血瘀于内，出现胸胁刺痛、月经不调、痛经等症状。

喜则气缓，气机涣散为喜伤心的致病特点。《灵枢·本神》曰："喜乐者，神惮散而不藏。"暴喜，导致心气涣散不收，神不守舍，甚则心神散越，出现心悸失眠，注意力不集中，手足无措；甚则喜笑不休，失神狂乱等症状。

思则气结，气机郁结为思伤脾的致病特点。《素问·举痛论》曰："思则心有所存，神有所归，正气留而不行，故气结矣。"思虑过度，以致脾气郁结，失于健运；苦思凝神，暗耗心血，可见不思饮食、脘腹胀满、便溏泄泻等症状。

悲则气消，忧则气聚，气机消耗或收敛聚塞为悲忧伤肺的致病特点。《灵枢·本神》曰："忧愁者，气闭塞而不行。"《三因极一病证方论·七气叙论》曰："忧伤肺，其气聚。"悲哀太过，失于节制，则消耗肺气，神气消沉。可见泪涕皆出，气短懒言，周身乏力，精神萎靡等。忧愁太过，可使气机收敛，肺气聚塞，宣降失权，可见呼吸不利、胸闷气窒、善太息、咳嗽喘促等症状。

恐则气下，气机下陷为恐伤肾的致病特点。《素问·举痛论》曰："恐则精却，却则上焦闭，闭则气还，还则下焦胀，故气下行矣。"卒受恐吓而不释，或长期恐惧伤肾，气趋下行，封藏不固，导致精气耗泄的病变，可见二便失禁、面色苍白、遗精、腰酸腿软等症状。

惊则气乱，气机逆乱为惊伤心的致病特点。《素问·举痛论》曰："惊则心无所倚，神无所归，虑无所定，故气乱矣。"突然受惊，损伤心神，心气紊乱，气血失调，可见心悸、惊慌失措，甚则语无伦次，猝然昏厥。

3. 加速病情发展变化

在七情内伤的基础上外感，或者先外感六淫后七情内伤，是小病转甚、坏病坏症快速发生的常见情形，容易引起邪气内陷。恬淡虚无、内心清净、情欲不扰是人体能抵御外邪的内在根据，反之，七情内扰则内在功能受损，表气抗邪乏本，容易招致外邪。在外感六淫的基础上复受七情内伤，则会导致表邪内陷脏腑，化生大病。

4. 多伤心神

《类经·疾病类》曰："心为五脏六腑之大主，而总统魂魄，兼赅意志，故忧动于心则肺应，思动于心则脾应，怒动于心则肝应，恐动于心则肾应，此所以五志难以所使也。"心为君主之官，为五脏六腑之大主，在七情内伤致病损及脏腑时最终皆伤及心神。

二、学术源流

七情内伤学术思想的发展成熟可以分为先秦时期、隋唐时期、宋金元时期、明清时期及晚清至民国时期。

先秦时期以《礼记》《黄帝内经》为主要代表。《礼记·礼运》曰："何为人情，喜、怒、哀、惧、爱、恶、欲，七者弗学而能。"这是有关七情的早期描述。《黄帝内经》首次将情绪刺激作为疾病病因进行系统论述，使得七情内伤形成了较为完整的理论。《素问·举痛论》曰："余知百病生于气也，怒则气上，喜则气缓，悲则气消，恐则气下，寒则气收，炅则气泄，惊则气乱，劳则气耗，思则气结。"明确了情志异常会影响人体气机，甚则气机紊乱而发病。《素问·阴阳应象大论》曰："人有五脏化五气，以生喜怒思忧恐。"《素问·本神》曰："肝气虚则恐，实则怒……心气虚则悲，实则笑不休。"《灵枢·百病始生》曰："喜怒不节则伤脏。"阐明了情志和五脏之间的相互作用。

隋唐时期以《诸病源候论》《备急千金要方》为主要代表。《诸病源候论·七气候》曰："七气者，寒气、热气、怒气、恚气、忧气、喜气、愁气。"秉承了《黄帝内经》思想，将怒、恚、忧、喜、愁等情志因素纳入其中。《备急千金要方·心脏脉论》曰"所以任物谓之心神者，心之藏也""心气虚则悲不已，实则笑不休"，认为心藏神为五神之首，心能接收与感受外界的信息，并进一步分析情志过度造成心病的相关证候，还提出机体失调也可导致情志变化，对《黄帝内经》中有关心的病机进行了阐释和发挥。

宋金元时期以《三因极一病证方论》《儒门事亲》为主要代表。《三因极一病证方论·三因论》曰"七情，人之常性，动之先自脏腑郁发，外形于肢体，为内所因也""喜、怒、忧、思、悲、恐、惊，七者不同，各随本脏所生所伤而为病"，首次明确提出了"七情"的概念，并将其归为重要的致病因素，对后世影响深远。《儒门事亲·九气感疾更相为治术》曰"故悲可以治怒，以怆恻苦楚之言感之；喜可以治悲，以谑浪亵狎之言娱之；恐可以治喜，以恐惧死亡之言怖之；怒可以治思，以污辱欺罔之言触之；思可以治恐，以虑彼志此之言夺之。凡此五者，必诡诈谲怪，无所不至，然后可以动人耳目，易人听视""余又尝治一妇人，久思而不眠，余假醉而不问，妇果呵怒，是夜困睡"，说明情志病变可以根据五行相胜原理，"以情制情"加以心理疏导治疗；并举"怒胜思"案，以神调气，获得了显著的疗效。

明清时期以《类经》《景岳全书》《理虚元鉴》为主要代表。《类经·疾病类》设立"情志九气"专篇，《类经·会通类》首次提出"情志病"病名。《景岳全书·脉神章》中描写脉象及病理时，记载有较多的情志致病，如描写结脉时"通谓其为气为血……为七情郁结"。这是情志导致郁证的记载。《理虚元鉴·虚症有六因》曰："因境遇者，盖七情不损，则五劳不成，唯真正解脱，方能达观无损，外此鲜有不受病者。从来孤臣泣血，孽子坠心，远客有异乡之悲，闺妇有征人之怨，或富贵骄洪滋甚，或贫贱而窘迫难堪。此皆能乱人情志，伤人气血。医者未详五脏，先审七情，未究五痨，先调五志，大宜罕譬曲喻，解缚开胶。"指出七情内伤为虚劳病因之一，七情内伤与外感六淫等因素可交错致病，导致复杂疾病发生。

晚清至民国时期以《医学衷中参西录》为主要代表。该时期，中医界对人体精神思维活动的认识存在着"心主神明"和"脑主神明"两种不同的学术观点。《医学衷中参西录·人身神明诠》曰："脑中为元神，心中为识神。元神者，藏于脑，无思无虑，自然虚灵也。识神者，发于心，有思有虑，灵而不虚也。"将两种理论相结合，提倡"心脑共主神明说"，是对中医情志病的一种新的诠释。

第二节 述　评

一、当代研究

（一）理论研究

1. "七情"内伤病因研究

《黄帝内经》首次提出了七情病因的归类，陈无择正式明确了七情的概念，七情内伤属于中医病因学说理论的重要组成部分。以张光霁、郑红斌为代表对中医七情内伤病因理论进行了深入的解析，归纳总结了"七情"的概念、七情的生理基础、七情内伤的致病条件、七情内伤的致病特点等，认为"七情"内伤中的七情，并非正常人表现的心理情绪、情感活动，而是具有确切致病效应的内伤病因。邢玉瑞纵览历版《中医基础理论》教材，对"七情"的概念进行了汇总阐释，并从情绪和情感两个层次解读"七情"的内涵，认为情绪是当时情境决定的内心体验，情感是较情绪更高级的相对稳定的人类独有的心理体验。"七情"涵盖了情绪、情感及认知活动，喜、怒、忧、悲、恐、惊集中体现了人的情绪、情感活动，思兼具有情绪和认知活动两个维度。愉悦、欢快的正向的情绪有益于健康，而愤怒、忧伤、惊恐等负性情绪是危害心身健康的主要因素。

同时，在七情内伤和情志病因理论的概念研究方面，目前有三种不一的观点，一是较为传统的观点认为情志病因单指情志刺激而言，包括七情及其以外的各种情志在内；二是认为情志病因指引起异常情志变化的原因；三是认为情志病因涵盖了情志刺激与引发情志刺激的内外因素。情志作为疾病的诱因，可以直接或间接对人体起作用；同时，情志又可以是疾病的结果，形体的病痛会引发情志反应。如此情志病因就可以有两类解释，即情志性病因与情志病证的病因。再者，从中医病因学的角度来看，情志病因是作为与六淫等其他病因相并列的致病因素来讨论的，那么情志病因应当指情志相关致病因素，其内涵当指引发疾病的各种情志刺激，其外延包括所有能够致病的基本情志和复合情志，而不应将引起情志刺激的外界因素与个体自身因素当作情志病因的内涵看待。从概念分化的角度来看，情志病因可根据划分条件设定的不同，分为基本情志与复合情志、情志太过与不及、正性与负性情志等，其涵盖的范围已远远超出了传统七情的范围，更符合当代社会及临床的实际。

2. "五神脏"理论研究

中医学以"神"来命名人的精神心理活动，五神脏理论发端于《黄帝内经》。《黄帝内经》首次提出五脏藏神的思想，认为神是五脏活动的一部分，依附五脏而存。《素问·六节藏象论》提出"形藏四，神藏五"。形脏，乃胃与大肠、小肠、膀胱，藏有形之物；神脏，即心、肝、脾、肺、肾，主藏五脏之神。《素问·宣明五气》曰："心藏神，肺藏魄，肝藏魂，脾藏意，肾藏志。"王冰注：心藏神，精气之化成也。肺藏魄，精气之匡佐也。肝藏魂，神气之辅弼也。脾藏意，记而不忘者也。肾藏志，专意而不移者也。五脏藏五神，故中医学称之为"五神脏"。脏为神之舍，神与脏密不可分。神总统于心，心统率形神，主宰各脏，此为广义之心神；神又分属于五脏，有神、魂、魄、意、志五种成分，赖五脏之精以养，主司认知、感官、思维、记忆、情感等活动，此属狭义之神。五脏之间功能的密切联系，保证了精神、意识、思维等神志的正常活动。五脏藏精有形，属阴。五神无形属阳，潜居于五脏。五神脏这一概念更能完整地表达五脏"形与神俱"的整体结构。

中医学对心理过程的解读包括本能条件反射、心的任物、意念的形成及智慧的存藏，最终形成高级精神活动，这与现代心理学对心理活动的认识基本一致。同时，基于五神脏核心思想，提出"五神-五脏-五志"为五神脏信息反馈轴心，生理上，五脏化五气，以生喜怒悲忧恐。五脏内藏五神，五脏的精气保证了五神及五志的化生，五神外候五志（七情），五神活动不仅影响人格、意识、思维的形成，同时影响情志的表达和调节。病理上，五志过用内伤五神、五脏，五神失调损及脏腑形体，即志伤-神伤-脏伤相关。五神脏理论研究可进一步丰富中医形神一体观的内涵。

3."郁证"理论研究

当今社会，人们接受的精神及心理应激尤为显著和频繁。精神心理及心身疾患高发，情志因素目前已经成为诸多疾病的重要诱因。中医学将由情志因素引起的、以气机郁滞为特点的病证归属于"郁证"范畴。近年来关于郁证的研究成为热点。

郁证含义甚广，历代命名不一。"郁"，本字作"鬱"，《说文解字》中指草木繁茂，后引申为"积聚、阻滞、愁苦、忧郁"等多种含义。"郁"的多重字义也是导致郁证概念广泛的因素之一，回顾古文献，代表性的描述有：①运气之郁；②脏躁、梅核气、百合病；③结气病；④六郁；⑤五脏之郁；⑥郁证或郁症。概括来讲郁有两层含义，一指郁滞、不通畅；二指忧郁。"郁证"的概念也分为两类，一类强调"郁"的病机，即"气血调和，万病不生，一有拂郁，诸病生焉"。此为脏腑功能紊乱、气血运行失调的病机概括。另一类指情志因素导致的以气机郁滞为主要特征的病证。明代以后，郁证病名正式确立。《景岳全书·郁证》曰："凡五气之郁则诸病皆有，此因病而郁也。至若情志之郁，则总由乎心，此因郁而病也。"该段对郁证的阐释影响至今，成为郁证分类及其概念的雏形。从病因划分，郁证有广义、狭义之别。广义郁证指因外邪、饮食、情志、慢性病等内外多种因素导致的气血不和及气机不畅的病证。狭义郁证指因情志因素导致的以气机郁滞为特点的一类病证，与西医学的抑郁症、焦虑症、神经症等表现相近。

郁证病证繁多，变化多端，涉及情绪、思维、躯体行为的变化，发病与年龄、性别有关，病位广泛，不同情志刺激症状表现各异。同一情志刺激作用于不同性别、性格、年龄等不同属性的人群，症状表现各有差别，因此，如何及时准确地辨识郁证是当下亟须解决的难点。

（二）临床研究

1. 情志病证研究

随着社会经济的快速发展，生活节奏的加快，使得疾病谱也发生了变化，情志病是当今影响人们正常生活和健康的疾病之一，它已成为威胁人类身心健康的一大隐患。当今临床，各种心身问题层出不穷，有关中医情志病证的研究也在逐年增多。中医情志病证种类繁多，包含心悸、不寐、郁证、痫证、癫证、狂证、厥证、梅核气、健忘、脏躁、百合病、奔豚气、肝风、卑惵、嗜睡等。其中，郁证、脏躁、梅核气、奔豚气在临床中发病率较高，关于这几类情志病证的研究最多。

脏躁、梅核气常见于女性患者，也是郁证的两类典型表现。《金匮要略·妇人杂病脉证并治》曰："妇人脏躁，喜悲伤欲哭，象如神灵所作，数欠伸，甘麦大枣汤主之。"这句话将脏躁的临床症状进行了总结，患者常表现为情志不调、喜怒无常，不明原因的情绪低落、悲伤欲哭，同时会出现心神不宁、身体困倦乏力等症状。这种情况类似于现代医学所述的女性围绝经期综合征或者是更年期综合征。中医将之命名为"脏躁"，映射出脏腑亏损、肝肾阴虚、精血不足之意，治疗上，一方面要用药干预，采用经典的"甘麦大枣汤"补益心脾、养血安神、疏调情志；另一方面，要重视情志疗法，心身同调。梅核气最早见于《素问·咳论》，其曰："心咳之状，咳则心痛，喉中介介如梗状，甚则咽肿喉痹。"到了明代，孙一奎《赤水玄珠》进一步明确了梅核气的症状，"梅核气者，喉中介介如梗状""痰结块在喉间，吐之不出，咽之不下是也"。将咽喉如梗的感官体验进一步细化，仿佛是梅核阻滞于喉咙，或者像一块炙脔，或如一口痰阻滞喉间，并且随情绪波动，反复发作，常见于现代临床上的咽神经症、慢性咽炎等。

奔豚首见于《灵枢·邪气脏腑病形》，其曰："肾脉急甚为骨癫疾；微急为沉厥奔豚，足不收，不得前后。"《难经·五十六难》曰："脾病传肾，肾当传心，心以夏适王，王者不受邪，肾复欲还脾，脾不肯受，故留结为积，故知奔豚以夏丙丁日得之。"指出奔豚发生与脾病不能运化水湿之邪、留结而为积有关。在此基础上，《金匮要略》又提出与情志内伤有关，并生动地描述了本病的临床表现，如说："奔豚病，从少腹起，上冲咽喉，发作欲死，复还止，皆从惊恐得之。"《诸病源候论》进一步将《黄帝内经》《难经》所述的奔豚气统一认为是一种气的病变，以气上冲为主要表现，伴有神志失常、脾胃不和等症状。而且明确指出本病与惊恐、忧思等精神情志因素损伤脏腑有关，同时忧思奔豚和惊恐奔豚所表现的临床症状和郁病之抑郁、焦虑的证候特征十分相似。另外有研究发现，奔豚气发病与易感人群的人格、体质、心理、性格及遗传基因等因素有关，关于情志病相关体质因素研究也成为一种趋势。

2. 临床治疗研究

近年来，关于七情内伤所致病证的临床治疗研究也成为一大热点。中医治疗情志病方法多样，有药物疗法和非药物疗法。王庆国主张"调枢"治疗情志病，强调少阳为表里之枢，脾胃为升降之枢，提出了"通平致和"的诊疗观念，在情志疾病诊疗方面效果显著。郭荣娟重视全身的气机调节，主张对整体气机的调畅当贯穿始终；周世宗等在治疗情志病中应用柴胡桂枝汤以调养气血、开郁行气；王雪等认为情志病主要病位在肝、心，气机失调、血行不畅通常是导致情志异常的关键；徐铭悦等对甘麦大枣汤在情志病中的应用进行了归纳总结，指出甘麦大枣汤可以补益心脾，缓急肝苦，在对郁证、瘿病、不寐、狂病的治疗中可以适当加减，合理应用；田谧等认为精神抑郁的发病机制在于肝郁气滞、痰邪蒙蔽清窍所致；此外，现代医家围绕疏肝提出了各种治法，如王桂平主张从疏肝理气、疏肝健脾、疏肝通络三个方面治疗郁证；陈柏莲提出疏肝以调枢、养肝血以安神、补肝气以定志；杨林提出疏肝理气、疏肝泻火、疏肝活血、疏肝健脾、疏肝养血、疏肝涤痰、疏肝补肝、滋肾养肝八类解郁之法，以调肝为核心，兼顾他证。秦献魁等通过运用循证医学系统评价方法来评估逍遥散在治疗抑郁症中的作用与疗效，共纳入32项研究涉及2253例患者，Meta分析结果显示逍遥散与抗抑郁药物治疗该疾病无统计学意义，而逍遥散与抗抑郁药物联合使用效果明显优于单用氟西汀、丙咪嗪等抗抑郁药物。朱爱松教授团队对37项补虚法治疗抑郁症的临床RCT研究进行了荟萃分析，发现补虚法治疗抑郁症具有较好的临床疗效和安全性。在此基础上进一步研究确定了16个有效的补虚中药复方，并对这些方剂的组成进行了数据挖掘，分析了相关治疗中药的药物性味归经特征及配伍特点。基于数据挖掘结果，研究团队进行了德尔菲专家函询，进一步明确补虚中药治疗抑郁症的相关共识，并结合临床实践，构建了补虚法治疗抑郁症的核心代表性方剂，运用慢性不可预测轻度应激（CUMS）诱导的抑郁样行为小鼠模型进行了实验验证。初步揭示了"从虚论治"抑郁症的科学性。

中医非药物疗法在情志病临床应用中也非常广泛，如针刺、推拿、心理疗法等。特别是中医情志疗法中的情志相胜法应用最广。景丽俊等利用"喜胜悲"的方法进行临床观察发现患者的心理健康状况明显减轻，尤其老年患者疗效更为突出。许家佗等将情志相胜法运用于抑郁症的防治中，从"喜胜悲""怒胜思"两方面探讨情志相胜疗法在抑郁症治疗中的应用与发病机制，认为调动适当的情志刺激可有效缓解忧郁情绪对躯体的影响。现代研究中也证实，通过喜悦的情绪刺激，可以缓解悲伤的感觉体验。人在高兴的情绪下，其体内分泌的乙酰胆碱和促甲状腺素释放激素含量会相应增多，进而起到抗抑郁的效果。徐蕊等应用"思胜恐"情志疗法治疗广泛性焦虑障碍，认为通过引导正向作用的"思"，重新审视对具体事件的认识和情绪反应，可以改善焦虑并达到治愈疾病的目的。

（三）实验研究

近年来，基于中医七情内伤理论和中医藏象学说，同时结合现代心理学理论，中医学界开展了情志致病机制及中医药防治的实验研究热潮。乔明琦等以肝藏象与情志致病机制为基础，阐释了肝气逆与肝气郁两种证型的概念，并建立了大鼠模型，完善了中医辨证标准。贺又舜等研究发现，温胆汤可能通过改变脑组织单胺类、氨基酸类神经递质含量而起到治疗情志、身心类疾病的作用。张驰等从心藏象切入，模拟出了情志刺激造成大鼠气机紊乱证，并予舒心1号可使应激大鼠下丘脑内NE、5-HT、ACh的含量提高；李杰等通过模拟七情不遂的病因，验证了不良刺激引发的气机紊乱与HPA轴调节紊乱相关。严灿等从肝入手，采用约束制动模型，对心理应激网络发病机制及调肝方的干预作用进行了全方位的探讨研究，结果证明调肝治法方药对中枢多种神经信息因子表现出多层次、多靶点、多环节的调节作用。梁尚华采用电刺激模型研究提示，具有健脾益气、化痰、温阳作用的中药复方可不同程度调整慢性应激大鼠HPA轴；马渊等从肾阴虚证型入手，观察六味地黄汤对悬吊应激小鼠下丘脑-垂体-卵巢轴功能变化的影响作用发现，六味地黄汤可显著提高小鼠下丘脑促性腺激素释放激素（GnRH）和垂体LH的水平；王米渠等基于五志应五脏，通过对恐惧的整体行为、生理病理、免疫、生化、分子生物等多方面的综合研究，已将恐伤肾应激研究推向情绪心理学、心身医学、中医心理学的研究前沿。以上实验研究从不同角度对中医情志致病理论进行了现代科学解读，丰富了中医七情病因学说。

二、研究局限与未来展望

七情内伤相关的研究是中医学界近年来研究的热点。各类学者相继开展了大量的研究工作并取得了一定的成绩。理论研究中，主要围绕七情内伤病因病机、中医心身理论、中医郁证古今文献研究等方面。在对理论的深入挖掘中，不断明确了理论的内涵和外延，尤其是相关概念的界定为临床实践提供了基础。临床研究中，集中在各类情志病证的因机证治研究，充分体现了中医形神整体观在指导心身问题实践的优势上。实验研究上，有关中医七情内伤现代机制研究不断揭示着中医理论的科学性，同时通过新的假说也丰富了理论的创新与发展。然而，中医七情致病病机复杂、病证繁多，至今还有许多问题有待研究。理论方面，我们对情志的概念、情志病证的范畴、分类至今尚不统一，使得情志病的诊断及辨证缺乏规范性，较难开展量化的系统研究工作。从实验研究来看，目前仍有一些不足。一方面是模型的选择问题，当下所采用的应激模型多为单一应激源刺激模型，与人体内在多因素应激反应的情况存在一定落差；另一方面是情志致病条件的量化问题。七情内伤与多因素刺激的时间、性质、强度及个体差异有密切关系，各个因素限定条件的区分与整合有待明确。此外，目前对中药作用深层机制方面仍有待于更为系统性、整体性的研究。需要不断提出创新性的假说，筛选出更理想的动物模型，并建立量化评价标准，通过宏观与微观相结合的整体研究，发现新问题，探求新规律，以实现情志致病理论科学研究的突破与创新。

第三节 名家思想

一、国医大师颜德馨从痰瘀郁论治情志病

国医大师颜德馨提出，气机不调，脏腑内伤易导致产生痰瘀郁三种病理因素，对情志病的发生发展影响较大。情志不调导致气运失司，初病在气，延久及血，气郁则血滞，气盛则血流薄疾，故能致瘀。正如《灵枢·百病始生》所说："若内伤于忧怒，则气上逆，气上逆则六输不通，温气不行，凝血蕴里而不散，津液涩滞著而不去。"国医大师颜德馨提出，百病无不由于气者，思虑过度，常易使人体之气不周流，气滞而致郁。痰瘀郁三者常相互交结，互为因果，其中痰瘀关系尤为密切。

验案举隅

童某，男，43岁。1990年10月29日初诊。患者3个月前眼部手术后出现夜寐不安，入睡时间显著减少，伴有神疲、乏力、眩晕，服镇静剂不效。近1个月前症加重，每晚仅能入睡1小时，甚至彻夜不眠，同时伴有精神焦虑、口干口苦，头胀耳鸣，脉弦细，舌紫暗、苔薄黄。先予血府逐瘀汤加磁石、生大黄、苍术，收效不明显。后用柴胡加龙骨牡蛎汤加减，组成：柴胡9g，桂枝2.4g，龙骨30g，牡蛎30g，黄芩9g，大黄9g，丹参15g，半夏15g，朱砂拌茯苓15g，炙甘草2.5g，白芍9g，太子参9g，代赭石30g，生姜2片，大枣7枚。患者自述服药后前半夜已能入睡，但仍有头目胀痛、心情郁闷、口干口苦、口气重、大便秘结等症状。遂以除痰降火汤治之，组成：柴胡9g，黄芩15g，半夏12g，青皮9g，枳壳9g，竹茹9g，珍珠母30g，龙胆草9g，山栀子9g，夜交藤15g。药后诸症减轻，夜已能寐，精神好转。

按语 本案患者形体较胖，痰湿素盛，眼部手术后正气亏虚，脾气运化不及，使得痰浊更盛。此外，手术切割机体组织，使得脉管破损出血，因而体内有离经之血内停而为瘀。据观察，患者发病前思虑过度，气机郁滞，郁久化热，致心肝火盛。因此，采用痰瘀郁同治之法以泄其实，合并气血药以补其虚，处以柴胡加龙骨牡蛎汤加味治之。药后已能入睡，但仍有痰火郁结症状，故而给予除痰降火汤。方中柴胡、黄芩、龙胆草、山栀子可清泻肝胆郁火；半夏、竹茹可清降痰火；珍珠母平肝潜阳，镇静安神；夜交藤养心安神。全方疏肝行气以治本，泻火除痰以治标，痰火既除，肝气得舒，痰瘀郁同治，故而应手。

二、国医大师徐经世肝脾同治调治情志病

国医大师徐经世认为，五脏之中肝脾两脏与情志病的关系最为密切，肝脾两脏在气血的生成运行功能发挥中起着极其重要的作用。另外，忧思伤脾、郁怒伤肝，这两种情况在临床上最为多见。国医大师徐经世临床多从肝脾着手调治情志疾病，疗效显著。

验案举隅

徐某，男，52岁。2018年4月8日初诊。患者自述5年前因情志因素出现胃脘满闷不适，纳差，易恼怒焦虑。近日病情加重，表现为胃脘满闷不舒，饥饿时有灼热感，脾气急躁，易焦虑，言语反复，晨起干咳干呕，易齿衄，腰部酸痛，胁肋胀痛，下肢畏寒乏力，夜寐不安，多梦，小便色黄，大便可，舌暗红、苔薄黄腻，脉弦细，右尺略浮。治以疏肝理气，健脾化湿。处方：柴胡15g，绿梅花25g，姜竹茹10g，太子参18g，代赭石12g，姜半夏12g，炒黄芩9g，炒枳壳15g，炒川连5g，酸枣仁25g，琥珀10g，甘草5g。药后，患者自述症状有所缓解，偶发焦虑，胃胀稍减，饥时灼热感仍有，偶干咳，咽部不适如有物阻感，睡眠渐安，仍多梦，二便尚可，大便偶干，舌红、苔薄，脉弦细。处方：北沙参20g，淮小麦50g，炒枳壳12g，远志10g，炒川连5g，姜半夏12g，竹茹10g，白芍20g，酸枣仁25g，杜仲20g，茯神20g，甘草5g。患者自诉药后显著好转，饭后胃脘偶有隐痛，舌稍红、苔薄，脉弦细滑。处方：茯神20g，炒枳壳12g，姜竹茹10g，石菖蒲10g，炒川连3g，远志10g，酸枣仁25g，绿梅花20g，谷芽25g，橘络20g，合欢皮20g，佛手12g。诸症得安。

按语 本案患者因家事导致情志抑郁，肝气不舒引起中焦运化失司。方中，重用柴胡、绿梅花以疏肝行气，和中化痰散结。太子参平补脾肺之气，炒枳壳行气消滞，理气宽中。琥珀、代赭石重镇安神，酸枣仁养心安神，使患者心神得安，睡眠改善。一诊后，患者自觉情志得舒，稍有胃易饥而灼热、咽干咳嗽、多梦、便干等症状，故去柴胡、姜半夏、琥珀、代赭石等，加入北沙参养阴清

肺、益胃生津，合入远志、茯神以加大养心安神之效。三诊时，阴虚症状明显好转，加入谷芽以健脾开胃，消食和中。同时兼顾脾的运化功能与肝的疏泄功能，从脾论治以缓中州，调肝以转枢少阳，遂获良效。

三、国医大师王庆国"调枢"治疗情志病

《医原·枢机论》曰："枢者，如门户之枢，乃阴阳开阖之转机也。"国医大师王庆国提出，精神紧张、抑郁、思虑等情志因素易导致人体枢机不利，气机不能升降，阴阳不能交通，继而致郁。情志病的临床诊治需以"调枢"为要，关注表里之枢少阳、升降之枢脾胃，以"通平致和"为诊疗观念，提出临床诊疗情志疾病宜以通达枢机、调和肝脾为要。

验案举隅

杜某，女，62 岁。2021 年 8 月 19 日初诊。患者自述无明显诱因入睡困难 20 余年，西医诊断为抑郁症，但服抗抑郁药疗效不佳，情志刺激时明显加重。近日入睡困难，眠浅、鼻塞、鼻痒、打喷嚏，遇寒加重，时有头汗，自觉肌肤疼痛，口眼干，舌淡嫩、苔薄白，脉滑。处方：柴胡 10g，黄芩 10g，法半夏 15g，桂枝 10g，白芍 15g，炙甘草 30g，大枣 30g，浮小麦 30g，煅龙骨 20g，煅牡蛎 20g，炒酸枣仁 30g，乌梅 5g，合欢皮 15g，黄柏 10g，黄芪 40g，黑附片 15g。二诊：患者述睡眠好转，鼻塞流涕、鼻痒、畏寒减轻，稍有乏力，手心热。舌淡、苔水滑，脉同前。前方黑附片加至 25g，细辛 9g，黄芪加至 50g，柴胡加至 18g，麦冬 20g，五味子 10g，人参 6g。三诊：患者已能入睡，抑郁减轻，新发口疮，仍有手心热，大便干。前方黄柏加至 15g，去煅龙骨，白芍加至 20g。病情稳定。

按语 本案患者属于心身同病。患者素有肝气不舒，气机郁滞，失眠日久，化热化火，综合症状，属于太阳营卫不和，少阳枢机不利，方用柴胡加龙骨牡蛎汤。药后有所恢复，但舌淡、苔水滑。故加大黑附片剂量，合入细辛，以助温经散寒、助阳解表之功。三诊时，患者已能入睡，抑郁情绪明显减轻，但口疮、手足心热、便干等热象明显，故加重黄柏剂量。药后，患者病情稳定，未再发病。本案虚实夹杂，寒热并见，病情较为复杂，但其病机可总结为枢折致郁，故治疗时以调和枢机为纲，灵活运用小柴胡汤、柴胡加龙骨牡蛎汤、甘麦大枣汤、麻黄附子细辛汤等经方，枢机通达，疗效显著。

第四节 推 荐 文 献

高维，郭蓉娟，王永炎，2019. 论七情致病"虚气留滞"病因病机新认识[J]. 环球中医药，12（10）：1490-1494.

秦楚峰，夏梦幻，杨丹倩，薛丹，朱爱松，2021. 试从"七郁"病机论冠心病的发病机制[J]. 中医杂志，62（18）：1594-1597.

李楠，丁元庆，2017. 基于《黄帝内经》营卫理论探讨抑郁障碍共病失眠的发病机制[J]. 中医杂志，58（11）：905-908.

黄雪莲，朱爱松，于一鸿，等，2022. 郁证源流考略[J]. 中华中医药杂志，37（10）：5699-5703.

徐浩，张光霁，朱爱松，等，2021. 近 5 年中医病因学研究进展[J]. 中华中医药杂志，36（8）：4793-4798.

张光霁，2012. 中医病因七情发生学[M]. 北京：中国中医药出版社.

张光霁，张永华，2016. 中医情志疗法研究[M]. 上海：上海科学技术出版社.

Xue D, Zhang Y H, Song Z J, et al, 2022. Integrated meta-analysis, data mining, and animal experiments to investigate the efficacy and potential pharmacological mechanism of a TCM tonic prescription, Jianpi Tongmai formula, in depression[J]. Phytomedicine: International Journal of Phytotherapy and Phytopharmacology, 105: 154344.

徐凤凯, 陈晓, 2019. 奔豚病脉证治探析[J]. 中华中医药杂志, 34 (12): 5829-5831.

夏梦幻, 王庆其, 2019. 五神脏理论钩玄[J]. 中医杂志, 60 (3): 186-189, 194.

第五节 参考文献

陈柏莲, 2006. 从肝论治脏躁六法[J]. 中医药学刊, 24 (10): 1901-1902.

陈英群, 陈忆, 李桃桃, 等, 2019. 国医大师颜德馨从气血论治失眠症学术思想撷英[J]. 上海中医药杂志, 53 (3): 1-4.

胡静, 滕晶, 2021. 滕晶教授基于中医五神辨治抑郁症经验[J]. 中医药导报, 27 (11): 175-178, 186.

景丽俊, 王嘉锋, 吴惠娟, 等, 2019. 以喜胜悲法在减轻老年患者孤独感方面的临床观察[J]. 中医临床研究, 11 (12): 14-15.

李丹丹, 王艳昕, 徐经世, 等, 2020. 国医大师徐经世肝脾同治巧解情志病[J]. 中国民族民间医药, 29 (4): 83-85.

刘凌云, 陈权韩, 刘琰, 等, 2018. 加味四逆散分时给药对应激性抑郁症大鼠下丘脑 SCN 生物钟基因的表达及其昼夜节律的影响[J]. 医学理论与实践, 31 (6): 781-784.

刘艳民, 梅妍, 李杰, 等, 2019. 情志刺激对糖尿病倾向大鼠下丘脑室旁核 fos 蛋白影响的实验研究[J]. 世界中西医结合杂志, 14 (10): 1396-1399.

马渊, 周文霞, 程军平, 等, 2004. 六味地黄汤对快速老化模型小鼠下丘脑-垂体-卵巢轴的调节作用及机理研究[J]. 中国中西医结合杂志, 24 (4): 325-330.

秦献魁, 李萍, 韩梅, 等, 2010. 逍遥散治疗抑郁症随机对照试验的系统评价[J]. 中医杂志, 51 (6): 500-505.

唐雪纯, 李长香, 赵京博, 等, 2022. 国医大师王庆国 "调枢" 治疗情志病[J]. 中医学报, 37 (8): 1645-1649.

王桂平, 蒋绿英, 2004. 疏肝法在郁证中的临床运用[J]. 河南中医学院学报, 19 (6): 56.

王雪, 赵燕, 扈新刚, 等, 2019. 从中医肝主疏泄理论谈疏肝解郁法在情志病中的应用[J]. 环球中医药, 12 (3): 366-370.

夏梦幻, 王庆其, 2019. 五神脏理论钩玄[J]. 中医杂志, 60 (3): 186-189, 194.

夏梦幻, 王庆其, 2019. 中医论治郁证研究概述[J]. 浙江中医杂志, 54 (7): 544-545.

邢玉瑞, 2015. 情志病因概念研究[J]. 中华中医药杂志, 30 (8): 2732-2733.

邢玉瑞, 2015. 中医情志概念研究[J]. 中华中医药杂志, 30 (7): 2278-2280.

徐凤凯, 陈晓, 2019. 奔豚病脉证治探析[J]. 中华中医药杂志, 34 (12): 5829-5831.

徐铭悦, 倪红梅, 何裕民, 等, 2014. 基于中医情志理论探讨甘麦大枣汤对情志病的干预作用[J]. 长春中医药大学学报, 30 (4): 565-568.

徐蕊, 孔军辉, 杨秋莉, 等, 2017. 广泛性焦虑障碍 "思胜恐" 情志治疗思路探讨[J]. 中医杂志, 58 (10): 836-840.

杨林, 2000. 论肝郁与抑郁症[J]. 陕西中医, 21 (6): 260-261.

杨志敏, 徐福平, 颜德馨, 2015. 颜德馨 "膏方" 在心身疾病治疗中的应用[J]. 中国中医基础医学杂志, 21 (2): 175-177.

袁培, 周昌乐, 许家佗, 2021. 中医情志疗法在抑郁症诊疗中的应用[J]. 中华中医药杂志, 36 (8): 4853-4856.

张驰, 汤菊红, 李晓一, 2019. 舒心 1 号方治疗精神分裂症后抑郁的临床观察[J]. 浙江中医杂志, 54 (4): 244-245.

张光霁, 张燕, 2010. 中医七情病因概念的源流[J]. 中华中医药杂志, 25 (8): 1162-1164.

张先庚, 刘明, 陈康, 等, 2010. 前瞻 "恐伤肾" 母及子先天肾虚证的组学研究[J]. 四川中医, 28 (8): 22-24.

周杰，苏芮，李涛，等，2013. 加味逍遥胶囊治疗轻中度抑郁症的随机对照临床研究[J]. 中华中医药杂志，28（9）：2804-2806.

周莲菊，2002.《黄帝内经》中的中医心理学理论探源[J]. 中国中医基础医学杂志，8（7）：3-4.

周世宗，吴丽娟，唐朋利，等，2020. 柴胡桂枝汤治疗情志病的理论与临床研究[J]. 中国民族民间医药，29（2）：8-10.

Xue D, Zhang Y H, Song Z J, et al, 2022. Integrated meta-analysis, data mining, and animal experiments to investigate the efficacy and potential pharmacological mechanism of a TCM tonic prescription, Jianpi Tongmai formula, in depression[J]. Phytomedicine：International Journal of Phytotherapy and Phytopharmacology，105：154344.

第25论 论 瘀 毒

瘀毒属于中医病因病机学范畴，瘀和毒均可单独存在，也可分阶段存在于人体内，即诸因致瘀，瘀久蕴毒，化生毒邪；毒复致瘀，恶性循环，导致瘀毒互结，是为瘀毒。古代和近现代医家对瘀毒皆有所探讨，瘀毒理论已逐渐成为中医病因病机理论的重要组成部分，被广泛应用于临床诊治。

第一节 概 论

一、理 论 内 涵

（一）瘀毒的基本概念

因气虚、气滞、血寒、血热等原因导致血液运行缓慢停滞在脏腑、经络，或离经之血停留体内，是为瘀血；瘀血停留体内日久，未得到有效化解，瘀血自身久而化毒，产生毒邪，即瘀久蕴毒；毒邪反过来又对机体造成伤害，进一步加重瘀血，即毒复致瘀；瘀久蕴毒，毒复致瘀，瘀毒互结，成为瘀毒，其属于病因学的范畴，可以是多种病邪致病后产生的病理产物，也可以直接作为致病之邪而存在，成为多种疾病发生、发展的根源。当瘀毒作用于机体而导致人体发生疾病，且病机相同的一类疾病，此类疾病通常称为瘀毒互结证，简称瘀毒证，而此时的瘀毒互结属于病机学的范畴。"瘀毒"一词最早可追溯至东晋张湛的《养生要集·饮食》，其曰："饮食之患，过于声色。声色可绝之愈年，饮食不可废一日……美物非一，滋味百品，或气势相伐，触其禁忌，成瘀毒。"在近代，"瘀毒"理论不断扩展创新，对现代临床多种疾病的治疗具有指导意义，其中以冠心病、恶性肿瘤等慢性重大疾病为突出代表。

（二）瘀毒致病的基本原理

瘀毒致病，有其自身的致病特点和病证特点。

1. 瘀毒的致病特点

可导致多种脏腑病证 瘀、毒胶着可导致五脏六腑经脉壅滞不畅。瘀毒若聚于肝胆，则发为黄疸、鼓胀；若瘀毒夹热，蒙蔽心包，则易发为胸痹心痛；若聚于脾胃，则易发为癥瘕；聚于肺脏，则易发为肺痈或肺部癌瘤；瘀毒侵犯肾脏，恰逢肾气亏虚，因肾主骨生髓，则易发为髓劳；瘀毒阻络，精血不能上荣清窍，则易伤及脑髓，发为痴呆等神志疾病。

多阻滞气机，伤及气血津液 瘀毒所致病证，往往会表现为气机阻滞的病机特点。《仁斋直指方论·血营气卫论》曰："若夫血有败瘀滞泥乎诸经，则气之道路未免有所壅遏。"气血津液运行失常，是瘀毒致病的普遍特点。瘀毒可伤气，常壅滞气机，机体出现气滞、气郁的病理状态，推动疾病传变发展。《灵枢·痈疽》曰："营卫稽留于经脉之中，则血涩而不行，不行则卫气从之而不通，壅遏而不得行，故热，大热不止，热胜则肉腐，肉腐则为脓。"瘀毒可伤血伤气，它首先作为病邪侵入机体血分引起病证,后作为病理产物进一步作用于机体,则成为血行瘀滞病证产生的继发性病理性病因,产生恶性循环,此类血瘀病证的瘀阻征象尤为严重。同时,瘀毒可伤津液,若瘀毒热化,津亏痰阻,气机运行则愈发不畅;若瘀毒寒化,则损伤肺脾肾三脏,水液输布受阻,津液停滞体内。

多久病顽疾,预后不良 瘀毒乃瘀血日久,交结变化而成,难治性与顽固性是其基本特性。其性狡黠,可深藏机体,或潜藏脏腑,或痹阻经络,导致病程缠绵迁延,成久病顽疾。瘀毒所致疾病,往往传变迅速,病势凶猛,病情危重,险象环生,预后较差。《仁斋直指方》曰:"毒根深藏,穿孔透里。"瘀毒致病后,入经入络,攻击脏腑,五脏皆易为其所害。入心则昏迷,入肝则发痉厥,入脾则腹胀疼,入肺则喘咳,入肾则手足易冷等。若是毒入六腑,则多现变证兼证,甚见七恶。

2. 瘀毒的病证特点

瘀毒所致疾病,往往因瘀毒久停机体,呈现瘀血阻滞、脉络不通、肌蚀肉腐等病证特点。临床上主要表现为局部出现质地坚硬的肿块,肤温增高,其色或红或紫暗瘀滞,时常伴有瘀斑或出血,甚至溃疡或坏疽,可伴随剧烈疼痛,甚则有发热、烦躁等全身症状,舌质多见瘀紫,苔或薄或腻,舌下脉络多见曲张紫暗,脉象多呈涩、沉、弦的特点。

二、学 术 源 流

(一)"瘀"的溯源

瘀,指瘀血,包括体内的离经之血,以及停滞于经脉或脏腑组织内的血液。对瘀最早的记载,可以追溯到先秦时期的《五十二病方》,其中记载了运用"化瘀"法治疗"蛊",从侧面阐释了对"瘀"的理解,说明古人已经开始用活血化瘀法治疗瘀证。

至《黄帝内经》时期,瘀血理论萌芽,出现了各种围绕瘀血展开的病因证治相关论述。《素问·调经论》曰:"寒独留则血凝泣,凝则脉不通。"指出寒凝血瘀是一类瘀血病证。《素问·刺腰痛》曰:"得之举重伤腰……恶血归之。"指出外伤跌仆是导致瘀血证的一大病因。《素问·痹论》曰:"病久入深,营卫之行涩,经络时疏,故不通。"阐释了久病入络,脉络不畅,往往呈现瘀血之证。除此之外,《黄帝内经》对瘀血证的治则治法也作了系统阐述,指出调和气血,祛瘀通络是瘀血证的主要治疗原则。

东汉末年张仲景开创了瘀血证治先河,《金匮要略·惊悸吐衄下血胸满瘀血病脉证》曰:"病人胸满,唇痿舌青,口燥,但欲漱水,不欲咽,无寒热,脉微大来迟,腹不满,其人言我满,为有瘀血。"此处首次明确"瘀血"病名,总结瘀血证的辨治规律,指出针对因寒邪客于经脉导致的瘀血证,应选用桂枝类方温阳散寒活血通络;对于实热导致的瘀血证,应以泻热化瘀为治疗大法。同时,张仲景创制了多首活血化瘀名方,如大黄䗪虫丸、大黄牡丹皮汤、桂枝茯苓丸等,至今仍广泛应用于临床。

隋唐至宋金元时期,瘀血理论的因机证治逐渐发展完善。《诸病源候论》《外台秘要》《备急千金要方》等代表性著作,在张仲景对瘀血证候认识的基础之上,补充了许多活血化瘀方剂和药物。陈无择在《三因极一病证方论·病余瘀血证治》中提出病后失治误治、发汗不彻底、吐血、衄血皆可致瘀。刘完素《黄帝素问宣明论方·伤寒门》曰:"燥之为病,血液衰少,而气血不能流畅。"提出燥邪致瘀。《丹溪心法·痰饮》曰:"自郁成积,自积成痰,痰挟瘀血,遂成窠囊。"首次提出瘀可以和其他病邪相兼致病,痰瘀可互结。丹溪翁创立六郁说,认为气血郁滞为郁结之本,此处的血郁,即为瘀血证的轻证或是早期状态,而运用川芎调气和血、苍术解郁行气是治疗的关键。

明代,以张景岳、傅青主、张璐为代表的医家对于瘀血证的诊治又有了新的认识。《景岳全书·血证》归纳总结瘀血证的治疗原则以"调气"为先,"血必由气,气行则血行,故凡欲治血,或攻或补,皆当以调气为先"。傅青主提出辨治妇人瘀血之病,以气血为纲,重视气血引经药物的使用。张璐则将瘀血证分而辨治,提出"上焦蓄血,犀角地黄汤主之;中焦蓄血,桃核承气汤主之;下焦蓄血，抵当汤主之"。

清代，瘀血证治理论进一步系统化，在瘀血证的诊断和治疗方面都有了总结与提升。叶天士在《温热论·舌象》中指出瘀血证的临床特征为"舌必紫暗、重者紫而肿大或紫而晦暗"。王清任提出瘀血证治的系统理论，指出外邪、外伤、情志、饮食、久病等都会致瘀；瘀血留滞的部位并不局限于某个固定部位，还可停留于脑、胸中、经络、四肢、头面等各处；治疗上，他创制了五首逐瘀汤，形成了瘀血证治疗的完整临床应用体系。唐容川则归纳了瘀血、新血、活血、祛瘀之间的关系，提出在临床实践中极为重要的"止血、消瘀、宁血、补血"的治血原则。

到了近代，张锡纯善用活血化瘀法治疗瘀血证，在《医学衷中参西录》中共创制 25 首活血化瘀方剂，如活络效灵丹、内托生肌散、定心汤等用于治疗心悸、肺痨、痈疡等诸多内外科疾病；在组方上也明显借鉴了王清任以活血化瘀为主的用药特点，并主张血瘀重症必当破血逐瘀，组方时采用破血逐瘀之品，常用乳香、没药、三棱、莪术等。

现代，关于瘀的研究一直是热点，现代学者已经提出了关于血瘀证客观化、标准化的评价指标。1996 年出版的《中国中医药学主题词表》（中医古籍出版社）以"血瘀证"作为正式主题词，1997 年国家标准《中医临床诊疗术语 证候部分》将血瘀证定为标准证名，此后，2011、2016 年将血瘀证分为寒凝血瘀证、气滞血瘀证和气虚血瘀证三种证名，血瘀证诊断标准相继出版指导临床与实验研究，对血瘀证的规范在持续推进中。

（二）"毒"的溯源

毒，泛指一切有害物质。《说文解字》中对毒的解释为"厚也，害人之草"。对人而言，"毒"就是有害的物质。而在中医古代典籍中，"毒"常与病邪相通，又或与药物、治疗通义。

溯源穷流，《五十二病方》中有"毒乌喙者"的记载，可将其视作毒邪理论的萌芽。然其初成体系，应追溯至《黄帝内经》，《素问·生气通天论》曰："虽有大风苛毒，弗之能害。"《素问·刺法论》曰："五疫之至，皆相染易，无问大小，病状相似……不相染者，正气存内，邪不可干，避其毒气。"《素问·五常政大论》中还提出风寒暑湿燥火六气，变生六淫而成毒，王冰对此注曰："夫毒者，皆五行标盛暴烈之气所为也。"明确将"毒"作为病因进行阐述探讨。

《神农本草经》详细记载了与毒邪相关的药物，其中与解毒杀毒相关的药物包括甘草、升麻、贯众等共计 73 味，可见当时已经提出了毒邪相应的治疗手段与药物。

到了汉代，《伤寒杂病论》首次提出"阴阳毒"的概念，并创立白虎汤、麻杏石甘汤等具有清热解毒功效的方剂，成为后世解毒方剂衍化的重要基础。《华氏中藏经·论五疔状候》曰："蓄其毒邪，浸渍脏腑，久不摅散始变为疔。"首次提出"毒邪"，且此时已经将毒邪学说应用于外科疾病的诊治。

晋隋时期关于毒邪的研究在毒邪学说的发展史上起到了承前启后的关键作用。王叔和在《脉经》中提出"温毒"，指出冬季感受寒邪，蕴于体内，至春季毒发为病。《诸病源候论》作为最早的病因病机证候学专著，记载了热毒、温毒、湿毒和寒毒等致病毒邪，区别于普通的六淫之邪，总结了毒邪致病规律，提出"结胸者谓热毒聚于心胸也"的论点。

唐、宋、金元时期是毒邪理论丰富发展的重要阶段，诸多医家对毒邪理论积极阐发，对毒邪的分类、致病、治疗都提出了不同见解。孙思邈的《备急千金要方》提出"时气瘟毒"。《三因极一病证方论·三因论》曰："所谓中伤寒暑风湿、瘟疫时气，皆外所因。"根据其致病特性，将毒邪归为外因。《伤寒总病论·序论》曰："凡人禀气各有盛衰，宿病各有寒热。假令素有寒者，多变阳虚阴盛之疾，或变阴毒也。素有热者，多变阳盛阴虚之疾，或变阳毒也。"认为外来病邪皆为毒，毒可分寒热，不同毒邪导致不同疾病。《素问玄机原病式·热类论》曰："伤寒误用巴豆热毒下之而热势转甚。"指出药物毒能致病。

到了明代，毒邪学说的发展更为丰富，已经将瘟疫邪气单独列为一种致病毒邪论述。吴又可编著的《温疫论》提出了"戾气"学说，即关于"毒邪之气"的理论。清代，经方大家喻昌提出"逐秽解毒法"，成为后世化浊解毒法的基础，对毒邪学说的发展起到推动作用。而叶天士、薛雪、雷少逸等对毒邪也有诸多研究，《时病论·冬伤于寒春必病温大意》曰："温热成毒，毒即火邪也。"提出热毒是热入营分炽盛的关键。到近代，张锡纯对解毒药物的运用颇有心得，提出以毒攻毒之法，其运用"洗髓丹"治疗杨梅疮，可谓"以毒攻毒"的代表。

现代学者关于毒邪提出了许多新观点，丰富和发扬了毒邪理论。毒邪的概念被广泛应用于中医学的各个领域：病因、病机、病名乃至中药学相关理论内容等，都有毒邪概念的涉及和延伸。

（三）"瘀毒"的溯源

有关"瘀毒"的最早记载可能要追溯至《养生要集》，其言："或气势相伐，触其禁忌成瘀毒，缓者积而成，急者交患暴至。"这里将"瘀毒"归属于病因，"缓积而骤发"为其致病特点。

明清之前，关于"瘀毒"的记载较少，《儒门事亲·凡在表者皆可汗式十五》曰："良久，大泻数行，秽不可近，脓血、涎沫、瘀毒约一、二斗。"这里"瘀毒"应理解为病理产物。

明清时期，对瘀毒的论述开始丰富起来。《正体类要·上卷》曰："又疗痂不结，伤肉不溃，死血自散，肿痛自消，若概行罨贴，则酝酿瘀毒矣。"《外科正宗·脑疽论》曰："随用披针左右二边并项之中各开一窍，内有脓腐处剪割寸许顽肉，放出内积瘀毒脓血不止碗许。"以上都将"瘀毒"归属于病理产物。

《瘀胀玉衡·药性便览》曰："天蚕，能治血分之痰，佐山甲透经络，以破瘀毒。用须炒末。"顾靖远提出《金匮要略》中用大黄牡丹汤治疗肠痈腹痛，认为"冬瓜仁散瘀毒，治肠痈"。《外科心法要诀·痈疽总论歌》曰："凡痈疽初起肿痛，重若负石，坚而不溃者，桑柴烘之，能解毒止痛，消肿散瘀，毒水一出，即能内消。若溃而不腐，新肉不生，疼痛不止者，用之助阳气，散瘀毒，生肌肉，移深居浅，实有奇验。"以上论述多集中于外科疾患的用药与诊治。《张氏医通·婴儿门》曰："若遍身如啼而色紫者，瘀毒壅滞，最危之兆。"这里总结了瘀毒致病特点，提出瘀毒乃危重之象。《古今图书集成·痘疹门》曰："若在初见，其血瘀而未死，及时破涤，瘀毒得活，其斑渐淡渐退，尽有可活者。"将瘀毒的内涵理解为瘀血的延伸。

综上可知，古代文献对瘀毒的论述并不多，主要见于外科诊治相关的记载中，多将其归属于病理产物范畴，并未形成系统的瘀毒病因病机学说。

总结"瘀、毒、瘀毒"三者关系，可以发现，瘀可致毒，毒复致瘀，久瘀久毒，可致瘀毒互结。瘀和毒之间互为因果，相互交织，瘀是毒产生的基础，毒是加重瘀滞的条件。瘀血为血液凝滞，积留之久的坏血，血瘀日久，旧血不去，新血不生，瘀则生变，化而成毒，侵害机体，即为瘀毒。《诸病源候论·瘀血候》曰："血瘀在内，时时体热面黄，瘀久不消，则变成积聚癥瘕也。"因毒致瘀，推动疾病进程，发展为"瘀毒互结"。毒可致瘀，毒邪内蕴，煎炼成瘀，《医林改错·论痘非胎毒》曰："温毒在内烧炼其血，血受烧炼，其血必凝。"毒邪伤络，血溢脉外而成瘀；毒阻气机，血脉凝滞而成瘀。《重订广温热论·验方》曰："毒火盛而蔽其气瘀其血。"故往往因毒致瘀，推动疾病进程，最终发展为"瘀毒互结"。

第二节　述　评

一、当代研究

（一）理论研究

1. "瘀毒"病机研究

有学者统计发现，目前关于瘀毒理论相关的研究以"综述和理论探讨以及临床研究类占据较大比重,而临床医家经验和数据挖掘,以及基础实验类研究较为欠缺"。学者们常常围绕瘀毒的基本概念,根据中医瘀毒致病的临床特点,以"瘀毒"为核心病机,从"虚、痰、热、湿、燥"等多角度探讨现代疾病的发病机制与临床防治,如从"虚瘀毒"探究高血压、冠心病等心脑血管疾病;从"痰瘀毒"角度探究肝硬化、慢性萎缩性胃炎、溃疡性结肠炎等消化系统疾病;从"痰瘀毒""虚痰瘀毒""热瘀毒""痰热瘀毒"研究肿瘤、糖尿病、干燥综合征、狼疮性肾炎等;从"湿瘀毒""燥瘀毒""虚热瘀毒""痰湿瘀毒""湿热瘀毒"研究风湿免疫病、呼吸系统疾病、内分泌疾病等。

2. 瘀毒互结是共性病机

瘀毒互结是很多疾病发生发展的共性病机。近现代以来,瘀毒理论不断发展创新,逐步完善,瘀毒互结病机指导异病同治的临床实践,其中,以针对冠心病及恶性肿瘤的治疗研究最为突出。

瘀毒互结是心血管疾病的共性病机之一。关于冠心病的瘀毒理论研究,以中国工程院院士、国医大师陈可冀团队为首,其创立了心血管血栓性疾病"瘀毒"病因学说,指出"瘀毒致变"是引发急性心血管事件的关键病机,认为"瘀血日久,酿生毒邪,瘀毒痹阻心脉,可引起病情骤变",在治疗上指出早期以活血解毒法干预,可显著提高中西医结合防治心血管血栓性疾病的临床疗效。关于应激性心肌病,有研究认为,其病机为"神机逆乱、瘀毒致变",病位在心,"调畅神志、解毒化瘀"为其治法,虚则直接补益心气,实则先解毒,再化瘀。同时,针对病毒性心肌炎,有研究指出邪毒和瘀血是其基本病机,治疗时应清热解毒和活血化瘀并用。

瘀毒是肿瘤发生发展的共性病机。张光霁教授团队在大量的临床研究及实验研究基础之上创新性地提出了瘀毒互结肿瘤病因病机理论,认为"气滞必然导致血瘀,因瘀致毒,因毒致变,瘀毒互结为肿瘤的共性病机",构建了"活血化瘀、以毒攻毒"的"瘀毒同治"治则治法,认为瘀毒两者在发展过程中相互影响、相互转化、相互胶着,瘀为毒之基,毒为瘀之甚,瘀愈重而毒愈烈,毒愈剧而瘀愈深,最终导致瘀毒互结。郑伟达教授提出"癌症瘀毒论",认为肿瘤的主要病因是"瘀"加"毒",瘀毒是一种病理产物,也是致病因素。

瘀毒也是许多其他常见内外科疾病的共性病机。国医大师张学文教授提出瘀毒和糖毒均是贯穿糖尿病足整个病程的致病因素。张作舟教授提出银屑病发展期的核心病机是"一为毒热、一为瘀滞,瘀毒胶结,相互为患,或生血燥,或致血虚"。同时,有学者研究发现,瘀毒作为血脂异常的病理产物,也是导致高脂血症进展的病理因素,治疗时应以化瘀解毒通络为主。而在便秘相关的研究中,有人提出"瘀毒损络为便秘的重要病机",行气导滞、化瘀解毒为其治疗大法。关于COPD的研究也指出,此病主要因瘀血与毒邪相互影响,肺肾阴虚,瘀毒阻于肺络而导致。

(二)临床研究

1. 瘀毒与冠心病

临床上,多种基础疾病和高危因素均可以通过诱发机体产生瘀毒,进一步引发冠心病。现代研究表明,吸烟导致的内皮功能受损是血瘀证的重要病理表现,成为冠心病的发病基础。《本草汇言》早就将烟草视为有毒之物,言:"味苦辛气热有毒。"故吸烟日久,瘀和毒内生互结,导致冠心病的发生。正如衷敬柏等的临床观察性研究所示,吸烟与血瘀型非器质性心脏病患者发病密切相关。另有一项英国的针对糖尿病患者的前瞻性研究结果表明,在2型糖尿病患者中,心血管疾病并发症的发生率与此前血糖的异常升高呈强相关。对此,中医学认为糖尿病病机多以阴虚为本,燥热为标,气阴两虚则血行无力,血行失常乃成瘀,瘀久成毒,瘀毒内蕴,最终损伤心脏功能。在瘀毒理论指导下,当代医家认为活血化瘀解毒法是治疗冠心病的基本治法。中国工程院院士、国医大师陈可冀团队提出"瘀毒是心血管血栓性疾病的重要病因病机",指出在临床中运用活血解毒法是治疗冠心病稳定期——"瘀毒内蕴"高危患者的有效方法,其常用的方剂有四妙勇安汤、黄连解毒汤。国医大师雷忠义发现冠心病、心绞痛患者时常兼有胸部闷痛的表现,同时伴有脘闷纳呆,舌紫暗苔腻,脉滑或涩等痰瘀毒互结之象，治以宣痹散结、通络解毒，自拟加味瓜蒌薤白汤，临床常获良效。孙媛认为血瘀热毒是冠心病的基本病机，以活血解毒立法，强调清热，选用金银花、当归、玄参、赤芍、川芎、丹参等组方。张锐发现本病由脏腑虚损、气血阴阳失调所致，在多种因素互相作用之下，最终体内产生毒邪，因而治疗时在益气化瘀基础上常联合清热解毒法。

2. 瘀毒与恶性肿瘤

在瘀毒理论的指导下，瘀毒同治为瘀毒互结型恶性肿瘤的基本治则，化瘀解毒、益气扶正为基本治法。张光霁教授团队认为"因瘀致毒、因毒致变、瘀毒互结"是恶性肿瘤关键的病机之一，首次提出"消滞化瘀、以毒攻毒，瘀毒同治"的肿瘤治则，运用三氧化二砷注射液联合丹参酮胶囊展开临床试验，发现瘀毒同治法针对瘀毒互结证的肝癌患者确有疗效。郑伟达教授则以"癌症瘀毒论"为指导，辨证治疗以消化道肿瘤为主的恶性肿瘤，基于癌症"瘀毒"理论和"化瘀解毒"立法，研发出针对肝癌的慈丹胶囊。刘沈林教授提出"脾虚瘀毒"病机学说，以"益气健脾、消癥散结"为胃癌治疗原则，自拟健脾养正消癥方。张影等通过观察正气亏虚、瘀毒内结证型的肿瘤患者，发现扶正化瘀解毒法对肿瘤患者的证候积分、疼痛评分等都有改善作用。国家级名老中医郁仁存认为益气活血解毒法是治疗肿瘤的关键法则，晚期肿瘤患者血黏度增高，易发生微循环障碍，用药时需增加活血药比例；肿瘤进展过程中，病邪郁久化热，"热毒"症状明显时，应增加清热解毒药物；若是合并转移，根据转移部位与程度，调配益气、解毒方药比例。

3. 瘀毒与其他病证

国医大师张学文教授针对糖尿病足，提出分期而治：疾病初起，瘀毒阻滞脉络，以血府逐瘀汤合黄芪桂枝五物汤加减；感染坏死阶段，湿热浊毒蕴结，以清热泻浊解毒之法，多用清热解毒及清热燥湿药物；恢复期，强调扶正祛毒、补虚消邪，以八珍汤或者人参养荣汤加减；而在阴液亏虚后期，则以滋阴清热、化瘀排毒为治法，可用仙方活命饮加减，可以看出"瘀毒"病机贯穿始终。缪志伟则从瘀毒论治溃疡性结肠炎，认为其属于中医学"久痢"范畴，"瘀血阻络乃久病之根"，其病机为湿热之邪，蕴积肠腑，气滞血瘀，产生瘀血，同时湿热之邪，日久化毒，最终"伏毒不解，邪恋正虚"，酿成"久痢"，自拟"白血汤"清热解毒、活血止痢。杨成宁对高脂血症型急性胰腺炎展开中医临床研究，发现此病以"热、湿、毒、瘀"为标，"阳明内伤，腑气不通"为实，提出"清热化湿解毒、化瘀攻下存阴"之法，自拟清解化攻方，以和解少阳为枢纽，通腑降气、活血解毒治疗急性胰腺炎。钟先鸿从瘀毒出发对脓毒症进行探究，提出脓毒症的病机为正虚毒结，脉络瘀滞，以"扶正祛邪，清热解毒，通腑泄热，活血化瘀"为治疗原则，根据疾病进展时期，分期论治，其初期主要表现为毒热内盛证、瘀毒互结证两大证候，故施以清热解毒、活血化瘀法。

（三）实验研究

关于血瘀证的实验研究，有学者运用代谢组学研究血瘀证，发现血瘀证的差异代谢产物涉及炎症、氧化应激、能量代谢等多条生物分子信号通路。具体到不同的疾病会有更确切的指征：如在心血管系统疾病的血瘀证中，动脉壁内皮细胞损伤为始动因素，血小板黏附聚集、释放生物活性物质和平滑肌细胞增殖为血瘀证发展的主要环节，脂质浸润，动脉壁弹性纤维破坏，最终动脉管腔狭窄，此为血瘀证的病理结局。有学者在关于动脉粥样硬化的研究中发现，血液流变性异常、血小板活化及血管内皮损伤是血瘀证候的重要生物学表现。同时，活血化瘀方药被发现可以通过抑制平滑肌细胞增殖、抑制血小板功能及调节前列腺素与血栓素平衡、抑制脂质过氧化反应治疗血瘀证。

关于毒邪的实验研究，大多从氧自由基、炎症介质和组织因子几方面展开。有学者提出造成脂质过氧化损伤的氧自由基属于内源性热毒。在炎症反应过程中，有多种炎性因子参与其中，而活血化瘀类药物可有效降低炎症因子水平；运用清热解毒药物则可有效降低血脂，拮抗内皮素、抑制平滑肌细胞增殖及抑制血小板聚集。同时，有研究发现血浆中异常升高的甘油三酯、总胆固醇、低密度脂蛋白都是致病的危险因素，这些物质本来是人体正常生理活动所必需的，但由于代谢障碍，超出了其生理需要量，就形成了"毒"，转化为致病物质。

关于"瘀毒"的实验研究中，大量现代研究也从药理学、生理学等角度证明"瘀毒理论"的科学性，为指导临床提供生物学基础。中国工程院院士、国医大师陈可冀团队发现，血液中多种炎症血栓相关因子可能是在急性心血管事件发生时的"瘀毒内蕴"微观表征。郑伟达教授团队则发现慈丹胶囊能明显抑制肿瘤血管新生，纠正机体高凝状态，减少癌栓形成，防止癌症复发和转移。张光霁教授团队基于"瘀毒互结"肿瘤病机理论开展"瘀毒同治"特色理论及抗肿瘤创新药物研究，从临床常用的抗肿瘤中药中筛选出活血化瘀之丹参及以毒攻毒之三氧化二砷，深入开展抗肿瘤作用及机制等研究，发现三氧化二砷与丹参配伍可显著抑制肝癌裸鼠移植瘤生长，能抑制抗凋亡相关蛋白表达，促进肝癌细胞凋亡；隐丹参酮联合三氧化二砷则能够调控巨噬细胞极化，通过影响糖酵解发挥抑制肝癌增殖的作用。以上实验研究从不同角度对瘀毒理论进行了现代科学解读，从一定程度上揭示了"瘀毒"的科学内涵。

二、研究局限与未来展望

近年来，学者们对瘀毒的研究涉及理论、临床和基础实验研究，但其研究深度与广度皆有待提高，距形成成熟完整的理论体系还有一定差距。目前的研究结果，虽然具备了一定的科学事实与科学定律，但是缺乏系统性与完整性，还未总结归纳出瘀毒理论指导疾病的系统性架构，特别是瘀毒的科学内涵还没有说清楚、讲明白，尚未完整提出具有指导与研究意义的关于瘀毒理论和实践的科学假说。

因此，关于瘀毒理论的研究仍有较大的挖掘空间。第一，要加强瘀毒理论文献的系统性研究，进一步完善瘀毒理论的内涵；第二，由于瘀毒理论涉及临床许多疾病，应建立规范化的瘀毒证诊断标准，有效指导临床实践与研究；第三，要进一步进行分子生物学的研究，寻找生物标志物，分析清楚科学内涵。第四，要注重多学科交叉融合，各研究团队之间要加强合作交流，系统化、整体化推进瘀毒理论的研究，才能真正推动瘀毒理论完善和发展，最终更好地服务和指导临床。

第三节 名家思想

一、国医大师周仲瑛教授从癌毒论治肿瘤

关于恶性肿瘤的临床辨治，国医大师周仲瑛教授认为"癌肿虽病在局部，但失调在脏腑，虚损在全身。癌毒缊结脏腑，阻滞气机，引起相关脏腑经络功能的失调"。周仲瑛教授认为在癌肿早期，以癌毒留结为先，气滞津凝，痰阻血瘀，痰瘀癌毒搏结；中期，癌毒搏结与功能失调并现；晚期，脏腑广泛病损，正气亏虚难复，癌毒、痰瘀、虚损同时存在。因而在临床治疗上，周仲瑛教授提出分期而治，抗癌解毒、辅之扶正的治疗原则贯穿始终。

验案举隅

李某，女，40岁。2012年9月28日因"肝肿瘤、腹膜间皮瘤术后，肝包膜下转移"前来就诊。患者自诉右下腹胀痛，呈一过性，矢气则舒，大便调，胃纳不馨，口干渴，经量减少伴经血色暗，带下增多，两下颌及颈部伴发皮疹，自觉瘙痒，舌苔薄黄腻、质红略暗，脉细弦。周仲瑛教授辨证

为正气亏虚，癌毒留结，气滞津凝，血瘀痰凝，痰瘀癌毒搏结。处方：制鳖甲（先煎）15g，太子参12g，麦冬10g，北沙参10g，焦白术10g，薏苡仁15g，龙葵20g，白花蛇舌草20g，半枝莲20g，石见穿20g，山慈菇12g，制僵蚕10g，制天南星10g，莪术10g，白毛夏枯草15g，泽漆15g，八月札12g，漏芦15g，土茯苓25g，仙鹤草15g，天葵子15g，紫草10g，玄参10g，菝葜25g，肿节风20g，败酱草15g，生地黄12g，土鳖虫5g，鸡血藤15g，丹参15g，制何首乌10g，益母草10g，地肤子15g，苍耳子15g。共21剂，每日1剂，早晚分服。

按语 本案处方充分体现了周仲瑛教授治疗癌肿早中期，以扶正固本、活血化瘀、抗癌解毒、多脏兼顾为主的治疗特点：首先以白花蛇舌草、半枝莲、山慈菇、石见穿清热解毒，配以莪术、土鳖虫等活血消瘀化积，制鳖甲、制天南星、制僵蚕、泽漆软坚消癥，共同攻逐癌毒；又以焦白术、薏苡仁健脾利湿；土茯苓、地肤子清热化湿；麦冬、北沙参、太子参、生地黄益气养阴、补肺益肾；全方配伍解毒活血、消痰化瘀，又以脾肝肺肾四脏同调，扶正祛邪。本案中机体正气耗伤，邪毒入里，癌毒与气血痰湿搏结，治疗时补泻兼施、多脏兼顾，预防传变，阻断癌毒深入机体，起到控制病势的作用，而消痰、解毒、化湿等治法的运用，在控制病情的同时，又能阻止痰瘀等病理产物与癌毒反复搏结，化瘤消癥，最终达到破毒新生的疗效。

二、国医大师张学文教授从虚痰瘀毒辨治冠心病

国医大师张学文教授认为冠心病大多与体质、饮食、情志等因素所致的痰瘀毒损伤有关，因此提出应从虚、痰、瘀、毒论治冠心病。冠心病的病程较长，从最初病邪蓄积体内到最终发病，虚、痰、瘀、毒贯穿始终，在整个疾病发展过程中呈现虚实夹杂的特点。临床上根据不同阶段的表现特点，分为气阴两虚证、气滞血瘀证、痰瘀交夹证、毒瘀互结证，对应不同证型分别以益气扶正、理气活血、化痰降浊、化瘀解毒治之，方以解毒祛瘀通脉汤为基础，辨证化裁。

验案举隅

患者，女，60岁。2011年9月19日因"反复胸痛胸闷10年，加重6个月"就诊。患者自觉胸部刺痛，疼痛部位固定，夜间尤甚，头痛伴面红目赤，气促，口中异味，口苦口干，恶心呕吐，面发斑疹，口唇晦暗青紫，尿色黄赤，大便秘结，舌质紫暗紫斑伴舌下脉络迂曲，苔黄燥，脉涩。治以清热解毒，活血化瘀。处方：灵芝12g，西洋参6g，白花蛇舌草15g，黄芪30g，蜈蚣1条，乌梢蛇10g，延胡索15g，焦三仙各15g，黄精12g，白芍15g，白术10g，三七粉3g，红花6g，桃仁10g，郁金12g，酸枣仁15g，夜交藤30g。2011年9月29日二诊：患者诉胸部刺痛明显减轻，疼痛部位局限，夜间发作次数明显减少，面红目赤、气促、口中异味、口苦干等症状消失，在原方基础上，加大活血药物剂量，继续服用。2011年10月8日三诊：诸症明显减轻，胸部局限性刺痛偶发，嘱患者每日单服三七粉3g。后随访，患者诸症好转，胸痛胸闷未作。

按语 张学文教授认为患者为温病后期，炽热之邪入侵机体，日久化毒，热毒伤津耗液，津伤而血燥，失去濡养，血行瘀滞脉道，毒瘀互结，合而为病，致心脉痹阻不通，治疗时以清热解毒药除致瘀之因，活血化瘀药疗热毒之果，两药合用共奏清热解毒、活血化瘀之效。同时，应注意虚、瘀、痰、毒贯穿此病始终，病程日久，机体虚弱，临床治疗时宜徐徐祛之，故应采用"化痰消瘀，磨膏灭毒"法。具体治疗时，根据不同症状，辨证施治，佐以不同药物，如痰湿为主，以化膏浊、消痰湿、健脾运脾为主，兼以扶正；如瘀血甚夹有痰，应消瘀化痰；如毒邪积聚，又与瘀血痰湿相合为病，病邪深重，以化痰消瘀，磨膏灭毒为法，佐以扶正，徐徐图之。

三、全国名老中医张作舟教授从瘀毒辨治银屑病

第一批全国老中医药专家学术经验继承工作指导老师张作舟教授在长期临床实践中，总结归纳出独有的银屑病辨治体系，提出从"瘀毒"辨治银屑病，认为"瘀毒热结"是银屑病进展期的核心病机，治以清热解毒、活血化瘀，自拟解毒活血汤，随证加减，灵活用药，祛邪不忘扶正。

验案举隅

患者，男，43岁。1998年7月21日因"全身泛发红斑鳞屑26年，加重1个月"就诊。患者26年前无明显诱因下双侧小腿出现片状红斑，上覆细薄鳞屑，伴轻度瘙痒，诊断为银屑病，之后患者病情反复，逐年加重，冬重夏轻。1个月前无明显诱因下出现皮损增多，泛发全身，瘙痒无度，夜不能寐。现患者肌肤干燥甲错，瘙痒疼痛，伴有低热，口干口渴，夜寐不安，且平素情志不畅，大便偏干，小便短赤。舌红苔薄白，脉弦滑。治以清热解毒，化瘀通络。处方：生石膏（先煎）50g，龙胆草12g，蒲公英20g，白花蛇舌草20g，赤芍10g，三棱10g，莪术10g，牡丹皮10g，紫草10g，白英30g，蛇莓30g，半枝莲20g，龙葵15g，甘草10g。14剂，每日1剂，水煎，分早晚两次温服。同时予银屑霜外用，早晚各1次。

按语 本案为典型的瘀毒热结型银屑病。患者病程日久，热毒之邪稽留血分，毒邪走窜，遍布周身，煎熬阴血，加之平素情志不畅，肝气郁滞，气机不调，血行不畅，导致瘀血内停，脉络瘀滞，瘀毒胶着，故皮损迁延不愈，治以清热解毒、化瘀通络，予解毒活血汤加减，配合银屑霜，内外同调。方中蒲公英、白英、白花蛇舌草、蛇莓、半枝莲、龙葵清热解毒；三棱、莪术破血祛瘀、行气止痛，既可通经脉，又因其性温可防过于苦寒，败伤脾胃；甘草则既清热解毒又能调和诸药。本案治疗时"从毒、从瘀论治，解毒不忘活血，活血以解毒为先"，强调清热凉血解毒药与活血化瘀药配合使用，因势利导，予邪以出路，则毒去瘀消，气血相合，诸症皆除。

第四节　推荐文献

刘月颖，赵正奇，梁玮钰，等，2023. 从"炎-癌转化"过程论胃癌瘀毒互结病机演变的内涵[J]. 中华中医药杂志，38（6）：2518-2521.

赵正奇，梁玮钰，杨楚琪，等，2023. 从"瘀毒互结"探讨结直肠癌的病机特点和治疗[J]. 北京中医药大学学报，46（6）：869-873.

徐楚韵，张光霁，2023. 试从"瘀毒互结"病机理论探析肝癌的发病机制[J]. 中华中医药杂志，38（4）：1469-1472.

王文婷，刘艳飞，李逸雯，等，2023. 基于"瘀-毒-虚"探讨糖尿病血管钙化的发病机制及中医药防治策略[J]. 中国实验方剂学杂志，29（18）：183-189.

姜涛，朱爱松，杨丹倩，等，2021. 肿瘤"瘀毒"病机理论诠释[J]. 浙江中医药大学学报，45（3）：229-231，239.

鲁军，杜仲燕，赵正奇，等，2021. 论"调气和阴，祛瘀解毒"在慢性萎缩性胃炎治疗中的重要作用[J]. 浙江中医药大学学报，45（11）：1213-1217，1222.

尚青华，徐浩，史大卓，等，2021. 冠心病血瘀证"瘀毒"病机转变的蛋白质组学研究[J]. 中西医结合心脑血管病杂志，19（22）：3825-3829.

张光霁，徐楚韵，2019. 基于中医病机"瘀毒互结"致病理论的肿瘤"瘀毒同治"特色理论及抗肿瘤创新药物研究[J]. 浙江中医药大学学报，43（10）：1052-1057.

李晓娟，陈滨海，杨雪静，等，2019. 气虚血瘀证支气管肺癌患者"瘀毒"病机的临床研究[J]. 中华中医药杂志，34（2）：773-777.

王安璐，徐浩，陈可冀，2020. 从肠道菌群及其代谢物探讨冠心病瘀毒理论[J]. 中国中西医结合杂志，40（4）：490-492.

第五节 参 考 文 献

蔡小平，魏征，2013. 恶性肿瘤中医证治新理论：瘀毒论[J]. 辽宁中医杂志，40（3）：465-466.

程海波，王俊壹，李柳，2019. 癌毒病机分类及其在肿瘤临床治疗中的应用[J]. 中医杂志，60（2）：119-122.

代丹，王新苗，何春燕，等，2021. 张作舟从"瘀毒"辨治银屑病经验[J]. 中医杂志，62（2）：104-107，137.

董斌，刘绪银，姜良铎，等，2021. 国医大师张学文从虚、痰、瘀、毒辨治冠状动脉粥样硬化斑块[J]. 湖南中医药大学学报，41（8）：1141-1145.

郭仁清，2011. 周仲瑛教授癌毒理论与消化系恶性肿瘤的辨治实践[D]. 南京：南京中医药大学.

韩学杰，沈绍功，1998. 痰瘀相关病因初探[J]. 中国中医基础医学杂志，4（8）：45-47.

刘绪银，2011. 益心宽胸通痹治疗冠心病：国医大师张学文治疗心系疾病经验[J]. 中医药导报，17（8）：1-3.

缪志伟，叶柏，2019. 从瘀毒论治溃疡性结肠炎临证心得[J]. 江苏中医药，51（11）：44-46.

潘祥宾，刘影哲，2007."脾实证"在高脂血症成因中作用的探讨[J]. 中医药信息，24（3）：63.

师卿杰，李明晓，李郑生，2022. 国医大师李振华从虚、浊、瘀、毒、衰论治慢性肾功能衰竭经验介绍[J]. 新中医，54（24）：197-201.

宋超群，于敏，白晓甜，等，2022. 基于数据挖掘的国医大师南征治疗气阴两虚兼瘀毒型消渴肾病用药规律研究[J]. 北京中医药，41（9）：1053-1056.

孙媛，2013. 从瘀毒论治冠心病体会[J]. 天津中医药，30（2）：94-95.

锁苗，李惠林，赵恒侠，等，2020. 国医大师张学文从内生毒邪论治糖尿病足[J]. 中医学报，35（4）：807-810.

王小坤，2012. 周仲瑛教授运用复法辨治胃癌经验研究[D]. 南京：南京中医药大学.

武雪萍，2012. 雷忠义主任医师治疗冠心病的学术思想和临床经验研究[D]. 北京：中国中医科学院.

武雪萍，范红，刘超峰，等，2012. 加味瓜蒌薤白半夏汤治疗冠心病痰瘀毒互结证的临床观察[J]. 世界中西医结合杂志，7（9）：800-801.

肖莉，郭军，叶放，2014. 国医大师周仲瑛教授对753例慢性肝炎病机辨识经验研究[J]. 中华中医药学刊，32（10）：2461-2465.

肖作鹏，张莹，刘沈林，等，2023. 健脾养正消癥方配合紫杉醇类化疗对脾虚瘀毒型进展期胃癌预后生存的临床研究[J]. 中医药信息，40（2）：61-65.

徐浩，史大卓，殷惠军，等，2008."瘀毒致变"与急性心血管事件：假说的提出与临床意义[J]. 中国中西医结合杂志，28（10）：934-938.

杨成宁，刘礼剑，刘锟荣，等，2021. 清解化攻方辅助治疗瘀毒互结型高脂血症性急性胰腺炎的临床观察[J]. 广西医学，43（24）：2928-2932.

杨雯靖，张甘霖，杨国旺，2020. 益气活血解毒法指导的晚期肿瘤个体化治疗[J]. 国际中医中药杂志，42（2）：181-182.

张光霁，徐楚韵，2019. 基于中医病机"瘀毒互结"致病理论的肿瘤"瘀毒同治"特色理论及抗肿瘤创新药物研究[J]. 浙江中医药大学学报，43（10）：1052-1057.

张鹏飞，张文风，2021. 周仲瑛复法治疗肿瘤[J]. 吉林中医药，41（3）：348-352.

张锐，2015. 益气化瘀解毒汤治疗冠心病心绞痛65例疗效观察[J]. 当代医学，21（14）：155-156.

张文江，苗青，张燕萍，2011. 从瘀毒论治慢性阻塞性肺疾病浅析[J]. 北京中医药，30（12）：907-909.

张影，罗银星，蔡小平，等，2012. 扶正化瘀解毒法治疗恶性肿瘤96例临床观察[J]. 中药与临床，3（5）：22-24.

郑伟达，郑东海，2014. 癌症瘀毒论[M]. 北京：中国中医药出版社.

钟先鸿，2013. 脓毒清治疗脓毒症（瘀毒互结证）的临床疗效观察[D]. 哈尔滨：黑龙江中医药大学.

衷敬柏，王在意，张京春，等，2004. 吸烟与血瘀相关性的病例对照研究[J]. 中国中医基础医学杂志，10（8）：60-70.

周梅，2018. 肠积方联合卡培他滨治疗老年中晚期大肠癌（脾虚瘀毒型）近期疗效观察[D]. 长沙：湖南中医药大学.

第 26 论　论邪正相搏

邪正相搏，是中医病机理论中发病学的重要组成部分。正气与邪气的相互斗争，存在于疾病发生发展的全过程中，邪正相搏的态势与胜负，决定了疾病是否发生，也影响着病证的性质和疾病的发展与转归。把握好邪正相搏的进退机制，有助于认识正邪发展态势，把握疾病的发展动态，进一步完善中医学理论体系。

第一节　概　　论

一、理论内涵

（一）邪正相搏的基本概念

1. 正和正气的概念

正，是指自然和社会环境及人体内一切正常、正当的因素，与邪相对而言。在中医学中，正气是正的一部分，是一身之气相对邪气时的称谓，泛指人体精、气、血、津液等生命物质和脏腑经络等组织结构的正常功能活动，以及各种维护健康的能力。

2. 邪和邪气的概念

邪，是指自然和社会环境及人体内一切不正常、不正当的因素。在中医学中，邪包括存在于外界或由人体内产生的各种具有致病作用的因素，如六淫、疠气、外伤、虫兽伤、寄生虫、七情内伤、饮食失宜、痰饮、瘀血、结石等。在中医学中，邪气是邪的一部分，指那些不易被人察觉、看不见摸不着，或者是害人无声息的邪，如六气异常、七情内伤等。

3. 邪正相搏的概念

邪正相搏，在中医学中是指邪气与正气的交争，具有动态变化的特性，双方力量对比随其变化而发生此消彼长，由此形成疾病的发展演变过程，是疾病发生、发展和转化的基本原理。邪正相搏的胜负，不仅决定发病与不发病，也关系着病证的性质与发病转归。邪正相搏贯穿于机体全生命周期，是推动疾病发生发展和演变的根本矛盾。

（二）邪正相搏致病的基本原理

1. 决定发病与否

正气充足，邪气衰弱，则机体不受邪气的侵袭，正胜邪退，故不发病。邪气亢盛，致病能力强，超越了正气的抗损害能力，外邪得以侵入人体，或内生邪气亢盛，进一步损害机体，造成机体阴阳失调，邪胜正负，故发病。

2. 决定证候类型

疾病发生后，证候的类型与性质、病情轻重与转归，都与邪正相搏程度有关。正盛邪实，多形成实证；正虚邪衰，多形成虚证；邪盛正虚，多形成虚实夹杂证或危证。感邪轻而正气强，不易传变，病位表浅，病情轻，疗效和预后好；感邪重而正气弱，易于传变，病位较深，病情重，疗效和预后差。

二、学术源流

先秦时期，以《黄帝内经》为代表著作，提出了邪正相搏致病的理念，有大量关于邪正相搏的阐述，为明确疾病的发生发展过程奠定了坚实的理论基础，《素问·刺法论》曰："正气存内，邪不可干。"《素问·上古天真论》曰："恬淡虚无，真气从之，精神内守，病安从来。"《灵枢·本脏》曰："志意和则精神专直，魂魄不散，悔怒不起，五脏不受邪矣。寒温和则六腑化谷，风痹不作，经脉通利，肢节得安矣。此人之常平也。"《黄帝内经》认为致病邪气必须是在人体正气虚衰的情况下，才能侵入机体而引发疾病。对待发病过程，强调正气盛衰是发病的根本。

秦汉时期，随着《难经》《神农本草经》《伤寒杂病论》的相继成书，中医学理论体系已基本建立，其中关于邪正相搏的疾病发生学理论也得以进一步发展。《伤寒论·辨太阳病脉证并治》曰："血弱气尽，腠理开，邪气因入，与正气相搏，结于胁下，正邪分争，往来寒热，休作有时。"指出正气亏虚，邪气乘虚而入，正邪相争，是发病产生寒热往来的主要原因。《金匮要略·脏腑经络先后病脉证》曰："若五脏元真通畅，人即安和，客气邪风，中人多死……若人能养慎，不令邪风干忤经络……不遗形体有衰，病则无由入其腠理。"更加突出强调了正气与邪气在疾病发生发展过程中的重要关系。

魏晋隋唐时期，病因病机理论有了进一步发展，我国第一部病因病机证候学专著《诸病源候论》和第一部医学百科全书《备急千金要方》相继问世，两者在邪正相搏的观点上均有进一步阐释。《诸病源候论·风病诸候》曰："五脏处于内，而气行于外。脏实者，邪不能伤。虚则外气不足，风邪乘之。"体现了正虚邪实，则邪气入侵的发病机制。《备急千金要方·论治病略例》曰："夫百病之本……又有冷热劳损，伤饱房劳，惊悸恐惧，忧恚忤伤；又有产乳落胎，堕下瘀血；又有贪饵五石，以求房中之乐。此皆病之根源，为患生诸枝叶也。"强调了各种原因导致的正气亏耗，为疾病发生的根本原因，正气不足，无力抗邪，则可变生诸病。

宋金元时期，医学发展迅速，流派纷呈，成果较多，以陈言《三因极一病证方论》和金元四大家的相关著作为代表。《三因极一病证方论·三因论》曰："六淫者，寒暑燥湿风热；七情者，喜怒忧思悲恐惊。若将护得宜，怡然安泰，役冒非理，百疴生焉。"强调了调养将息，维护正气充足，以抵抗邪气入侵，避免发病的重要性，与仲景"若人能养慎……不遗形体有衰，病则无由入其腠理"一脉相承。金元四大家则从不同的病机入手，多角度、多方面地阐释了邪正相争而发病的机制概要，各有创见，丰富和发展了中医病机学理论。如《脾胃论·脾胃虚实传变论》曰："元气之充足，皆由脾胃之气无所伤，而后能滋养元气。若胃气之本弱，饮食自倍，则脾胃之气既伤，而元气亦不能充，而诸病之所由生也。"《丹溪心法·六郁》曰："气血冲和，万病不生，一有怫郁，诸病生焉。"等等。

明清时期，中医学最具代表性的理论创新与突破当属温病学说，吴又可、叶天士等众多医家贡献了诸多独到见解，使中医学理论体系更加完善。具体到邪正相搏而言，诸家亦从各个角度进一步完善了发病的主要原理。《温病条辨·问心堂温病条辨原病》曰："每岁之温。有早暮微盛不等，司天在泉，主气客气，相加临而然也……盖时和岁稔，天气以宁，民气以和，虽当盛之岁亦微；至于凶荒兵火之后，虽应微之岁亦盛，理数自然之道，无足怪者。"强调正气与邪气的盛衰不同，会导致不同的发病结果。

近现代时期，随着西方文明的传入，中西医文化产生了新的碰撞，涌现出中西医汇通的思维浪潮，其中以张锡纯《医学衷中参西录》为主要代表。《医学衷中参西录·柴胡解》中提到："夫小柴胡汤，系和解之剂，原非发汗之剂……然足少阳之由汗解原非正路，乃其服小柴胡汤后，胁下之邪欲上升透膈，因下后气虚不能助之通过……此际几有正气不能胜邪气之势，故必先蒸蒸而振，大有邪正相争之象，而后发热汗出而解，此即所谓战而后汗也。"借柴胡剂详细分析了正邪交争的机制。

新中国成立后，中医学经过梳理，理论更加系统规范，1961年出版的全国中医学院试用教材《内经讲义》（人民卫生出版社）明确提出"正气虚是形成疾病的主要原因，外邪乃是构成疾病的条件""外因必须通过内因才能致病"，认为"正气的强弱有差异，病邪的性质有不同，受邪的程度有轻重，邪中的部位有浅深"，发病表现千差万别。1984年出版的高等医药院校教材《中医基础理论》（上海科学技术出版社）认为"致病因素（邪）是发病的重要条件，正气不足或相对不足是发病的内在根据"，强调"正气在发病中的主导地位"，又指出邪气"在一定的条件下甚至可能起主导作用"。

第二节 述　　评

一、当　代　研　究

（一）理论研究

1. 邪正相搏的内涵挖掘

邪正相搏是发病的基础，邪正盛衰决定了疾病的程度和转归。现代医家也对邪正相搏导致疾病发生进行了深入挖掘与研究，赋予了邪正相搏新的理论内涵。

在正气与邪气的具体内涵方面。"正"是指自然界正常、正当的因素，包含有形和无形两种形态。韩承谟认为，祖国医学中的邪正，其实际意义简单地说就是"变与常"，是一切的病理现象及原因和一切的生理现象及原因。张光霁对邪、邪气、致病因素、病因的区别与联系作了详细论述，认为邪与邪气不同，邪是一切不正常、不正当的因素，邪气是邪的一部分，是指那些不易被人察觉、看不见摸不着，或者是害人无声息的邪。邪和邪气可以独立于人体而存在，也可以影响人体，成为可能导致疾病的因素，即致病因素。而邪（邪气）未影响人体是不可能成为致病因素的。未导致疾病的致病因素不是病因，已经引起疾病的致病因素是病因。将邪、邪气、致病因素、病因的概念进一步厘清，角度新颖，立意独特，丰富了邪和邪气的理论内涵。

在邪气与正气的相互关系方面。邱素在研究中比较全面地总结出正气与邪气的相互关系，主要表现为正气与邪气相互对立，是疾病的正反两面；正气与邪气在疾病过程中相互依存，不孤立存在；正气与邪气相互吸引，共同作用而发病；正气与邪气相互斗争，其斗争态势不同，发病结果及疾病转归也不尽相同；正气与邪气存在消长盛衰的动态变化，或此消彼长，或共同增减，代表着不同的疾病走向。正气与邪气相互转化，使正气和邪气的性质和力量消长在发病过程中更加复杂多样。从不同维度概括出邪气与正气的相互关系，丰富了邪正相搏的理论内涵。

在邪正相搏与发病方面，王德春认为，邪正两个方面在发病中的地位和作用，应该根据发病的不同情况进行分析。邪气过盛，则邪气本身可以冲破人体的抵抗屏障而引起疾病发生，这种情况下邪气占主导地位。而当人体正气亏虚时，本身就可以使人体内外环境失衡而发生病变。这时，正气亏虚对疾病的发生就起着决定性的作用。而在其他大多数情况下，正气和邪气在发病的过程中有着同等重要的作用，两者斗争决定了疾病的发展态势和方向。胡希恕则认为，"正邪交争"是人体试图排除致病因素的过程，是一连串的状态、一系列证型的有序集合。正邪斗争的过程，首先决定发病与否；其次是病态下人体趋向健康，排除疾病状态的态势，这种态势的存在是永恒的、可观的，具有一定的可重复性；在治疗过程中，药方的效果与疾病的"势"越相合，治疗效率越高，反之则会"坏病"，更加全面地概括出正邪交争的动态过程，为临床治疗提供了新的思路。

2. 邪正相搏与阴阳失衡

研究发现，正气与邪气和阴阳双方的内在关系十分相似，诸多学者对正邪与阴阳的区别与联系进行了深入研究与剖析。

关于阴阳和正邪的区别和联系，多数学者认为两者有相似之处，但意义和内涵存在着明显的不同。如张新渝等认为正邪与阴阳都属于矛盾范畴，但各自的相互关系截然不同。第一，对立的内涵不同。阴阳对立的双方相反且相互关联，而且永恒客观存在，正邪对立只有在双方纠集并发生互损作用时才产生存在。第二，互根的内涵不同。阴阳的互根是阴阳双方都以对方的存在为自己存在的前提和条件，而正气与邪气各自不仅可以同时存在，还可以脱离对方单独存在，互不相干。第三，消长的内涵不同。阴阳消长是永恒的、绝对的，而正邪的消长是暂时的、相对的，以邪气的存在为前提。阴阳消长是互助的，而正邪的消长只有互损而没有互助，更不可能互资、互补。第四，阴阳的转化是阴阳消长由量变到质变的结果，而正邪斗争则不存在着相互转化，双方力量对比及其互损作用导致了疾病的变化，并非双方量与质的互变，详尽地分析出了正邪关系和阴阳关系相互之间的区别与联系。

3. 邪正相搏与辨证理论

中医辨证是中医理论的重要组成部分，包括六经辨证、八纲辨证、卫气营血辨证、脏腑辨证等。研究发现，每一种辨证方法都是建立在对正邪斗争态势的判断与分析基础上进行的。关于六经辨证，徐强详细分析了六经辨证中正邪相争的不同形式，如太阳病证，风寒邪气侵袭体表，阳气与之交争，故为正邪相争于表；阳明病证，邪实入里，正气充盛，交争激烈，故为正邪剧争于里，等等。关于八纲辨证和卫气营血辨证，张景文指出，阴、阳、寒、热、虚、实、表、里八纲辨证处处蕴含了邪正斗争的思想，而卫气营血辨证，由浅入深，由表入里，也代表了在温病中正邪斗争的一般发展态势。而关于脏腑辨证，余永鑫等则通过分析各个脏腑正气、邪气的具体内涵及其相互斗争的发展关系，总结出脏腑气血阴阳病证繁杂，虚实相兼，但总不离正邪二纲的结论。合理运用脏腑正邪辨证，明辨脏腑正邪势力，即可达到祛邪而不伤正，扶正而不留邪的最佳疗效，进一步拓展了邪正相搏的理论内涵。

4. 邪正相搏与现代免疫学

邪正相搏理论与现代医学中的免疫学理论等内容有极大的相似之处。李庆生等认为，微生态和免疫功能平衡与非平衡的变化过程就是"邪正相争"的具体变化过程。赵俊先等提到，人体微生态、免疫功能与中医学"正邪"相争机制存在相关性，存在并体现于人体内菌群及免疫功能的平衡与非平衡关系中。上述研究发现邪正相搏理论和现代免疫学的相关性，为推进中西医结合诊疗做出了新的理论探索，提出了祛除邪气，调补正气，提高机体免疫力的中西医辨治理论。

（二）临床研究

1. 扶正祛邪与治未病理论的关系

扶正祛邪是防治疾病发生、发展的调治总则。正气和邪气存在于生命活动的每个过程，随着邪气的侵袭，正邪之间总是不停地发生着斗争运动，并不断取得动态平衡，以维持生命的延续，这是生命运动的常态。一旦这种平衡被打破，就会发生疾病。因此正邪斗争是生命活动的基本特征，无论是未病状态、欲病状态，还是已病状态，正邪斗争都是持续的，不断进行着的。因此，为使人体保持动态平衡，预防疾病发生，或使疾病发生后向好向愈发展，对在未病、欲病、已病、愈后等不同状态下邪正相搏理论的应用研究是非常必要的。

邪正相搏理论在未病先防中的应用　人体处于健康状况或处于无证可辨的"健康"状态，都属于一种相对平衡的状态，是邪正相搏动态平衡的体现，为了防止疾病的发生，需要未病先防。而中医食疗、外治法等非药物疗法也蕴含了邪正相搏理论，在未病先防中有着广泛的应用。食疗方面，朱建平等通过文献调研、教学研究及临床经验归纳等方法总结中医药膳的作用和应用价值。导引方面，陈李圳等分析了太极拳和八段锦对疼痛与情绪的缓解作用。香药方面，俞仪萱等总结出香药和香方的具体应用方式、养生保健原理、香文化的对外交流及对现代"以香养生"的启示等。上述现代学者通过各种调养方法，维持身体健康，均属于扶正祛邪的调治总则，充分体现了邪正相搏理论在未病先防中的作用。

邪正相搏理论在欲病救萌中的应用　随着社会的发展和各行各业生存压力的逐渐增加，亚健康状态在人群中普遍存在，有一定的疾病发生趋向。现代学者已经认识到了在亚健康状态时进行及时干预的重要性，在扶正祛邪，调整正邪平衡等方面做出了相关研究。如钟康骏等在研究类风湿关节炎发病前驱阶段时发现，其病因除正虚外，卫气失调导致正气化邪，也是原因之一。从免疫学角度来讲，类风湿关节炎发病并非是由于免疫功能下降，而是患处免疫功能紊乱导致局部免疫细胞的异常活化，也就是卫气的亢进导致卫气自戕，是正气的"失衡"和"不当位"导致了正气转化成邪气而发病。除用药外，针刺和艾灸等外治法也是调整正邪失衡导致的亚健康状态的主要手段之一。如黄梦园等对50名亚健康状况患者使用培元固本灸配合情志调理进行治疗，治疗总则均为扶正祛邪，针对不同体质患者进行纠偏，取得了不错的疗效。

邪正相搏理论在已病防变、愈后防复中的应用　邪正相搏，贯穿疾病发生发展变化的始终。治疗疾病的主要目的在于扶助正气，祛除邪气，阻断疾病进展，防治其进一步传变。如《金匮要略·脏腑经络先后病脉证》所提到的"见肝之病，知肝传脾，当先实脾"即为最典型的示例。近年来，众学者基于邪正相搏理论，在各自的领域持续进行着各类疾病临床治疗的研究，成果显著。

2. 邪正相搏与临床常见病证的关系

邪正相搏与恶性肿瘤的关系　恶性肿瘤是目前危害人体生命健康的主要原因之一，关于恶性肿瘤的研究是目前临床研究的热点与难点。众多学者认为，邪正相搏在恶性肿瘤的发病发展过程中有着非常重要的地位。祝捷等认为，据肿瘤发展与正邪斗争的关系，可分为几个阶段：肿瘤早期及癌前病变是轻微正虚，继之发展到邪盛为主，邪实与正虚共存，再至正虚邪实，最后为正气极度虚弱。还有学者结合现代医学的基因组学原理，认为肿瘤是多基因相关疾病，依靠单一方法并不能达到理想的抗肿瘤效果，因此针对肿瘤的不同特征进行多基因联合治疗已成为基因治疗的一个新的发展方向，这恰好证实了中医邪正观中强调扶正祛邪并重，双重调控抑瘤的优势。

邪正相搏与消化系统疾病的关系　邪正相搏理论广泛应用于消化系统疾病的中医药治疗中，要分析正气虚实及体质强弱、寒热对消化系统的影响，要辨清外感或内生病理产物等因素是否影响消化系统。阮诗玮通过分析正邪所处状态及扶正祛邪之主次，使得扶正而不敛邪，驱邪而不伤正，以此指导临证遣方用药。善于运用"正邪辨证"法诊治慢性胃炎，"正邪辨证"，包括正气辨证和邪气辨证两部分。张英凯指出，邪正的消长盛衰是慢性乙肝发展、转归最根本、最重要的因素。

邪正相搏与其他常见疾病的关系　可以说邪正相搏理论是中医临床思维的重要组成部分，临床上都充分贯彻了扶正祛邪的诊治方法。邹楠对新型冠状病毒感染的正邪交争发病规律进行了分析与总结，认为未发病人群当调体扶正；已发病的临床期，当抓住先机以祛邪，扶助正气防传变，避免邪气进一步深入加重病情。廖焰认为中医邪正相搏理论与现代医学在免疫稳态和风湿免疫病的认识上有相似之处。"正气"抵御外邪、维持机体正常功能，与免疫防御、免疫监视功能相似；"邪气"代表的是引起机体功能失衡的外在、内部因素，与免疫学中病原体致病、免疫失衡致病相对应。

（三）实验研究

邪正相搏是中医学发病学说的重要理论，越来越多的学者开始从实验研究角度理解和阐释中医学的正邪概念，主要可分为扶正机制研究、祛邪机制研究及扶正祛邪共同作用机制研究。

在扶正机制研究方面　伍梦玲等认为，现代研究多从改善机体免疫、代谢、内分泌等系统功能来阐释"扶正培本"的科学内涵。研究表明，"扶正培本"类中药所含的皂苷类、黄酮类、萜类、多糖类等成分具有免疫调节活性，其机制与调节免疫细胞因子，调控 TLR、NF-κB、高迁移率蛋白 B1 等细胞信号通路有关。

在祛邪机制研究方面 曾勇在研究高血压并发左心室肥厚时指出，高血压并发左心室肥厚的发生是心脏受邪气（过高的血压、AngⅡ、炎症等）侵袭和心脏正气（心肌细胞自噬）不足，有形实邪产生过多而吞噬清除不足蓄积的结果。崔娜娟等在研究慢性胃病作用因素时认为，NF-κB 是存在于多种组织中的一种转录因子，既为 Hp 引发炎症变化的病理因素之一，又可为炎症变化的一种病理产物，可将其归属于"邪气"的范畴。

在扶正祛邪共同作用机制方面 张伟等在研究外邪刺激小鼠肺组织的细胞因子变化时发现，TNF-α、IL-1β、丙二醛（MDA）的升高及病理改变，已经说明了此时肺组织存在一定的病理损害，但是超氧化物歧化酶（SOD）却没有出现下降反而上升，说明此时机体对外邪的侵入仍然存在一定的修复或者保护能力。与中医病机中的邪正相搏理论非常接近。

二、研究局限与未来展望

从近几年的研究不难看出，邪正相搏理论应用广泛，贯穿机体健康状态及疾病发生发展的全过程。邪正相搏是发病的理论基础，准确把握正气与邪气的理论内涵，明确正气、邪气、致病因素之间的区别与联系，对中医学理论体系的梳理及疾病的诊断与治疗有着至关重要的作用。目前关于邪正相搏理论的研究仍较为局限，有待进一步加强。如何揭示邪正相搏的进退机制的科学内涵，从宏观上把握疾病的发展动态，全面掌控疾病的发展过程，值得深入研究；如何结合现代医学的研究方法和手段，精确判断"未病"状态，以及既病防变，预判疾病走向，先安未受邪之地，使疾病向轻向浅而愈等，把握疾病的发生、发展及传变、转化规律，发挥中医药优势，值得进一步研究。同时，要进一步加快邪正相搏的理论、临床和实验研究。理论研究方面，有关邪正相搏的内涵仍存在争议，如邪正是否可以转化的问题，学者各持不同意见，尚未达到统一；临床研究方面，有关邪正相搏应用于各类疾病的研究仍零星散在，未成系统；实验研究方面，目前相关研究主要围绕各个疾病具体开展，从宏观上、系统分析正与邪具体作用机制的研究少之又少，亟待进一步深入分析与研究。综上所述，邪正相搏理论可以涵盖机体健康状态及疾病的发生与走向，极具研究价值，值得各界深入挖掘更多的理论内涵，扩展其应用范畴，以便更好地指导临床。

第三节 名家思想

一、国医大师周仲瑛从邪正关系论治癌症

癌症为积，毒亢邪盛，且积累日久，正难抵抗。《医宗必读·积聚》言："初者，病邪初起，正气尚强，邪气尚浅，则任受攻；中者，受病渐久，邪气较深，正气较弱，任受且攻且补；末者，病魔经久，邪气侵凌，正气消残，则任受补。"国医大师周仲瑛教授在诊治癌症时，对正邪之间的关系把握非常明确，临床收效颇佳，也为现代中医临床提供了切实有效的诊疗思路。周仲瑛教授认为，癌毒具有隐匿、凶顽、多变、损正、难消的特点，且在发病过程中始终起主导作用，依靠人体自身正气对癌毒往往难以有效抑制。对于初期的患者，正气不虚，癌毒萌发已成，若不加医疗干预，正虚邪盛的状态仍然难以避免。故当以祛邪为主，遏制癌毒发展，邪去则正安。随着病程进展，正愈虚，邪愈盛，故治疗当以祛邪解毒抗癌，调和脏腑气血，扶正培元固本为总原则。对于末期患者，当以扶正为主，保护正气，缓解病痛，在体质允许的范围内，酌情抗癌。"抗癌即是扶正"，"邪不去，正必伤"，是周仲瑛教授从正邪关系入手辨治癌症的核心观点，也是应用好癌毒学说的关键所在。

验案举隅

乔某，男，63岁。2012年2月16日初诊。2011年12月初体检发现左上肺结节，经PET/CT检查后诊断为肺癌，手术切除。后发现肺门淋巴结转移1/3，未做化疗。现症见：左胁肋痛，时欲咳嗽、气短，舌苔黄中后腻，中部小块剥脱，舌质暗，脉小弦滑。病机：痰瘀郁肺，气阴两伤，肺热内郁，络气不和。处方：南沙参12g，北沙参12g，天冬10g，麦冬10g，太子参12g，泽漆20g，生黄芪15g，旋覆花（包煎）5g，茜草根10g，羊乳15g，仙鹤草15g，鸡血藤15g，山慈菇15g，制南星12g，猫爪草20g，僵蚕10g，白花蛇舌草20g，半枝莲20g，炙桑白皮12g，肿节风20g，冬凌草15g，焦白术10g，茯苓10g，甘草3g，生薏苡仁15g。21剂，水煎服，早晚各1次。同时嘱患者可以根据西医意见进行化疗。

按语 患者系老年男性，因体检发现肺癌，手术不能彻底切除，余邪难清。根据病情表现，周仲瑛教授将其病机归纳为痰瘀郁肺、气阴两伤、肺热内郁、络气不和。初诊方中，以正邪兼顾为主。以南北沙参、天麦冬养阴，生黄芪、焦白术、茯苓、甘草补气，太子参、羊乳补气养阴，旋覆花、茜草根、鸡血藤活血通络，山慈菇、制南星、猫爪草、僵蚕等化痰解毒以抗癌，白花蛇舌草、半枝莲、肿节风、冬凌草等清热解毒以抗癌，邪正兼顾，但有侧重，体现了周仲瑛教授辨治癌症对邪正关系把握的高超技巧，值得深思和学习。

二、国医大师刘祖贻扶正祛邪辨治小儿病毒性心肌炎

小儿病毒性心肌炎是一种在上呼吸道或消化道感染后1～3周，出现以心悸、气促、心前区不适或隐痛、剧痛、心律失常、心脏扩大、双份血清特异性病毒抗体阳性为主要表现的小儿常见心脏病，国医大师刘祖贻教授认为，该病在邪毒淫心之前，先有心之气阴两虚；当邪毒乘虚淫心之时，邪毒盛，正虚少，而为七实三虚之候；在邪毒淫心过程中，又因"壮火食气"，进一步消耗心之气阴，心之气阴渐虚，此时正邪交争，乃为虚实各半之候；病情进一步发展，邪毒渐退，正虚更显，则为三实七虚之候。在正邪交争之际，若能得到正确治疗，或正气来复，使邪毒渐去，病情减轻，则由急性期进入恢复期，形成七虚三实之正虚邪恋之候。当外来之邪毒渐尽时，又衍生内生之瘀痰，成为气阴两虚、痰瘀阻络之候，或阳虚络阻之候。在心瘅病情进展过程中，如失于调摄，两感于邪，或伤于乳食，积热内生，则邪毒再次淫心，已虚之气阴更加无力祛除淫心之邪，而令虚者更虚，如此反复发病，令邪气更盛，正气日衰。因此，可以说正邪交争变化可以诠释心瘅发病的全部动态过程。

验案举隅

罗某，男，3岁半，长沙市人。因心悸反复2个月而于1992年10月16日初诊。患者在2个月前因感冒后心悸而在某医学院附属医院住院，经各种检查发现心脏扩大、室上性心动过速、ST-T改变，诊断为病毒性心肌炎。现因心悸而不愿活动，口干，纳可，大小便可，咽红，舌质偏红，苔黄，脉细数。西医诊断：病毒性心肌炎，室上性心动过速。中医诊断：心瘅，邪伤气阴证。治拟清热解毒，益气养阴，养心安神。处方：板蓝根10g，蒲公英10g，黄芪15g，太子参15g，麦冬8g，五味子8g，酸枣仁10g，首乌藤10g，丹参10g，珍珠母（布包先煎）15g，山楂10g，甘草3g。7剂。1992年10月30日复诊：心悸已不明显，活动自如，口不干，咽不红，舌质偏红，苔薄，脉细。仍用上方去蒲公英，加麦芽10g，续服7剂以善后。

按语 心为人身之所主，心藏神，心之所养者血，心血虚则神气失守，而生惊悸，故《小儿药证直诀·五脏所主》云："心主惊……虚则卧而悸动不安。"此案患儿心悸而不愿活动，口干，咽红，舌质偏红，脉细数，为邪毒淫心，损伤气阴之故；舌苔黄，为温热邪毒羁留之征。故用板蓝根、蒲

公英清热解毒；黄芪、太子参、麦冬、五味子、丹参益气养阴，酸枣仁、首乌藤、珍珠母、山楂养心安神；甘草调和诸药。清热毒则淫邪能去，无由损心；益气阴则心神得养，悸动能平，药证相符，故获显效。

三、国医大师张学文预判正邪斗争治疗急性病症

中医学理论主张，"未病先防，既病防变""先安未受邪之地"，尽可能地将疾病控制在较为轻浅的程度，以最大限度争取良好的预后。国医大师张学文教授认为，疾病急性期，往往是正邪斗争的初期或极期，是正邪斗争的关键时期，在这个时期强力祛邪、防邪伤正是既病防变的主要思路。如在温病的治疗中，张学文教授强调治疗卫分证，一是要"弃丸用汤"，强力祛邪，以防传变；二是早期就要顾护津液。"在卫汗之可也"，但应微汗而解，不可过汗伤津，变生他证；三是物理降温不应阻邪外出。对于卫分证恶风寒明显者，即使高热也不主张冷敷降温，因阻遏邪气外出，加剧入里反而不利于退热；四是及早清热解毒。温热病传变迅速，在卫分时及早清热解毒可防止邪传入气或逆传心包，即便传入气分病情也相对较轻。再如中风中脏腑急症，张学文教授则强调急者治其标，祛邪通闭，同时不忘顾护津气，尽早治疗促进病情好转。因此提出"三急"治法，即急开窍醒脑、急化瘀通络、急通腑存阴，把握邪正相搏的病机变化。

验案举隅

患者，男，36岁。1983年8月初诊。3周前从20米高空摔下，当即昏迷，头身多处受伤，被急送至当地县医院，按"脑挫裂伤"给予脱水、降颅压、抗感染等治疗，5日后苏醒，但出现失语、反应迟钝、右侧肢体活动失灵、二便失禁等症状。住院2周余，病情无改善，回家调养，并求诊中医治疗。症见：精神呆滞，失语，口歪舌偏，口角流涎，右侧半身不遂且手足肿胀，二便自遗，舌紫暗体胖，脉弦滑。诊断：中风（脑外伤综合征）——颅脑水瘀证。予以化瘀利水开窍治疗。处方：丹参20g，川芎12g，赤芍12g，桃仁12g，红花12g，益母草30g，川牛膝15g，茯苓20g，三七粉（冲服）3g，水蛭（冲服）1g，炮山甲10g，石菖蒲12g，麝香（冲服）0.1g。服药10剂后，患者言语渐出，神情转好，右侧肢体已可抬动，能示意欲排解小便。诉头目胀痛，视物昏花。观之舌仍紫暗体胖，苔薄白，弦滑脉象已稍减。继守前方加减，连续服药3个月后体力逐渐康复，诸症渐去。20余年来仍能参加一般体力劳动。

按语 患者因外伤导致脉络受损，气血津液不行，络破血溢，继而瘀血内停，水津外渗，瘀水互结，闭塞脑窍，形成颅脑水瘀之证。方中丹参、川芎、赤芍、桃仁、红花、三七粉活血化瘀；水蛭破血逐瘀通络；益母草、川牛膝活血通经，利水消肿；茯苓渗湿利水；更以炮山甲走窜之性而通达经络，活血祛瘀，增强活血通瘀之效；麝香开窍通闭，行血中之瘀滞，开经络之壅遏；石菖蒲开窍化痰。全方重剂活血祛瘀通络，化痰利水开窍，故而水湿化、浊瘀消，语言复出，肢体功能渐复。

第四节 推荐文献

张光霁，2007. 论中医病因、致病因素、邪气、邪之关系[J]. 浙江中医药大学学报，31（6）：676-677.

张光霁，2004. 关于中医病因致病相对性的商榷[J]. 中国医药学报，19（7）：404-405，388.

邱素，2022. 邪正相争在疾病过程中的多重作用研究[D]. 南昌：江西中医药大学.

马小兰，2005.《内经》病因病机学说源流研究[D]. 广州：广州中医药大学.

黄建波，张光霁，2020. 中医整体观念的源流和创新发展[J]. 中华中医药杂志，35（1）：35-38.

张牧川，张其成，2012. 从"正邪交争"谈胡希恕论治伤寒的顺势思维特征[J]. 中华中医药杂志，27（4）：874-878.

徐强，2016. 基于仲景正邪观的六经病证研究[D]. 成都：成都中医药大学.

黄建波，张光霁，2017. 论"治未病"理论体系建设[J]. 中华中医药杂志，32（3）：911-914.

郑志攀，周仲瑛，叶放，等，2016. 国医大师周仲瑛教授辨治癌症正邪关系探析[J]. 南京中医药大学学报，32（3）：201-203.

Chen Z, Wang J. 2022. Research on professor Wang Jianmin's experience in treating pruritus ani based on the theory of "relationship between Zheng and Xie"[J]. Journal of Contemporary Medical Practice，4（3）：139-142.

第五节 参 考 文 献

陈李圳，景向红，代金刚，2021. 太极拳和八段锦缓解慢性疼痛机制的研究进展[J]. 中医杂志，62（2）：173-178.

崔娜娟，胡玲，劳绍贤，2009. HSP70、NF-κB 在慢性胃病脾胃湿热证中正邪作用的探讨[J]. 中国中西医结合杂志，29（12）：1130-1132.

第五永长，李军，2015. 张学文中医急症学术思想及临床经验再析[J]. 中医杂志，56（21）：1812-1816.

顾勤，周仲瑛，王志英，2010. 探析周仲瑛教授辨治肿瘤的经验[J]. 南京中医药大学学报，26（4）：299-302.

韩承谟，1992. 邪正概念小议[J]. 中医函授通讯，10（1）：4.

何光明，2018. 张学文既病防变的学术经验[J]. 中国中医基础医学杂志，24（2）：153-154.

黄建波，张光霁，2017. 论"治未病"理论体系建设[J]. 中华中医药杂志，32（3）：911-914.

黄梦园，王丽华，陈霞，等，2023. 阴阳调理灸之培元固本灸配合情志调理改善亚健康状态的临床疗效观察[J]. 湖北中医杂志，45（4）：30-33.

李庆生，袁嘉丽，陈义慧，2005. 中医学"邪正相争"应包括微生态与免疫的平衡与非平衡[J]. 中医杂志，46（7）：489-491.

廖焰，徐浩东，刘瑞华，等，2022. 正邪论之风湿痰瘀对免疫稳态的影响[J]. 中国医药导报，19（28）：120-123.

马小兰，2005. 《内经》病因病机学说源流研究[D]. 广州：广州中医药大学.

邱素，2022. 邪正相争在疾病过程中的多重作用研究[D]. 南昌：江西中医药大学.

王德春，1987. 浅谈邪正与疾病[J]. 辽宁中医杂志，14（8）：40-42.

伍梦玲，欧阳林旗，龙远雄，等，2023. 基于"扶正培本"研究鼻咽解毒胶囊免疫调节作用[J]. 中南药学，21（4）：945-952.

徐强，2016. 基于仲景正邪观的六经病证研究[D]. 成都：成都中医药大学.

杨维华，刘祖贻，2017. 国医大师刘祖贻辨治小儿病毒性心肌炎[J]. 湖南中医药大学学报，37（3）：233-235.

杨运劼，阮诗玮，2022. 阮诗玮教授基于"正邪辨证"诊治慢性肾炎经验撷菁[J]. 广西中医药，45（2）：48-51.

余永鑫，阮诗玮，2022. 阮诗玮脏腑正邪辨证辑要[J]. 中医药通报，21（6）：11-13，24.

俞仪譞，周扬，刘雨苗，等，2021. 《遵生八笺》中的中医养生香文化研究[J]. 中国中医基础医学杂志，27（8）：1286-1288，1315.

张光霁，2007. 论中医病因、致病因素、邪气、邪之关系[J]. 浙江中医药大学学报，31（6）：676-677.

张景文，王艳平，赵齐生，2003. 浅谈辨正邪关系与辨证思想[J]. 光明中医，18（5）：42-43.

张牧川，张其成，2012. 从"正邪交争"谈胡希恕论治伤寒的顺势思维特征[J]. 中华中医药杂志，27（4）：874-878.

张伟，朱雪，李雯雯，等，2014. 从外邪刺激下小鼠肺组织细胞因子变化探讨正邪交争实质[J]. 辽宁中医杂志，41（6）：1075-1077.

张新渝，汤朝晖，2002. 论正邪关系与阴阳关系的区别[J]. 光明中医，17（6）：7-8.

张英凯，张敏，2013. 慢乙肝从邪正论证初探[J]. 中国民族民间医药，22（6）：47-49.

张玉龙，2018. 正邪共生是生命活动的基本特征[J]. 现代医学与健康研究电子杂志，2（1）：141-142.

赵俊先，2008. 现代免疫观与中医"正邪"理论探讨[J]. 临床医药实践杂志，17（S5）：1021-1023.

郑志攀，周仲瑛，叶放，等，2016. 国医大师周仲瑛教授辨治癌症正邪关系探析[J]. 南京中医药大学学报，32（3）：201-203.

钟康骏，于鹏龙，崔琳，等，2021. 从正邪转化论卫气失调与类风湿关节炎发病[J]. 风湿病与关节炎，10（2）：45-46.

周蓓，周岱翰，2008. 中医邪正观与肿瘤基因组学关系的探讨[J]. 辽宁中医杂志，35（8）：1168-1169.

朱建平，邱泽锐，邹茜，等，2021. 中医药膳常见应用价值分析[J]. 湖南中医杂志，37（4）：119-120，160.

祝捷，姚德蛟，肖冲，等，2015. 论中医肿瘤之邪正变化与临证攻补[J]. 云南中医中药杂志，36（5）：23-24.

邹楠，杨百京，何念善，等，2020. 中医正邪理论在防治新冠肺炎中的应用[J]. 新疆中医药，38（5）：56-60.

曾勇，任卫琼，文爱珍，等，2019. 基于正邪理论的局部运用论高血压LVH发生的原因：心脏局部邪侵正乏[J]. 中华中医药杂志，34（10）：4836-4838.

第27论　论脾虚病机

脾虚病机属脏腑病机，是指脾功能失常导致病变发生、发展和变化的机制，适用于指导临证中脾胃相关病证的辨证论治。脾虚常见类型有脾气虚、脾虚气陷、脾阳虚、脾不统血、脾虚湿困和脾阴不足等，现代研究也多围绕上述类型，从理论、临床和实验等方面对脾病证的本质、辨证治疗规律进行探讨。

第一节　概　　论

一、理　论　内　涵

（一）脾虚的基本概念

脾胃为气血生化之源，又是气机升降之枢纽，许多病因，如外感六淫、饮食失调、劳倦过度、思虑日久、吐泻太过、病久失调、失治误治等均会引起脾虚。脾虚是指在生命活动和疾病过程中，因气、血、津液等大量损耗，气机升降逆乱，脾之功能失常，导致虚损的病机变化。许多疾病过程中都包含着脾虚病机，根据气、血、阴阳的耗损不同，常见的脾虚病机有脾气虚、脾虚气陷、脾阳虚、脾不统血、脾虚湿困和脾阴不足等。

（二）脾虚病机的基本类型

1. 脾气虚

脾气虚指脾气不足，运化失职而致的病机变化。多因饮食不节，或劳倦过度，或忧思日久，或禀赋不足、素体脾虚，或年老体衰，或久病耗伤、调养失慎等所致。病机表现主要有两方面：一为脾运失健，影响及胃，导致消化功能减退；二为气血生化不足。可见不欲食或纳少，腹胀、食后胀甚，便溏，神疲乏力，少气懒言，肢体倦怠，或浮肿，或消瘦，或肥胖，面色萎黄，舌淡苔白，脉缓或弱等表现。

2. 脾虚气陷

脾虚气陷是指脾气虚弱，升举无力反下陷的病机变化，又称中气下陷。多由脾气虚进一步发展而来，或因久泻久痢、或劳累太过、或妇女孕产过多、产后失于调护等损伤脾气，清阳下陷所致。病机表现主要有两方面：一为脾气下陷升举无力；二为脾气不足，运化失健，气血生化乏源。可见眩晕，久泻，脘腹重坠作胀、食后益甚，或小便浑浊如米泔，或便意频数，肛门重坠，甚或内脏下垂，或脱肛，神疲乏力，气短懒言，面白无华，纳少，舌淡苔白，脉缓或弱等表现。

3. 脾阳虚

脾阳虚是指脾阳虚衰，失于温运，阴寒内生的病机变化。多因脾气虚加重而形成，或因过食生冷、过用苦寒、外寒直中，久之损伤脾阳；或肾阳不足，命门火衰，火不生土所致。病机表现主要有两方面：一是脾虚运化无力，进而气血生化不足；二是中阳不振，进一步加重脾运不健。可见腹痛绵绵、喜温喜按，纳少，腹胀，大便清稀或完谷不化，畏寒肢冷，或肢体浮肿，或白带清稀量多，或小便短少，舌质淡胖或有齿痕，舌苔白滑，脉沉迟无力等表现。

4. 脾不统血

脾不统血是指脾气虚弱，统血失常，血溢脉外的病机变化。脾不统血是气不摄血的病机反映，不仅与脾主统血密切相关，与脾化生气血也有密切关系。脾虚失健，运化失职，气血乏源，固摄无力，则血溢脉外而致出血。病机表现主要有两方面：一是脾气虚，运化无权，气血虚少；二是多种出血症状。可见各种出血，如呕血、便血、尿血、肌衄、鼻衄、齿衄、妇女月经过多、崩漏等，伴见食少、便溏、神疲乏力、气短懒言、面色萎黄、舌淡苔白、脉细弱等表现。

5. 脾虚湿困

脾虚湿困是因脾气虚弱，运化不利，水湿停聚的病机变化。常由脾气虚健运失司，或脾阳虚水饮不化、寒湿中阻，或外感湿邪、损伤脾气导致。病机表现主要有两方面：一是脾气虚或脾阳不足，运化失司；二是水湿内停。可见食欲不振，神疲乏力，肢冷不温，大便稀溏，泛恶呕吐，或浮肿尿少，肢体困重，苔腻，舌胖大，脉濡缓等表现；妇女还可见带下量多，质清稀。

6. 脾阴不足

脾阴不足是脾阴亏虚，阴液亏耗的病机变化。多因过食膏粱厚味及辛辣之物，或因外感暑湿燥邪及六淫化火、伤阴未复，或情志内伤、五志化火，或失治误治、过用温燥、渗利太过等，损伤脾气，导致脾不化津，阴液亏耗而致。病机表现主要有两方面：一是脾失健运；二是脾之津液不足和阴虚生内热。可见饮食不化、食后腹胀，大便干结，口干口渴，皮肤干燥，肌肉消瘦，手足烦热，唇红干燥等表现。

二、学术源流

脏腑病机的发展进程可分为先秦两汉时期、魏晋隋唐时期、宋金元时期和明清时期四个阶段。

先秦两汉时期在认识病证的基础上，结合藏象学说中五脏功能特性及其生理联系，对脏腑病证的发生发展和变化机制进行了探索。脾虚病机首见于《黄帝内经》。《素问·至真要大论》概括脾之病机为"诸湿肿满，皆属于脾"。《灵枢·本神》曰："脾气虚则四肢不用，五脏不安。"《素问·太阴阳明论》曰"脾病不能为胃行其津液"，可致"四肢不用"的痿证。《素问·脏气法时论》则对脾虚病机进行了讨论，认为"脾病者……虚则腹满，肠鸣飧泄，食不化"。《伤寒论》中脾病多见于太阴病中，太阴病提纲中描述到"太阴之为病，腹满而吐，食不下，自利益甚，时腹自痛"，乃因脾阳虚弱，运化失职，寒湿内盛，升降失常所致，当用"四逆辈"温中散寒、健脾燥湿为治。

魏晋隋唐时期在全面整理前代医学成就的基础上，进一步总结了当时医家新的经验，《诸病源候论》《备急千金要方》中对脾虚的分类日渐丰富。《诸病源候论·五脏六腑病诸候》指出"脾气不足，则四肢不用，后泄，食不化，呕逆，腹胀肠鸣，是为脾气之虚也"。该书《风病诸候》论述手足不遂时，将脾虚具体分类至气血层次，"脾气弱，即肌肉虚，受风邪所侵，故不能为胃通行水谷之气，致四肢肌肉无所禀受""脾胃气弱，血气偏虚，为风邪所乘故也"。某些病证的分析中已初俱虚实寒热的分析，如《虚劳病诸候》在分析虚劳脾胃气虚弱不能消谷时，指出"脾胃冷弱，故不消谷也"，"冷弱"便寓含"虚寒"之意。脾胃虚弱还易致湿困，《诸病源候论·湿病诸候》曰："脾胃虚弱，则土气衰微，或受于冷，乍伤于热，使水谷不消化，糟粕不俟实，则成下利，翻为水湿所伤……其因脾胃虚微，土气衰弱，为水湿所侵。"《备急千金要方》在对脏腑病证的治疗方剂进行收集时，不仅按五脏六腑进行分类，而且在各脏腑病证下进行虚实寒热的划分，如《脾脏方》下又有"脾虚实"的分类，其论脾实将虚实寒热与气血结合进行阐释，如"脾气弱，病利下白肠垢，大便坚不能更衣，汗出不止"，并载"温脾丸"治疗"久病虚羸脾气弱，食不消喜噫"的病证。

两宋时期对于脏腑病机的分析在结合虚实寒热气血等辨证要素的基础上又进一步细分。北宋初年的《太平圣惠方·脾脏病证诸方》在分类上较前详细，不仅有"脾虚""脾实"之分，还有"脾气不足""脾气虚""脾胃气虚""脾脏虚冷"等分类。脾气虚可致腹胀满，脾脏虚冷可致泄痢，脾胃气虚根据程度的不同可见"不能饮食""呕吐、不下食"，脾脏虚冷则可见"水谷不化"等阳气衰微的表现。钱乙在前人脏腑辨证的基础上，把五脏辨证的方法运用于儿科，针对五脏虚实病机，立补泻主治诸方，《小儿药证直诀》载"益黄散"为治脾虚的著名方剂。此外，钱乙还提出脾虚可致内生风动的病机变化，缘由"脾气即虚，内不能散，外不能解"，可见多睡露睛、身热、泄泻等症状，脾胃虚还可见发热、饮水过多。

金元时期对于脏腑病机的认识有所发挥和补充。李东垣创立了脾胃学说，《脾胃论·脾胃虚实传变论》强调"人以胃气为本"，认为在病变过程中，"脾胃之气既伤，而元气亦不能充，而诸病之所由生也"，即所谓"内伤脾胃，百病由生"。脾胃内伤的致病因素，李东垣将其归纳为饮食失节、劳役过度和七情所伤。脾胃虚损，则表现为气虚、血亏、寒热偏盛及阴阳失调等多种病机变化。在《黄帝内经》"壮火之气衰……壮火食气"的基础上，李东垣认识到"火与元气不两立"，提出"阴火"与精气两者的对立，明确指出脾胃内伤也可见发热证，将之称为"内伤热中证"，并创立"甘温除热"之法。此后，朱丹溪提出了"脾阴"受损的病机，《丹溪心法》提出"脾土之阴受伤，转输之官失职，胃虽受谷不能运化，故阳自升阴自降，而成天地不交之否"的病机变化，补充了脾之阴阳失调病机。

明清时期是中医学理论的综合汇通和深化发展的阶段。《普济方》除详论脾虚病机及证候外，还指出脾胃气虚不仅可致不能饮食、水谷不化、呕吐食不下、身体羸瘦、腹内虚鸣、虚冷泄痢，还可致阴寒集聚"脾积冷气，乘之于心"的脏腑传变。明代孙一奎推崇《黄帝内经》《难经》，重视脾肾，认为疾病的发生多与下焦元气不足、三焦相火衰微有关，强调命门元气、三焦相火的温补。在论治脾胃病证时，认为虚证多责之于脾肾，下焦虚损，脾阳不振，难以运化水谷精微，重用人参、白术佐以附子、干姜、桂心，创状元汤以温补下元、振奋脾阳。《景岳全书·传忠录》曰："凡劳倦伤脾而发热者，以脾阴不足，故易于伤，伤则热生于肌肉之分，亦阴虚也。"指出劳倦伤脾之发热为脾阴不足所致。唐容川认为"脾阴不足，水谷仍不化也。譬如釜中煮饭，釜底无火固不熟，釜中无水亦不能熟也"，可见食少纳呆、食后腹胀、口干舌燥等症状。吴澄为治疗虚劳大家，通过临床实际发现机体虚损诸症与脾胃的病机变化密切相关，若脾阴亏虚，累及脾气，脾气不行，胃气乃厚，又"气有余便是火"，多致消谷善饥、胃火亢盛之证。故虚损当以滋阴为要，尤重理脾阴，创制理脾阴九方，系统提出了脾阴虚的辨证思路及理法方药，使脾虚病机得到了进一步完善。

第二节 述 评

一、当 代 研 究

（一）理论研究

1. 脾气虚的实质研究

现代研究发现脾气虚是多系统和多器官功能衰弱的综合病理变化。刘婧通过梳理近年来关于脾虚的相关临床和实验研究，指出中医脾的功能由脾精、脾气、脾阴、脾阳等构成，包含了西医学的消化系统、神经系统、内分泌系统、血液循环系统、免疫系统、运动系统等，是一个功能的集合。脾气虚证以脾气不足，运化失职为主要病机，可导致机体代谢紊乱及防御外邪能力下降。陈易新则认为关于脾气虚的概念比较模糊，表现在"脾""气""虚""气虚"等概念的不统一上，每个概念都模糊不确定，以及脾气虚证到底是脾虚与气虚的单纯组合还是气虚证下的一个分证候尚有不同见解，使得中医脾气虚病机或证候的相关研究难以获得一个明晰深入的路线。

2. 脾气下陷的分型

临证中，对脾气下陷的病机认识多着眼于气机下陷方面，徐慧成认为脾气下陷应分脾气不升、中焦气滞、气机下陷三个层次，根据气机下陷影响的部位和器官的不同，又可分为五个方面：气坠少腹、气坠肛门、内脏下垂、浊湿下注、精微下流。黄学宽认为中气应包含肝胆之气，并从以下三方面立论：其一，肝胆疏泄失职，木不疏土，则脾胃纳运失调，清阳不升；其二，肝之气血不足，筋膜失养，松弛无力，则肌肉必将萎弱，脏腑无以维系，不安其位而见下垂之症；其三，补中益气汤方中柴胡善理肝胆之郁，升发少阳之气，为肝胆之专药。此外，黄学宽还认为中气下陷之证不仅可表现为虚证，更多时候则表现为隐含气滞病机的虚实夹杂之证。

3. 脾阴虚的理论梳理

《灵枢·本神》曰："脾藏营。"《灵枢·邪客》曰："营气者，泌其津液，注之于脉，化以为血，以荣四末，内注五脏六腑。"脾中所藏之"营"可分为营气和营阴两个部分，营气主转输，营阴化血主濡养，故脾中之"营"兼具转输和濡养的作用，后世医家将此归纳为脾阴。除明清医家外，蒲辅周先生也重视脾阴的相关问题，指出脾阴虚出现"手足烦热，口干不欲饮，烦满，不思食"的症状。杨九天将脾阴虚分为虚损伤脾阴、胃热伤脾阴及湿热伤脾阴三种证型。其中虚损伤脾阴为纯虚证，胃热伤脾阴和湿热伤脾阴为虚实夹杂证。吕蕾晶认为脾阴虚多由外感六淫、饮食劳倦、七情内伤、久病虚损，或过用汗、吐、下法伤及津液，或医者误用辛温燥烈之品而致。脾阴虚证候特点有伴脾气虚、阴虚夹湿、伴胃阴虚三个方面。

4. 脾虚证病机演变过程的研究

宋梧桐根据脾的生理病理表现，从中医整体观对脾虚证的形成过程、病因病机及证候特征进行解释。认为脾气虚证、脾阴虚证、脾阳虚证和脾血虚证在病证发展过程中的轻、中、重期有着相应不同的证候表现及处方用药。根据脾虚证的病机演变过程，临床可以分为三个时期，第一个时期为脾脏功能失调期；第二个时期为脾虚致病期；第三个时期为脾脏虚损，累及他脏期。初期时治疗以调整脾脏功能为主，防范向脾虚致病的阶段进展，以理气、消食、化湿、清热为主，祛除病因则脾脏功能自然恢复协调。中期治疗需以固护脾脏正气为主，恢复脾脏功能，从而防范由脾虚病证向其他脏腑传变。用药以健脾益气为主，佐以化湿、化瘀、祛痰。后期治疗以扶助正气，补益气血为法，兼顾调整他脏功能，以防范所传疾病的进一步加重。用药以补气药、补血药为主，稍加配合活血、理气、化湿药物以达到补而不滞的效果。

（二）临床研究

1. 脾虚病证研究

由于人们过度使用冷气、食用冷饮、缺乏运动、过度熬夜等生活习惯的改变，脾气受损日久变生多种病证，如胃痛、胃痞、呕吐、噎膈、呃逆、腹痛、泄泻、痢疾、便秘、消渴、痿证、虚劳等。其中，泄泻、消渴、虚劳等病证近年来研究较多。

泄泻是以排便次数增多、粪便稀溏甚至泻出如水样为主症的疾病。西医学中急慢性肠炎、消化不良、肠易激综合征、功能性腹泻以腹泻为主症者，多属"泄泻"范畴。《金匮要略·呕吐哕下利病脉证治》曰："下利清谷，里寒外热，汗出而厥者，通脉四逆汤主之。"《诸病源候论》始将泄泻与痢疾分述，至宋代后统称为"泄泻"。李中梓《医宗必读·泄泻》提出治泻九法，其中多针对脾虚病机而设。现代研究发现，肠道内环境的改变可能会引起肠道菌群结构和功能失调，从而导致大便稀溏、便次增加、食少纳呆、腹胀等一系列中医"脾虚证"的表现。肠道菌群失调，被认为可能是中医学"脾虚"重要的生物学基础。脾虚使机体各脏器间的平衡遭到破坏，导致肠道菌群失调，而菌群失调又会加重脾虚，两者互为因果，相互影响。卢林等对脾虚湿盛泄泻患者肠道微生态及舌部菌群变化进行临床观察，得出泄泻患者粪便中的四种菌群（肠杆菌、肠球菌、乳杆菌、双歧杆菌）与健康人有显著差异。可见脾、湿、泄泻三者密切相关。

消渴又称脾瘅、消瘅、消中等。《素问·奇病论》曰："有病口甘者……此五气之溢也，名曰脾瘅。夫五味入口，藏于胃，脾为之行其精气，津液在脾，故令人口甘也。此肥美之所发也。"《灵枢·邪气脏腑病形》中提到"脾脉微小为消瘅"，传统的治疗观点多以"阴虚燥热"立论，但随着环境、饮食等相关因素的改变，在现代中医临证实践中，从脾、肝、血瘀等入手，诊治消渴的途径更加丰富，尤其突出了"治脾"的重要性。王栋等通过研究指出，脾虚患者胰腺分泌淀粉酶的功能下降，所以脾虚会导致胰腺功能下降，进一步成为消渴的关键致病因素。孟宪奎在临床研究中总结得出，消渴以健脾为根本，根据症状可分为脾气虚型、脾阳虚型、脾脏虚寒型及痰湿困脾型。华元鑫等认为脾虚是消渴最重要的病理基础，在此基础上兼杂湿、热、痰、瘀等病理因素，治疗中常分为气虚血瘀型、脾虚湿阻型、阴虚燥热型、肝郁气滞型，以治脾为基础随证治之。石岩认为脾虚贯穿疾病始终，"痰-热-虚-瘀"作为主要病理因素损伤脏腑脉络，引起消渴及其并发症，确定了以益气养阴、清热活血化痰为主要原则的治疗方法。

虚劳是由于先天禀赋不足、后天失养及外感内伤等多种原因引起的，以五脏虚证为主要临床表现的多种慢性虚弱证候的总称。《金匮要略》中首次提出"虚劳"的概念，指出"夫尊荣人骨弱肌肤盛，重因疲劳汗出，卧不时动摇，加被微风，遂得之"。现代医学中的慢性疲劳综合征（chronic fatigue syndrome，CFS）是一组持续或反复发作半年以上，且排除其他疾病或药物导致的不明原因的疲劳为主要特征的全身性症候群，常伴低热（或自觉发热）、头痛、咽痛、无红肿的关节疼痛、肌肉酸痛等躯体症状，以及短期内的记忆力减退、注意力不易集中、睡眠障碍、焦虑抑郁等精神心理症状，可归入中医学"虚劳"范畴。陈佳认为从 CFS 的临床表现和疾病特点来看，CFS 与脾关系最密切。黄晓波等应用路径分析的方法，对 237 例 CFS 患者的中医病机转化进行分析，发现脾虚是其基本病机，并影响其他病机的发生和转换。

2. 临床治疗研究

张晓邦基于数据挖掘研究李德新教授治疗泄泻的用药规律，发现李教授治疗泄泻的高频用药有炙甘草、白术、茯苓、党参、黄芪、柴胡、山药、肉豆蔻、诃子、葛根等，皆为健脾益气、收敛固涩之类，兼有升阳止泻之品。通过关联规则分析，临床治疗泄泻用药时应注重白术、茯苓、党参、黄芪、柴胡等药物之间的配伍应用，反映出李德新教授治疗泄泻多以健脾益气、利水燥湿、兼顾升提气机为大法。马贵同认为溃疡性结肠炎的发病机制与阴火病机关系密切，以脾胃虚弱为发病根本，湿热血瘀为发病之标。临床治疗应当正邪兼顾，以补中升阳、辛开苦降、清泻阴火法为根本。钱宇洁通过临床观察研究发现，加味七味白术散对于脾虚型 2 型糖尿病患者具有明显的治疗效果，不仅能有效改善患者的临床症状和体征，还可以降低血糖、改善胰岛素抵抗、调节血脂、降低血清成纤维细胞生长因子（FGF）-21 水平。翁幼娜应用六君子汤治疗脾虚湿盛型 CFS 患者，疗效优于谷维素及维生素 B_1，可显著改善临床症状，降低患者血乳酸含量。董林林应用清暑益气汤加减治疗脾虚湿盛型 CFS 患者，疗效显著优于阳性对照药诺迪康胶囊，可显著改善患者的临床症状，提升生活质量。

非药物治疗广泛用于脾虚所致病证，如推拿在小儿脾虚腹泻的应用，陈建华等选脾经、大肠经、外劳宫、三关、腹、脐、丹田、七节骨、龟尾、腰骶、百会、脊椎等穴位为主进行推拿，并配合肚脐穴位贴敷，经 3 个疗程治疗后，治疗组患儿细胞免疫功能提升，有效改善了小儿脾虚泄泻症状。徐小珊系统评价灸法对 CFS 的临床疗效及安全性。纳入 2017 年 1 月 1 日至 2022 年 3 月公开发表的随机对照试验，试验组干预措施分别为不同灸法，主要使用经脉为督脉、任脉、膀胱经等，主要腧穴为气海、足三里、神阙、关元等，研究结果显示，灸法治疗 CFS 存在相对治疗优势，对临床症状积分、治愈率、总有效率、疲劳量表-14（FS-14）和疲劳评定量表（fatigue assessment instrument，FAI）评分比较后进行 Meta 分析，结果均表明试验组疗效相较于对照组更佳，改善疲劳相关症状也优于其他疗法，且均无不良反应出现。

（三）实验研究

脾虚证是一组比较集中地反映脾的生理功能减退的综合症候群，是机体消化、神经、内分泌、免疫等系统功能降低或紊乱而产生的综合病理状态。近年来关于脾虚机制的研究也多围绕上述系统功能失常进行。田苷等发现脾气虚证模型大鼠肠管收缩不规律、幅度小、力度轻，小肠组织和血清中胃泌素（gastric，GAS）和胃动素（motilin，MTL）降低，生长抑素（somatostatin，SS）和血管活性肠肽（vasoactive intestinal peptide，VIP）升高。VIP组织学分布广泛，作为一种神经递质，同时是一种重要的免疫内分泌调节肽，通过与特异性受体结合，参与人体免疫功能调节，在多种炎性/自身免疫病中发挥保护作用。脾气虚可能导致胃肠激素紊乱从而导致消化功能下降。熊海燕等用番泻叶水煎液复制脾虚证模型，造模10日后各造模组的血清VIP等胃肠激素分泌水平显著升高。刘妍彤基于类风湿关节炎（RA）"脾虚生湿"病机，探讨其与自噬在RA发病过程中的相关性，提出自噬缺陷影响RA免疫细胞功能，"脾虚状态"下气的防御功能减弱；"痰湿"是气化不利状态下的自噬产物堆积，诱发炎症反应；自噬紊乱引起RA滑膜增生、慢性关节炎症、骨破坏，与"脾虚生湿"具有相同的病机演变格局。

二、研究局限与未来展望

近几年的研究表明，由于中医脾虚病机本质是机体消化、神经、内分泌、免疫等系统功能降低或紊乱而产生的综合病理状态，可导致诸多病证的产生，是中医学研究的热点。理论研究方面，学者力求探寻脾虚的本质，细化脾虚病机的各个层次，为临床实践和实验研究提供基础。临床研究中，充分发挥辨证论治的特长，论证了泄泻、虚劳、消渴等现代临床常见多发病证从脾论治的合理性和科学性，验证了传统补脾、温脾、健脾、运脾方药和外治法治疗脾虚所致病证的疗效。实验研究方面，结合近年研究的热点，如从炎症反应、细胞自噬等角度探讨脾虚病理机制，不断推动脾虚病机研究的创新与发展。

然而，中医学中脾本质与脾虚病机涵盖范围广泛，涉及机体多个系统功能与病变，至今还有许多问题有待研究。理论方面，脾虚病机及其分型（脾气虚、脾虚气陷、脾阳虚、脾不统血、脾虚湿困、脾阴不足）的概念和范畴还不确定；脾气虚与脾虚的层次不清，论述中常混为一谈；脾气虚与其他分型间的联系与区别划分不清；各分型间又可相互交叉，这些均局限着临床诊断、治疗和实验研究的发展。实验研究方面，受上述理论研究问题的影响，动物造模时，虽已意识到从整体观角度多因素复合制作多种脾虚动物模型，然而脾虚分型多、所致病种多，目前的各病种证型的量化指标尚不明确。中医方药及各种外治方法发挥作用的机制有待进一步从整体、系统角度进行深入讨论。需要提出符合中医学自身学术特点的假说，并加以验证，从而建立更加贴近中医理论和思维认知方式的动物模型，在此基础上建立量化指标，从宏观和微观层面，多元化、动态化对脾虚病机进行阐释。

第三节 名家思想

一、国医大师熊继柏论治脾虚泄泻

明代李中梓曾在《医宗必读·泄泻》中提到"无湿不成泻"，泄泻的病因虽多种多样，但基本病机为脾虚湿盛。

国医大师熊继柏辨治泄泻常分为6种证型，其中暴泻分为感受外邪、湿热阻滞、饮食伤中，久泻分为肾阳亏虚、脾虚湿困、肝郁脾虚。不同证型的临床表现各有其特点，就脾虚湿盛而言，多因脾胃虚弱，清阳不升，食物的消化吸收受阻，无法转化为精微物质为他脏所用，完谷不化，则致泄泻。脾虚又可妨碍津液输布，湿气困脾，则导致"清气在下"，食则即泻，宜补益脾胃，选用香砂六君子汤或参苓白术散；脾胃虚弱日久，中气下陷，肛门坠胀甚至脱肛者可使用补中益气汤；脾虚日久伤阳，脾阳虚衰，阴寒内盛，四肢寒冷者，选用理中丸以温中散寒。

验案举隅

患者，女，54岁。腹胀腹泻2月余，大便4~5次/日，不成形，无黏液脓血及里急后重，伴肠鸣、左下腹胀痛、口苦，精神可，夜寐尚可，纳食欠佳，苔薄白，脉弦细。近期体检：肝门部多发低回声结节，考虑肿大淋巴结。辨证：脾虚气滞。治法：健脾理气，祛湿除胀，香砂六君子汤加减。药用人参15g，炒白术10g，厚朴30g，茯苓20g，陈皮10g，法半夏10g，广木香6g，砂仁（后下）10g，黄连5g，神曲10g，车前子（包煎）10g，甘草6g，15剂，1剂/日，水煮400mL，一次200mL，早晚温服。

按语 患者腹泻日久，脾胃损伤，脾胃气机升降受到影响，气机阻滞，则见饮食欠佳，腹部胀满而痛，故而选方为香砂六君子汤补益脾胃，行气除胀。方中人参性味甘温补益脾胃之气；炒白术健脾益气、燥湿利水，佐以甘淡之茯苓渗湿利水、益脾和胃，助脾胃运化水湿；砂仁、陈皮、厚朴、广木香理气运脾除胀，再加用车前子渗湿利尿，利小便以实大便。诸药合用则可祛泄泻之湿邪，恢复脾胃运化之功能。

二、国医大师王自立论治脾虚肝郁型乳腺增生

乳腺增生属中医学"乳中结核""乳核""乳内硬肿""乳癖"等范畴。现代多以"乳癖"代指乳腺增生，陈实功《外科正宗》中将乳癖定义为"乳癖乃乳中结核，形如丸卵，或坠重作痛，或不痛，皮色不变，其核随喜怒消长，多由思虑伤脾，怒恼伤肝，郁结而成也"。

国医大师王自立教授认为，由于长期作息不规律、饮食失节、劳逸失度、精神紧张等因素导致乳腺增生患者常合并脾胃功能下降，表现为胃脘不适，或隐痛，或胃酸，或纳呆。而脾胃虚弱之人往往情绪不稳定，易怒、烦躁，尤其月经前期常情绪异常，合并不同程度的乳腺增生，此为"土虚木乘"，脾虚肝郁，当先治病，病愈则郁自解。治疗不能一味见肝治肝，要分清肝郁的原因在肝脏本身还是他脏累及，从肝脾相关、五行相生相克关系论治乳腺增生，分清主次、标本，灵活运用归芍运脾汤加减论治，并根据肝脾的虚实比例调整用药侧重点。归芍运脾汤健脾养血柔肝，其中当归、白芍养肝血、柔肝体，运脾汤（党参、白术、茯苓、枳壳、佛手、甘草等）健脾益气养血，使脾胃功能正常，气血生化有源，肝有所藏，以达柔肝之目的。

验案举隅

郑某，女，37岁，医生。2018年7月17日初诊。主诉：乳腺增生病史15年，暴怒后腹痛腹泻1周。患者15年前因生闷气后情志抑郁1月余，随后出现双侧乳房疼痛，经前加重，乳腺彩超提示乳腺增生，间断口服乳癖消、逍遥丸等中成药及心理疏导后症状缓解，常因生气、劳累及月经前加重，平素手足冰凉，饮食不慎易腹泻，舌质淡胖边有齿痕。1周前生气暴怒后出现腹痛腹泻。刻下：神清，精神差，睡眠差，入睡困难，多梦，多思心烦，情绪不稳定，时欲哭泣，自觉愤愤不平；乳房胀痛；纳少；腹痛腹泻，每日1~2次；舌质淡红，舌体淡胖，苔薄白边有齿痕，脉弦细。查体：腹软、无压痛及反跳痛，双侧乳房外上象限片状增厚、局部压痛，皮色正常、皮温不高，双侧腋下触及数个淋巴结、无明显压痛。辅助检查：乳腺彩超提示双侧乳腺增生，左侧乳房见增生型结节；大便常规未见异常。中医诊断：乳癖，泄泻。西医诊断：乳腺增生，腹

泻。辨证：脾虚肝郁。治法：健脾止泻，柔肝止痛。处方：归芍运脾汤加减。药物组成：当归15g，酒白芍15g，党参20g，炒白术20g，茯苓20g，炒枳壳10g，石菖蒲10g，毛细辛10g，佛手10g，炙甘草10g。服6剂。

二诊：服6剂后复诊，患者自诉腹痛、腹泻缓解，大便每日1~2次，有时黏，基本成形，仍心烦、乳房胀、睡眠稍差，情绪不稳定，易怒，纳少，舌质淡红，苔薄白，舌体胖大边有齿痕，脉弦细。原方调整为当归20g，酒白芍20g，党参20g，炒白术15g，茯苓15g，炒枳壳15g，石菖蒲10g，毛细辛10g，佛手15g，香附15g，炒麦芽10g，炙甘草10g，12剂。三诊：患者乳房胀痛明显减轻，但经前1周仍疼痛明显，以胀痛为主，大便时干时稀，每日1~2次，睡眠明显改善，情绪稳定，进食正常，患者平素压力偏大，易怒，手足凉，易腹泻，舌质淡红，苔薄白，舌体偏胖边有齿痕，脉沉细。守上方加减继服2月余，配合心理调护。复查乳腺彩超提示双侧乳腺增生，未见明显结节。

按语 患者为青年女性，平素舌质淡胖边有齿痕，大便每日1~2次，质偏黏，手足凉，食辛辣刺激及生冷食物后易腹泻，提示素体脾虚；平素工作压力偏大，性情急躁，而致肝气郁结；本次发病前有明确的情志刺激诱因，导致暴怒，肝气郁结甚，木克土超过正常限度，肝脾不和，脾受肝制，运化无力，出现纳少腹泻；脾虚肝郁，肝气不畅，出现乳房胀痛；气滞、脾虚则津液输布不利，凝结成痰，肝郁加重，痰气互结于乳房，则经前乳房胀痛明显。方中当归、酒白芍养肝血、柔肝体以平肝疏肝；运脾汤（党参、白术、茯苓、枳壳、佛手、甘草等）健脾助运，使脾胃功能正常，气血生化有源，肝有所藏，以达柔肝之目的。患者初诊时以脾虚肝郁腹泻为主要症状，故方中健脾止泻药用量偏多；二诊时脾虚腹泻症状缓解，以乳房胀痛、心烦等肝郁症状为主，故适当减少健脾药用量，增加运脾的枳壳、佛手用量，酌情增加养肝柔肝的当归、白芍用量，并增加疏肝解郁的炒麦芽、香附。根据肝脾的虚实比例调整用药侧重点，灵活运用归芍运脾汤加减治疗脾虚肝郁型乳腺增生取得满意的临床疗效。

三、国医大师徐景藩论治脾阴虚证

《仁斋直指方》曰："脾阴主血，司运化。"脾阴虚的特点是脾阴不足，运化失常。

国医大师徐景藩教授认为脾阴虚临床表现主要为形体消瘦，体无膏泽，不思饮食，食后腹胀，多见大便干燥或稍有不慎则易大便稀溏，口渴不欲饮，烦满，手足烦热，舌红少苔或光剥苔，脉濡而微数等。脾阴虚经辨证论治应用于临床多科，现代实验研究结果认为脾阴虚证存在消化腺分泌低下、前列腺素调控失常、自主神经功能失调、体液免疫和非特异性免疫功能降低及自由基损伤等一系列病理学改变。徐教授总结脾阴虚辨证特点为脾阴虚常兼胃阴虚。脾胃同属中焦，互为表里，一脏一腑，以膜相连，在生理上相互协同，病理上相互影响。脾阴虚不能为胃行其津液，导致胃阴不足，出现口干欲饮、大便干结、舌红少苔、脉细数等胃阴虚症状。脾阴的产生有赖脾气运化水谷精微，而脾运化功能正常需要脾阴的濡润，所以脾阴虚的患者有脾气亏虚表现，可见四肢无力、少气懒言、饮食减少、大便稀溏等。脾阴虚患者由于脾虚运化失健，水谷不化，下趋肠道则便溏；脾阴不足，肠腑失濡则大便干，所以经常出现大便干稀不调症状。徐老推崇参苓白术散和《慎柔五书》中的慎柔养真汤。

验案举隅

张某，女，47岁。2009年6月8日就诊。患者大便时干时溏5年余。7日前因受凉后大便稀溏，日行5~6次，腹部胀满不适，疼痛不著，排泄物不臭秽，无黏液、脓血，无坠胀感，形体消瘦，困倦乏力，口干欲饮，纳差，舌红少苔，脉细。查肠镜未见异常。处方：太子参15g，炒白术10g，茯苓10g，山药20g，白芍15g，五味子5g，麦冬15g，莲子肉15g，木香6g，焦神曲15g，鸡内金

15g，炒谷芽 20g，炒麦芽 20g，炙甘草 5g。7 剂。二诊：腹胀减轻，大便日行 2～3 次，乏力，原方继进。14 剂。三诊：患者诉大便日行 1 次，成形，偶有腹胀，乏力，口干症状明显减轻，胃纳尚可，舌淡，苔薄白，脉细。上方去焦神曲、鸡内金。7 剂。四诊：病情明显好转，症状基本全部消失，无异常不适，原法出入，巩固疗效。

按语 患者症状典型，以大便稀溏、形体消瘦、困倦乏力、纳差等为主症，当属脾气亏虚之证，同时，口干欲饮、舌红少苔脉细等症状则为阴虚之象，脾虚及阴虚重叠之象，故本案辨证为脾阴虚。治疗参照慎柔养真汤随症加减，以太子参、炒白术、茯苓、山药、白芍、五味子、麦冬、莲子肉为主药，皆为"清养"之品，加木香、焦神曲、鸡内金、炒谷芽、炒麦芽以助脾胃运化之功，1 周后患者症状减轻，故守方续进。三诊患者症状明显减轻，故去助运之品，但健脾养阴之品续进。徐教授指出，补脾阴用药不过于滋腻，补脾气而不过于温燥，脾气健旺，有利于脾阴来复，脾阴资生，亦有助于脾气转输。山药甘平，健脾气，养脾阴，补而不滋，健而不燥，气轻性缓；太子参甘润，补脾气而又生津。全方健脾化湿而不伤阴，养阴收敛而不碍脾留邪。

第四节 推 荐 文 献

陈小野，邹世洁，2002. 大鼠 CAG 证病结合模型的造模方法和思路[J]. 实验动物科学与管理，19（3）：35-37，41.

陈易新，陈家旭，季绍良，2002. 脾气虚证基础研究的理论探讨[J]. 中国医药学报，17（7）：401-403.

叶冰，彭成，2003. 脾虚证动物模型的研究进展[J]. 实验动物科学与管理，20（4）：42-45.

陈小野，2012. 气虚证的非定位性：脾胃学说传承与应用专题系列（2）[J]. 中医杂志，53（13）：1086-1087，1100.

王永恒，张弘，马玄静，等，2014. 论"气陷证"及"升气剂"[J]. 中国中医基础医学杂志，20（8）：1123-1124，1138.

李天天，褚雨霆，杨璐，等，2015. 脾主统血理论的内涵与拓展[J]. 中医药信息，32（6）：99-102.

魏馨怡，黄友，周靖惟，等，2022. 脾阳虚证实验研究及临床相关疾病关键问题分析[J]. 中药药理与临床，38（4）：154-161.

林森，蒋梅，2022. 脾气虚证中医证候量化诊断标准的研究进展[J]. 广州中医药大学学报，39（10）：2459-2464.

刘婧，乔波，谭周进，2022. 中医脾气虚证现代实质研究进展[J]. 世界华人消化杂志，30（16）：693-700.

陈秋霞，张书侨，王雄文，等，2023. 中医脾胃理论指导下的脾虚造模方法多维度评估[J]. 中国中西医结合消化杂志，31（3）：228-232.

第五节 参 考 文 献

曹晖，资桂平，吴东升，等，2022. 熊继柏辨治泄泻[J]. 实用中医内科杂志，36（11）：21-23.

陈佳，黄运旋，陈兴华，2021. 慢性疲劳综合征免疫功能紊乱"脾虚"本质的探讨与思考[J]. 时珍国医国药，32（9）：2233-2235.

陈建华，程井军，柳默涵，2022. 小儿推拿联合肚脐穴位贴敷治疗脾虚型泄泻疗效观察[J]. 湖北中医药大学学报，24（6）：80-82.

陈易新，陈家旭，季绍良，2002. 脾气虚证基础研究的理论探讨[J]. 中国医药学报，17（7）：401-403.

董林林，2020. 清暑益气汤治疗脾虚湿热型慢性疲劳综合征的临床观察[J]. 中国民间疗法，28（20）：72-74.

华元鑫，崔云竹，2015. 从肝脾论治糖尿病合并抑郁症的研究进展[J]. 中国民族民间医药，24（18）：27-28, 31.

黄小波，李宗信，陈文强，等，2007. 慢性疲劳综合征中医病机转化的定量分析[J]. 北京中医药大学学报，30（9）：583-586.

黄学宽，2011. 中气下陷病机新识[J]. 中国中医基础医学杂志，17（4）：368-369, 371.

李翠茹，肖嫩群，谭周进，2022. 浅谈泄泻五脏论之从脾论治[J]. 世界华人消化杂志，30（2）：61-68.

李依诺，谷峰，杨宇峰，等，2022. 基于《黄帝内经》理论探究消渴病病因病机与治疗[J]. 实用中医内科杂志，36（2）：32-34.

刘婧，乔波，谭周进，2022. 中医脾气虚证现代实质研究进展[J]. 世界华人消化杂志，30（16）：693-700.

刘晴，王垂杰，2017. 肠道菌群失调致慢性腹泻的"脾虚"论治[J]. 中医药临床杂志，29（12）：2032-2034.

刘妍彤，任爽，曹奇，等，2022. 脾虚生湿病机观与自噬在RA发病过程中相关性探讨[J]. 时珍国医国药，33（6）：1409-1412.

卢林，杨景云，李丹红，2007. 脾虚湿盛泄泻患者肠道微生态及舌部菌群变化的临床观察[J]. 中国微生态学杂志，19（4）：333-334.

吕蕾晶，姚雨风，李晶，2022. 从脾阴虚论治脾胃病[J]. 中医药临床杂志，34（1）：25-29.

孟宪奎，颜廷权，赵锡艳，2015. 中医药辨证论治糖尿病泌汗异常研究进展[J]. 北京中医药，34（10）：825-827.

宁丽琴，2013. 国医大师徐景藩教授论治脾阴虚证[J]. 光明中医，28（7）：1311-1313.

钱佳南，鲍超群，胡鸿毅，2022. 马贵同教授从阴火探析溃疡性结肠炎的病因病机与诊治[J]. 河北中医药学报，37（5）：43-45.

钱宇洁，2022. 加味七味白术散改善脾虚型2型糖尿病胰岛素抵抗的临床观察[D]. 济南：山东中医药大学.

任平，夏天，李平，等，1992. 脾虚腹泻患者肠道菌群的研究[J]. 中医杂志，33（6）：33-34.

宋梧桐，2021. 中医脾虚证病机演变过程及辨证论治研究[D]. 天津：天津中医药大学.

田茸，巩子汉，杨晓轶，等，2015. 脾气虚证大鼠脑肠肽动态变化及四君子汤干预效应研究[J]. 中国中医药信息杂志，22（9）：68-71.

王栋，虞梅，2017. 中医从脾论治消渴病研究进展[J]. 糖尿病新世界，20（8）：197-198.

王尧尧，2020. 中医从脾论治消渴病研究进展[J]. 中医临床研究，12（17）：137-140.

翁幼娜，2016. 长夏季节六君子汤加减治疗脾虚湿阻型慢性疲劳综合征的疗效观察[J]. 中国中医药科技，23（3）：359-360.

熊海燕，金鑫，杨瀚琳，等，2018. 益生菌复合制剂对脾虚证大鼠胃肠及免疫功能的调节作用[J]. 现代食品科技，34（5）：14-23, 181.

徐慧成，严石林，林辰青，2005. 对脾气下陷证的病机及辨证治疗规律探讨[J]. 四川中医，23（4）：27-28.

徐小珊，李雷勇，田岳凤，等，2022. 灸法治疗慢性疲劳综合征随机对照试验的系统评价[J]. 世界中西医结合杂志，17（11）：2138-2145.

杨九天，刘喜明，2021. 脾阴虚内涵及方证刍议[J]. 中国中医基础医学杂志，27（12）：1849-1850, 1874.

张晓邦，王彩霞，翁姣，等，2023. 基于数据挖掘研究李德新教授治疗泄泻的用药规律[J]. 光明中医，38（5）：816-820.

郑君，王煜，2022. 国医大师王自立教授运用归芍运脾汤治疗脾虚肝郁型乳腺增生经验[J]. 西部中医药，35（11）：82-85.

第28论 论治未病

"治未病"理论是中医学重要的预防思想,亦是中医学治疗与康复最重要的原则。中医"治未病"内容包括未病先防、既病防变、愈后防复等方面。近年来,中医"治未病"理念不断普及,中医健康管理积极参与到基本公共卫生服务、慢性病防控之中。在落实"人民至上,健康至上"理念的今天,中医"治未病"思想对医疗卫生工作的指导意义尤其重要。

第一节 概 论

一、理论内涵

(一)"治未病"的基本概念

"治未病"的内容涉及养生防病、治疗与康复,故"未病"概念有广泛的含义,包括"未生"即无病、"未发"即亚健康状态、"未盛"即疾病初期、"未传"即患病但未传变、"未复"即未完全康复等方面。所谓"治",有治疗、管理、治理等含义。"治未病"即是在中医理论指导下,以辨证调护为原则,以自然疗法为手段,通过未病先防、既病防变、病后防复的方法防止疾病的发生、发展与复发,达到养生防病、延年益寿的目的。中医"治未病"理论具有广泛的适应群体,是未来医学模式发展的方向。

(二)治未病的基本原理

"治未病"是中医原创的健康理念,其核心内容包括未病先防、既病防变、愈后防复三个方面。

1. 未病先防

"未病先防"是在人体未发生疾病之前,采取各种措施,做好预防工作,以防止疾病的发生。人体疾病的发生主要关系到正气与邪气两个方面。《素问·刺法论》曰:"正气存内,邪不可干。"指出正气是决定发病的关键因素。一般情况下,人体正气旺盛,足以抵抗外邪的入侵,病邪难以侵入人体。即使邪气入侵,正气亦能驱邪外出,因此不易发病。但当正气不足或邪气的致病能力超过正气的抗病能力时,正气无力抗邪,感邪后又不能及时驱邪外出,亦无力修复病邪对机体造成的损伤,于是发生疾病。因此未病先防,须从增强人体正气与预防病邪入侵两方面入手。

2. 既病防变

既病防变包括早期诊断、防止疾病传变与先安未受邪之地等内容。

早期诊断 疾病初期,病情轻浅,正气未衰,所以比较易治。倘若不及时治疗,病邪就会由表入里,病情加重,正气受到严重耗损,以至病情危重。因此既病之后,就要争取时间及早诊治,防止疾病由小到大,由轻到重,由局部到整体,防微杜渐,这是防治疾病的重要原则。

防止疾病传变 传变,亦称传化,是指脏腑组织病变的转移变化。在疾病防治工作中,只有掌握疾病发生发展规律及其传变途径,才能有效防止疾病的传变。以太阳伤寒为例,病在太阳经外感病发生之关键时期,正确的防治可以控制病势向其他经传变。

先安未受邪之地 既病防变,不仅要截断病邪的传变途径,而且又"务必先安未受邪之地"。《金匮要略》曰:"见肝之病,知肝传脾,当先实脾。"因此,临床上治疗肝病时常配合健脾和胃之法,就是要先补脾胃,使脾气旺盛而不受邪,以防止肝病传脾。

3. 愈后防复

疾病在初愈、缓解阶段,体质较弱,可能有余邪留恋,机体尚处于不稳定状态,生理功能也未完全恢复,需要维护正气,消除宿根,避免诱因,防止疾病复发。热病初愈,可能有余热未尽,蕴藏在内,脾胃虚弱,胃气未复的状况,肉食或多食,都不利于脾胃运化,易助长热邪,诱使疾病复发。此时,一定要注意饮食调护和禁忌,以促进疾病痊愈。疾病愈后复发的类型,主要有感邪、食复、劳复、药复等。

二、学术源流

"治未病"理论从形成到发展成熟可以分为秦汉时期、隋唐时期、宋金元时期、明清至民国时期。

秦汉时期是中医"治未病"理论形成时期。《黄帝内经》是这一时期的医学代表著作。《素问·四气调神大论》曰:"圣人不治已病,治未病,不治已乱治未乱,此之谓也。夫病已成而后药之,乱已成而后治之,譬犹渴而穿井,斗而铸锥,不亦晚乎!"首先提出了"治未病"的概念。《黄帝内经》"治未病"思想主要包括天人相应、形神共养、早期治疗、病后防复等内容。《黄帝内经》集先秦诸子之说,参以大量医疗实践,奠定了中医"治未病"的思想基础。

《难经》进一步阐发了"治未病"的含义,将《黄帝内经》的"治未病"原则具体化。《难经·七十七难》曰:"所谓治未病者,见肝之病,则知肝当传之与脾,故先实其脾气,无令得受肝之邪,故曰治未病焉。"说明五脏疾病是按照五行生克乘侮的规律传变,辨证施治时当注意顾及未病之脏腑,以防疾病传变。

《伤寒论》对"治未病"理论亦有着深刻的认识,《金匮要略·脏腑经络先后病脉证》曰:"若人能养慎,不令邪风干忤经络,适中经络,未流传脏腑,即医治之。四肢才觉重滞,即导引、吐纳、针灸、膏摩,勿令九窍闭塞。"体现了"未病先防、既病防变"的指导思想。

晋隋唐时期是"治未病"理论发展完善时期。陶弘景《养生延命录》一书是现存最早的治未病专著。书中对养生的原则和具体方法作了许多论述,并提出了养生的各种禁忌事项,特别是对服气、导引、吐纳、按摩等的论述较多,丰富了中医"治未病"的内容。孙思邈在《备急千金要方》中说:"上医医未病之病,中医医欲起之病,下医医已病之病。"将"治未病"者列为"圣人""上医",突出了"治未病"的重要性。

宋金元时期的流派争鸣,促进了治未病的进一步发展。刘完素注重气、精的保养,在养生方法上推崇养气和调气;张子和虽主张攻邪为先,但也不排斥补养正气,对于病后的康复,强调要顾护胃气;李东垣《脾胃论》云"脾胃之气既伤,而元气亦不能充,而诸病之所由生也",强调"治未病"始终要重视脾胃的调养;朱丹溪《丹溪心法》云:"与其求疗于有病之后,不若摄养于无疾之先;盖疾成而后药者,徒劳而已。是故已病而不治,所以为医家之怯;未病而先治,所以明摄生之理。"

明清时期是"治未病"理论全面实践时期。李梴《医学入门》分析了古代养生法的优劣,提出许多切实可行的养生方法。高濂《遵生八笺》从气功角度介绍了调养五脏的坐功法,并对四时调摄、起居安乐、导引却病、饮馔服食等均作了详细的阐述。曹庭栋《老老恒言》根据老年人的生理状况,总结出一套衣、食、住、行的简便易行的养生防病方法。在形体摄养上,强调动静结合,创立式、坐式、卧式的导引法。在饮食调理上,提倡药粥养生,认为药粥尤宜于老年人,并编制了粥谱,分为上、中、下三品,配方百余首,可谓集中医养生保健之大成。

第二节 述 评

一、当代研究

(一)理论研究

"治未病"理论研究主要以古代经典著作中"治未病"的思想与经验为基础,结合现代预防医学思想与中医临床实验,深入探讨"治未病"的内涵和具体方法。

王琦认为,"未病"包含无病、病而未发、病而未传三种状态。无病,也就是通常所说的健康机体。病而未发,是健康到疾病的中间状态,在当代,应包含发病先兆、疾病高危人群及亚健康状态等;病而未传,指已出现病理状态,尚未进一步迁延、发展,即在变化转归上既未有脏腑经络间的相传也未出现变证,对于将要被累及的脏腑来说,尚属未病。"治未病"是指遵循道法自然、平衡阴阳、增强正气、规避邪气、早期诊治、防病传变的基本原则,采取无病先防、欲病早治、既病防变、病后防复的措施,从而防止疾病的发生与发展。在此基础之上王琦提出了"中医未病学"概念,认为"中医未病学"是以中医理论为指导,研究人体未病的不同健康状态特点及中医治未病的内涵和方法,从而指导健康管理、疾病防控、养生康复的一门学科。中医未病学的研究范畴主要包括未病的判定和未病的干预两方面,未病的判定方法又包括未病的认知和测量方法,如取象运数、司外揣内、运气预测、全息预测、体质测量等方法。

黄建波等认为,"治未病"就是调治突然发生、可能要发生,或者即将要发展、继发的疾病。无可预测疾病发生倾向的未病状态即属于完全健康状态,主要是预防功能性损伤、器质性损伤和情志损伤等突发性疾病的产生,如突发交通事故而受伤;有可预测疾病发生倾向的未病状态主要是通过综合分析,确定可能发生的疾病,制订调治方法,预防疾病的发生,包括愈后防复发;轻微疾病和严重疾病的治疗不属于"治未病"范畴,预防轻微疾病向严重疾病发展属于"治未病"。已有原发疾病后可能继发其他疾病,原有疾病需要治疗,不属于"治未病"范畴,而防治继发性疾病的产生属于"治未病"。

谷献旦等提出有效控制"内因"是治未病的前提条件,适度顺应"外因"是治未病的必要条件。合理节制"不内外因"是治未病的先决条件。从防止病因的角度,探讨中医治未病的原理。严家凤提出"治未病"的理论基础是调气,即通过调和理顺自然之气与人体之气(内外)、先天之气与后天之气(先后)、清阳之气与浊阴之气(上下)、生理之气与心理之气(身心)达到有机体的动态平衡,实现预防保健、延年益寿的目的。强调调气在"治未病"中的作用,对临床用药具有一定的指导意义。龚海英从生理功能、自我感觉、外在表现、精神心理、免疫功能、生化指标、影像学检查、基因蛋白质组学、细胞、组织学检查等方面对"未病状态"的临床表现进行了归纳、总结,为"未病状态"的辨识提供判别的临床参考。

(二)临床研究

"治未病"思想指导临床疾病的防治,其内容涵盖临床各科疾病。

1. 疫病的防治

中医"治未病"理论在疫病防治方面发挥了重要的指导作用。如《湖北省新型冠状病毒感染的肺炎中医药防治方案(试行)》提出以黄芪15g,炒白术9g,防风9g,贯众6g,金银花9g,陈皮6g,佩兰9g组成的"七味汤"预防新型冠状病毒感染,使用本方作为一线医务人员的预防用药,后鲜有医务人员被感染。《新型冠状病毒肺炎诊疗方案》从第三版开始增加了中医内容,并不断更新,在第十版中，新型冠状病毒感染轻型、中型、重型推荐的中药方各有三种。病后防复方面提出了肺脾气虚、气阴两虚、寒饮郁肺三种证型并推荐相应方剂，以防新型冠状病毒感染复发。推荐轻型、中型、重型通用方剂"清肺排毒汤"，有利于普通感染人群服用。据统计在全国 10 个省份治疗 1261 例新型冠状病毒感染患者总有效率达到 97.78%，无一例由轻症转为重症或者危重症。

2. 体质调理

王琦以中医体质理论为基础，运用九体辨识技术，面对慢性病高发现状，提出"中医治未病健康工程升级"的方案，策应健康中国、健康中国人的建设目标。陈龙娇等从中医体质角度认为老年人多虚、多痰、多瘀、常气郁、常兼夹的体质特点，根据体质可分、体病相关与体质可调理论，引导老年健康状态中测量、评估、干预的管理闭环，围绕中医体质，建立老年健康状态的宏观、中观、微观三维评估体系，用体质辨识结合脏腑经络、形神、气血津液辨识反映老年人相对稳定和即时的健康状态，结合现代信息化、智能化技术搭建老年健康状态数据平台，增强老年人主动健康意识。

3. 亚健康调理

郭文娟等研究表明，亚健康并不会对患者生命造成影响，但是会引起部分功能、体征改变，临床多表现为失眠、疲劳、情绪不稳定等，导致患者生活质量有所降低，亦可增加各种疾病的发生率。近年来，随着人们生活水平的提高，越来越多的人重视自身的健康问题。而健康管理中心可以对亚健康人群进行指导和干预，从而降低相关疾病的发生率。

4. 慢性病的健康管理

以心脑血管疾病、糖尿病、高血压、肿瘤、骨质疏松等为主的慢性病，与患者的不健康饮食、活动、作息习惯等息息相关，也是我国人群之中致死率和致残率较高的疾病种类，由于慢性病导致的人群健康损失及社会经济损失均十分严重。构建中医治未病思想指导下的中医体检、中医健康教育、调理体质、疏通经络、效果评估五位一体健康管理法，有利于促进患者多项生理指标的改善，提升患者的慢性病知识掌握程度，改善患者的生活质量及治疗依从性，降低住院治疗期间的安全事件发生率。张晋等选取北京市海淀区 6 家治未病基地 15 位高血压伴超重或肥胖患者，进行 3 个月"五位一体"综合干预，具体方法：①中医中药治疗：服用中药治疗，包括汤药、代茶饮等。②中医非药物治疗：根据个体情况，给予皮内针、拔罐、穴位按压等外治法治疗。③运动导引：根据受试者运动耐力试验所得到的结果，制订运动计划。运动形式主要包括有氧运动、抗阻力运动、拉伸柔韧运动，并以有氧运动为主。④药膳食疗：为受试者提供健康膳食餐盘一套，由营养专家对受试者饮食摄入总量及饮食结构进行分析总结指导。由中医师根据受试者体质分析，给予受试者中医膳食指导。⑤情志管理：筛选在近 3 个月有行为改变意愿的患者，每个月对受试者所遇到的困难进行汇总分析，并对受试者进行心理疏导。结果表明"五位一体"综合干预后，患者在体重、心理状态、偏颇体质、反应等方面有明显改善，心肺功能、体脂百分比、血压变化与其依从性相关，依从性高者心肺功能明显改善，体脂百分比下降，并且血压较前稳定。说明"五位一体"健康管理模式可稳定血压及逆转高血压前期状态。

（三）实验研究

近年来运用现代科学技术与方法，通过动物实验对"治未病"理论的科学性进行实证与探索。

在未病先防的研究上，宋磊等基于分子对接技术发现，金银花、连翘中有效成分灰毡毛忍冬皂苷甲、连翘酯苷 B 可潜在抑制新型冠状病毒 S 蛋白与血管紧张素转化酶 2（ACE2）结合，为运用金银花、连翘预防病毒性传染病提供了药效学基础。陈丹通过构建激素性股骨头坏死（GIONFH）动物模型，运用垂直自动脂蛋白亚组分检测法及脂代谢相关基因的表达检测方法，发现 GIONFH 模型中低密度脂蛋白（LDL1+LDL2+LDL3+ LDL4）、高密度脂蛋白亚类 HDL3、极低密度脂蛋白亚类 VLDL3、残粒样脂蛋白（RLP）早期就有显著的改变，且能区分各组间变化，可用于早期诊断 GIONFH，使用骨蚀灵胶囊及洛伐他汀干预后，这些基因的表达更接近于空白组，说明骨蚀灵胶囊发挥着改善机体脂代谢紊乱及调控脂代谢相关基因表达的作用，从而预防 GIONFH 的发生。

在已病防变的研究上，清肺排毒汤由麻杏石甘汤、射干麻黄汤、小柴胡汤、五苓散加减而成，是国家中医药管理局治疗新型冠状病毒感染的临床推荐用药，王琨等研究表明在 RNA 和蛋白质水平，清肺排毒汤在无毒浓度下可剂量依赖性地抑制冠状病毒复制，时间进程分析发现，清肺排毒汤主要在冠状病毒感染的早期阶段发挥作用。此外，清肺排毒汤可以通过抑制病毒的吸附阻碍其入胞过程，通过上调干扰素（IFN）和干扰素刺激基因（ISGs）的表达发挥抗病毒作用。上述研究为临床运用清肺排毒汤预防新型冠状病毒感染发展至危急重症提供了可靠的实验室数据。

COPD 以气流受限，病程反复且不完全可逆并呈进行性加重为特点。因此，防治该病的首要任务应"防重于治"，即预防其发生，或延缓其病理进展。程羽等通过复制 COPD 动物模型，在第 0、4、12 周不同时间段给予益气活血方（由黄芪、白术、防风、熟地黄、白芍、当归、川芎组成）进行干预，采用 ELISA 法检测 COPD 大鼠肺组织 SIgA、分泌成分（SC）、TGF-β1、VEGF 的表达水平。结果表明：益气活血方对 COPD 病程各阶段异常 SIgA、SC、TGF-β1、VEGF 均有不同程度的调节干预作用。说明益气活血方在 COPD 不同阶段都有防止病情发展的作用。

在愈后防复的研究上，食复是指外感热病恢复过程中饮食不节所导致的热病复发。李可建认为细菌感染所致发热的复发，与其 L 型菌的返祖有关。饮食失当，体内摄入过多的赖氨酸利于 L 型菌的返祖，故热病初愈应禁食赖氨酸氨基酸评分高的食物，抑制 L 型菌的返祖，从而减少复发，并通过阳明热盛证动物模型进行了验证。陈龙娇等通过分析相关肠道菌群实验研究论文后认为肠道菌群在食复的发生、恢复过程中起着重要作用，提出肠道菌通过"微生物-肠-脑轴"调控进食行为，使热病后期患者倾向于多进食、多脂肪的进食特点，这正是干扰食复进展的重要时机，通过适当限制食量、控制肉类摄取可扶植益生菌的繁殖，促进热病的康复。

二、研究局限与未来展望

当前对人类社会健康威胁最大的疾病主要有两大类，一是突发性公共卫生事件，如 2019 年年底暴发的新型冠状病毒感染，给人类带来巨大的生命安全影响，及时预防此类传染病的流行已成为全球共识；二是以高血压、糖尿病、心脑血管疾病为代表的慢性病，没有单一有效预防措施的特点，决定了此类疾病"防"和"治"的不可分割性。由此中医"治未病"理论与应用研究方兴未艾。在理论研究方面，中医界对"未病"的概念、范畴、治疗原则与治疗方法等均有广泛而深入的研究，特别是在中医体质的研究上，探讨疾病与体质的相关性，为"未病先防"提供了坚实的理论基础。在临床研究方面，自 2007 年中医"治未病"工程提出之后，经过 10 多年的发展，"治未病"理念不断普及，中医健康管理积极参与到基本公共卫生服务、慢性病防控之中，广泛应用于内科、外科、妇科、儿科、肿瘤科、口腔科、老年科等各科疾病的防治，取得了很大的成绩。实验研究中充分运用现代免疫学、遗传学、蛋白质组学、基因组学等先进技术，不断探索"治未病"生物学机制。但当前"治未病"研究中仍存在一些局限与不足："治未病"的核心是"未病先防"，由于对"治未病"与"治已病"之间的区别与联系不明确，已有的临床研究对象大多数以亚健康、或已病人群为主，对健康人群疾病预防的相关研究较少，且"治未病"疗效的评价指标多套用疾病评价指标体系，难以反映"治未病"真实效益，导致大多数人缺乏"治未病"理念，未能从"治未病"中获益。"治未病"干预方法如膏药、艾灸、呼吸吐纳、导引、按摩等方式多样，但对其治疗机制的研究相对较少。在实验研究方面，研究内容与方法大多以"已病防变"为主，对"未病先防""愈后防复"的研究涉及较少，且研究技术基本紧盯现代医学，缺少自主创新技术；机制研究仍以实证为主，未能形成符合中医"治未病"理论的、新的研究思路，因而缺少重大科学研究成果。徐蕴等通过对2009~2018年国内期刊发表的治未病共1483篇研究论文分析研究后认为"当前该领域尚未形成核心的科研领军人才，核心作者群体缺失，这不利于研究的深入发展"。因此虽然有学者提出建立"未病学科体系"的呼声，但因研究基础不够充分，目前为止仍未有明确的进展。

第三节 名家思想

一、国医大师王琦运用体质三级预防理论防治过敏性哮喘

国医大师王琦是体质学说创始人，重视运用九体辨识技术用于指导临床慢性病的预防、治疗和康复，实现以"疾病"为中心向以"人"为中心，以"治"为主向以"防"为主的转变。过敏性哮喘是严重影响人类健康的慢性病，具有较高的病死率。王琦从调体拒邪、调体防病及调体防变三个演变层次入手提出了体质三级预防理论。

一级预防：即病因预防，是针对易患过敏性哮喘的危险体质人群制订的预防方案。①先天调理，防病于亲代。积极调理并干预亲代的过敏体质及过敏性疾病，可减少子代获得概率，实现优生优育。②后天调养，药物干预。通过饮食起居调养、调摄情志、运动锻炼改善体质，同时服用过敏康（由乌梅、首乌藤、防风、天麻、灵芝、蝉蜕组成）纠正和改善过敏体质。

二级预防：即针对过敏性哮喘高危人群制订的体质预防方案。①体质为本，脱敏固本。服用"脱敏调体方"（基础药：乌梅、蝉蜕、灵芝、防风）调理过敏体质。②病证为标，标本兼顾。兼见过敏性鼻炎可在"脱敏调体方"基础之上加用苍耳子散；兼见特应性皮炎可在"脱敏调体方"基础之上加用重楼、土茯苓、薏苡仁、紫草等药清热解毒、燥湿止痒；兼见食物过敏表现，可在"脱敏调体方"基础之上加用广藿香、苏叶、金银花、连翘等，清透胃肠郁热。

三级预防：是针对已出现喘息、胸闷、咳嗽等哮喘典型临床症状者或通过现代医学肺功能等检测已确诊为过敏性哮喘的患病人群制订的预防方案。①体病同治，既病防变。服"脱敏定喘汤"，方由麻杏石甘汤合"脱敏调体方"组成，具有清热化痰，宣肺平喘，脱敏调体之效。②证由人见，随证加减。国医大师王琦以麻杏石甘汤为主方宣肺泄热，而后兼顾辨证用药。若兼见咳痰清稀等肺寒之象，酌加干姜、细辛、五味子、紫菀、款冬花等药温肺散寒；若痰热壅盛者，酌加金荞麦、射干、浙贝母等药清热化痰；若咳喘剧烈，呼吸困难者，酌加射干、地龙解痉平喘。③瘥后防复，食养尽之。患者平时可食用"过敏苏叶灵芝粥"以增强体质调理作用。该食疗方由灵芝6g，半夏3g，紫苏叶6g，厚朴3g，茯苓9g，粳米100g组成。具有调体固本、化痰平喘之效。

> **验案举隅**
>
> 患者，男，12岁。2018年8月9日初诊。主诉：反复喘息憋气3年余。患者3年多以来经常出现喘息憋气，感冒、咳嗽时哮喘易发作，自觉喉中有痰，当地医院诊断为变应性哮喘。既往史：5岁时喝牛奶后自觉鼻痒，遇过敏原（尘螨、海鲜、牛羊肉等）即鼻痒、眼痒、耳痒、咽痒、打喷嚏。刻诊：喘憋未发作，纳差，大小便正常，眠可。舌质微红、苔黄微腻，脉滑。西医诊断：变应性哮喘；中医诊断：哮病（痰热阻肺）；治法：清肺化痰，脱敏平喘。处方：乌梅10g，蝉蜕10g，灵芝10g，防风10g，炙麻黄9g，苦杏仁9g，生石膏（先煎）30g，甘草6g，金荞麦12g。30剂，水煎服，每日1剂，未服用其他药物。2018年10月9日二诊：服上方以来哮喘未发作、未感冒，舌质微红、苔薄黄，脉滑。处方以初诊方加黄芪15g，白术10g，蜂房6g，神曲10g。21剂，煎服法同前，以巩固疗效。2019年1月随访患者，变应性哮喘未发作。

按语 患者素有过敏性疾病史，因急性发作期而就诊。国医大师王琦以麻杏石甘汤为主方宣肺降逆平喘，疏风清热化痰。另用乌梅、蝉蜕、灵芝、防风以改善过敏体质，体病同治。二诊时患儿哮喘未发，故以扶正屏风散加用乌梅、蝉蜕、灵芝固本，再以麻杏石甘汤防止哮喘发作，充分体现了王琦大师三级预防过敏性哮喘的思想。

二、国医大师张学文从热瘀论治中风先兆

国医大师张从文高度重视中风先兆，将其与中风急性期、中风恢复期和中风后遗症期列为中风四期，并认为中风先兆为中风的起始环节和关键环节，病机特殊，若能就此截断病情，患者的恢复率极高。对中风先兆患者早发现、早治疗、早预防，可极大程度上避免其向中风发展。国医大师张从文强调应运用中医治未病思想，高度重视并准确辨治中风先兆，通过多年的临证和科研发现，中风先兆的关键病机为肝热血瘀，创立清脑通络汤，临床用之常效如桴鼓。

验案举隅

患者，女，58岁。因"头痛、眩晕2个月，右侧肢体麻木2日"于2016年9月22日就诊。患者自述2个月前开始出现头痛、眩晕，呈间断性发作，情绪不遂时发作较多。近来头痛以胀痛为主，眩晕不剧，无天旋地转或如坐车感，不伴恶心呕吐等，伴间断耳鸣。昨日起出现右侧肢体麻木，持续10分钟左右，活动后自行缓解，平素血压偏高，最高达165/105mmHg，未规律用药。头颅CT检查未见明显异常。刻诊见面微赤，善烦，口苦咽干，食纳不佳，大便稍秘。即刻血压150/100mmHg。舌质红，苔薄黄，舌下脉络迂曲，脉弦滑略数。西医诊断：短暂性脑缺血发作。中医诊断：中风先兆，证属肝热血瘀；治法：清肝和血，化瘀通络，给予自拟清脑通络汤加减：草决明18g，丹参20g，菊花12g，葛根15g，川芎10g，赤芍12g，地龙10g，胆南星10g，磁石（先煎）30g，生山楂20g，僵蚕10g，路路通10g。6剂，清水煎，分早晚2次温服。服上方6剂后，患者自觉头痛、眩晕、耳鸣等症状减轻，复诊仍于上方稍事加减，调治月余痊愈。嘱其禁食辛热油腻之品，如羊肉、狗肉等均不可食用，少食香菜、香椿芽、醪糟等辛发食物，尽量多食新鲜芹菜、苦瓜等清肝蔬菜，毋忧患，忌过劳。

按语 本案患者为中风先兆，需要立即治疗，避免发展至中风。国医大师张学文根据其四诊资料，辨证为肝热血瘀证，运用清脑通络汤加减治疗，以草决明、菊花、磁石清肝热，丹参、赤芍、川芎、地龙、葛根、路路通活血通络，佐以酸甘之生山楂，化瘀血而不伤新血，开郁气而不伤正气，其性虽和平却能消食积。全方以通为主，使脑脉通畅，脏腑郁热得解，血气和顺，药证相符，故使病情迅速缓和，有效防止了中风的发生，是"未病先防，有病早治"理论的具体应用。

三、国医大师刘尚义运用"既病防变"思想治疗癌前病变

国医大师刘尚义将中医"治未病"之"既病防变"理念引入癌前病变的治疗中。其具体内容如下：一是截断病势，防止癌变。首先，抓紧治疗。用于截断病势的药物如鳖甲、莪术、冬凌草、猫爪草、萆薢、白花蛇舌草等具有较好的抗癌作用。这些药物是截断病势、防止癌变之关键。临床可根据情况选用1~2味药物进行积极的治疗。其次，用药要准。如甲状腺结节有恶变高危因素者，猫爪草为必用之药；对于肺部结节，萆薢与冬凌草为必用之药。慢性萎缩性胃炎，莪术、白花蛇舌草、半枝莲、薏苡仁为必用之药。再次要"稳"，临床药物选用宜在常规剂量内水煎服无明显不适，且长期服用无毒副作用者。二是先安未受邪之地，防止癌变。以肝癌癌前病变的预防措施为例：第一，乙肝病毒是肝癌的主要发病因素，故对于病毒感染者，即使实验室或者B超检查尚无肝脏损害的指标出现，都应积极治疗乙肝感染以截断病势；第二，常加入黄精、白术等保护脾胃的药物，达

到"见肝之病，当先实脾"的目的；第三，应避免因门静脉高压引起消化道出血；第四，因肝的生理特性决定不良情绪对肝脏的损伤较其他脏腑更明显，故临床中应加疏肝解郁药物如佛手、郁金，还应对患者进行言语疏导，避免因情绪不良造成或加重患者肝脏功能的损伤；第五，如兼有肺部疾患者，加少量养阴补肺之品，如百合、北沙参等，以免木火刑金。上述举措，建立了一个多层面多角度"既病防变"的系统，反映了"先安未受邪之地"思想的特点。

典型案例

患者，女，57岁，已婚。因反复胃脘部胀痛不适，伴呃逆、反酸5年余，加重半个月，于2015年9月22日求诊。诉5年来因"慢性萎缩性胃炎"反复在多个医院进行根除Hp治疗及对症治疗等，效果均不理想，前来求诊。患者自知此为癌前病变，思想极度紧张。查见：舌微红略暗，苔黄略腻。脉弦滑。2015年9月15日胃镜检查病理报告示（胃窦）黏膜中度慢性萎缩性胃炎，伴中度肠上皮化生，活动（+）。局灶腺上皮呈低级别肠型上皮内瘤变。呼气试验（^{13}C）示Hp（+++）。西医诊断：慢性萎缩性胃炎；中医诊断：胃痛，证属湿热内蕴型。以清利湿热为主要原则治疗本病，并加上化痰散结、防止癌变的防治原则。刘老师宽慰患者的同时，告知其认真服药，定期复查。处方：佛手10g，郁金10g，莪术10g，冬凌草20g，猫爪草20g，白花蛇舌草20g，白豆蔻（后下）6g，砂仁（后下）6g，柿蒂10g。15剂，水煎，每剂煎取药液约900mL，每次服用150mL，2日1剂。均饭后半小时服用。二诊、三诊、四诊：病情继续好转，上方基本思路不变，随症加减。诉已无胃胀痛，呃逆较少出现，偶有反酸。舌微红略暗，苔秽略黄，脉弦略滑。呼气试验（^{13}C）示Hp从原来的（+++）减少为（+）。处方：佛手10g，郁金10g，益智仁10g，黄连6g，吴茱萸2g，柿蒂10g，瓦楞子20g，白花蛇舌草20g，薏苡仁20g。7剂。之后患者信心大增，1个月左右复诊1次。随症微调药物。其后患者两次求诊时均诉曾进行胃镜检查，均为慢性非萎缩性胃炎。

按语 本案患者不仅有慢性萎缩性胃炎的病理诊断：中度肠上皮化生，局灶腺上皮呈低级别肠型上皮内瘤变，还有已被世界卫生组织（WHO）列为Ⅰ类致癌物的Hp感染。国医大师刘尚义以清热利湿、和胃降逆等治已病，并加用冬凌草、猫爪草、白花蛇舌草等截断疗法防癌变，同时治疗过程中注意言语疏导并加用疏肝解郁药如佛手、郁金等。整个治疗过程注重运用"治未病"理论，重视早期治疗与已病防变原则，成功逆转了胃癌癌前病变。

第四节　推荐文献

王琦，2015. 中医未病学[M]. 北京：中国中医药出版社.

郭霞珍，王键，2018. 中医基础理论专论[M]. 2版. 北京：人民卫生出版社.

王济，李英帅，李玲孺，等，2017. 国医大师王琦论中医未病学理论体系构建[J]. 现代中医临床，24（3）：5-8.

王琦，2019. 以九体辨识为核心技术打造中医"治未病"健康工程升级版[J]. 天津中医药，36（6）：521-527.

黄建波，张光霁，2017. 论"治未病"理论体系建设[J]. 中华中医药杂志，32（3）：911-914.

邵冬梅，王琦，孙鹏程，等，2022. 王琦教授过敏性哮喘的体质三级预防方案探析[J]. 天津中医药，39（4）：409-414.

李佳，王舒洁，李萍，2022. 治未病理念下五位一体健康管理在慢性病防控中的应用[J]. 中医药管理杂志，30（12）：201-203.

陈龙娇，王琦，王济，等，2022. 从中医体质学角度建立老年健康状态管理新模式[J]. 中华中医药杂志，37（7）：3961-3965.

张光霁，张庆祥，2021. 中医基础理论[M]. 4版. 北京：人民卫生出版社.

张光霁，2009. 论未病不等于亚健康[J]. 中华中医药杂志，24（9）：1112-1114.

第五节 参 考 文 献

陈丹，2023 脂蛋白亚组分在激素性股骨头坏死中的作用及中药干预机制研究[D]. 南昌：南昌大学.

陈婧，王文清，施春阳，等，2020. 新型冠状病毒肺炎（COVID-19）中医药防治的思考[J]. 中草药，51（5）：1106-1112.

陈靖，刘晓丹，张妤，2021. 中医治未病内涵解析及新时期发展策略探究[J]. 时珍国医国药，32（7）：1701-1703.

陈龙娇，李裕思，黎敬波，2018. 从肠道微生态角度认识中医"食肉则复"理论[J]. 中华中医药杂志，33（9）：3822-3824.

陈龙娇，王琦，王济，等，2022. 从中医体质学角度建立老年健康状态管理新模式[J]. 中华中医药杂志，37（7）：3961-3965.

程羽，田守征，张晓梅，等，2018. 基于治未病思想探讨益气活血方干预慢性阻塞性肺疾病大鼠病程作用的实验研究[J]. 中华中医药学刊，36（6）：1343-1346.

龚海英，陈涤平，2020. 中医"治未病"与"未病状态"辨识[J]. 中医杂志，61（10）：913-916.

谷献旦，张洪岐，周超凡，2023. 基于三因学说探讨中医治未病理念[J]. 中国中医基础医学杂志，29（5）：703-705.

郭丹珍，胡引闹，2020. 中医"治未病"理论对心血管疾病高危人群的指导作用[J]. 中医药管理杂志，28（19）：209-211.

郭文娟，王旭，杨育同，等，2013. 亚健康状态与中医偏颇体质及治未病思想探讨[J]. 时珍国医国药，24（1）：186-187.

黄建波，张光霁，2017. 论"治未病"理论体系建设[J]. 中华中医药杂志，32（3）：911-914.

李佳，王舒洁，李萍，2022. 治未病理念下五位一体健康管理在慢性病防控中的应用[J]. 中医药管理杂志，30（12）：201-203.

李可建，李冬梅，2001. 预防食复机理探析[J]. 中国中医基础医学杂志，7（9）：10-12.

权祯，秦大平，张晓刚，等，2021. 基于中医"治未病"理念探讨其对骨质疏松症可控性危险因素的防治策略[J]. 中国骨质疏松杂志，27（5）：747-752，758.

邵冬梅，王琦，孙鹏程，等，2022. 王琦教授过敏性哮喘的体质三级预防方案探析[J]. 天津中医药，39（4）：409-414.

宋磊，毕思伟，古君，等，2020. 基于分子对接技术筛选新型冠状病毒S蛋白-血管紧张素转化酶2小分子抑制剂[J]. 中草药，51（9）：2361-2367.

王济，李英帅，李玲孺，等，2017. 国医大师王琦论中医未病学理论体系构建[J]. 现代中医临床，24（3）：5-8.

王君娅，王秉新，张英杰，2022. 中医治未病护理在治未病门诊病人2型糖尿病患者中的应用[J]. 黑龙江医药科学，45（3）：75-76，79.

王琨，颜海燕，吴硕，等，2021. 清肺排毒汤的体外抗冠状病毒作用研究[J]. 药学学报，56（5）：1400-1408.

王琦，2019. 以九体辨识为核心技术打造中医"治未病"健康工程升级版[J]. 天津中医药，36（6）：521-527.

王伟芬，2022. 中医"治未病"思想在亚健康人群健康管理中的应用[J]. 中医药管理杂志，30（3）：221-222.

徐蕴，李尚，江星，2020. 近十年我国中医"治未病"研究的回顾与评析[J]. 时珍国医国药，31（4）：979-981.

严家凤，2020. 调气：中医"治未病"的理论基础[J]. 贵州中医药大学学报，42（6）：1-5，22.

央广网，2020. 仝小林院士：清肺排毒汤总有效率97%，无一例患者由轻转重[EB/OL].（2020-03-17）[2022-03-01]. https://baijiahao.baidu.com/s?id=1661385367815512601&wfr=spider&for=pc.

杨程，刘旺华，张婕，等，2018. 中医"治未病"理论与中风病防治探讨[J]. 湖南中医杂志，34（12）：93-95.

叶瑜，莫志红，莫智旭，等，2019. 国医大师刘尚义治疗癌前病变"既病防变"思想探析[J]. 中华中医药杂志，34（11）：5163-5166.

张晋，宋昌梅，尹超群，等，2022. 中医治未病"五位一体"健康管理模式对高血压伴超重患者干预研究[J]. 陕西中医药大学学报，45（5）：63-68.

赵蔚波，王雅琦，赵海虹，等，2022. 王琦以调节体质为本治疗呼吸道变态反应性疾病经验[J]. 中医杂志，63（14）：1319-1322.

周海哲，赵欢，严亚锋，2022. 国医大师张学文从热瘀论治中风先兆症思想探析[J]. 中华中医药杂志，37（7）：3928-3931.

卓泽伟，张斐，李灿东，等，2023. 基于中医"治未病"思想探讨肿瘤的防治思路[J]. 福建中医药，54（6）：40-42.

第29论 论同病异治与异病同治

同病异治与异病同治是中医学对病、证、症三者理解的基础之上，面对疾病问题，所确立的治疗原则，其根本是中医学在整体观念与治病求本的思想之下，对疾病问题辨病与辨证的原则强调，是中医学病证结合，病证相参的具体体现，对中医临床制订具体治法，发挥临床诊治特色，实现临床治疗目的有着重要指导意义。对同病异治与异病同治的学习理解，有助于进一步认识中医学疾病观念，把握病证之间的关系，体悟中医整体观念与治病求本思想，从而在临床中更好地发挥中医学诊疗特色，提高诊治效果。

第一节 概 论

一、理论内涵

（一）基本概念

同病异治，又称"同病异证异治"，指同一种疾病，由于发病的时间、地区及患者机体的反应性不同，或发展阶段不同，而具有的证不同，故采用的治法各异，如麻疹在不同的疾病阶段表现为不同的证，故初期当解表透疹，中期清肺热，后期滋养肺阴胃阴等。

异病同治，指不同疾病在其发生发展过程中如果出现了相同的证，就可以采用相同的治疗方法来治疗。如胃下垂、肾下垂、子宫脱垂、脱肛等不同的病变，其病机的关键是"中气下陷"，表现为大致相同的证，故皆可用补益中气的方法来治疗；而慢性肠炎、哮喘、胃溃疡，病虽不同，但在疾病发展的过程中，都可以出现肾阳虚的病理变化，故均可以用温补肾阳的方法治疗。

同病异治与异病同治，其本质为对诊疗当下疾病所产生的核心病机的分析把握。根据不同疾病发病过程中不同阶段的核心病机差异，采用不同的治疗方法去解决疾病问题是根本目的。

对核心病机的把握就是对整体观念的坚持，而之所以强调同病异治与异病同治，不只是对病与证之间存在的复杂交错关系的强调，以及对治病求本思想的根本追求。还需要说明的是，同病异治与异病同治是在其各自条件下的相互补充。

同病异治，"同病"是前提。同病异治要在同病这一基本的疾病矛盾中，看到不同的核心病机差异，如中医消渴一病，根据其疾病发展过程可分为上消、中消、下消，刘完素云"上消者，上焦受病……治宜流气润燥。中消者，胃也……法云宜下之……肾消者……治法宜养血以肃清，分其清浊，而自愈也"，在不同的阶段就应该采用不同的治疗方法，但消渴阴虚为本，燥热为标这一疾病的根本矛盾在疾病过程中是不变的，是应当在消渴诊疗过程中全程注意的。

异病同治，"异病"是根本。异病同治要在当前疾病的相似疾病病机中，考虑不同疾病中的疾病传变规律与贯彻疾病始终的根本矛盾，如伤寒与温病外感疾病的过程中都可以出现的"大承气汤证"，由于伤寒之邪内传阳明之腑，入里化热，热与燥相合于胃中，可出现腑实证；而当温病传至中焦，温热邪气与肠腑中的积滞相结，也会导致腑实证，两者都可以运用大承气汤治疗，但《伤寒论》中厚朴、枳实用量大，而《温病条辨》中减少厚朴和枳实用量，就是吴鞠通鉴于温病具有易化燥、伤阴的特点，故此特意减厚朴、枳实之量以防两药辛香苦燥耗伤津液，考虑了温病致病全程中损伤阴液的特点。

同病异治与异病同治，两者各有侧重与强调，病证相参，其中道理还需诸位在临床中深刻体悟，以领会其中之妙。

（二）同病异治与异病同治的基本原理

同病异治和异病同治是中医治疗理论的重要概念，其基本原理涉及中医的整体观念、个体化治疗、辨证施治等方面。

1. 整体观念

同病异治和异病同治的基本原理之一是中医的整体观念。中医学认为人体是一个有机整体，各个脏腑器官之间相互联系、相互影响。因此，不同的疾病病因病机虽然不同，但是在整体上会有一些共性，可以通过调整整体的平衡来治疗不同的疾病。

2. 个体化治疗

同病异治强调对于相同的疾病，由于患者体质、病情轻重及病程等因素不同，需要采用个体化的治疗方法。中医强调辨证施治，即根据患者的具体情况，如体质、病情特点、舌脉情况等，个体化地选择合适的治疗方案。这体现了中医"因人而异"的治疗原则。

3. 辨证施治

中医治疗的核心是辨证施治，即根据患者的证候特点进行治疗。同病异治和异病同治的原理也是建立在对疾病的辨证基础上的。对于同一种疾病，由于患者的具体体质和病情不同，需要根据患者的具体情况来辨证施治。而对于不同的疾病，虽然病因病机不同，但是中医强调运用相同的治疗原则和方法来调理整体的平衡，以达到治疗的目的。

因此，同病异治和异病同治的基本原理体现了中医的整体观念、个体化治疗、辨证施治等核心理论，强调了因人而异、综合施治的治疗原则。这些原理也反映了中医治疗的个性化、综合化和整体化特点。

二、学术源流

同病异治与异病同治，是在中医病证理论的基础之上，对针对疾病内在本质进行诊疗的原则强调。中医学对同病异治与异病同治的理解，随着中医对病证内涵的不断探索而深入。

《黄帝内经》中存在着同病异治与异病同治的大量相关论述。《素问·五常政大论》曰："帝曰：天不足西北，左寒而右凉；地不满东南，右热而左温，其故何也……西北之气，散而寒之，东南之气，收而温之，所谓同病异治也。"《素问·异法方宜论》曰："黄帝问曰：医之治病也，一病而治，各不相同，皆愈，何也……故圣人杂合以治，各得其所宜，故治所以异而病皆愈者，得病之情，知治之大体也。"强调应该对同一疾病作用于人体而表现出的不同病机进行分析判断，再具体诊治的"同病异治"思想，《素问·咳论》则以咳嗽为例从发病机制角度探讨了不同病机下咳嗽的针刺法则，如"五脏六腑皆令人咳，非独肺也……治脏者治其俞，治腑者治其合，浮肿者治其经"。关于异病同治，《素问·至真要大论》病机十九条言："诸病有声，鼓之如鼓，皆属于热""诸胀腹大，皆属于热""诸转反戾，水液浑浊，皆属于热""诸呕吐酸，暴注下迫，皆属于热"，讨论了同样的病机表现出不同的病证。这是对于疾病根本核心病机的讨论，是"异病同治"思想的理论源头。

《伤寒杂病论》将同病异治与异病同治的思想具体体现在了其临床实践之中，在《伤寒论》把伤寒全程的阶段分为太阳病、阳明病、少阳病、太阴病、少阴病、厥阴病来进行不同的辨证探讨，具体体现了"同病异治"的治疗原则。《伤寒论》亦是最早将"异病同治"精神应用到临床实践的医学著作，其主要体现在对同一方剂的重复使用上，即一方用治多病，其实质就是因核心病机相同而采取"异病同治"。如"太阳病，头痛，发热，汗出，恶风，桂枝汤主之""太阴病，脉浮者，可发汗，宜桂枝汤"；《金匮要略·痰饮咳嗽病脉证并治》曰："假令瘦人脐下有悸，吐涎沫而癫眩，此水也，五苓散主之。"《金匮要略·消渴小便不利淋病脉证并治》则曰"脉浮，小便不利，微热消渴者宜利小便发汗，五苓散主之"，即是例证。

后世医家在不断的实践应用中，对同病异治与异病同治的具体内容又进行了不同方面的补充强调，如元代朱丹溪《格致余论》中有如下论述："诊病之道，观人勇怯、肌肉、皮肤，能知其情，以为诊法也。凡人之形，长不及短，大不及小，肥不及瘦；人之色，白不及黑，嫩不及苍，薄不及厚。而况肥人湿多瘦人火多；白者肺气虚，黑者肾气足，形色既殊，脏腑亦异，外证虽同，治法迥别。所以肥人责脉浮，瘦人责脉沉，躁人疑脉缓，缓人疑脉躁，以其不可一概观也。"从人体机体差异探讨了同病异治的原因。明代刘纯《医经小学》亦以问答的方式阐述了医家诊病当考虑人体脏腑差异对疾病的影响，而行诊治："先生治病有证同而异治者，又非地土不同老幼苦乐之异，何也？曰：阴阳气运，参差不齐，赋生有厚薄，五气有偏胜，脏腑刚柔不同，用药以抑强扶弱取中而治，岂得而同也！"明代吴又可在《温疫论》中用醉酒的比喻阐述了对同病异证之"异"的认识："邪之看人，如饮酒然。凡人醉酒，脉必洪而数，气高身热，面目俱赤，乃其常也。及言其变，各有不同：有醉后妄言妄动，醒后全然不知者；有虽沉醉而神思终不乱者；醉后应面赤而反刮白者；应痿弱而反刚强者；应壮热而反恶寒战栗者；有易醉而易醒者；有难醉而难醒者；有发呵欠及嚏喷者；有头眩眼花及头痛者。因其气血虚实之不同，脏腑禀赋之各异，更兼过饮少饮之别，考其情状，各自不同，至论醉酒一也。"此外，在清代《诊宗三昧·异脉》中还阐述了脉象在"同病异治"应用中的重要意义："异脉者，乖戾不和，索然无气，不与寻常诸脉相类。《内经·大奇论》贯列诸脉摹写最微。苟非逐一稽研乌能心领神会。如心脉满大，痫瘛筋挛；肝脉小急，痫瘛筋挛。二条见证皆同而脉象迥异，受病各别。其同病异治等法良有见乎此也。"

至清代，在历代医家不断地在临床实践积累与理论探索之下，同病异治与异病同治的具体所指逐渐具体、明晰，清代程文囿《医述》中对"同病异治"进行了总体论述"人有强弱之异，病有新旧之分，时有四季之差，地有五方之别；有时同病须异治，有时异病须同治，而同一病的各个阶段治法又不同。因此，只有随证立方，随病用药，惟变所适，才能纵横自如"；清代程文囿在《医述方论》中云"临床疾病变化多端，病机复杂，证候多样……有时同病须异治，有时异病须同治……随证立方，随病用药，惟变所适，方纵横自如"，指出了"异病同治"的核心要义，即在于"症之不同，因机同源"。清代陈士铎《石室秘录》第一次明确提出了"异病同治"的概念，其在同治法中将"异病同治"定义为"同治者，同是一方而同治数病也"。

第二节 述 评

一、当 代 研 究

（一）理论研究

1. 同病异治

"同病异治"及"异病同治"反映了疾病过程中阴阳对立制约不可调和的矛盾性、时空性。同病异治思想并不是将人的思维限定在辨证论治、三因制宜的固有框架中，而是启发医者在诊疗疾病时能更加综合、全面地收集患者病情资料，从而多角度、多层次、更准确地诊治疾病。

田力欣基于《黄帝内经》分别从时代、地域、体质、时节、疾病、药物、医者七个方面阐释了同病异治理论，深刻体现了中医学"人与天地相参"的人体观、"恒动常变"的疾病观、医患"标本相得"的治疗观。黄婉文整理历代医家对同病异治的认识，分析同病异治临床运用的思路，并结合对现代医学"精准治疗"的认识，强调同病异治是中医辨证论治的重要组成部分，认为现代医学的"精准治疗"与中医辨证论治"同病异治"具有共通之处。丁涛通过总结《伤寒论》太阳篇，从主症、兼症及病位三方面强调同病异治治则的应用。

2. 异病同治

"异病同治"治疗原则的适用条件可以归纳为两点：一是病机（"证"）相同是"异病同治"的前提；二是病证结合是"异病同治"的关键。"异病同治"虽然是中医传统的治疗法则之一，在继承的同时，也应看到现阶段新病种、新矛盾的出现，正确认识和把握其适用范围，辨证地对待这一法则，才能做到继承、发展和创新。

关静研究认为"异病"虽可以"同治"，但既然为"异病"，必有其疾病的特点和不同的临床表现，构成证候的主症、次症、兼症必然有区别，所处的地位也各有区别，如果以某一方不加改变给予治疗，其疗效结果可想而知也是参差有别的。韩立杰根据中药治疗多脏器纤维化这一医疗案例，对中医异病同治理论进行深入研究，以期将此理论运用到更多临床治疗中，达到提高治愈率的目的。

（二）临床研究

1. 同病异治

陈玉超等将中医与现代医学分子病理学相结合，认为对于肿瘤的治疗需要注意其发病的异质性。中医的"同病异治"的治疗理念与靶向治疗有不谋而合之处。韦紫君通过随机对照的临床研究，客观评价基于虚实辨证的急性缺血性脑卒中"同病异治"的临床疗效，即虚证予补阳还五汤加减治疗，实证予小续命汤加减治疗，结果显示同病异治治疗较基础治疗在14日时能更好地改善缺血性脑卒中患者的神经功能缺损程度、日常生活活动能力和中风中医证候积分。贺挺纳入180例失眠患者，将其辨证分为心脾两虚证、肝郁化火证及对照组三组，结果显示"同病异治"是辨证论治的具体体现，针灸"同病异治"失眠症的临床疗效较好，安全性较高，且疗效持续，有效时间更长。

2. 异病同治

辨证论治是中医的精髓，是指导临床诊治疾病的基本法则，"异病同治"就是在此原则指导下产生的。梁静涛基于"异病同治"这一中医学经典理论，认为不同疾病只要辨证相同，立法方药就可相同。通过研究总结临床上原发性痛经和阿尔茨海默病相关病例，认为两病从中医角度来讲核心病机均为"肝郁脾虚"，疏肝健脾的治疗方法可以用于这两种疾病。完全不同的两种疾病，其生物学机制的微观层面可能有着千丝万缕的联系和共同的病理机制。

谢金颖以"异病同治"为指导，基于"脑肾相济"理论从脑与肾的生理功能，两者间紧密的联系出发，探析脑髓病的病理基础，通过阿尔茨海默病、血管性痴呆、帕金森病具有相同的病机角度，异病同治不同脑髓病。这说明灵活的辨证施治是中医治病的特点和特长。体现了中医治疗并不是着眼于"病"的异同，而是着眼于"证"的区别。相同的证，用基本相同的治法，不同的证，用基本不同的治法，即所谓"证同治亦同，证异治亦异"。因此，临床上在辨证施治的原则指导下，采取"异病同治"的方法治疗，往往会收到满意的疗效。

（三）实验研究

1. 同病异治

杨涛等结合中医据病分证、疾病遗传背景差异等认识，基于代谢组学整体反应的特点，提出"对扶正化瘀方有效与无效的乙肝肝纤维化患者群存在内源性生物与外源性药物代谢组学的差异特征，且相互影响，构成该药物对乙肝肝纤维化同病同治而差异疗效的内在基础"的科学假说。并设想通过对给药前后的生物与药物代谢组学检测、代谢网络分析加以验证，阐明扶正化瘀方抗乙肝纤维化差异疗效的内在机制，明确该药物作用原理与最佳适应证，促进中医学"同病异治"理论的科学诠释。刘翔宇从中医"同病异治"理论角度出发，探讨电针分别刺激足阳明胃经、督脉对脊髓损伤大鼠的损伤部位 PKA 的表达，进一步探讨电针刺激对脊髓损伤大鼠中枢神经轴突再生的机制。李玉丽通过干预后模型小鼠的 16S rRNA 基因高通量测序数据，比较各组小鼠的肠道优势菌组成、菌群功能差异；同时运用 Spearman 分别计算各组菌群间的相关性，研究泄泻肠道湿热证和寒湿困脾证在不同肠道生态位的菌群失调变化，为探索泄泻"同病异治"的治疗特色提供肠道菌群视角的客观依据。

2. 异病同治

邱友利认为，骨质疏松症合并膝骨关节炎虽为不同骨病，而肾虚血瘀为共同病机，实为异病同证，可以异病同治。因此，其研究通过构建去卵巢大鼠骨质疏松合并疲劳损伤膝骨关节炎模型模拟临床中老年女性骨质疏松合并膝骨关节炎的症状，观察其病理发生机制，成模后给予中药制剂强骨宝灌胃进行干预，研究强骨宝对骨质疏松症合并膝骨关节炎的作用及机制，为"异病同证、异病同治"提供科学依据。梁静涛以小鼠肺泡巨噬细胞 MH-S 细胞系和大鼠心肌细胞 H9C2 细胞系为研究对象，基于"异病同治"理论探讨大黄䗪虫丸含药血清对肺纤维化和心肌纤维化体外模型的治疗作用及共同生物分子学机制。大黄䗪虫丸对肺纤维化和心肌肌纤维化的物用与调控 TGF-β1/Smad 信号通路有关，这也是两者"异病同治"的生物分子学基础。阴俊俊基于异病同治理论探讨银杏内酯 B 对双环己酮草酰二腙（CPZ）所致脱髓鞘和 1-甲基-4-苯基-1,2,3,6-四氢吡啶（MPTP）诱导帕金森病（PD）小鼠的神经保护作用及其机制，结果显示 GB 对 CPZ 诱导的脱髓鞘损伤有显著的保护作用。

二、研究局限与未来展望

同病异治、异病同治，在理论上和方法上具有科学性，但也有不完善之处，主要是：一是"证"易受主观因素假象干扰；二是"证"缺乏规范化、定量化、标准化；三是"证"的某些细节精确性不够，在疾病的潜伏期和初期，症状不明显或者经过治疗一段时间后，原来的症状已经消失就无"证"可辨，此时运用辨证论治是有困难的，如水肿，风水是其中的一证，宣肺利水，水肿可消，但这只是标已除，疾病的根本矛盾未完全得到解决，如不继续辨病治疗，则水肿就难免复发。因此同病异治、异病同治，还须向更完善的方向发展。

在注意宏观观察整个机体变化的"证"的同时，既要发扬自己的长处，也要克服自己的短处，积极配合运用现代科学的诊断手段，用分析方法把辨证深入到机体内部的微观领域，当疾病在尚未出现症状、脉象、舌象时，即无"证"可辨的潜伏期或早期，就可从细胞、分子、微量元素等的变化中，预测到"证"的征兆，即可采取早期防治措施。显然"辨病"治疗，不应缺少，有了辨病治疗，就能进行同证异治，异证同治。总的来说，"辨病"是抓住疾病全过程的基本矛盾，"辨证"则是认识和解决疾病过程中某一阶段的主要矛盾，把同病异治、异病同治与异证同治、同证异治结合起来，就能更有效地防治疾病，是中医辨证论治发展的必然结果。

第三节 名家思想

一、国医大师刘尚义"同病异治"治疗频发室性心律失常

国医大师刘尚义依据"同病异治"原则，因病机不同，治法各异，却收效皆佳。案一证属气阴两虚，心阳不足，气滞血瘀，以气滞血瘀为主要表现，益气养阴，温阳复脉为法，仿《伤寒论》炙甘草汤意而组方，疗效显著。案二抓住心悸失眠为主症，"心阳不振，肝肾阴虚"的病机，以"温补心阳，养阴安神"为法，仿张仲景之"桂枝甘草龙骨牡蛎汤""桂枝去芍药附子汤"而收实效。

验案举隅

案一： 郭某，女，55岁。2013年5月15日因"心悸胸闷2年余，加重3日"求诊。患者2年多以前因生气后即感心悸不适，遂于当地医院就诊，行心电图提示频发室性期前收缩，三联律，接受西药治疗后（具体用药不详）症状减轻，期前收缩次数明显减少。4个月前心悸复发，服西药效果不明显。3日前患者症状加重，查体：心尖部无异常隆起及凹陷，心界位于左锁骨中线第5肋间处，叩浊，心率76次/分，律不齐，各瓣膜听诊区未闻及病理性杂音，腹部检查未见明显异常，双下肢不肿。刻诊：心悸、胸闷、头晕，伴面色苍白，精神萎靡，舌胖质淡，边有齿痕，苔少，脉细结代。证属气血两虚，气滞血瘀，治宜益气养阴，温阳复脉，方拟炙甘草汤加减：炙甘草30g，生地黄20g，二冬各20g，北沙参20g，桂枝12g，珍珠母（先煎）20g，五味子3g，桃仁20g，薤白20g。10剂，水煎，温服，每日1剂，分3次服。复诊：患者诉胸闷、心悸明显减轻，饮食、睡眠可，面色红润，精神可，嘱继服5剂，症状好转。

按语 "伤寒，脉结代，心动悸，炙甘草汤主之"，炙甘草汤主阴阳气血俱虚之证。刘老临证，把握"脉结代，心动悸"之主症，必取《伤寒论》炙甘草汤意而组方，以益气养阴、温阳复脉，关键在"温阳"。桂枝是其代表，但炙甘草则是本方的主药，有甘温益气、通经脉、利血气，治心悸、脉结代之功效，生脉欲以沙参换人参。资脉之本源：珍珠母安神定悸，薤白滑通阳，伍桂枝增加通阳之力，桂枝伍桃仁为叶天士辛润通络法，生地黄养阴。本方关键在桂枝、炙甘草两味药。

验案举隅

案二： 赵某，女，53岁。2014年1月23日初诊。因心悸、失眠1年余就诊，症见：心悸、失眠，常自觉心中悸动不安，心搏异常，不能自主，伴有胸心气短，夜不能寐，睡眠常只有2~3小时。动态心电图示频发室性期前收缩，三联律。刻下症：心悸阵作，胸闷气短，劳累、活动后加重，乏力头晕，神疲膝软，面色苍白，形寒肢冷，夜不能寐，舌淡苔白，脉沉结代无力。证属心阳不振，肝肾阴虚，治宜温补心阳，养阴安神。方拟桂枝甘草龙骨牡蛎汤或桂枝去芍药附子汤加减：白附片（先煎）10g，桂枝10g，炙甘草30g，煅龙牡（先煎）各20g，黄精20g，桑椹20g，生熟枣仁各20g，玉竹20g，百合20g。10剂，水煎温服，每日1剂，分3次服。二诊：患者自诉心悸、胸闷气短减轻，面色发白，形寒肢冷，睡眠有所改善，诉身重乏力，舌淡苔腻，脉结代无力。处方：白附片（先煎）10g，桂枝10g，炙甘草30g，煅龙牡（先煎）各20g，厚朴10g，苍术10g，生熟枣仁各20g，石菖蒲20g，百合20g。10剂。三诊：患者心悸发作次数明显减少，症状明显减轻，面色稍白，肢冷，睡眠明显改善，已无入睡困难，诉乏力神疲，多梦健忘。舌淡苔白，脉缓无力。处方：白附片（先煎）10g，桂枝10g，炙甘草30g，煅龙牡（先煎）各20g，胆南星20g，黄芪20g，石菖蒲10g，远志10g，黄精20g，桑椹20g。15剂。四诊：心悸基本控制，少有发作，肢稍冷，睡眠尚可，诉健忘乏力。舌淡苔白，脉缓无力，律不齐。处方：白附片（先煎）10g，桂枝10g，炙甘草30g，煅牡蛎（先煎）20g，太子参20g，黄芪20g，生熟枣仁各20g，石菖蒲20g，远志10g。10剂。服药后随诊，心悸未再发作，复查心电图大致正常，纳眠可，精神佳，可正常工作、生活，治愈。

按语 按张仲景桂枝甘草龙骨牡蛎汤、桂枝去芍药附子汤意而组方，抓住本案"心悸、失眠"为主症，"心阳不振，肝肾阴虚"的病机，以温补心阳，养阴安神为法，正如《伤寒贯珠集》：桂枝、甘草，以复心阳之气；牡蛎、龙骨，以安烦乱之神之意。《古方选注》：桂枝、甘草、龙骨、牡蛎其义取重于龙、牡之固涩。仍标之曰桂、甘者，盖阴钝之药，不佐阳药不灵。故龙骨、牡蛎之纯阴，必须借桂枝、甘草之清阳，然后能飞引入经，收敛浮越之火、镇固亡阳之机，正是"桂枝甘草龙骨牡蛎汤"主治之意。

二、国医大师张大宁四神丸"异病同治"验案

张大宁教授指出，临床需透过疾病表面看清本质，抓住主要矛盾，只要病机相同，则可以异病同治。下列病案中，虽有尿血、泄泻、遗尿等不同病名，但根据患者的临床表现，其病机均为命门火衰、火不暖土、脾失健运，故治宜温补脾肾，契合"证同则治同"之理，体现了中医学在辨证论治基础上的灵活性和机动性，守法而不守方。

四神丸组方以补骨脂、肉豆蔻、五味子、吴茱萸四味为主，并佐以生姜、大枣。方中补骨脂辛苦而温，补肾助阳，温脾止泻，尤善补命门之火以散寒邪；肉豆蔻涩肠止泻，温中行气；吴茱萸助阳止泻；五味子固涩以助止泻。四神丸是古代经典名方，历经考验，有组方严谨、药少力专的特点。国医大师张大宁选用本方的辨证要点主要有：一是腰痛，遇寒加重，畏寒肢冷；二是大便溏泄，多发生于黎明前，小便清长，伴或不伴有腹痛；三是面色萎黄，语声低微，气短，乏力懒言，不思饮食；四是舌质暗，苔白，脉沉或沉迟无力。

验案举隅

案一：周某，女，37岁。2018年7月20日初诊。患者连续3年体检发现尿潜血阳性，未就医自行间断口服肾炎康复片，无效，遂来就诊。刻下：腰痛，受寒后加重，乏力，畏寒肢冷，自觉疲惫，小便调，大便不成形，3～4次/日，舌暗红，苔薄白，舌下络脉青紫迂曲，脉沉细。尿常规示蛋白质（－），潜血（＋＋），红细胞266/μL；相差镜检示"肾性红细胞90%"；肝、肾功能及血常规未见异常。西医诊断：慢性肾炎；中医诊断：尿血，辨为脾肾阳虚夹瘀证。治法：温补脾肾，补气活血。处方予四神丸加减，药用：补骨脂30g，肉豆蔻30g，吴茱萸15g，五味子30g，黄芪60g，党参30g，丹参30g，川芎60g，麸炒白术30g，砂仁30g，菟丝子30g，覆盆子30g，肉桂30g。7剂，3日1剂，水煎2次，共取汁1800mL，每次300mL，早晚分服。2018年8月11日二诊：腰痛及畏寒肢冷程度减轻，无疲惫感，小便调，大便不成形，2～3次/日。舌暗红，舌下络脉迂曲，苔薄白，脉沉。尿常规示蛋白质（－），潜血（＋），红细胞124/μL。守上方，补骨脂加量至45g，黄芪加量至90g，增强补气温煦之力；并加桂枝30g，以助阳、温通血脉。7剂。服法同前。2018年9月1日三诊：诸症缓解，偶有腰部酸痛，纳寐可，小便调，大便成形，1～2次/日。舌质淡暗，苔薄白，脉沉。尿常规示蛋白质（－），潜血（－），红细胞58/μL。上方减肉桂、砂仁，续服7剂以巩固疗效，服法同前。

按语 血尿为肾脏病常见的临床表现之一，属于中医学"尿血""溺血"的范畴。张老认为，脾肾阳虚型肾性血尿的病因主要是"虚"和"瘀"两个方面。患者为年轻女性，病程长，起初未重视，患病日久耗伤人体正气，故有气虚阳衰表现。脾统血，脾虚无力统摄，肾虚无力固涩封藏，精血溢于脉外，故见血尿；脾肾阳气不足，运化无权，大肠传导失司，气化不利，寒湿内生，故大便稀、不成形；肾阳为人体阳气之本，若没有肾阳的温煦，则脾阳如无炊之米，故畏寒肢冷；舌暗红，舌下络脉迂曲青紫，脉沉细，均为阳虚、血瘀之象。初诊时处方以四神丸加补气、活血药。方中四神丸温补脾肾，涩肠止泻，恢复人体之阳气；黄芪、党参培补元气，补益脾肾，使脾肾固摄有司；麸炒白术健脾益气；砂仁温脾止泻；丹参、川芎活血化瘀；菟丝子、覆盆子补肾涩精；肉桂温脾阳，温通血脉。该患者虽为出血性疾病，但全方未用一味止血药，体现了张老治病求于本的理念。二诊时，患者仍有气虚、畏寒表现，但程度上有所减轻，故加大黄芪补气、补虚之力；因患者大便不成形，故补骨脂加量，以增强温肾助阳作用，同时温脾止泻；联用桂枝和黄芪共同利营卫之气，温通血脉。三诊时，患者诸症缓解，无中焦、下焦虚寒之象，故去砂仁、肉桂，仍保留麸炒白术健和胃。中焦是后天之本，持中可守方圆。抓住中焦的本质就掌握了全局，故张老用药始终顾护脾胃。张老指出，该患者三诊均小便调，若见小便短少，大便稀薄，为水液不归膀胱，反走大肠，可用车前子利小便以实大便。该患者三诊后病情缓解。因四神丸有酸涩之性，久用易使湿浊难化，故不可久服，中病即止。

验案举隅

案二：陈某，男，9岁。2017年11月10日初诊。患儿为早产儿，自幼尿床，四季发作，尤以秋冬为甚，平均每4日尿床1次，尿后不易唤醒。刻下症见：睡中尿床，面色萎黄，语声低微，纳少，寐可，大便不成形，2~3次/日，小便清长。舌淡，苔白，脉沉迟无力。尿常规及泌尿系统彩超均未见异常。西医诊断：遗尿症。中医诊断：遗尿，辨为脾肾阳虚证。治法：温补脾肾，涩精缩尿。处方予四神丸合缩泉丸加减，药用：乌药15g，山药30g，五味子15g，金樱子20g，补骨脂15g，肉豆蔻20g，益智仁20g，吴茱萸10g。3剂，3日1剂，水煎2次，共取汁600mL，每次100mL，早晚分服。并对家长宣教，告知其叫醒排尿的必要性。2017年11月20日二诊：遗尿好转，能自醒后排尿，仍面色萎黄、语声低微，大便2次/日，基本成形，舌淡，苔薄白，脉沉。上方减金樱子，加党参20g。3剂。服法同前。2017年12月1日三诊：遗尿消失，能够自醒后排尿。上方续服2剂以巩固疗效，服法同前。随访半年，未再复发。

按语 《诸病源候论·小便病诸候·遗尿候》云："遗尿者，此由膀胱虚冷，不能约于水故也。"张老认为，该病以虚证居多，实证较少，病位在肾与膀胱，治当温补下元。肾阳不足，气化温煦无力，体内津液输布失调，尿液生成增多，故见小便清长；夜间肾阳更弱，不能约束膀胱，导致睡中遗尿。小儿因先天禀赋不足，肺脾肾阳气虚弱，《灵枢·本输》云"虚则遗溺，遗溺则补之"，故张老治小儿肾气不足所致遗尿，常用温补之法。患儿为早产儿，先天肾阳虚衰，致使脾胃运化功能减弱，水谷精微化生减少，故有面色萎黄、语声低微、纳少等脾胃虚弱的表现。《太平圣惠方·治遗尿诸方》明确提出"治遗尿恒涩"。故初诊时张老用四神丸合缩泉丸加减，温涩并行。补骨脂色黑入肾，"内核似肾，象形之意"，体现了取类比象思维，其补肾阳、固肾气，与温性的吴茱萸合用则温脾燥湿，与五味子合用则可增强补肾收涩之功，且五味子"补不足，强阴，益男子精"，是滋补肾精的常用药；肉豆蔻温中涩肠；益智仁主入脾、肾二经，温补脾肾，固精缩尿；乌药调气散寒，除膀胱肾间冷气，止小便频数；山药健脾补肾，固涩精气；金樱子固精缩尿，涩肠止泻，《本草蒙筌》载其"止小便数去，睡后尿遗"。二诊时，仍有气虚表现，故予党参甘温益气、健脾。张老指出，临床常见患儿沉睡不易唤醒，可酌加石菖蒲开窍醒神；兼有阴虚盗汗者，酌加黄柏清肾火。对于小儿遗尿，张老指出，家长的教育、引导和疗效密不可分，在药物治疗的基础上，从饮食、运动、心理等多方面进行调整，医养结合，则药到病除。

第四节 推 荐 文 献

丁涛，张阳，纵横，2016. 从《伤寒论》太阳篇浅探张仲景"同病异治"与"异病同治"思想[J]. 中医药临床杂志，28（10）：1415-1417.

梁静涛，何晓艳，吴丽娟，2022. 基于"异病同治"理论探讨当归芍药散经 COX-2/PGF$_{2\alpha}$ 轴治疗原发性痛经和阿尔茨海默病的作用机制[J]. 四川中医，40（6）：36-40.

李玉丽，刘娅薇，谭周进，2022. 基于肠道菌群功能探究泄泻肠道湿热证和泄泻寒湿困脾证的"同病异治"[J]. 中国实验方剂学杂志，28（16）：140-149.

梁静涛，王尧，何晓艳，等，2023. 基于16S rDNA测序探讨大黄䗪虫丸调控肠道菌群抑制大鼠肾纤维化的作用机制[J]. 中国实验方剂学杂志，29（22）：37-46.

刘翔宇，魏卫兵，周宾宾，2022. 基于中医"同病异治"理论探讨电针刺激对脊髓损伤大鼠的神经再生机制[J]. 针灸临床杂志，38（10）：57-63.

李玉丽，刘娅薇，谭周进，2022. 基于肠道菌群功能探究泄泻肠道湿热证和泄泻寒湿困脾证的"同病异治"[J]. 中国实验方剂学杂志，28（16）：140-149.

张光霁，张庆祥，2021. 中医基础理论[M]. 4版. 北京：人民卫生出版社.

第五节 参 考 文 献

陈玉超，刘沈林，2010. 靶向治疗与同病异治[J]. 中国民族民间医药，19（18）：17-19.

丁涛，张阳，纵横，2016. 从《伤寒论》太阳篇浅探张仲景"同病异治"与"异病同治"思想[J]. 中医药临床杂志，28（10）：1415-1417.

关静，李峰，宋月晗，2006. "异病同治"的理论探讨[J]. 中国中医基础医学杂志，12（9）：650-651.

韩立杰，2020. 关于中医异病同治理论的研究[J]. 中国社区医师，36（8）：93-94.

韩天雄，夏韵，余飞，2016. 颜德馨教授治疗心律失常的思路与方法[J]. 贵阳中医学院学报，38（4）：68-70.

贺挺，吴文忠，2020. 针灸"同病异治"失眠症临床研究[J]. 陕西中医，41（12）：1806-1809.

胡连战，2016. 试论炙甘草汤用于冠心病心律失常患者治疗中的疗效[J]. 中西医结合心血管病电子杂志，4（8）：36-37.

黄婉文，2020. 浅谈同病异治[J]. 新中医，52（11）：194-197.

李兰，吕波，陈立，2017. 国医大师刘尚义"同病异治法"治疗频发室性心律失常临证经验[J]. 贵阳中医学院学报，39（2）：5-7.

李玉丽，刘娅薇，谭周进，2022. 基于肠道菌群功能探究泄泻肠道湿热证和泄泻寒湿困脾证的"同病异治"[J]. 中国实验方剂学杂志，28（16）：140-149.

梁静涛，何晓艳，吴丽娟，2022. 基于"异病同治"理论探讨当归芍药散经 COX-2/PGF$_{2\alpha}$ 轴治疗原发性痛经和阿尔茨海默病的作用机制[J]. 四川中医，40（6）：36-40.

梁静涛，王尧，何晓艳，等，2023. 基于 16S rDNA 测序探讨大黄䗪虫丸调控肠道菌群抑制大鼠肾纤维化的作用机制[J]. 中国实验方剂学杂志，29（22）：37-46.

刘翔宇，魏卫兵，周宾宾，2022. 基于中医"同病异治"理论探讨电针刺激对脊髓损伤大鼠的神经再生机制[J]. 针灸临床杂志，38（10）：57-63.

邱友利，2019. 基于"异病同证、异病同治"探讨强骨宝对雌鼠骨质疏松症合并膝骨关节炎的作用机制[D]. 福建中医药大学.

田力欣，赵天易，何丽云，等，2023.《黄帝内经》"同病异治"再认识[J]. 中国中医基础医学杂志，29（9）：1416-1420.

佟颖，杜武勋，李悦，等，2015. 桂枝甘草龙骨牡蛎汤抗心律失常作用研究进展[J]. 吉林中医药，35（5）：537-540.

韦紫君，库兰丹·木普提，姚迎叶，等，2021. 急性缺血性脑卒中"同病异治"临床观察[J]. 亚太传统医药，17（4）：74-78.

卫蓉，金荣，吴志秀，等，2011. 刘尚义教授经方运用的体会[J]. 贵阳中医学院学报，33（2）：3-5.

谢金颖，伍大华，李映辰，2023. 基于脑肾相济理论异病同治论治常见脑髓病[J]. 世界中医药，18（12）：1689-1692.

杨涛，刘成海，2014. 基于代谢组学的扶正化瘀方抗肝纤维化差异疗效机制研究探讨[J]. 世界中医药，9（5）：549-552，556.

阴俊俊，2020. 基于异病同治理论探讨银杏内酯 B 对 CPZ 脱髓鞘和 MPTP-PD 小鼠神经保护作用及其机制[D]. 太原：山西中医药大学.

张光霁，张庆祥，2021. 中医基础理论[M]. 4 版. 北京：人民卫生出版社.

赵亚，樊威伟，贾丽涛，2022. 国医大师张大宁四神丸异病同治验案撷要[J]. 中医药通报，21（8）：54-56.

第30论　论治病必求于本

治病必求于本，本于阴阳，是中医学疾病治疗的基本原则，论治病必求于本隶属于中医理论之治则内容。其核心内容即阴阳乃辨病、辨证论治的基础和最终落脚点，强调中医治疗乃辨病基础上的辨证论治，疾病全程把控前提下的个体化治疗方案。当今研究，于理论在于考镜源流，辨章学术；于临床以求攻疑难，破杂症。

第一节　概　　论

一、理论内涵

（一）治病必求于本的基本概念

"治病必求于本"语出《素问·阴阳应象大论》，为中医基础理论之治则治法部分内容。《素问·阴阳应象大论》曰："治病必求于本。"本者何，且看全文："阴阳者，天地之道也。万物之纲纪，变化之父母，生杀之本始，神明之府也，治病必求于本。"经文论述，阴阳是天地运行的法则，万物生长壮老已/生长化收藏之规律，生生化化、沉浮更迭之肇始。阴阳者，自然界万物运动变化之内在动力之所在。就此处"治病必求于本"，王冰特意注曰："阴阳与万类生杀变化犹然在于人身，同相参合，故治病之道必先求之。"求本，即为求疾病病因病机之阴阳所在。"治病必求于本"，是指阴阳之辨，治从阴阳，是疾病治疗的根本法则，即疾病治疗之大要，必当首先求其病因病机之阴阳所在，基于此而考虑药性四气五味升降沉浮而处之方药以治。

（二）治病必求于本的基本原理

1. 阴阳者，天地之道也

《素问·阴阳应象大论》曰："阴阳者，天地之道也，万物之纲纪，变化之父母，生杀之本始，神明之府也。治病必求于本。"经论述，阴阳是天地运行的法则，是自然界万物运动变化之内在动力之所在。《素问·天元纪大论》者，天地元始、生化及运行规律之论。经文有云："物生谓之化，物极谓之变；阴阳不测谓之神，神用无方谓之圣。夫变化之为用也，在天为玄，在人为道，在地为化，化生五味，道生智，玄生神。神在天为风，在地为木；在天为热，在地为火；在天为湿，在地为土；在天为燥，在地为金；在天为寒，在地为水。故在天为气，在地成形，形气相感而化生万物矣。"此处，《素问·天元纪大论》经文指出，变化（气之用）以出物，而神（阴阳）者变化之由来。变化者，积阳为天而有寒暑燥湿风之气，即在天为气。与此同时，积阴为地而成木火土金水之行（形之运动），即在地成形。继而，形气相感而化生万物，即地气上为云，天气下为雨，云雨作而生者焉。合参于此，则"阴阳者……神明之府也"，阴阳即自然界万物运动变化的内在动力——宇宙之主宰力。阴阳乃天地运行之大法，万物运动变化的内驱力。自然界万物的运动变化，莫出阴阳之变。

2. 人禀天地、四时阴阳之气而生

《素问·宝命全形论》曰："天覆地载，万物悉备，莫贵于人，人以天地之气生，四时之法成。"且曰："夫人生于地，悬命于天，天地合气，命之曰人。"张介宾注释说，"天地之道，以阴阳二气而造化万物；人生之理，以阴阳二气长养百骸。"经文指出，天气在上（积阳为天），地气在下（积阴为地），天地气交则万物以成。人者，万物之一也，万物之尊也，命贵千金。万物乃天地所生，人亦天地交合所成。如《素问·生气通天论》曰："夫自古通天者，生之本，本于阴阳。"生命体之所以与自然界（天地）相通应，即生命体在乎气之阴阳以行。而生命体阴阳者，皆秉承于天地阴阳而保持气立尔。故此，生命根本、机体本原（人身）皆在乎阴阳之道，气之运行（阴阳逆从）。气从以顺而安，阴阳反作则病。故此，《素问·四气调神大论》曰："夫四时阴阳者，万物之根本也。所以圣人春夏养阳，秋冬养阴，以从其根，鼓与万物沉浮于生长之门。逆其根，则伐其本，坏其真矣。故阴阳四时者，万物之终始也，死生之本也，逆之则灾害生，从之则苛疾不起，是谓得道。"张志聪于此处注释说，四时阴阳之气，生长收藏，化育万物，而为万物之根本。违逆阴阳二气之生长收藏之道，即逆春气则奉长者少，逆夏气则奉收者少，逆秋气则奉藏者少，逆冬气则奉生者少，而产生肝气内变、心气内洞、肺气焦满、肾气独沉，以及寒变、痎疟、飧泄、痿厥等病证。更有《灵枢·本神》曰："天之在我者德也，地之在我者气也。德流气薄而生者也。"可见，人体生命的形成，是由于天地阴阳二气的上下相召，四时阴阳二气的生长收藏在人类生长、繁育过程中的具体体现。所以身体的生理、病理均可以阴阳运动变化阐释其内在机制。

3. 病之所成，起于阴阳

《灵枢·百病始生》曰："黄帝问于岐伯曰：夫百病之始生也，皆生于风雨寒暑，清湿喜怒。喜怒不节则伤脏，风雨则伤上，清湿则伤下。三部之气所伤异类，愿闻其会。岐伯曰：三部之气各不同，或起于阴，或起于阳，请言其方。喜怒不节则伤脏，脏伤则病起于阴也；清湿袭虚则病起于下，风雨袭虚则病起于上，是谓三部。"《素问·调经论》曰："夫邪之生也，或生于阴，或生于阳。其生于阳者，得之风雨寒暑；其生于阴者，得之饮食居处，阴阳喜怒。"就以上经文不难看出，《黄帝内经》疾病发生学理论以为，万般疾病，所期无非天之变——风寒暑湿燥火等自然季节气候因素（病发于阳），人之过——饮食居处、阴阳喜怒等食饮、环境、情志，以及由于生活模式所致的痰饮、郁积等因素（病发于阴）。就此之病发阴阳观，高世栻认为，夫邪气之生病也。或有生于阴者，或有生于阳者，其生于阳者，得之风雨寒暑之外感，其生于阴者，得之饮食居处阴阳喜怒之内伤。因天外感而病起于阳，因人内伤而病起于阴者，缘浑天说天在外，地在内，而阳在外，阴在内。人于天地，在其中；天地于人，在其外。故并之所起，无非天地、人之失常，而有阴阳之分。

《灵枢·顺气一日分为四时》曰："黄帝曰：夫百病之所始生者，比起于燥湿寒暑风雨，阴阳喜怒，饮食居处，气合而有形，得脏而有名，余知其然也。夫百病者，多以旦慧、昼安、夕加、夜甚何也？岐伯曰：四时之气使然。"经文示人，不仅疾病的发生在于阴阳，疾病的发展变化也在乎阴阳之变。

二、学 术 源 流

治病必求于本思想，肇起于《黄帝内经》阴阳理论，承达于《伤寒杂病论》，发展于宋金元明清各流派，以及现今《中医基础理论》教材之治病求本思想。

先秦时期，西周伯阳父最早以阴阳失序解释幽王二年三川（泾河、渭河、洛河流域）地震，《国语·周语》曰："阳伏而不能出，阴迫不能蒸。"自此，阴阳理论不断用以阐释自然界一切事物、现象发生发展的内在机制。《黄帝内经》则以阴阳理论阐释自然界万物发生、发展、壮大、凋落、灭亡的整个过程。如《素问·生气通天论》曰："夫自古通天者，生之本，本于阴阳。天地之间，六合之内，其气九州、九窍、五脏、十二节，皆通乎天气。其生五，其气三，数犯此者，

则邪气伤人，此寿命之本也。"同时，《黄帝内经》也非常强调阴阳理论在疾病发生、发展及治疗中的重要性。如《素问·阴阳应象大论》曰"阴阳者，天地之道也。万物之纲纪，变化之父母，生杀之本始，神明之府也。治病必求于本""清气在下，则生飧泄；浊气在上，则生䐜胀。此阴阳反作，病之逆从也"。

张仲景《伤寒杂病论》平脉、辨证、用药，皆从阴阳。《伤寒论·辨脉法》曰："问曰：脉有阴阳，何谓也？答曰：凡脉大、浮、数、动、滑，此名阳也。脉沉、涩、弱、弦、微，此名阴也。凡阴病见阳脉者生，阳病见阴脉者死。"六经辨证398法，以太阳、阳明、少阳，太阴、少阴、厥阴立法布章，病证分辨，阴阳名矣。《伤寒论》112方，保胃气（阳），存津液（阴）思想体现于方治各处。如方祖——桂枝汤，即以桂枝、芍药为方根，桂枝、甘草辛甘化阳，芍药、甘草酸甘化阴，而调阴阳，和营卫以治。生姜走气，大枣入血。气血和合，阴平阳秘，以至圣度。

四大家之河间寒凉派以火热立论，重视病发于阳之风寒暑湿燥火病因，倡导伤寒（外感热病）火热病机理论，主张寒凉攻邪治法。刘完素认为火热病机非常广泛，强调风、寒、湿等诸气在病理变化过程中皆能化生火热的学术观点。丹溪滋阴派力倡"阳常有余，阴常不足"学说，创立了阴虚相火病机理论，申明人体元精、阴气的重要性，注重滋阴、养血、清热而治疗，对明清医学的发展有着非常深刻的影响。

温补学派，即明代薛己继东垣脾胃学说，而建立的以温养补虚为特色的学术体系；为张景岳继承，进而提出阳重于阴观点，行温补命门大法，重视命门之火对生命的主宰作用。温病学派，出于江南，其处地卑气湿，感受邪气，易化湿热，故其用药，长于清轻。

宋金元至明清时期，是我国医学史上派系迭出的一段历程。纵而观之，如刘完素的寒凉用药，因《太平惠民和剂局方》用药多偏温燥之时弊而见纠；朱丹溪的滋阴降火之法，亦因《太平惠民和剂局方》盛行，温燥伤阴而立论为治，等等。俱因治弊（阴阳之偏）而出，旨于阴平阳秘为大要。

治病必求于本，本于阴阳思想，是中医治疗疾病之基本法则，在医学史的发展过程中，始终是一种不见于形的基本准则，唯大医明了于心，践之于行。

第二节 述 评

一、当代研究

（一）理论研究

1. 治病必求于本为辨证论治之基本法则

"治病必求于本，本于阴阳"是《黄帝内经》天地人一体观而生气通天，"生之本，本于阴阳"，即气是世界的本原，气行以分阴阳清浊（积阳为天，浊阴为地），气动则万物化生（在天为气，在地成形，形气相感而化生万物矣）思想在中医学理论中的基石作用，也是《黄帝内经》天地人一体观而生气通天，"生之本，本于阴阳"思想在中医学实践中的具体应用，是中医功法之最高处和最基本处。《类经图翼》曰"为人不可不知医，以命为重也，而命之所系，惟阴与阳，不识阴阳，焉知医理？此阴阳之不可不论也。夫阴阳之体，曰乾与坤；阴阳之用，曰水与火；阴阳之化，曰形与气。以生杀言，则阳主生，阴主杀；以寒热言，则热为阳，寒为阴。若其生化之机，则阳先阴后，阳施阴受。先天因气以化形，阳生阴也；后天因形以化气，阴生阳也。形即精也，精即水也；神即气也，气即火也。阴阳二气，最不宜偏，不偏则气和而生物，偏则气乖而杀物""经阴平阳秘，精神乃治；阴阳离决，精气乃绝。此先王悯生民之夭厄，因创明医道，以垂惠万世者，在教人以察阴阳、保生气而已也"。

《灵枢·病传》曰："明于阴阳，如惑之解，如醉之醒。"阴阳乃宇宙万物变化的总规律；阴阳理论是人们认识宇宙万物最基本的世界观和方法论，是中医学探索生命奥秘殿堂之门钥。阴阳理论全面地解释了生命活动的全过程和生理、病理状态。可一而再，再而三，三而百，千之万之，可以益大。可简可繁，可高可下。高则为天地之道，下则"阳胜则身热，腠理闭，喘粗为之俯仰，汗不出而热，齿干以烦冤""阴胜则身寒，汗出身常清，数栗而寒，寒则厥""阳胜则热，阴胜则寒"等。

生命的根本，在于阴阳（人以天地之气生，四时之法成）。疾病的发生，有起于阳者（六气），有生于阴者（食饮、喜怒）。病变的机制，在乎阴阳失调（阴阳反作）。临证辨析，首辨阴阳（阴胜病、阳胜病）。疾病治疗，当明寒热补泻（热者寒之，寒者热之）。用药之法，气味为要（阳为气，阴为味）。故此，"治病必求于本，本于阴阳"实则要求在疾病诊疗过程中务必辨病机以治。病机，即疾病发生、发展变化的机制，是疾病外在症状的内在联系。不难发现，"治病必求于本"即疾病的治疗一定要明辨疾病内在本质，并针对其本质以治。其实质即辨病以治。"治病必求于本"者，辨病机也，辨病以治也。

2. 治病必求于本理论内涵的延伸

治病必求于本，本于阴阳。治病必求于本者，必责病之阴阳所在而治之。如《素问经注节解》曰："病本于阳治其阳，病本于阴治其阴，治之常也；病似乎阴而实本于阳，则宜舍阴而治阳，病似乎阳而实本于阴，则当缓阳而治阴，治之变也。"然后世医家、学者于此多有发挥。"本"义以繁，分析归类，则基本在于"正气"和"病证"两大范畴。

首先，"本"在阴阳的基础上作正气解，因为首先，正气不仅能维护生命的正常功能，具有抗邪防病和康复能力，更是促使药物到达病所、针刺、推拿等治疗手段发挥疗效的动力。其次，正气即真气，是阴精、阳气的结合体，所以求本，也是求阴精和阳气，求其充盛，求其协调。基于"本"作正气解，亦可延伸出"治病必求于本"，即治病之要辨析、探求体质为要之义。故此，也便有了"治病求本"要"以人为本"，根据病情选择"治病救人"或"留人治病"，既关注人患的病，更重要的是要重视患病的人。此外，还有脾肾为本、胃气为本、功能稳态为本等说法。

其次，"本"即病证及其延伸。《黄帝内经素问集注》曰："本者，本于阴阳也。人之脏腑气血，表里上下，皆本乎阴阳；而外淫之风寒暑湿，四时五行，亦总属阴阳之二气。"张志聪明确指出，本质阴阳是也。随后对机体生理、结构和病之因素等俱作了阴阳归属论述。故此，后世也便有了本者"病因"也，本者"病机"也，本者"病证"也之说。言"病因"为本，往往基于《素问·至真要大论》"必伏其所主，而先其所因"而论。言"病机为本"，多假刘完素《素问病机气宜保命集》"察病机之要理，施品味之性用，然后明病之本焉，故治病不求其本，无以去深藏之大患"而说。言"病证"为本者认为，疾病的主要矛盾即证本质。证本质强调的是产生目前相关症状、体征等整体反应状态的综合内在机制。传统而言证本质包括形成证的原因、证候的时空秩序、证候的基本属性等要素，是辨证论治的主要依据。现今的证本质主要指与证相应的客观指标。一般认为，治病必求于本就是必须辨证，把握了证本质，就可以辨证论治。

3. 基于治病必求于本之治病求本指导思想的形成

《黄帝内经》曰"治病必求于本"，为《中医基础理论》所引而言"治病求本"，以指在治疗疾病时，必须寻找出疾病的根本原因，抓住疾病的本质，并针对疾病的本质进行治疗者，皆因对"本"之义的不同理解所致。

《素问·阴阳应象大论》在阴阳是天地万物化生而生长化收藏/生长壮老已理论基础之上，提到了疾病治疗也当遵循阴阳法则——治病必求于本。求本，即疾病治疗的关键所在。疾病的过程，即人体正气和致病邪气相互斗争的过程。疾病的治疗，或扶助正气，或抵御邪气，最终以达到邪去正安的目的。依此分析，疾病治疗的关键即抓住机体病理变化的内在本质，并针对其内在本质进行治疗。所以，后世医家对"治病必求于本"的理解，即基于正邪斗争这一疾病实质而产生了求本者，求正气、求体质、求先天之本、求后天之本、求胃气，或者求病因、求病机、求证候，以及求机体功能恢复和自稳调节之不同观点。因此，刘家义提出，疾病诊治的目的即治本。本就是疾病变化的本质。本不单指病因，也不独为病位，更非唯某脏是指。可以认为，本与证相当，求本就是辨证。治病求本，就是对疾病的证候进行定位、定性，和审证求因，从而分析其证候所属，此即辨证的要求。因此，治病求本，即辨证治疗。刘先生阐述，治本是疾病论治的最基本原则；而且，疾病诊治非求其本不可。所求之本，必须能够反映疾病的全部情况之内在联系和根本属性，即必须包括病因、病位、病性及症状等。中医治疗疾病，不是针对某种原因或几个症状的对症治疗，而是针对疾病某一阶段的内在病理变化的对证治疗，即治证。证，即证候，是医生将四诊所得的资料，进行全面分析、系统归纳，进而概括出能够反映病因、病机、病位、病性和病势——邪正盛衰，以及阴阳失调等情况的诊断结论。证，是对疾病过程中某些规律的本质认识，是对疾病某一阶段本质的概括。它既是四诊合参而诊断的结果，同时又是论治的准则。诊病必辨其证，治病必以证为本。诊病而不得其证，非其治也；治病而不因证治，则非其治也。

基于"治病求本，即辨证治疗"这样的认识，《黄帝内经》"治病必求于本"的治疗思想理所当然地发展形成了中医基础理论"治病求本"，而强调在疾病治疗过程中抓住疾病变化的内在本质，进而针对其本质进行治疗。

（二）临床研究

1. 治病必求于本在疾病辨证中的应用

《素问·阴阳应象大论》曰："寒气生浊，热气生清。清气在下，则生飧泄；浊气在上，则生䐜胀。此阴阳反作，病之逆从也。"经文假飧泄病、䐜胀症以明，虽疾病万千，然病机不过人体气机升降失常，阴阳反作之理。《四圣心源》曰："阴阳未判，一气混茫。气含阴阳，则有清浊，清则浮升，浊则沉降，自然之性也。升则为阳，降则为阴，阴阳异位，两仪分焉。清浊之间，是谓中气，中气者，阴阳升降之枢轴，所谓土也。"人体阴阳气行，在于肝气从左而升，肺气从右而降；心火下交肾水，癸水上济于心；而以中土脾胃升降为枢，常以四时长四脏，中央健而四旁濡。《圆运动的古中医学》即言人身之气，乃阴阳运动，息息不已，人身中气（脾、胃）如轴，四维（肝、心、肺、肾）如轮，凡病不过升降异常，阴阳异位，凡治无非升降四维，复原中气，而交通阴阳。阴阳失调，是为病机之最高层次。故此，但凡辨证总以阴阳之变为首，而成后世八纲辨证者，两纲六变之说。

2. 治病必求于本在脉诊中的应用

《素问·阴阳应象大论》曰："善诊者，察色按脉，先别阴阳。"而《素问·阴阳别论》云："脉有阴阳，知阳者知阴，知阴者知阳。"凡此之类，无不强调诊脉、辨证，辨别阴阳是为第一要务。《景岳全书》云："凡诊病施治，必须先审阴阳，乃为医道之纲领。"欲别阴阳，则《素问·阴阳别论》曰"所谓阴阳者，去者为阴，至者为阳；静者为阴，动者为阳；迟者为阴，数者为阳"；《素问·阴阳应象大论》曰"阳胜则身热，腠理闭，喘粗为之俯仰，汗不出而热，齿干以烦冤，腹满死，能冬不能夏。阴胜则身寒，汗出身常清，数栗而寒，寒则厥，厥则腹满死，能夏不能冬"等，俱可以为范。阴阳二气的运动变化，是四时生长收藏的内驱力，是万物生长壮老已之根本所在，是中医辨证论治的总纲领，故临证诊脉（察）当须首辨阴阳。但凡名医大家之临床效果，无不因此而出。如朱章志教授对于甲状腺功能亢进症的治疗，从首辨阴阳，再辨六经，而分型论治，每获良效。

3. 治病必求于本在疾病治疗中的应用

《素问·阴阳应象大论》曰"治不法天之纪，不用地之理，则灾害至矣""审其阴阳，以别柔刚，阳病治阴，阴病治阳，定其血气，各守其乡"。"天纪""地理"者，"天有精，地有形，天有八纪，地有五里，故能为万物之父母。清阳上天，浊阴归地，是故天地之动静，神明为之纲纪，故能以生长化收藏，终而复始"。经言，天地阴阳，四时八节，五方万物，生生化化，无不因于阴阳之动。

病之成，阴阳反作是也。故治之法，法于阴阳，阴阳和调，阴平阳秘，是为圣度，精神乃治。疾病调治必遵阴阳法则而指导制订具体的治病方法，如此才符合"治病必求于本"的总原则。正如对癌症的治疗，以"阳化气，阴成形"理论基础，治法阴阳，扶阳抑阴，助阳化气以收功。故此，《素问·至真要大论》曰："调气之方，必别阴阳，定其中外，各守其乡。"

4. 治病必求于本在药性理论中的应用

药食气味，是谓阴阳。气为阳，味为阴。"阴中有阴，阳中有阳"，则气有寒热温凉，而味分酸苦甘辛咸。《素问·阴阳应象大论》曰"水为阴，火为阳。阳为气，阴为味。味归形，形归气；气归精，精归化。精食气，形食味；化生精，气生形。味伤形，气伤精；精化为气，气伤于味。阴味出下窍，阳气出上窍""形不足者，温之以气；精不足者，补之以味"。经文示人，药食功用出于气味。气味者，药食所禀天地气也。如《素问·天元纪大论》曰："夫变化之为用也（阴阳运动变化），在天为玄，在人为道，在地为化，化生五味，道生智，玄生神。神在天为风，在地为木；在天为热，在地为火；在天为湿，在地为土；在天为燥，在地为金；在天为寒，在地为水。故在天为气，在地成形，形气相感而化生万物矣。"药食之气，即禀天气（寒，暑，火，热，燥，湿，风）阴阳多寡——三阴三阳而成寒、热、温、凉。药食味，即禀地气（木，火，土，金，水）五形——行而成酸、苦、甘、辛、咸。"精食气，形食味"以明言药食气味食人。是以《素问·阴阳应象大论》曰："东方生风，风生木，木生酸，酸生肝……南方生热，热生火，火生苦，苦生心……中央生湿，湿生土，土生甘，甘生脾……西方生燥，燥生金，金生辛，辛生肺……北方生寒，寒生水，水生咸，咸生肾。"五方禀五气（火热气合），化五形（形动即行），生五味，以成人（人是以五脏为中心的有机体系）。正如《道德经》所谓"人法地，地法天，天法道，道法自然"是也。

《素问·阴阳应象大论》曰："喜怒不节，寒暑过度，生乃不固。"经言病之所生或因于寒暑燥湿风，或在于肝心脾肺肾；责之阴阳，即皆在寒热；故病之所治，则无出四气五味。《素问·至真要大论》曰："治寒以热，治热以寒，而方士不能废绳墨而更其道也。"《素问·五常政大论》曰："气寒气凉，治以寒凉，行水渍之；气温气热，治以温热。"以上经文所论，即治之以气。治之以味者甚繁。如《素问·脏气法时论》之味治五脏"肝苦急，急食甘以缓之……心苦缓，急食酸以收之……脾苦湿，急食苦以燥之……肺苦气上逆，急食苦以泄之……肾苦燥，急食辛以润之""肝欲散，急食辛以散之，用辛补之，酸泻之……心欲软，急食咸以软之，用咸补之，甘泻之……脾欲缓，急食甘以缓之，用苦泻之，甘补之……肺欲收，急食酸以收之，用酸补之，辛泻之……肾欲坚，急食苦以坚之。用苦补之，咸泻之"。总而言之，药用在乎阴阳，而出于寒热温凉与酸苦甘辛咸。

治病必求于本，本于阴阳。"阴阳者，万物之能始也"。阴阳是自然界事物运动变化的内在动力，天地万物之主宰。其用无方，变化莫测，然有象可应。"水火者，阴阳之征兆也"。水为寒，火为热；阳胜则热，阴胜则寒；寒极生热，热极生寒。阴阳之于病也，有症可循。疾病之治，须得最终立足于或阴或阳之机，而为处方药。

二、研究局限与未来展望

治病必求于本，本于阴阳，理论内涵延伸为"正气"和"病证"。基于此，而有中医基础理论疾病治疗之指导思想——治病求本。治病求本思想，对"治病必求于本"之本——阴阳进行了拓展与发挥，的确丰富了其形象具体的内涵，尽可能地将"治病必求于本"，本于阴阳之阴阳给予应象，使《素问·阴阳应象大论》之"治病必求于本"，容易理解，方便应用。或许正因此，学者、医家即从《黄帝内经》中撷取概括出了"辨证论治"，并赋其以中医学疾病治疗之基本精神这一特征。"辨证论治"是中医学理论体系的核心和精髓。辨证论治的过程，也就是"治病求本"的过程。"治病求本",即辨证治疗。然则,《素问·阴阳应象大论》曰"治病必求于本",本于阴阳。从《素问·阴阳应象大论》整篇经文分析可见,"治病必求于本"即求疾病发生之病机所在而进行治疗。"治病必求于本",即辨病机以治。病机,是指疾病发生发展和变化的内在机制。病机,对应包括证候在内的整个疾病,是中医诊断形成结论的主体,又是治疗立法的基本依据。"审察病机,各司其属",临床治病即可"十全"。

"治病必求于本"理论内涵转化为"治病求本",看似理论的继承与拓展,实则使中医学辨病论治思想转变成了辨证论治思想。看似内容的丰富与完善,实则使高阶性的理论体系降级到了低阶层的阶段治疗片段。是将病、证、症不做区别,只言其联系性,而忽视其区别点。此外,当"治病必求于本"理论内涵转化为"治病求本"后,其内涵又包含"标本之本"。"标本之本",包含于"治病求本"为是,包含于"治病必求于本"则非。

《素问·阴阳应象大论》曰"治病必求于本",本于阴阳,强调辨病机以治,在乎对疾病整个过程病理变化的全面把控。中医基础理论曰"治病求本",求证候本质之所在,强调辨证候以治,在乎疾病过程中某一阶段的病理变化本质的掌握。"治病必求于本""治病求本",同为中医学疾病治疗的法则,但有层次高下之分。"治病必求于本"理论内涵的发展,应该是求得疾病过程与证候本质的统一,在认识整个疾病过程的基础上,明察疾病某一阶段的主要矛盾来进行施治。中医临床疗效的提高,需要辨证论治结合辨病论治方可。

第三节 名家思想

一、国医大师唐祖宣回阳救逆以治心衰

《素问·六节藏象论》曰:"心者,生之本,神之处也,其华在面,其充在脉血脉,为阳中之太阳,通于夏气。"心为火脏,居于南方,与夏气相通应,本气暑热,赖于肾水克资。《类经附翼》曰:"天之大宝,只此一丸红日;人之大宝,只此一息真阳。"真阳竭绝,命门火衰,则水气凌心,心神不安,治节乏力。国医大师唐祖宣治疗心衰,即为此证。

验案举隅

患者,女,98岁。2018年11月27日初诊。主诉:既往有高血压病史30余年,口服卡托普利片控制;冠心病病史20余年,长期服用阿司匹林、复方丹参滴丸、阿托伐他汀钙片等药物。1个月前,患者因"慢性心力衰竭合并肺部感染"在南阳市某三甲医院住院,给予抗感染、强心利尿等措施治疗20余日,病情无明显缓解,仍继续加重,后经人介绍至我院就诊。就诊时症见:面色晦暗,烦躁不安,端坐呼吸,口唇发绀,喉中痰鸣,心悸,胸闷,喘息难卧,手足冰凉,出汗多,双下肢水肿,大便溏薄,小便少,舌暗,苔白滑,脉沉细结代。查体可见,T 36.2℃,P 126次/分,R 33次/分,BP 95/43mmHg;双肺可闻及湿啰音及哮鸣音。心电图显示心房颤动伴快速心室率,ST段显著压低。心脏彩超显示全心扩大,心包积液。脑钠肽(BNP)5532ng/L,白细胞$15×10^9$/L,肌酸激酶同工酶(CK-MB)6.84ng/mL,心肌肌钙蛋白I(cTnI)1.2ng/mL,肌红蛋白(Myo)77.3ng/mL。给予吸氧、强心利尿等基础措施,症状仍无明显缓解,急予国医大师唐祖宣心阳虚危证之经验方茯苓四逆汤加味,以振奋心阳,救逆固脱。方药组成:茯苓60g,人参15g,炮附子(先煎)15g,炙甘草30g,干姜20g,黄芪100g,煅龙牡各30g,泽泻30g。急煎,频服,2剂/日。

服药12小时后,尿量逐渐增多,手足转温,心悸、胸闷、呼吸困难改善,下肢水肿稍减,已能半卧,病情渐趋平稳。服药1日后,患者精神好转,口唇发绀缓解,咳嗽、气喘减轻,心悸、胸闷改善,水肿已消大半。查体见,T 36.0℃,P 88次/分,R 26次/分,BP 105/55mmHg;双肺可闻

及少量湿啰音及哮鸣音。心电图显示心房颤动，ST段中度压低。BNP 3824ng/L。白细胞 $9.5×10^9$/L。上方加丹参15g，2剂，水煎服。配芪苈强心胶囊、三参益气养心丸（院内制剂）巩固疗效。

入院第3天查房，患者精神可，在家人搀扶下已可在病房行走，咳嗽、气喘明显减轻，小便量可，饮食增加，生命体征平稳。守上方继服3剂。

按语 本案属心衰之心阳虚危候，乃阴寒内盛、水饮凌心、亡阴亡阳之证，急宜回阳救逆、生脉固脱。以重剂茯苓四逆汤加味，采用频服法，每日服药2剂，病重药重，终获良效。症目虽繁，但面色晦暗，烦躁不安，端坐呼吸，口唇发绀，喉中痰鸣，心悸，胸闷，喘息难卧，手足冰凉，出汗多，双下肢水肿，大便溏薄，小便少，舌暗，苔白滑，脉沉细结代者，阴胜水停之病机显而易见，故温阳化水以治而转危为安。

二、国家级名中医王庆其明阴阳以愈脚挛急

《素问·生气通天论》曰："阳气者，精则养神，柔则养筋。"阳气温煦不再言，阳气濡养不可忽。国家级名中医王庆其治疗脚挛急案例，即据此经文旨意以治。

 验案举隅

陈某，女，68岁。1982年9月20日初诊。诉近1个多月来，每睡至子夜，辄发下肢吊筋，且连续发作数次，左右两肢轮作，挛痛拘急，颇以为苦，常半夜起坐，反复热敷，按摩半小时后，方得舒解。翌日则觉下肢酸软无力，步履艰艰。曾求治于西医，谓无良药可投，失望而回，旋即求中医治疗。查患者形容憔悴，体力不支，形寒肢冷，虽厚衣披身，总觉栗然，饮食二便尚调，苔薄白而润，脉沉迟细。证属阳气虚衰，筋脉失其温煦使然，拟麻黄附子细辛汤增损：炙麻黄9.5g，熟附子9g，北细辛4.5g，宣木瓜15g，白芍9g，甘草3g。

5剂药后患者喜而告之，上药服至3剂后，半夜下肢吊筋已除，夜寐酣然。上药减其制，续服5剂，至今未再复发。

按语 本例辨证紧扣：①患者有形寒肢冷、脉沉迟细等症状，且下肢挛急发作常见遇寒益甚，得温则缓之阳气虚衰之证。②发作常在半夜前后，此时阴气至盛，阳气衰少，则阳气虚衰不得柔筋是谓病机。故方取温阳通经散寒以缓急，阳气壮则气血和畅，筋脉得舒，药后果然得桴鼓之效。

第四节 推荐文献

王冰，2015. 黄帝内经素问[M]. 北京：中医古籍出版社.
张登本，2020. 黄帝内经素问[M]. 孙理军点评，马赟等整理. 北京：中国医药科技出版社.
高世栻，1980. 素问直解[M]. 北京：科学技术文献出版社.
迟华基，2001. 关于"治病求本"的认识[J]. 山东中医药大学学报，（1）：2-3.
刘完素，2005. 素问病机气宜保命集[M]. 孙洽熙，孙峰整理. 北京：人民卫生出版社.
熊继柏，2001.《内经》"阴阳之要"、"阴阳反作"的理论与临证[J]. 陕西中医学院学报，24（5）：1-2.
黄元御，2016. 四圣心源[M]. 菩提医灯主校. 北京：中国医药科技出版社.
罗鹏飞，任红艳，2019.《黄帝内经》脏腑气机理论[J]. 河南中医，39（2）：173-175.
彭子益，2016. 圆运动的古中医学[M]. 菩提医灯主校. 北京：中国医药科技出版社.
吴佩衡，1979. 吴佩衡医案[M]. 吴生元吴元坤整理. 昆明：云南人民出版社.

第五节 参 考 文 献

陈雪功，2001. 治病求本论析[J]. 安徽中医学院学报，20（1）：5-6.
迟华基，2001. 关于"治病求本"的认识[J]. 山东中医药大学学报，25（1）：2-3.
胡继武，2010. 浅谈中医"治病必求于本"[J]. 中医杂志，51（S2）：48.
金香兰，2008. "治病必求于本"探微[J]. 中国中医基础医学杂志，14（1）：17-18.
黎炳南，1987. 略论"治病必求于本"[J]. 新中医，19（5）：15-16，37.
刘家义，1984. 试论"治病必求于本"[J]. 山东中医学院学报，8（4）：19-22.
刘完素，2005. 素问病机气宜保命集[M]. 孙洽熙，孙峰整理. 北京：人民卫生出版社.
罗安明，2022. 基于《黄帝内经》"阴阳之要，阳密乃固"浅析癌症病机与治法[J]. 新中医，54（6）：228-231.
罗鹏飞，任红艳，2019.《黄帝内经》脏腑气机理论[J]. 河南中医，39（2）：173-175.
彭子益，2016. 圆运动的古中医学[M]. 菩提医灯主校. 北京：中国医药科技出版社.
沙建飞，1994. 治病求本纵横谈[J]. 江苏中医，26（3）：35-36.
申秀云，2009.《内经》治病求本治则的研究[J]. 光明中医，24（10）：1854-1857.
田代华整理，2017. 黄帝内经素问[M]. 北京：人民卫生出版社.
王冰，2015. 黄帝内经素问.[M]. 北京：中医古籍出版社.
王庆其，1983. 麻黄附子细辛汤治愈"脚挛急"[J]. 中成药研究，5（1）：47.
王锡安，2004. "治病求本"之我见：中医治则的研究[J]. 中国中医基础医学杂志，10（7）：22-23，26.
王永炎，王燕平，于智敏，2013. 治病求本与以人为本[J]. 天津中医药，30（4）：193-194.
文云星，2005. "治病必求于本"之"本"义浅识[J]. 河南中医，25（7）：10.
吴禄茵，2019. 朱章志教授从"首辨阴阳，再辨六经"论治甲状腺功能亢进症[J]. 河北中医，41（5）：653-656.
吴荣祖，2009. "温阳扶正"大法议：吴佩衡先生学术思想研讨[C]//著名中医学家吴佩衡学术思想研讨暨纪念吴佩衡诞辰120周年（1888—2008）论文集，昆明，：87-93.
吴元坤，吴生元，1989. 云南中医教育的奠基人：一代名医吴佩衡[J]. 云南中医学院学报，12（3）：41-42.
熊继柏，2001.《内经》"阴阳之要"、"阴阳反作"的理论与临证[J]. 陕西中医学院学报，24（5）：1-2.
姚止庵，1963. 素问经注节解：九卷[M]. 北京：人民卫生出版社.
翟双庆，黎敬波，2021. 内经选读[M]. 5版. 北京：中国中医药出版社.
张登本，2020. 黄帝内经素问[M]. 孙理军点评，马赟等整理. 北京：中国医药科技出版社.
张志聪，2014. 黄帝内经素问集注[M]. 王宏利，吕凌校注. 北京：中国医药科技出版社.
张仲景，2005. 伤寒论[M]. 钱超尘，郝万山整理. 北京：人民卫生出版社.
赵凯维，于智敏，2009. 治病求本本于病机[J]. 中国中医基础医学杂志，15（4）：248.
周雪林，周明，2022. 国医大师唐祖宣温阳法治疗慢性心力衰竭经验[J]. 世界中西医结合杂志，17（2）：260-263，267.
左丘明，2015. 国语[M]. 韦昭注. 上海：上海古籍出版社.